U0370538

"十四五"时期国家重点出版物出版专项规划项目

数字智能化外科手术丛书

丛书总主编 钟世镇

精准智能化

整形外科手术

■ 主 编 齐向东

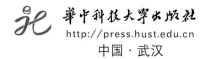

http://press.hust.edu.cn

中国·武汉

内容简介

本书为数字智能化外科手术丛书之一。

本书共分为十六章,包括精准智能化体表肿瘤诊疗、精准智能时代的脉管畸形诊疗、精准智能化色素疾病诊疗、精准智能化瘢痕疾病诊疗初探、精准智能化皮瓣移植、精准智能化皮肤软组织扩张术、精准智能化先天颅颌面畸形诊疗与修复、精准智能化鼻整形手术、精准智能化唇部整形与年轻化手术、精准智能化耳廓畸形诊疗与修复、精准智能化面部轮廓手术、精准智能化躯干四肢缺损修复、精准智能化乳房整形、精准个性化脂肪移植技术、精准智能化眼整形技术和精准年轻化技术。

图书在版编目(CIP)数据

精准智能化整形外科手术/齐向东主编.—武汉:华中科技大学出版社,2023.3
(数字智能化外科手术丛书)
ISBN 978-7-5680-9255-5

Ⅰ.①精…　Ⅱ.①齐…　Ⅲ.①整形外科手术　Ⅳ.①R622

中国国家版本馆 CIP 数据核字(2023)第 047816 号

精准智能化整形外科手术　　　　　　　　　　　　　　　　　　齐向东　主编
Jingzhun Zhinenghua Zhengxing Waike Shoushu

策划编辑:蔡秀芳
责任编辑:丁　平
封面设计:廖亚萍
责任校对:刘　竣
责任监印:周治超
出版发行:华中科技大学出版社(中国·武汉)　　电话:(027)81321913
　　　　　武汉市东湖新技术开发区华工科技园　　邮编:430223
录　排:华中科技大学惠友文印中心
印　刷:湖北新华印务有限公司
开　本:880mm×1230mm　1/16
印　张:32.75
字　数:835千字
版　次:2023年3月第1版第1次印刷
定　价:228.00元

序言一

  2007 年召开"全国首届数字医学学术研讨会"后诞生的数字医学，让传统外科学向精准与智能化方向迈进。2017 年中国整形美容协会精准与数字医学分会的成立，让整形外科在临床诊断、术前设计、风险预测、手术操作、术中质控、疗效评估和预后测评等方面，结合现代遗传技术、基因诊断、蛋白组化、信息技术、影像技术、人工智能、虚拟现实等手段，逐步实现了具有个性化的整形美容精准诊疗方案，并运用智能化技术，提高了整形美容教学和管理水平。

  大数据、云计算、人工智能，不只是一个个名词，在这本书中，我们看到齐向东教授组织众多专家，将"灵心胜造物，妙手夺天工"的整形外科常用的前沿诊疗技术、修复技术、美容技术与精准智能化结合起来，无论是在体表肿瘤、先天颅颌面畸形、后天外伤感染导致的组织缺损，还是身体四肢五官的美学再造方面，都取得了与前沿科技融合的新发展。理论体系是新兴学科必备的基础，目前国内在精准智能化整形外科方面除发表了一定数量的学术论文外，距离系统完整的理论体系建立还有一定差距。

  《精准智能化整形外科手术》的面世，使整形外科"精雕细琢，修复完美"的技术又上了一个新台阶。精准智能化整形外科方兴未艾，任重道远，在人民对美的需求日益增长的背景下，用好这些精准智能化技术，必将为爱美人士提供更加优质的服务！

锺世镇

2022 年 8 月 29 日

序言二

当前，人工智能、大数据等数字技术与医学深度融合的趋势日益明显，精准化、智能化成为高质量发展新引擎。随着新时代精准医学理念的深入人心，智能化诊疗技术得到不断发展与完善，两者共同的出发点是提供有价值的患者术前和术中信息，帮助医生制订个性化诊疗方案。基于此，齐向东教授组织众多专家打造了这本《精准智能化整形外科手术》，本书从精准智能化体表肿瘤诊疗到精准年轻化技术共计十六章。

本书结构设置合理，表达流畅，可读性强，汇集了国内精准智能化整形外科领域研究与应用的最新进展和观点，是一本图文精美、制作精良的数字化医学原创精品，对踏入这一领域的医疗人员有较强的指导意义。

主任医师

上海交通大学医学院附属第九人民医院整形外科终身教授

前　言

随着时代的变迁,医学的发展经历了从经验医学、循证医学到精准医学,再到以人工智能和大数据为代表的智能化诊疗的演变过程。当前,人工智能、大数据等数字技术与医学深度融合的趋势日益明显,数字化、智能化成为高质量发展的新引擎。以人工智能和医疗大数据为代表的智能化诊疗技术在医学领域取得了许多令人瞩目的成绩,其对精准医学的未来发展起到了强而有力的推动作用,同时也为精准医学时代新的诊疗方式向数字医学智能化方向发展带来了新的方向和思路。

在大力推进精准医学的背景下,精准和数字医学已然交叉渗透至医学各个领域,其中也包含了整形外科领域。通过面容、五官等三维立体分析,人工智能不仅可以帮助医生规划整形美容手术,指导选择最佳的手术方法,还能评估治疗次数和治疗效果。此外,当前的医疗大数据让整形美容"如虎添翼"。要知道,对每个求美者来说,无论是眼睛的大小还是鼻梁的高低,这些都不是单纯的长度和宽度,而是三维的数据。而对整个整形学会来说,更需要海量的数据。简而言之,整形外科整的是"形",用的是"数"。

未来人工智能在整形外科中仍大有可为,例如可将精准注射和微创手术机器人结合起来,将简单的操作智能化,通过机器手的接触探测皮肤深度、计算出用药量,实现真正智能化的精准注射,为简单但有风险的注射操作"剔除"风险。

鉴于此,我们组织相关领域的专家共同编写了这本《精准智能化整形外科手术》,为进一步提高精准与智能化技术在整形外科领域的应用做出自己的努力。在本书的编写过程中,我们非常荣幸地得到了整形外科领域多位前辈的指点,在此一并表示感谢。

由于时间紧任务重,本书在写作形式、风格和内容上可能存在一些不尽如人意之处,敬请广大读者提出批评和建议,以利于我们进一步改进与完善。

齐向东

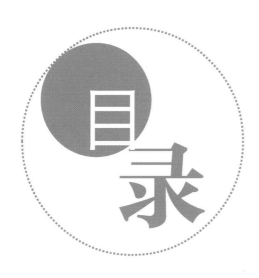

目录

第一章　精准智能化体表肿瘤诊疗

第一节　整形外科常见的体表肿瘤介绍　　　　　　　　　　/1
第二节　体表肿瘤精准诊断　　　　　　　　　　　　　　　/17
第三节　精准智能化术前规划　　　　　　　　　　　　　　/23
第四节　精准化治疗　　　　　　　　　　　　　　　　　　/27

第二章　精准智能时代的脉管畸形诊疗

第一节　脉管畸形介绍　　　　　　　　　　　　　　　　　/32
第二节　遗传学与精准医疗时代的脉管畸形诊疗　　　　　　/40
第三节　超选择神经介入技术及眼周动静脉畸形的分型和诊疗策略　/46
第四节　基于图像融合的手术导航系统进行头颈部危险区域静脉
　　　　畸形的精准硬化治疗　　　　　　　　　　　　　　/54

第三章　精准智能化色素疾病诊疗

第一节　皮肤重要生理指标及其测量　　　　　　　　　　　/64
第二节　其他无创检测设备在皮肤美容中的应用　　　　　　/67
第三节　精准智能化术前规划　　　　　　　　　　　　　　/70

第四章　精准智能化瘢痕疾病诊疗初探

第一节　瘢痕分类和治疗　　　　　　　　　　　　　　/86
第二节　精准智能化诊断　　　　　　　　　　　　　　/94
第三节　精准智能化术前规划　　　　　　　　　　　　/98
第四节　术前仿真手术　　　　　　　　　　　　　　　/100
第五节　精准智能化手术过程　　　　　　　　　　　　/101
第六节　手术评估　　　　　　　　　　　　　　　　　/101

第五章　精准智能化皮瓣移植

第六章　精准智能化皮肤软组织扩张术

第一节　精准智能化术前规划　　　　　　　　　　　　/114
第二节　精准智能化手术过程　　　　　　　　　　　　/117
第三节　皮肤软组织扩张术在临床的应用　　　　　　　/121
第四节　手术评估　　　　　　　　　　　　　　　　　/128

**第七章　精准智能化先天颅颌面畸形　
　　　　　诊疗与修复**

第一节　颅颌面的胚胎发育　　　　　　　　　　　　　/133
第二节　精准智能化诊断　　　　　　　　　　　　　　/145
第三节　精准智能化术前规划　　　　　　　　　　　　/150
第四节　术前仿真手术　　　　　　　　　　　　　　　/160
第五节　精准智能化数字产品在颅颌面手术中的应用　　/164
第六节　半面短小的数字化诊断与修复　　　　　　　　/232
第七节　先天畸形的产前数字化与智能化诊断　　　　　/254

第八章　精准智能化鼻整形手术

第一节　鼻的解剖与三维形态　　　　　　　　　　　　/272
第二节　精准智能化诊断　　　　　　　　　　　　　　/283
第三节　精准智能化术前规划　　　　　　　　　　　　/287
第四节　术前仿真手术　　　　　　　　　　　　　　　/291
第五节　精准智能化手术过程　　　　　　　　　　　　/301
第六节　手术评估　　　　　　　　　　　　　　　　　/310

第九章　精准智能化唇部整形
**　　　　与年轻化手术**

第一节　唇部及口周美学标准化名称　　　　　　　　/323
第二节　唇部及口周美学测量与分析　　　　　　　　/329
第三节　精准智能化唇部美容手术　　　　　　　　　/338
第四节　精准智能化唇裂继发畸形修复　　　　　　　/354

第十章　精准智能化耳廓畸形诊疗与修复

第一节　耳廓的解剖与耳廓畸形介绍　　　　　　　　/365
第二节　小耳畸形病因学研究和精准智能化检测　　　/374
第三节　精准智能化术前规划　　　　　　　　　　　/379
第四节　术前仿真手术　　　　　　　　　　　　　　/380
第五节　精准智能化手术过程　　　　　　　　　　　/382
第六节　手术评估　　　　　　　　　　　　　　　　/383

第十一章　精准智能化面部轮廓手术

第十二章　精准智能化躯干四肢缺损修复

第一节　穿支皮瓣的一般介绍　　　　　　　　　　　/400
第二节　精准智能化诊断　　　　　　　　　　　　　/401
第三节　精准智能化术前规划　　　　　　　　　　　/401
第四节　术前仿真手术　　　　　　　　　　　　　　/406
第五节　精准智能化手术过程　　　　　　　　　　　/409
第六节　手术评估　　　　　　　　　　　　　　　　/421

第十三章　精准智能化乳房整形

第一节　乳房解剖与三维数据及相关疾病介绍　　　　/425
第二节　乳房手术的术前 3D 扫描　　　　　　　　　/428
第三节　术前仿真手术　　　　　　　　　　　　　　/432
第四节　精准智能化手术过程　　　　　　　　　　　/434

第十四章　精准个性化脂肪移植技术

第一节　脂肪移植的进展　　　　　　　　　　　　　/440
第二节　精准智能化诊断　　　　　　　　　　　　　/442
第三节　精准智能化术前规划　　　　　　　　　　　/443

第四节　术前仿真手术及精准智能化术前设计 /444

第五节　手术评估 /446

第十五章　精准智能化眼整形技术

第一节　眼睑美容整形外科相关解剖 /451

第二节　重睑成形术 /465

第三节　上睑下垂 /472

第四节　下睑成形术 /479

第五节　内眦与内眦赘皮 /482

第十六章　精准年轻化技术

第一节　精准年轻化光电技术 /494

第二节　精准实时三维高频超声引导面部埋线提升 /499

第一章

精准智能化体表肿瘤诊疗

第一节　整形外科常见的体表肿瘤介绍

皮肤是人体最大的器官,成人皮肤面积为 $1.5\sim2.0$ m²,包括表皮、真皮、皮下组织、汗腺、皮脂腺、指甲、毛发等结构。皮肤最大的功能是屏障作用,同时具有吸收、体温调节、分泌排泄、感觉、代谢和免疫等作用。遗传、外伤、光照及皮肤自身变化可诱导皮肤产生不同种类、不同性质的体表肿瘤。本节就整形外科常见的体表肿瘤进行阐述。

一、理论概要

体表肿瘤一般是指由于各种因素导致皮肤及其附属器或者皮下组织产生的肿瘤及相关疾病,可按性质分为良性皮肤肿瘤和恶性皮肤肿瘤。

1. 定义及分类

(1)良性皮肤肿瘤:由先天或后天因素引发皮肤及其附属器或者皮下组织产生新生肿瘤,肿瘤组织通常增长缓慢或不增长,对皮肤及周围组织损伤较小,不产生严重的功能损害或者远处转移,不危及重要器官和机体生命。虽然多数良性皮肤肿瘤性质稳定,但在各种不良因素作用下其也可转化为恶性皮肤肿瘤。

(2)恶性皮肤肿瘤:由多种内在及外在因素协同作用引起皮肤组织细胞异常的反应性增生,常见的有来源于表皮和附属器角朊细胞的基底细胞癌和鳞状细胞癌,还有来源于黑色素细胞的恶性黑色素瘤。

2. 诱因及病因

(1)日光:阳光中的紫外线可导致皮肤细胞内 DNA 损伤,进而使其修复遭到破坏而导致皮肤肿瘤。

(2)放射性伤害:过量的放射线照射可使皮肤发生病变。长期在有放射性的环境工作,如果缺乏保护措施,亦可以诱发皮肤肿瘤。

(3)化学物质:煤烟、沥青、煤焦油、石蜡、含有砷剂的化合物等易导致皮肤肿瘤。

(4)物理损伤:皮肤受到物理损伤(如烧伤)后导致瘢痕形成或创面不愈,形成慢性溃疡或窦道、慢性肉芽肿,也可发生上皮瘤样增生或恶性肿瘤。

(5)生物因素:如人乳头状瘤病毒感染可引起皮肤扁平疣,一些种类的病毒感染会在特定的情况下诱发皮肤肿瘤。

(6)遗传因素:着色性干皮病是一种常见的染色体隐性遗传病,可导致患者在青壮年时期即发生皮肤肿瘤。

3.临床表现

(1)良性皮肤肿瘤生长缓慢,突出或与皮面齐平,色泽由棕色至黑色不等,但颜色均匀,边界清晰,质地较软,触之光滑,与周围组织粘连不紧密,表面不破溃,周围少有卫星病灶,多无自觉症状,不影响或较少影响周围组织器官功能。

(2)恶性皮肤肿瘤生长速度较快,体积可在短时间内明显增大,触摸时肿块有向深部和周围浸润生长的感觉,其边界不清,表面容易形成糜烂或溃疡,肿瘤周围出现卫星病灶。恶性程度高的肿瘤还可向近处或远处的皮肤、淋巴结、内脏转移,出现各种相应症状。

4.病理特点

(1)良性皮肤肿瘤边界清晰,周围多有一层完整包膜。肿瘤体积可长期无明显变化,只在局部膨胀式缓慢增大而不向周围的其他组织内侵袭,但有时也可压迫周围组织而出现相应症状。

(2)恶性皮肤肿瘤细胞比正常细胞原始、幼稚,呈多形性,大小不一,细胞核增大,染色深,出现不正常的病理性核分裂,细胞排列紊乱,肿瘤细胞容易松动并脱离原发灶而向周围组织、血管、淋巴管扩散、转移、侵犯、占据并破坏正常组织。

5.诊断

体表肿瘤主要通过肿瘤组织的病理检查来明确诊断。诊断需要注意以下几点。

(1)肿瘤的发现时间,肿瘤是先天发生还是后天获得,如患儿出生时即已获得的先天性黑色素细胞痣。

(2)肿瘤发生的原因或诱因,如表皮样囊肿的发生常与皮肤外伤相关。

(3)肿瘤生长部位,是否累及周围组织器官,如眼周太田痣可侵犯巩膜。

(4)评估、测量肿瘤的外观特性,如形状、大小、突度、颜色、边界、硬度、是否伴毛发生长等。

(5)肿瘤增长速度。

(6)瘤体完整情况,是否伴发感染、糜烂、破溃。

(7)皮肤肿瘤引发的症状,如疼痛、瘙痒。

(8)皮肤肿瘤周围是否伴有卫星病灶。

(9)邻近部位的淋巴结是否肿大。

(10)必要时对部分瘤体进行活检。

6.治疗

(1)手术治疗:建议手术彻底切除瘤体,对切除的瘤体进行常规病理检查,必要时做免疫组化特异性染色,明确诊断。尤其是恶性皮肤肿瘤,建议早发现早手术,彻底切除后一般愈后较好。

(2)放射治疗:对放射治疗敏感的恶性皮肤肿瘤,在手术切除后,或肿瘤较大累及周围器官时,或行姑息性手术、无法切除者,可进行放射治疗。

(3)化学治疗:对化学治疗敏感的恶性皮肤肿瘤,如果肿瘤较大累及周围器官,或行姑息性手术、无法切除者,或已发现远处转移者,应进行化学治疗。可依据肿瘤的部位、大小、患者的全身情况、癌肿的程度等选择应用。但化学治疗引起的全身反应较大,且大多数恶性皮肤肿瘤对化学治疗敏感性较差,故很少单独应用。还有一些良性皮肤肿瘤也可以在瘤体内

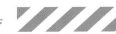

注射化学治疗药物,来抑制瘤体细胞增殖,从而使瘤体萎缩。

(4)物理治疗:采用电凝、电灼、冷冻、激光等方法来烧灼肿瘤,使之坏死脱落或气化。物理治疗对瘤体极小、没有深部浸润的良性皮肤肿瘤效果较好。近些年激光仪器的研发,使得激光治疗快速发展,对于一些良性皮肤肿瘤,可采用不同种类的激光仪器进行治疗,一般能取得良好的疗效。

二、良性皮肤肿瘤

1.黑色素细胞痣和色素性病变

1)黑色素细胞痣(melanocytic nevus)

(1)概要:黑色素细胞痣简称黑痣,是黑色素细胞聚集成巢状排列形成的。黑色素细胞分布于皮肤基底层、毛囊、黏膜等部位。黑痣可以在出生时或出生后的任何时期、在身体的任何部位出现。据统计,正常人身体平均有15~20颗黑痣,多见于头颈部及躯干部,少数可分布于黏膜,如口腔、阴唇黏膜以及球睑结膜囊等处。

(2)分类:黑痣按照出现的时间可分为先天性黑色素细胞痣和后天性黑色素细胞痣,根据黑色素细胞巢在皮肤组织上的分布也可分为交界痣、皮内痣及混合痣。

(3)临床表现及病理特点。

①交界痣、皮内痣和混合痣。

a.交界痣:病灶位于表皮与真皮交界处。交界痣大多在婴幼儿期和儿童期出现。表现为边界清晰,呈淡褐色或黑色的斑点,至青春期后,大多数交界痣转变为皮内痣,一般不发生恶变,只有发生在手掌、足底及外生殖器的交界痣有潜在的恶变可能。

b.皮内痣:成人痣的常见类型,表现为半球形隆起,呈淡褐色的小肿块,表面光滑,还可有毛发生长。皮内痣很少有恶变。

c.混合痣:同时具有交界痣和皮内痣的特点,多见于青年人。表现为高出皮肤的褐色或黑色的丘疹或斑丘疹。边界清晰,常生有毛发,痣细胞可扩展至真皮下及皮下脂肪组织内。这种痣有癌变的可能(图1-1)。

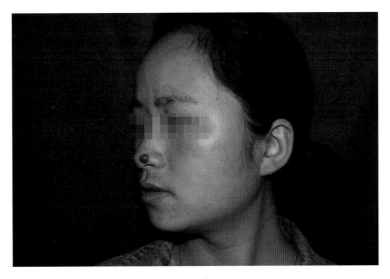

图1-1　鼻尖部混合痣

②先天性黑色素细胞痣(congenital melanocytic nevus)和巨痣(giant nevus)。

先天性黑色素细胞痣在出生时即存在,通常表现为直径大于 1.0 cm 的黑褐色、黑色隆起的斑块,边界清晰,色泽均匀,可有毛发生长。组织学上,先天性黑色素细胞可累及真皮、皮下组织、皮肤附件以及神经、血管。任何部位的黑痣的面积在 144 cm² 以上,或直径超过 20 cm,则称为巨型先天性黑痣,简称巨痣(图 1-2)。巨痣的诊断也不绝对依赖黑痣面积大小,还应结合患者的具体体表面积和黑痣发生的具体部位,如病灶位于面部五官等特殊部位,对外观造成较大影响,修复要求高,虽面积小于上述指标,也可称为巨痣。巨痣多发生在整个肢体、全头皮、肩部及躯干大部,一般为黑色或棕褐色,颜色不均匀,黑痣累及的皮肤增厚、粗糙,高低不平,质地柔软,常有中等量毛发,周围有散在的少量病灶。恶变率为1%～12%不等,应早期手术以防恶变。

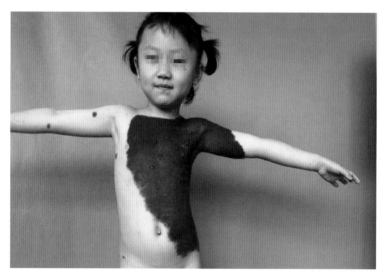

图 1-2　躯干巨痣

(4)诊断:常需要通过手术切取标本后进行病理检查来诊断。

(5)治疗原则如下。

①影响美观或心理健康的黑痣均可切除。

②成人位于手掌、足底及外生殖器的交界痣因有潜在恶变的可能,宜切除。

③黑痣短期内突然增大,边缘不规则,色素加深,出血、疼痛、局部出现炎症或病灶周围出现卫星病灶者,具有恶变倾向,应及早手术。

④经非手术治疗无效或残留色素、瘢痕者需要整形修复。

⑤对于疑有恶变的黑痣,应于术前尽可能明确,以指导手术治疗方案的制订,术后送病理检查。

⑥对胸前区、关节区的黑痣进行切除易致皮肤瘢痕增生,应注意做好预防。

2)太田痣(nevus of Ota)

(1)概要:太田痣是一种常与三叉神经分布一致的真皮层黑色素细胞增多的疾病,是东方人群的一种常见疾病。

(2)临床表现:沿三叉神经第一、二支分布区产生棕色、蓝色及灰色斑点所组成的斑片,病灶边界不清,常累及前额、颞部、面颊、眼和眶周区。

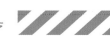

(3)病理特点:镜下见细长的与皮肤表面平行的树枝状或纺锤状黑色素细胞稀疏地分布在真皮网状层中上部以及乳头层。

(4)诊断:依据临床特点可确诊。

(5)治疗:太田痣现今的治疗以激光治疗为主,如 Q 开关翠绿宝石激光、Q 开关红宝石激光、Q 开关 Nd:YAG 激光、皮秒激光等。

3)雀斑(freckle)

(1)概要:雀斑是常染色体显性遗传病,多在儿童期发生,首见于 5 岁左右,雀斑数目随年龄的增长而增多,颜色加深,至青春期最为明显,老年期逐渐减淡。女性居多,主要见于暴露部位,特别是颜面部(尤其是鼻部和面颊),有时亦见于颈、前臂和手背等暴露部位。

(2)临床表现:皮损为淡褐色至淡黑色斑点,呈圆形、卵圆形或不规则形,边界清晰,约针尖或米粒大小,对称分布,疏密不一。

(3)病理特点:病理表现为表皮基底细胞黑色素小体增多,但黑色素细胞数量无变化,而功能性黑色素细胞活性增强。

(4)诊断:依据临床特点可确诊。

(5)治疗:应建议患者减少日光的过度照射,使用防晒制剂,如 15% 对氨基苯甲酸软膏、5% 二氧化钛霜等,也可以应用 60% 的三氯醋酸药水进行点涂来对雀斑进行化学剥脱。另外还可应用皮肤磨削和激光治疗,尤其是 Q 开关 755 nm、532 nm 激光治疗更为安全、简便。

2. 脂溢性角化病

(1)概要:脂溢性角化病又称老年疣、老年斑、基底细胞乳头瘤,是常见的良性皮肤肿瘤,由角质形成细胞增生所致,好发于面部、手背、背部等,有遗传倾向。

(2)临床表现:多见于老年人。除黏膜外,可发生于身体的任何部位,但是不累及掌、跖。早期为局部丘疹或淡褐色斑疹,随着年龄增长而增多、增大,边界清晰,表面呈乳头样,有油腻性痂,形成表面角化或鳞屑。病程久时表面呈深棕色或黑色,皮损发展缓慢,有些患者有瘙痒症状。病理表现为角化过度,棘层增厚,瘤样增生,病变边界不清晰并且没有基底浸润和侵蚀。

(3)诊断:依据临床特点可确诊,必要时做病理活检。

(4)治疗:无特殊情况时无须治疗。如考虑美容,多采用激光和电凝治疗等,如发生炎症时与基底细胞癌等恶性皮肤肿瘤难以鉴别诊断,可以手术切除后,通过病理活检进行确诊。

3. 睑黄瘤

(1)概要:睑黄瘤又称睑黄疣,为代谢障碍性皮肤肿瘤,是由于脂质沉积于眼睑部位而引起的黄色斑块,易复发。

(2)临床表现:多发生于上睑的内眦部,以双侧对称为特征,严重者上下睑均有皮损。皮损为淡黄色、质软、高于皮肤、形态多不规则的扁平状肿物。病理活检显示真皮内可见泡沫细胞,特殊染色的泡沫细胞内显示有胆固醇和胆固醇酯结晶。

(3)诊断:依据临床特点可确诊,必要时做病理活检。

(4)治疗:先治疗全身性代谢障碍性疾病,如高脂血症、心血管疾病等;面积较小的皮损,可用铒激光、二氧化碳激光治疗;面积较大且上睑皮肤松弛者,可以选择手术切除。还可以选择平阳霉素进行皮损内注射。

4. 囊肿(cyst)

1)表皮样囊肿(epidermoid cyst)

(1)概要:表皮样囊肿又称外伤性表皮囊肿、上皮囊肿。往往因外伤后,皮屑经创道进入,逐步缓慢生长形成囊肿,囊壁内包含由薄片状角化物质构成的干酪样富脂类物质。

(2)临床表现:病灶多见于运动中常摩擦的部位,如手掌、指端、足跖,也可发生于面部、颈部和躯干。表现为1~2 cm或更大的单发圆形或椭圆形的肿块,表面光滑,皮肤无色泽改变,质地坚硬,有张力,基底可移动,不与周围组织粘连。

(3)病理特点:病灶位于皮内或皮下组织,囊壁为表皮层,可见部分复层鳞状上皮细胞结构,由角质层到生发层依次从内到外排列,还可见明显的棘细胞和中性粒细胞积聚,但无真皮层结构。内容物为角化不全的角质层和中性粒细胞,随着囊腔的扩张,囊壁受压萎缩至仅存一两层扁平细胞。

(4)治疗:主张手术切除,切除时需彻底切除表面皮肤组织及囊肿四周的结缔组织并保持囊肿完整,否则术后复发率高。囊肿可以继发感染,感染后与周围组织粘连,导致完整摘除囊壁变得困难。

2)皮样囊肿(dermoid cyst)

(1)概要:皮样囊肿是一种先天性错构瘤。在胚胎发育过程中,胚胎裂闭合线上的胚胎性表皮出现内陷性的畸形发育,导致该囊肿的发生。

(2)临床表现:可发生于头面部、躯干部,尤其是眉毛外侧端、眼眶、鼻中线部位,直径常大于5 mm,囊肿常与基底部的骨膜有粘连,不易推动,无自觉症状。

(3)病理特点:镜下可见,囊壁除表皮细胞外还包括毛囊、汗腺和皮脂腺等各种皮肤附属器,并含有大量纤维组织,有时可见钙化点。

(4)诊断:依据临床特点结合病理检查可确诊。

(5)治疗:皮样囊肿主要采取手术切除。鼻额部囊肿应当通过CT评估是否累及颅内。如囊肿基底部与骨膜有粘连,应一并切除骨膜防止复发。囊肿如过大,可能将局部组织压凹变形,在缝合时注意利用周围组织填充,以使创腔闭合、创面平整。

3)皮脂腺囊肿(sebaceous cyst)

(1)概要:皮脂腺囊肿又称粉瘤或皮脂囊肿,是由于皮脂腺导管堵塞后,腺体内分泌物积聚而形成的常见囊肿。

(2)临床表现:好发于头皮、颜面部,其体积因深浅和内容物多少而有所不同,从米粒大至鸽蛋大不等。皮脂腺囊肿多单发,呈圆形,硬度中等或有弹性,高出皮面,表面光滑,推动时感到与表面相连,基底无粘连,无波动感。皮肤颜色可正常,有时在囊肿表面可有皮脂腺开口的小黑点,挤压时有少许白色粉状物被挤出。囊内为皮脂与皮肤角化物组成的"豆渣样"物质,易继发感染(图1-3)。

(3)病理特点:镜下观察,囊肿位于真皮层,囊壁由数层角化上皮细胞组成,囊周为纤维细胞。

(4)诊断:依据临床特点结合病理检查可确诊。

(5)治疗:一般选择手术切除,术中应将与囊肿相连的部分皮肤及囊壁尽量完整切除,如有残留则易复发。如囊肿感染,应先控制炎症,后期再手术。

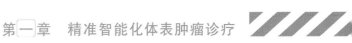

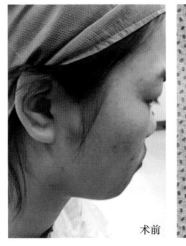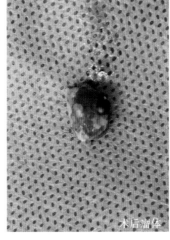

术前 术后瘤体

图 1-3 耳前皮脂腺囊肿

5.脂肪瘤(lipoma)

(1)概要:脂肪瘤是一种成熟脂肪细胞的良性肿瘤,由正常脂肪细胞积聚而成,可发生于任何年龄,好发于四肢和躯干。多发生于皮下,也可以发生在内脏等深部组织,如肌间隔、肌肉深层及腹膜后等部位。

(2)临床表现:脂肪瘤边界清晰,多为分叶状,质软,可有假囊性感,无痛,与表面皮肤无粘连(图 1-4)。生长缓慢,多无自觉症状。深部脂肪瘤有恶变可能,可恶变成为脂肪肉瘤。

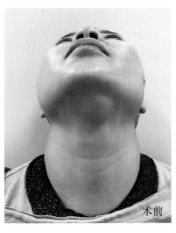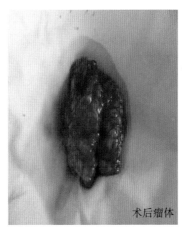

术前 术后瘤体

图 1-4 下颌部脂肪瘤

(3)临床分类。

①普通脂肪瘤:由成熟的脂肪及少量的间质组织组成,是最常见的脂肪瘤。可以单发,也可以多发,表现为皮下或深部的质软肿块。

②变异脂肪瘤:如血管脂肪瘤、肌脂肪瘤和软骨脂肪瘤等,在临床或病理上与普通皮下脂肪瘤有所不同。

③异位脂肪瘤:此类可能是错构组织,发生部位与皮下脂肪瘤有较大差异,如肌内脂肪瘤、肌间脂肪瘤、腱鞘脂肪瘤等。

④浸润型脂肪瘤：脂肪增生压迫邻近结构，包括弥散型脂肪瘤、痛性肥胖病等。

⑤良性棕色脂肪瘤。

（4）诊断：依据病史和临床表现，约85%的患者可明确诊断；影像学检查有助于进一步明确诊断，表现为脂肪性肿物，少数患者病灶内可见钙化。

（5）治疗：一般选择手术切除。

6. 皮肤纤维瘤（dermatofibroma）

有学者认为，皮肤纤维瘤是反应性增生性病变，而非真性肿瘤。其多见于成人，常见于四肢、肩、背等部位。病灶多为单个半球状结节，质地坚硬，界线清晰，直径常小于 1 cm，色泽发红或棕红，多能长期保持稳定，患者无自觉症状。镜下可见病灶主要位于真皮层，由成纤维细胞、组织细胞与胶原纤维组成。对于单发的皮肤纤维瘤，可以选择手术切除。

7. 淋巴管瘤（lymphangioma）

（1）概要：淋巴管瘤是淋巴管内皮细胞扩张增生，和周围结缔组织共同构成的先天性良性肿瘤。淋巴管瘤多在 2 岁内发现并确诊，到成年期发病的多是浅表皮肤淋巴管瘤，又称局限性淋巴管瘤。淋巴管瘤可以发生在身体的多个部位，以头、颈及腋部多见。

（2）临床分类和表现。

①毛细淋巴管瘤：由扩张微小淋巴管构成，多发生在真皮深层和皮下组织内，常见于股部、上臂、腋部，亦可见于面、唇、舌的皮肤及黏膜。表现为疣状或小结节状，常聚集成群，呈浅黄色或淡红色透明凸出的小囊泡。此种淋巴管瘤多无症状。

②海绵状淋巴管瘤：由扩张迂曲的淋巴管及充满淋巴液的腔隙和周围疏松结缔组织构成。常见于颈、腋部，呈局部隆起，质软，可压缩。如口唇因海绵状淋巴管瘤而高度肥大，称"巨唇"，在舌部则为"巨舌"，在肢体则为"巨肢"或"巨指"。肿瘤表面皮肤正常或呈浅黄色或淡红色，触之有弹性且稍韧。肿瘤周围边界不清，穿刺时可抽出淡黄色透明的液体。

③囊状淋巴管瘤：淋巴管瘤扩大形成的较大囊肿，呈多房性。多发生于 2 岁前的婴幼儿，以颈后三角区多见，也可见于腹股沟及腋窝等部位。肿瘤处皮肤正常，肿块柔软，有波动感，穿刺时可抽出清澈的草黄色液体，体积较大时可出现压迫症状。

（3）诊断：根据发病年龄、部位以及肿物的性质多可确诊，可根据穿刺抽出的液体性质与血管病相鉴别。

（4）治疗：尽管淋巴管瘤表现不一，手术治疗仍是主要手段。对于表浅且较小的毛细淋巴管瘤，切除后可直接缝合，或用皮片植皮，或用皮瓣转移修复创面；有些很小的毛细淋巴管瘤可采取液氮冷冻治疗。

三、恶性皮肤肿瘤

1. 非黑色素瘤性上皮细胞肿瘤

非黑色素瘤性上皮细胞肿瘤主要包括基底细胞癌（basal cell carcinoma）、鳞状细胞癌（squamous cell carcinoma）、鲍恩病（Bowen disease）等。白色人种发病率最高，在美国人中，每 1666 人中有 1 人患鳞状细胞癌，每年新发病例有 15 万人之多；黄色人种发病率次之；黑色人种发病率最低。在我国，发病率最高的恶性皮肤肿瘤（皮肤癌）是鳞状细胞癌，其次是基底细胞癌。下面主要介绍基底细胞癌和鳞状细胞癌。

1）基底细胞癌

（1）概要：基底细胞癌是以基底细胞呈小叶、圆柱、缎带或条索状增生为特征的一类恶性皮肤肿瘤。基底细胞癌与阳光照射直接相关,致病因子为紫外线,常发生于毛囊皮脂腺丰富的头皮、面、颈等暴露部位。

(2)临床表现:早期表现为表面光滑、边缘隆起的圆形斑片,表皮菲薄,常可见雀斑样小黑点,然后发展成基底较硬的斑丘疹或疣状突起(图 1-5),逐步生长破溃而形成溃疡,边缘略隆起形成不规则鼠咬状。随着病情发展,溃疡逐渐扩大加深,进一步向深部侵蚀可至筋膜、肌肉及骨组织,发生在头皮的基底细胞癌可破坏颅骨而进入颅内。基底细胞癌最重要的临床特征是恶性程度较低,病灶局限,生长缓慢,很少发生转移。

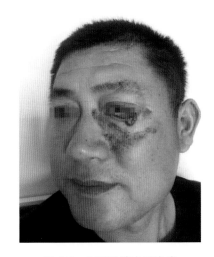

图 1-5　左下睑基底细胞癌

(3)分型:临床上可以将基底细胞癌分为以下几种类型。

①结节溃疡型:病变单发,常见于面部,初起表现为小丘疹,质地硬,伴毛细血管扩张,以后结节逐渐增大,中心形成溃烂创面,为最常见的一型。

②浅表型:常见于胸部,病灶呈红斑或脱屑性斑片,类似银屑病或湿疹。

③色素型:病变有结节溃疡型的特征,同时伴有棕黑色的色素沉着。

④硬化型:表现为硬化的黄白色斑块,质硬,边界不清。此型最易复发,特征表现为外周生长,中央硬化及形成瘢痕。

⑤纤维上皮瘤型:表现为 1 个或数个高起的结节,略带蒂,触之中等硬度,表面光滑,轻度发红,临床上类似纤维瘤,好发于下背部。

(4)病理特点:真皮内有边界明显的瘤细胞群,细胞核较正常细胞核稍大,呈卵形或长条形,细胞质少,细胞间界线不清,无细胞间桥,因此像很多细胞核密布在共同的浆液中。细胞核染色无显著差异,有时可见细胞多核或核深染或核呈不规则形状。瘤细胞群周围结缔组织增生,柱状细胞在最外层排列成栅状,瘤组织周围常可见到许多幼稚成纤维细胞及成熟纤维细胞混杂在一起,呈浸润性生长。基底细胞癌间质含有黏蛋白,在制作切片时间质收缩使间质与肿瘤团块边缘呈裂隙状分离,这对本病诊断有一定意义。

(5)诊断:依据临床特征及病理检查,基底细胞癌的诊断一般不难,但应与鳞状细胞癌、慢性肉芽肿及特异性和非特异性溃疡等相鉴别。应及早注意和发现一些癌前期病变,予以及时处理,这在预防上有很大的意义。

(6)治疗:可以根据基底细胞癌的大小、类型及部位选择外科治疗、放射治疗和化学治疗。

①外科治疗:外科手术切除是首选治疗方法,强调彻底切除,一般切除范围超过病灶周围 5 mm,但术中要做冰冻病理检查以明确是否切除干净,推荐应用 Mohs 显微描记手术彻底切除病灶。Mohs 显微描记手术的指导原则是以最小的安全切缘完整切除肿瘤原发灶并且最大限度地保存手术区域的正常组织。它的操作步骤如下:先以最小的安全切缘完整切除肿瘤,之后对整个手术创区进行薄层连续切片(2 mm)行病理检查,并对切缘部位进行详细描记;将切缘送检,若获得阳性结果,则再次将对应区域切除,直到所有切缘送检结果均为阴性。

②放射治疗：基底细胞癌对放射治疗高度敏感。早期皮肤癌放射治疗的治愈率很高，应进行小剂量照射，持续数周。放射治疗适合不愿手术或无条件手术的老年人。但当肿瘤生长扩大，向深部组织发生浸润时，放射治疗往往无效。

③化学治疗：适合与其他治疗方法联合应用，如辅助疗法和晚期姑息疗法中可应用化学治疗，可依据肿瘤的部位、大小及患者的全身情况、肿瘤的分期等选择应用，但复发率较高。

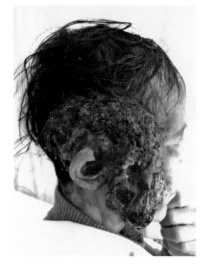

图1-6　右颞部鳞癌

2）鳞状细胞癌

（1）概要：鳞状细胞癌简称鳞癌，又称表皮样癌或棘细胞癌，为源于皮肤表皮或附属器角朊细胞的恶性皮肤肿瘤，癌细胞发生不同程度的角化。鳞癌的致癌因素除阳光照射外，还有化学腐蚀和细胞毒性药物、免疫抑制药物的使用等，另外有些慢性皮肤病变（如盘状红斑狼疮）也可成为致癌因素。鳞癌可发生在皮肤或黏膜，以头皮、面、颈和手背等暴露部位多见。

（2）临床表现：早期表现为浸润性的硬块，以后发展为斑块、结节或疣状病灶，表面形成溃疡，或呈菜花状（图1-6），触之有坚实感，基底有浸润，边界不清。瘤体组织往往充血明显，边缘污秽，有较多渗出物，故常有恶臭及疼痛。部分鳞癌可向深部组织浸润，形成破坏性更大的中央凹陷溃疡，与基底组织粘连，可累及骨骼。根据临床特点，鳞癌可分为两大类：第一类为慢性生长型，此型呈疣状的外生性外观，可向深部浸润，易发生区域性淋巴结转移；第二类为快速生长型，早期可能出现破溃、局部浸润，其转移的可能性更大。

（3）病理特点：从病理学角度观察，鳞癌向皮肤深部生长，呈不规则团块或条束状，根据鳞状细胞分化程度不同可将鳞癌分为4度。Ⅰ度鳞癌：瘤组织不超过汗腺水平，未分化鳞状细胞少于25%，有很多角化珠，真皮内有明显的炎症反应。Ⅱ度鳞癌：癌细胞团边界不清，未分化鳞状细胞占25%～50%，只有少数角化珠，角化珠中心多角化不全，周围炎症反应较轻。Ⅲ度鳞癌：未分化鳞状细胞占50%～75%，大部分没有角化，无角化珠，周围炎症反应不显著。Ⅳ度鳞癌：未分化鳞状细胞占75%以上，核分裂象多，无细胞间桥，无角化珠。未分化鳞状细胞比例越高，恶性程度越高。

（4）诊断：鳞癌需要与光化性角化病相鉴别，后者不伴有皮肤硬化和增厚；与角化棘皮瘤相鉴别，后者病史短，中心有角蛋白栓，外生性生长；也要与基底细胞癌相鉴别。

皮肤鳞癌的分期体现了疾病进展的严重程度，与治疗及预后关系密切。根据肿瘤的大小、浸润深度、是否有淋巴结转移以及是否有远处转移的情况，皮肤鳞癌使用TNM分期方法分期，表1-1为皮肤鳞癌AJCC（第8版）分期方法。

T分期——原发肿瘤

TX　原发灶无法评估

Tis　原位癌

T1　肿瘤最大径≤2 cm

T2　2 cm＜肿瘤最大径≤4 cm

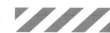

T3　肿瘤最大径>4 cm,或较小的骨质侵蚀、神经浸润、深部浸润(超过皮下脂肪或浸润深度>6 mm)

T4　大体可见侵及骨皮质/骨髓,侵及颅底,和(或)侵及颅底孔道

T4a　大体可见侵及骨皮质/骨髓

T4b　侵及颅底,和(或)侵及颅底孔道

N 分期——区域淋巴结

NX　区域淋巴结无法评估

N0　区域淋巴结无转移

N1　单个淋巴结转移,肿瘤最大径≤3 cm,无淋巴结外侵犯

N2　同侧单个淋巴结转移,3 cm<肿瘤最大径≤6 cm,且无淋巴结外侵犯;
同侧多个淋巴结转移,肿瘤最大径≤6 cm,且无淋巴结外侵犯;
双侧或对侧多个淋巴结转移,肿瘤最大径≤6 cm,且无包膜外侵犯

N2a　同侧单个淋巴结转移,3 cm<肿瘤最大径≤6 cm 且无淋巴结外侵犯

N2b　同侧多个淋巴结转移,肿瘤最大径≤6 cm 且无淋巴结外侵犯

N2c　双侧或对侧淋巴结转移,肿瘤最大径≤6 cm 且无淋巴结外侵犯

N3　淋巴结转移,肿瘤最大径>6 cm 且无淋巴结外侵犯;
任何临床可见的淋巴结外侵犯

N3a　淋巴结转移,肿瘤最大径>6 cm 且无淋巴结外侵犯

N3b　任何临床可见的淋巴结外侵犯

M 分期——有无远处转移

M0　无远处转移

M1　有远处转移

表 1-1　皮肤鳞癌 AJCC(第 8 版)分期方法

临床分期	T	N	M
0 期	Tis	N0	M0
Ⅰ期	T1	N0	M0
Ⅱ期	T2	N0	M0
Ⅲ期	T3	N0	M0
	T1	N1	M0
	T2	N1	M0
	T3	N1	M0
Ⅳ期	T1	N2	M0
	T2	N2	M0
	T3	N2	M0
	任何 T	N3	M0
	T4	任何 N	M0
	任何 T	任何 N	M1

(5)治疗:鳞癌的治疗应结合发生部位、体积、浸润深度和范围、鳞状细胞分化程度、有无淋巴结转移及患者年龄和全身状况综合考虑。

①外科治疗:手术彻底切除是治疗鳞癌的首选方法,切除范围应为病灶周围 5～20 mm,深度以能广泛、彻底切除为度,术中标本送冰冻病理检查,确认切除的创缘和基底是否干净。如未发现淋巴结转移,可不进行预防性淋巴结清扫。位于肢体的晚期鳞癌,若肿瘤较大、侵犯较深,难以手术修复,可考虑行截肢术,但行截肢术必须慎重,出现以下情况时才考虑行截肢术:a.肿瘤范围广泛,局部切除不能达到根治的目的或术后严重影响肢体功能,或广泛切除后创面无法覆盖;b.肿瘤侵及深部组织或骨、关节、关节腔,或伴有慢性骨髓炎;c.深部肿瘤或复发性肿瘤以及有淋巴结转移。

②放射治疗:适用于年老体弱及有手术禁忌证的患者,或发生于手术有困难的特殊部位,以及出现软骨、骨骼侵犯或淋巴结转移的患者。

③化学治疗:目前,博来霉素对鳞癌疗效最好,可进行静脉或肌内注射。但化学治疗引起的全身反应较大,故很少单独应用。

2. 恶性黑色素瘤

(1)概要:恶性黑色素瘤简称恶黑,是来源于皮肤、黏膜、眼和中枢神经系统色素沉着区域的黑色素细胞的恶性肿瘤,可由黑痣恶变而来,亦可自然发生。恶性黑色素瘤在白色人种中高发,在其他人种中发病率显著降低,有报道称,白色人种恶性黑色素瘤发病率为其他人种的 10 倍。恶性黑色素瘤总的发病率较低,在所有癌症中占比为 1‰～3‰,色素多少常与恶性程度无关。本病好发于足跖皮肤、手指甲或脚指甲下、眼球、消化道等部位,发展迅速,妊娠时发展更快(图 1-7)。

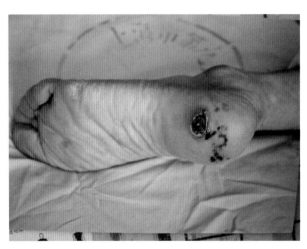

图 1-7　足底恶性黑色素瘤

(2)临床表现:恶性黑色素瘤发生的最重要的环境因素是紫外线照射。自身因素包括皮肤黑痣多少、皮肤类型、家族史及基因型。约 25% 恶性黑色素瘤是在原有色素痣的基础上恶变而来,发生恶变的黑痣多为交界痣或混合痣,一般当黑痣出现逐渐增大、血管扩张、色素加深、四周炎症反应、色素向四周侵犯或出现卫星状小黑点时,提示有恶变倾向。且研究发现,黑痣数量与黑痣恶变概率正相关。巨痣也是恶变的高危类型。发生恶变的黑痣多位于躯干部。在有家族史的恶性黑色素瘤的患者中多发现 $p16$ 基因有变异。2/3 的恶性黑色素瘤患者中 $B\text{-}RAF$ 基因发生变异从而激活 B-Raf/MEK/ERK 信号通路。恶性黑色素瘤大部分经

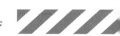

淋巴管转移至区域淋巴结,小部分可经血液转移到肺、肝、骨、脑等器官。

(3)诊断:皮肤检查是诊断恶性黑色素瘤的一种简单、方便的方法,但通过皮肤检查诊断的恶性黑色素瘤多已处于晚期,演变为较大痣,发生溃疡等病变。为了对恶性黑色素瘤进行早期诊断,有 ABCDE 五项诊断法,包括不对称性(asymmetry)、边缘不规则(border irregularity)、颜色改变(colour alteration)、直径(diameter)大于 6 mm 及发展演变情况(evolution)。此外还有皮肤镜检查,这是一种无创的诊断方法,通过皮肤镜发现肉眼无法观察到的皮肤病变。反式共聚焦显微镜也可用于恶性黑色素瘤的诊断。诊断金标准仍然是病理检查,但需注意,对怀疑有恶变的黑痣行活检时,应整块切除送检,而不应切取部分送检,更不应做穿刺吸出送检。

恶性黑色素瘤的病程进展和严重程度以 TNM 分期方法进行评估,表 1-2 为 AJCC(第 8版)分期方法。

表 1-2　恶性黑色素瘤 AJCC(第 8 版)分期方法

临床分期	N0	N1	N2	N3
Tis	0	Ⅲ	Ⅲ	Ⅲ
T1a	Ⅰ A	Ⅲ	Ⅲ	Ⅲ
T1b	Ⅰ B	Ⅲ	Ⅲ	Ⅲ
T2a	Ⅰ B	Ⅲ	Ⅲ	Ⅲ
T2b	Ⅱ A	Ⅲ	Ⅲ	Ⅲ
T3a	Ⅱ A	Ⅲ	Ⅲ	Ⅲ
T3b	Ⅱ B	Ⅲ	Ⅲ	Ⅲ
T4a	Ⅱ B	Ⅲ	Ⅲ	Ⅲ
T4b	Ⅱ C	Ⅲ	Ⅲ	Ⅲ
M1a	Ⅳ	Ⅳ	Ⅳ	Ⅳ
M1b	Ⅳ	Ⅳ	Ⅳ	Ⅳ
M1c	Ⅳ	Ⅳ	Ⅳ	Ⅳ

T 分期——原发肿瘤

TX　　原发肿瘤厚度无法评估

T0　　无原发肿瘤证据

Tis　　原位癌

T1　　厚度≤1.0 mm

T1a　　厚度<0.8 mm 且无溃疡

T1b　　厚度<0.8 mm 且有溃疡或 0.8 mm≤厚度≤1.0 mm

T2　　1.0 mm<厚度≤2.0 mm

T2a　　无溃疡

T2b　　有溃疡

T3　　2.0 mm<厚度≤4.0 mm

T3a　　无溃疡

T3b   有溃疡

T4   厚度>4.0 mm

T4a   无溃疡

T4b   有溃疡

N 分期——区域淋巴结

NX   区域淋巴结无法评估

N0   无区域淋巴结转移证据

N1   1 个淋巴结转移或者无淋巴结转移但出现以下转移:移行转移、卫星结节和微卫星转移

N1a   1 个临床隐匿淋巴结转移(镜下转移,例如经前哨淋巴结活检诊断)

N1b   1 个临床显性淋巴结转移

N1c   无区域淋巴结转移但出现以下转移:移行转移,伴或不伴 M1a 或 M1b 转移

N2   2～3 个淋巴结转移或 1 个淋巴结转移伴移行转移,伴或不伴 M1a 或 M1b 转移

N2a   2～3 个临床隐匿淋巴结转移(镜下转移,例如经前哨淋巴结活检诊断)

N2b   2～3 个淋巴结转移中至少 1 个临床显性淋巴结转移

N2c   至少 1 个临床显性淋巴结转移伴移行转移和(或)微卫星转移

N3   4 个以上淋巴结转移,或 2 个以上淋巴结转移伴移行转移和(或)微卫星转移,或可见边界不清的淋巴结,无论是否伴移行转移和(或)微卫星转移

N3a   4 个以上临床隐匿淋巴结转移(镜下转移,例如经前哨淋巴结活检诊断)

N3b   4 个淋巴结转移中至少 1 个临床显性淋巴结转移或可见边界不清的淋巴结

N3c   2 个以上临床隐匿淋巴结转移或临床显性淋巴结转移伴移行转移、卫星转移和(或)微卫星转移

M 分期——有无远处转移

M0   无远处转移

M1   有远处转移

M1a   转移至皮肤、软组织(包括肌肉)和(或)非区域淋巴结转移

M1a(0)乳酸脱氢酶(LDH)正常

M1a(1)LDH 升高

M1b   转移至肺,伴或不伴 M1a 转移

M1c   非中枢神经系统的其他内脏转移,伴或不伴 M1a 或 M1b 转移

M1d   中枢神经系统的其他内脏转移,伴或不伴 M1a、M1b 或 M1c 转移

(4)治疗:恶性黑色素瘤的治疗首选手术切除,包括肿瘤切除及区域淋巴结清扫术。因为手术切除或切取活检组织时,可迅速出现卫星结节和转移,故手术切除时应广泛切除。瘤体厚度≤1.0 mm 时,安全切缘为 1.0 cm;瘤体厚度在 1.01～2.0 mm 时,安全切缘为 1.0～2.0 cm;瘤体厚度为 2.01～4.0 mm 时,安全切缘为 2.0 cm;瘤体厚度>4.0 mm 时,安全切缘为 2.0～3.0 cm;严重者可扩大切除 5.0 cm 以上(表 1-3);肿瘤在指端或足趾者应做截肢术。对于晚期恶性黑色素瘤或估计较难切除者,可以利用卡介苗或白介素(IL)及干扰素(IFN)进行免疫治疗或冷冻治疗。恶性黑色素瘤对放射治疗不敏感,放射治疗仅能作为手术后辅助疗法,或晚期病例的姑息疗法。化学药物如噻替哌、氮芥、环磷酰胺、羟基脲、长春新碱等对恶性黑色素瘤有一定疗效,可作为手术前后的综合治疗手段。但恶性黑色素瘤对

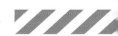

化学治疗多不敏感,大量研究表明,联合化学治疗并不能提高有全身表现患者的生存率,细胞因子的应用取得了一定的疗效。用于治疗恶性黑色素瘤的细胞因子有 IFN-2α 及 IL-2。美国 FDA 于 1995 年批准将高剂量的干扰素(IFNα-2b)用于ⅡB 期和Ⅲ期恶性黑色素瘤的治疗,随后于 1998 年批准高剂量的 IL-2 用于治疗转移性恶性黑色素瘤,2011 年,美国 FDA 又批准了长效 α 干扰素用于高危恶性黑色素瘤患者。对于Ⅳ期的恶性黑色素瘤患者,无论是单药化学治疗还是多药联合化学治疗均不能改善其生存率。高剂量的 IL-2 及 IFNα-2b 联合生物化学治疗可缓解某些类型患者的临床症状,美国 MD Anderson 肿瘤中心介绍的序贯联合应用达卡巴嗪＋顺铂＋长春碱类＋IFN＋IL-2 的生物化学治疗方案,患者完全缓解率达到 21%,中位生存期为半年左右。但高剂量的 IL-2 和 IFN 同样可带来严重的不良反应,如流感样症状、厌食症、晕厥、抑郁等,过低剂量则临床效果差,因此该疗法选择合适的患者非常重要。现在随着各种癌基因和抑癌基因的发现,针对相关靶基因的基因疗法也逐渐应用到临床,对恶性黑色素瘤的基因治疗主要有针对抑癌基因 p53、抗血管内皮生长因子(VEGF)165 及针对 T 细胞受体的基因免疫治疗等,现阶段基因治疗主要与其他治疗方式联合应用。

表 1-3　恶性黑色素瘤的安全切缘

瘤体厚度(Breslow 深度)	临床推荐安全切缘
原位	0.5 cm
≤1.0 mm	1.0 cm(1 类证据)
1.01～2.0 mm	1.0～2.0 cm(1 类证据)
2.01～4.0 mm	2.0 cm(1 类证据)
>4.0 mm	2.0～3.0 cm

注:①切缘须根据解剖部位及美容需求调整,特殊部位(如脸部、耳部等)尽量保证切缘阴性即可;②对于原位恶性黑色素瘤,病理检查边缘阴性非常重要;③切缘以外科医生在术中测量为准。

3. 隆突性皮肤纤维肉瘤(dermatofibrosarcoma protuberans)

(1)概要:本病患者通常为中年人。这种肿瘤可发生于身体任何部位,但多发生于躯干及四肢,腹侧多于背侧,近心端多于远心端,少见于头面部、颈部,掌跖不受累。10%～20%患者诉发病前曾有创伤史。

(2)临床表现:病程进展缓慢,开始为硬性斑块,呈肤色或暗红色,皮面微凹似萎缩状,而瘤周围皮肤呈淡蓝红色,以后出现淡红色、暗红色或紫蓝色单结节或大小不一的相邻性多结节生长,呈隆突性外观(图 1-8),大小为 0.5～2 cm,且可突然加速生长而表面破溃。少数瘤体见点状色素,被称为色素性隆突性皮肤纤维肉瘤或 Bednar 瘤,随着肿瘤增大而疼痛明显。该病呈局部侵袭,偶有广泛播散,但罕见转移。

(3)病理表现:镜下观察,瘤体细胞和胶原纤维常呈席纹状、车轮状、编织状、旋涡状或束状排列。目前从组织病理学上一般可将隆突性皮肤纤维肉瘤分为普通型、黏液型、纤维瘤型、黑色素型、巨细胞成纤维细胞瘤样型、萎缩型和混合型等多种类型。

(4)诊断:隆突性皮肤纤维肉瘤病理诊断,尤其是早期确诊,是比较复杂和困难的。组织学特点和临床资料是主要的依据,免疫组织化学检查有助于鉴别诊断。在免疫组织化学染色中,隆突性皮肤纤维肉瘤细胞对波形蛋白(vimentin)和 CD34 呈强而弥漫性的阳性反应。

(5)治疗:Mohs 显微描记手术切除为本病的首选,可使术后肿瘤复发率大为降低。若无法进行 Mohs 显微描记手术,则切除边缘应距瘤区外缘 3 cm 并做深筋膜切除,这样也可降低复发率。NCCN 指南规定,扩大切除的范围为沿肿瘤边缘扩大 2～4 cm 切除病灶组织,深达深筋膜层。对于头面部不宜广泛切除的患者,可沿肿瘤边缘扩大切除 1～1.5 cm 。大多数学者认为扩大切除时肿瘤复发率大大降低。该该术式的优点为手术操作简单,治愈率较高且易于在各级医院普及。该术式的缺点如下:①无法明确切缘有无癌细胞残留;②部分肿瘤形成的假包膜可能干扰对切除范围的判断,导致肿瘤病灶没有完全切除(癌细胞向周围浸润范围明显大于包膜的范围);③扩大切除后创面修复的难度明显增大;④局部外形欠佳等。故在行扩大切除术的同时应行组织快速活检,以确定手术切缘无癌细胞浸润,对于扩大切除后边缘仍有癌细胞浸润的患者,应沿原切缘再扩大 1～2 cm 切除,直至活检确定切缘无癌细胞残留,术后还应行石蜡切片检查及免疫荧光染色检查进一步明确。因为隆突性皮肤纤维肉瘤很少发生淋巴结转移,术中没必要做淋巴结清扫术。

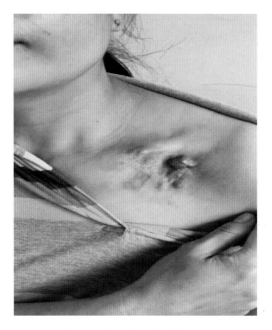

图 1-8　隆突性皮肤纤维肉瘤

▶▶ 参考文献

[1] 王炜.整形外科学[M].杭州:浙江科学技术出版社,1999.

[2] 杨蓉娅,戴耕武,潘宁.皮肤外科学[M].2 版.北京:科学出版社,2014.

[3] 中华医学会.临床诊疗指南:整形外科学分册[M].北京:人民卫生出版社,2009.

[4] Bolognia J L,Jorizzo J L,Rapini R P. 皮肤病学[M].2 版.朱学骏,王宝玺,孙建方,等译.北京:北京大学医学出版社,2016.

[5] Alam M,Bhatia A C,Kundu R V,et al. Cosmetic dermatology for skin of color[M]. New York:Mc Graw-Hill Professional,2008.

[6] McCarthy,Joseph G. Plastic surgery:Volume Ⅴ[M].2nd ed. Amsterdam:Elsevier Inc,2006.

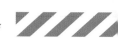

第二节　体表肿瘤精准诊断

体表肿瘤的医疗过程正呈现从模糊医疗、经验医疗到精准医疗不断递进的趋势。精准医疗是指在清楚掌握患者病因的前提下，可以对体表肿瘤进行精准诊断，并依靠基于规则的治疗方法达到预期效果的医疗模式。其中体表肿瘤的精准诊断是利用生物学各种技术有效进行诊断的路径和方法，是体表肿瘤精准医疗的最重要部分，只有实现精准诊断，才可能实现肿瘤的精准治疗。目前，体表肿瘤的精准诊断多应用于肿瘤的分型、恶性体表肿瘤的早期诊断、遗传性体表肿瘤的家族诊断、罕见体表肿瘤的鉴别诊断等。另外，体表肿瘤的精准诊断也体现在利用先进影像技术和病理技术对肿瘤的形态结构精细图像进行精准分析，从而提高肿瘤诊断的准确性。

一、分子水平精准诊断

分子水平精准诊断是指在分子水平上完成 DNA、RNA 或蛋白质检测，从而对疾病做出诊断的方法。体表肿瘤的分子水平精准诊断是指基于基因组学和蛋白组学，在体表肿瘤发生早期甚至出现症状、体征之前，对肿瘤的发生、发展做出正确的诊断，同时也能够分析相关肿瘤的类型、分级及分期，以及患者对于某种特定治疗药物的可能反应，从而明确该肿瘤的特性，以此定制相应的个性化干预的精准治疗策略。

1985 年，美国科学家率先提出了人类基因组计划，旨在测定人类染色体中所包含的 30 亿个碱基对组成的核苷酸序列，绘制人类基因组图谱，从而达到破译人类遗传信息的最终目的。该计划的实施，推动了基因组学、蛋白组学和生物信息学的迅速发展，为实现精准医疗奠定了重要的技术基础。2011 年，美国著名基因组学家 Olson 博士在其参与起草的《走向精准医疗》报告中首次提出精准医疗是通过基因组学、蛋白组学等组学技术和医学前沿技术，在分子水平，对疾病进行精细分类及精确诊断，从而对疾病和特定患者进行个性化精准治疗的新型医学概念与医疗模式。目前，测序技术已经进展到了第四代，在几小时内就可完成人类的全基因组测序；而蛋白质分析也发展了高通量分析的蛋白质芯片，使得对疾病快速进行分子诊断成为可能。

我国也在逐步开展对体表肿瘤尤其是恶性肿瘤的精准医疗。临床中常利用分子诊断技术，如荧光原位杂交(fluorescence in situ hybridization，FISH)技术、染色体微阵列芯片分析(chromosomal microarray analysis，CMA)技术、多重连接依赖式探针扩增(multiplex ligation-dependent probe amplification，MLPA)技术、DNA 测序等，对肿瘤进行鉴别诊断及分型分类。例如，针对恶性黑色素瘤，通过基因和蛋白质研究发现，超过 90% 的恶性黑色素瘤患者存在 MAPK 信号通路中关键基因的突变。MAPK 信号通路由酪氨酸激酶受体(tyrosine kinase receptor，TKR)、大鼠肉瘤(RAS)、加速纤维肉瘤(RAF)、丝裂原活化蛋白(MEK)、细胞外调节蛋白激酶(ERK)等蛋白质组成，通过层级磷酸化激活下游的 ERK，编码任何一个蛋白的基因出现突变可导致 MAPK 信号通路的持续激活，从而促进肿瘤细胞的无限增殖。*BRAF* 是白色人种恶性黑色素瘤人群突变率最高的基因，突变率超过 50%，其中最常见的突变位点是 V600E(缬氨酸突变至谷氨酸),其突变率达 88%,NRAS 突变率占20%,NF1 突变率为 14%,而 KIT 突变率为 3%~5%。但最近国内一项收集了 2793 例恶性黑色素瘤患者样本的回顾性研究显示,中国恶性黑色素瘤人群 BRAF 突变率为23.7%,NRAS 突变率为 10.4%,C-KIT 突变率为 8%,TERT-228、TERT-250、PDGFRA 突变率分别为5.9%、5.5% 和 1.4%。中国人 BRAF 突变率明显低于白色人种,这与肢端和黏膜黑色素瘤拥有较低的 BRAF 突变率有关,同样的结果也在韩国和日本恶性黑色素瘤人群中得到证实。多项研究数据表明,BRAF 突变患者比野生型患者溃疡发生率高、预后差,是恶性黑色素瘤的独立预后因素。基于对突变基因的精准诊断,BRAF 抑制剂维莫非尼、康奈非尼等靶向药物相继问世,随后被美国食品药品监督管理局(Food and Drug Administration,FDA)批准用于不可切除或转移性恶性黑色素瘤的治疗。对于 I 型神经纤维瘤病(neurofibromatosis type 1,NF1)这种常染色体显性遗传病,其致病基因位于染色体 17q11.2,全长约 350 kb,包含 60 个外显子,生成多个交替剪接异构体。NF1 基因编码的神经纤维瘤蛋白分子量约为327000,包含 2818 个氨基酸,在全身组织中均有表达,但在中枢神经系统,尤其是神经元、星形胶质细胞、少突胶质细胞和施万细胞中表达量较高。神经纤维瘤蛋白是一种 GTP 酶活化蛋白,通过加速活化 Ras-GTP 向失活 Ras-GTP 的转化来负调控 Ras 通路。而 Ras 通路是调节细胞分化、增殖和凋亡的重要通路,在各类肿瘤的发生、发展过程中起重要作用。该病临床表现呈现出年龄依赖性,1 岁时外显率约 50%,8 岁时约 97%,20 岁时近 100%。因此对于缺乏 NF1 典型临床表现的患者,进行基因突变诊断尤其重要。目前,已报道的 NF1 基因突变已超过 2000 个突变类型,包含错义突变、无义突变、剪切突变、小缺失突变、小插入突变、大片段缺失、大片段插入等。大约 30% 的 NF1 基因突变可导致异常的剪切,虽然主要影响供体和受体剪切位点序列,但一些错义突变、无义突变等也可能通过产生新的供体位点或受体位点,或者直接影响外显子剪切增强子或外显子剪切沉默子导致剪切异常。基于对NF1 基因突变的诊断,近年来不断有新的药物开展临床试验,如索拉非尼、替吡法尼、司美替尼等,由于司美替尼在药物临床试验中的出色表现,美国 FDA 已于 2018 年 2 月认可其为治疗 NF1 相关丛状神经纤维瘤病的药物,随后,欧洲药品管理局(EMA)亦于 2018 年 8 月宣布认可司美替尼作为治疗 NF1 的靶向药。

二、病理检测精准诊断

病理检测在体表肿瘤的精准诊断中扮演着非常重要的角色,它对疾病诊断和分类的重要性不可低估,随着精准医学所必需的组织病理学诊断和分类、精准的生物标志物评估、复杂的二代测序结果的分析解读等临床需求日益增加,精准病理诊断已成为影响精准医学发展的主要瓶颈之一。

精准医学给病理诊断带来的变化包括但不限于以下内容:定性诊断变为更多精细的定量评分,单维度的分析诊断变为多维度的分析诊断,静态的一次性诊断变为全过程长期的动态诊断和分析,有创手术获取的充足检材变为微创手术获取的微量检材。这些变化带来的繁杂程度,给传统的病理诊断带来了巨大的挑战。

(一)Mohs 病理检查

Mohs 病理检查是精准诊断皮肤肿瘤的较为重要的技术之一,它能够全面、精准地诊断

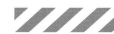

常见恶性皮肤肿瘤,临床意义重大,目前已被公认为诊断恶性皮肤肿瘤的金标准。

Mohs 病理检查是以美国医生 Frederid Mohs 的名字来命名的。1953 年,Frederid Mohs 经过研究提出蝶形切除肿瘤、定向标记、冰冻切片检测、定向切除残余肿瘤的技术。该技术提倡对新鲜组织进行病理检测,不仅对周围组织无特殊影响,还极大程度地保护了正常组织。1986 年,该技术被正式命名,如今它已成为单一灶性连续性侵袭生长的恶性皮肤肿瘤诊疗的金标准。

恶性皮肤肿瘤通常不是向外均匀侵袭生长,而是在某些方向上形成"伪足"样生长模式。传统切除肿瘤及病理检查方法仅在边缘和基底部位抽样检测,这种方法只适合边界规则的皮肤肿瘤检测,所以很容易漏查残余瘤体,最终引起肿瘤的复发。而 Mohs 病理检查方法能彻底、全面地检查切除肿瘤的侧壁和底面。由于组织具有弹性,所以下压肿瘤标本的侧壁,使其与底面处于同一个平面,此时横切该平面就可以检测到全部的侧壁和底面。经过定向绘图、定向染色、定向标记,将切割下的肿瘤标本根据实际大小切割成若干块,每块标本都标上号,并在模式图上标记每块标本的位置和代码。各个标本块经过冰冻切片或石蜡切片,病理观察切片是否有肿瘤细胞残留。如果某切片观察到阳性细胞,可以根据绘图将其还原到瘤体的部位,仅在该部位继续适当扩大切除范围,这样可保证肿瘤切除干净且手术原发损伤最小,为二期继发创面修复创造了良好的组织条件。但由于冰冻切片对某些皮肤肿瘤存在组织结构保存差、组织学读片欠准确问题,近年国外研究提出了慢 Mohs 病理检查的概念,以弥补传统 Mohs 病理检查的局限性,即将传统冰冻切片替换为石蜡切片 HE 染色方法,不仅使组织学读片更准确,而且可更有效地应用于恶性皮肤肿瘤的彻底清除中。

(二)活检标图

对于一些范围较大、可能存在卫星灶的恶性皮肤肿瘤,如乳外 Paget 病,或无法开展 Mohs 病理检查的医疗机构,围绕肿瘤进行活检,标出活检阴性图,可以帮助在术前确定肿瘤边界的大致范围。该技术是从病变中央向四周画数条放射线,在放射线上取病变肉眼边界以外的 1 cm、2 cm 的点进行病理活检,如果病理活检结果提示某点为阳性,则在该放射线方向上进一步扩大至 3 cm、4 cm 点再次进行病理活检,直至阴性结果。将距肉眼边界最近的阴性点互相连接,作为肿瘤的切除范围。

该方法的优势在于操作简便、易于执行,导致的并发症较少,且复发率与 Mohs 病理检查相当。不足之处在于该方法尚未形成规范,具体应检查多少个方向、相邻活检点的距离是多少、术后切缘病理发现少量散在的肿瘤细胞时是否应另行切除等问题,仍需进一步研究。另外,对于病变肉眼观察边界不清楚、周围皮肤不佳的情况,可能需要多次病理活检。

(三)人工智能推动精准病理诊断

依赖形态学的组织病理学诊断目前仍是病理学诊断的主要手段,通过显微镜下观察分析载玻片上的组织切片来进行的诊断常被作为诊断的金标准。显微图像的数字化为人工智能(artificial intelligence,AI)辅助组织病理学诊断和分类奠定了基础。AI 辅助组织病理学诊断已有大量的研究成果,目前认为其已能达到病理医生诊断的水平,在某些方面甚至超越了病理医生的日常工作能力,尤其是 AI 具有良好的可重复性,在速度和效率上也有优势,在细胞学筛查上更显示了"不知疲倦"和不遗漏病变的优势。

AI 在辅助肿瘤组织学分级和定量评分方面也具有价值。组织学分级是肿瘤治疗和预后的重要独立指标,有十分重要的临床价值。但在病理医生的日常诊断中,其重复性并不理想,主观性较强。尽管我们已经采用了诊断指南和图示卡片等一系列方法来加以改进,但其差异仍明显存在,重复性仍有待提高。利用 AI 来辅助肿瘤的组织学分级是实用和可行的,其能明显提高肿瘤的精准病理诊断水平。组织学诊断的一些定量评分,比如核分裂计数、肿瘤细胞的核级评分和肿瘤浸润淋巴细胞(tumor-infiltrating lymphocytes,TILs)评分等在临床上都很有价值,也是 AI 辅助诊断的一个"用武之地",同样实用和可行。肿瘤生物标志物的量化评估是精准病理诊断的一个主要内容。病理医生对肿瘤生物标志物的定性判读具有较大的优势,但对精准的量化判读则主观性较强、变异较大、重复性不好,对多重标记等更繁杂的定量标记更加难以实现,依赖计算机图像分析的辅助 AI 在这方面则具有优势。

已有的研究表明,AI 为精准病理诊断拓宽了思路,打破了技术和病理医生能力的瓶颈,在许多已有的精准病理诊断研究成果上,AI 已可以达到和病理医生表现相当的程度,在更多可能的领域甚至会超越病理医生现有的能力和认知。人与 AI 的紧密结合和优势互补,会让精准病理诊断迈上一个新的台阶。

三、影像检查精准诊断

(一)反射式共聚焦显微镜

反射式共聚焦显微镜(reflectance confocal microscopy,RCM)又被称为皮肤 CT,是一种实时、在体、无创、高分辨的成像技术,RCM 通过表皮、真皮内部不同结构反射系数不同来获得不同明暗对比的图像。RCM 由点光源、样品、探测器组成,点光源照射特定组织,来自组织的背向散射光经过特殊装置滤过,只允许焦点反射的光线被探测器感知、成像。目前临床上 RCM 常用的点光源为 830 nm 半导体激光,最大输出功率为 15 mW;RCM 单次最大成像范围为 500 μm×500 μm,最大成像深度为 500 μm,可放大 40~100 倍,横向分辨率为 0.5 μm,最小光学切片厚度为 107 μm。反射系数越大,如黑色素、角蛋白,图像越明亮;反射系数越小,如细胞核,图像越灰暗。RCM 下,角质层多角形的角质形成细胞被皮纹分割成群,细胞质因富含角蛋白,亮度较高,相反细胞间隙则较暗。在体的角质形成细胞未受外界的牵拉,与病理切片相比体积较小。在距离皮肤表面下 25 μm 处可见大量多角形细胞,其细胞质颗粒丰富,细胞核较灰暗,细胞间边界较清晰,为颗粒层。在颗粒层的下方,距离皮肤表面 50 μm 处,强折光的黑色素细胞和基底细胞围绕真皮乳头形成亮白色基底环。在距离皮肤表面 65 μm 处,真皮层内可见血管、亮白色的汗腺导管及胶原束。大量研究证实,RCM 下的皮肤表现与组织病理学表现具有良好的相关性。借助 RCM,医生可以在无创的条件下动态观察病灶及其周围细胞学改变,进而更准确地判断肿瘤边界。RCM 目前已被用于皮肤鳞状细胞癌、基底细胞癌手术范围的确定。

(二)皮肤镜

皮肤镜是一种无创的诊断设备,有手持式和工作站式两种,它利用光学放大原理,借助偏振或浸润模式,能够观察皮肤表皮和真皮乳头层颜色和结构特点。皮肤肿瘤是皮肤镜应用的重要适应证,皮肤镜能够帮助临床医生将皮损特征与镜下病理结构对应,不仅能提高临床诊断准确性,而且可提示病变范围、严重程度和预后,有助于确定病理活检标本的取材部位,并协助指导皮肤肿瘤的管理。皮肤镜除了广泛应用于黑色素细胞来源的肿瘤,其在一些

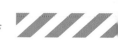

非黑色素细胞性皮肤肿瘤,如基底细胞癌、脂溢性角化病和皮肤纤维瘤等中也有诊断价值。某些特征性的皮肤镜结构,可以提供有价值的诊断线索,帮助区分侵袭性肿瘤与非侵袭性肿瘤,并进行肿瘤分型。

(三)高分辨率超声

高分辨率超声主要采用大于 15 MHz 的超声频率进行成像,可获得几十微米量级的成像分辨率。高分辨率超声可对皮肤各层及其周围组织发生的异常进行定性和定量诊断,还可评估某些皮肤病的活动性和严重性,为确定治疗方式提供有关信息。与其他影像学检查相比,高分辨率超声具有以下优势。首先,高分辨率超声能达到最大穿透性与分辨率的平衡,可以很好地描述皮肤各层的特征。共聚焦显微镜、光学相干断层扫描虽然可提供更高分辨率的图像,但穿透性较低(≤0.5 mm)而影响它们在临床的使用。其次,高分辨率超声使用变频探头,改变深度不影响穿透性与分辨率之间的平衡。目前计算机断层扫描或磁共振对表皮及真皮的分辨率有限,测定深度小于 3 mm。再次,高分辨率超声不具有部分影像技术(如计算机断层扫描)的续发效应。最后,高分辨率超声还可显示皮损的厚度、回声反应性及血管类型,能辅助制订治疗方案。高分辨率超声检查作为一种无创性检查可协助快速诊断皮肤肿瘤,能准确区分表皮、真皮及皮下组织层,可动态观察其边界、形态、内部回声、血流分布情况等特征并测量其大小,判断累及层次。

(四)光声成像

光声成像(photoacoustic imaging,PAI)是一种新型无创、非电离辐射的生物医学成像技术,该技术结合了光学高吸收对比度和声学高穿透性两大优点,可对细胞和组织进行分辨率和深度可调性成像。PAI 的高穿透性使其能够检测到较厚病变组织,而较高的吸收对比度使其可获得良好的成像分辨率,而且还能准确识别皮肤早期病变组织,可以对肿瘤组织光学吸收体进行非侵入性成像。PAI 技术在生物医学领域发展迅速,尤其被应用在皮肤原位恶性黑色素瘤、鳞状细胞癌及基底细胞癌的检测和肿瘤细胞定位、恶性黑色素瘤检测与治疗,以及联合外源性显影剂进行的功能成像与治疗方面。

▶▶ 参考文献

[1] 钦伦秀,孙豪庭,杨璐宇.肿瘤精准治疗的机遇与挑战[J].复旦学报(医学版),2017,44(6):786-792.

[2] 卢光明,江泽飞,蔡惠明,等.肿瘤分子影像学:进展及挑战[J].国际医学放射学杂志,2021,44(1):1-5.

[3] 胡牧仁,陈婷,杨长青,等.外泌体在肿瘤精准诊断与治疗中的研究进展[J].上海大学学报(自然科学版),2017,23(2):161-168.

[4] 戴梦源,李芬,陶泽璋.头颈鳞癌的精准医疗研究进展[J].转化医学杂志,2018,6(7):129-133.

[5] 薛坤.数字病理+人工智能,推动精准诊断新发展[N].中国科学报,2017-11-23(6).

[6] 冯时,滕晓东.人工智能在肺癌病理精准诊断中的研究进展[J].中国胸心血管外科临床杂志,2021,8(5):592-596.

[7] 步宏.人工智能推动精准病理诊断的发展[J].四川大学学报(医学版),2021,52(2):153-155.

[8] 于观贞,陈颖,朱明华.人工智能从数字病理切入精准医疗[J].临床与实验病理学杂志,2021,37(4):381-383.

[9] 中国抗癌协会皮肤肿瘤专业委员会.皮肤恶性肿瘤组织缺损修复重建策略专家共识(2020)[J].中国肿瘤外科杂志,2020,12(2):93-99.

[10] 姜伟乾,陶然,韩岩.确定皮肤恶性肿瘤边界方法的研究进展[J].解放军医学院学报,2019,40(12):1192-1195.

[11] 吴玲,邹军,张俐雯,等.皮肤镜图像对面部非黑素细胞性肿瘤筛查的价值[J].江西医药,2020,55(1):80-85.

[12] 罗燕群,万学峰.慢 Mohs 显微描记手术在皮肤恶性肿瘤中的应用进展[J].中国美容医学,2019,28(8):169-173.

[13] 李牛,王剑.精准医学时代遗传性疾病的分子诊断[J].诊断学理论与实践,2018,17(2):136-140.

[14] 沈锋,程张军.精准医学和大数据时代对肝癌临床研究的认识[J].中国实用外科杂志,2016,36(6):599-602.

[15] 魏洪泽,李玉杰.精准医疗与伴随诊断产业发展研究[J].中国生物工程杂志,2019,39(2):13-21.

[16] 马雨,赵霞.精准医疗的起始与范畴[J].实用妇产科杂志,2017,33(6):401-402.

[17] 张佳冉,齐忠慧,斯璐.精准医疗背景下晚期恶性黑色素瘤治疗的现状与进展[J].中国肿瘤生物治疗杂志,2021,28(4):317-323.

[18] 洪专.精准时代检测先行,生存获益基于精准的诊断、治疗和预后判断[J].医学信息,2018,31(17):1-3.

[19] 鲍勇,鲍晓青.健康中国行动"六大精准"服务研究与发展建议[J].中华全科医学,2020,18(7):1069-1072.

[20] 周楚,文龙,王佩茹,等.光声成像在皮肤肿瘤中的应用进展[J].中华皮肤科杂志,2021,54(3):256-259.

[21] 张欣然,范应威,廖洪恩.个体化精准诊疗:临床中的发展与挑战(上)[J].中国医疗设备,2016,31(3):1-11.

[22] 郑香萍,陶小华.高分辨率超声在皮肤肿瘤诊断中的研究进展[J].江西医药,2021,56(2):130-132.

[23] 唐梦晓,盛美樱,陈剑华,等.高分辨率 MR 成像在颌面部皮肤肿瘤中的应用价值[J].影像诊断与介入放射学,2020,29(1):42-47.

[24] 潘展砚,郑志忠.反射式共聚焦显微镜在常见皮肤恶性肿瘤中的应用[J].中国皮肤性病学杂志,2010,24(5):476-478.

[25] 刘华绪,葛华勇,张福仁.反射式共聚焦激光扫描显微镜的原理[J].中国麻风皮肤病杂志,2010,12(26):860-862.

[26] 刘华绪,郑志忠,任秋实.基于光学共聚焦原理的皮肤在体三维成像系统及应用[J].中华皮肤科杂志,2006,10(39):616-619.

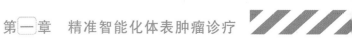

第三节　精准智能化术前规划

一、计算机辅助术前规划的现状

21世纪以来，人类社会已从农业时代、工业时代进入高速发展的信息时代，医学也已从传统的治病救人发展到利用多元化数字化信息技术来解释医学现象、解决医学难题，并通过精准医疗，进一步提高人类生命质量的时代，而医学信息化技术也成了新的研究热点。随着新一代计算机辅助系统的设计与研发，以及医学影像学如计算机断层扫描（computed tomography，CT）、磁共振成像（magnetic resonance imaging，MRI）、正电子发射断层成像（positron emission tomography，PET）、计算机图形图像学、空间定位跟踪技术等的发展，计算机辅助手术（computer-aided surgery，CAS）作为一门新兴学科应运而生，近年来已成为一个将医学、计算机科学、放射学、生物力学、机器人技术等诸多学科与技术集为一体的新型交叉研究领域，同时也为包括整形外科、口腔颌面外科、骨科、耳鼻喉科、神经外科等多个学科带来了新的发展机遇。

传统的术前诊断需要医生通过患者的二维医学影像图来分析和判断病情，依靠临床经验和解剖知识来进行手术方案的预设计，这使得手术的效果因人而异，一旦发生术前诊断及手术设计失误，可能就会造成严重的后果。随着计算机辅助术前规划系统的发展和应用，临床医生可以在没有实际进行手术的情况下，基于术前获取的患者医学影像资料和三维重建的模型预先仿真外科手术所涉及的各种过程（如规划虚拟手术路径、虚拟切割和复位、软组织变形模拟等），从而更加直观地预测术后效果和术中可能会遇到的问题，提前考虑好补救方法，采取预防措施，这对医生和患者都有重大意义，有利于双方之间更直观地沟通。

目前，整形、口腔、骨科等领域都可以通过术前三维重建的方式，对相应结构的位置关系进行精确的测量分析，规划和模拟最佳的手术方案，并通过预测术后矫治或重建效果使得患者外观与功能兼顾。通过计算机辅助手术规划系统，医生可以根据术前医学影像数据重建患者的三维模型，然后在2D/3D交互式测量分析的基础上进行手术设计，目前常用的商业性软件有Materialise公司的Mimics®、OrthoView®、SurgiCase®，AnalyzeDirect公司的Analyze®，FEI公司的Amira®，Able Software公司的3D-DOCTOR®，Balgrist CARD AG公司的CASPA等。

二、精准智能化术前规划的方式

在术前规划领域，各外科手术的临床需求存在较大的差异，但它们之间也存在一些共性需求，下面分别对涉及的医学图像处理技术（图像分割、三维重建）进行详细介绍。

（一）图像分割

图像分割是指将目标图像分成若干具有特殊含义的、互不交叉的区域，并对感兴趣的区域进行目标识别、定位与提取的过程，是图像处理和分析及计算机视觉等领域最基本的技术，也是后续三维重建、定量分析等操作的预处理步骤和基础。在医学领域，由于影像设备成像原理的差异性、解剖结构的复杂性和组织器官的多样性,图像的形成往往会受到诸如噪声、组织运动、场偏移效应、局部体效应等的影响,具有模糊和不均匀性等特点。这些都给医学图像的精确化分割带来了很大挑战,至今在临床应用与实践中仍缺乏一种通用的医学图像分割技术,其理论和方法有待继续探索。

现今国内外广泛使用的分割算法,根据所依赖的图像信息可以分为基于边界信息的算法、基于区域信息的算法以及区域与边界相结合的方法。其中基于边界信息的算法是最早研究的方法,代表性的有水平集(level set)算法、live-wire 算法,这类算法利用不同区域间像素灰度值的不连续性来检测其中的边缘实现图像分割,常用的边缘检测技术包括并行微分算子法、基于曲面拟合的方法、基于边界曲线拟合的方法、串行边界查找方法和基于形变模型的方法等。而基于区域信息的算法则是利用区域内部灰度值的相似性对图像进行分割,主要方法包括阈值分割法、区域生长和分裂合并法等。上述两类分割算法各自都有一些不稳定性(如基于区域信息的算法往往会造成过度分割的结果),所以将基于区域信息与基于边界信息的方法有效结合,充分发挥各自的优势,获得更准确的分割结果是研究的重点。

(二)三维重建

三维重建(三维可视化)是术前规划的关键环节之一,它是根据患者的二维医学影像数据,通过计算机图形学技术直观形象地将二维图像合成、显示为三维效果,从而为医生提供传统手段无法获取的三维解剖结构信息。根据重建算法的不同,三维重建可以分为面绘制(surface rendering)和体绘制(volume rendering)两类。面绘制是指在三维体数据场中构造出等值面的方法,该等值面为空间中的一张曲面并满足函数等于某一定值;而体绘制并不产生等值面,免去了面绘制中构造几何多边形等表面的中间过程,是通过给数据场中的每一个体素指定一定的透明度和色彩,再基于光线穿越半透明物质时能量聚集的光学原理,直接对所有的体数据进行投射、消隐、渲染和合成等成像操作,进而获得具有三维效果的图像。相比于通过面绘制重建获得的三角面片网格模型,体绘制的优点在于它保留体素的更多细节信息,使显示效果更接近真实情况,不仅能反映患者各个器官的外部形状,还能对器官的内部进行可视化模拟,方便医生更清晰地观察各个器官之间或病灶与正常组织间的空间位置关系。

需要指出的是,体绘制往往需要占用较多的算力,虽然不断有体绘制加速的理论方法提出(如空间跳跃、自适应等),但对于分辨率不断提高导致以惊人速度增长的影像数据容量,这些加速后的算法往往还是显得力不从心,无法达到实时绘制的效果。随着计算机硬件特别是图形处理器的高速发展,基于 GPU 加速的三维体绘制算法得到了广泛的研究和应用,它不但在软件上拥有更优化的算法,而且从硬件上采用高效的并行处理与加速器使其对实现实时、高质量的体绘制表现出巨大的发展潜力。

三、Mimics 软件操作实例

下面以隆突性皮肤纤维肉瘤为例,展示术前三维重建技术的应用。

患者为男性,52 岁。该患者表现为右胸壁局部隆起性肿 30 余年,表面直径 1～2 cm,深面触诊 4～5 cm,肿块无明显压痛,无局部皮肤温度(皮温)改变,色泽紫红,近期无明显增大,无溃疡。已通过活检明确了隆突性皮肤纤维肉瘤的诊断。笔者对其进行了完整的影像学检查,包括 MRI、CT 以及超声,从而掌握了该肿瘤的整体观,在术前基于 MRI 及 CT 数据对瘤体进行三维重建。通过 PACS 系统,获得了患者 DICOM 格式的连续 MRI 图像。将该图像载入 Mimics 软件中,创立新的项目。隆突性皮肤纤维肉瘤组织相对致密,在 MRI 图像上表现为较高信号白色区域,然后使用阈值分割功能,调整密度值 246～1047 作为阈值区间,使该区间可以涵盖图像上可见的疑似肿瘤区域(图 1-9)。

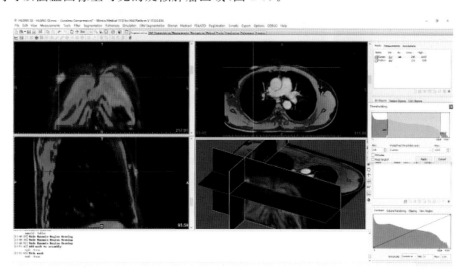

图 1-9　Mimics 阈值分割功能粗筛肿瘤区域

阈值分割功能这个操作可以得到肿瘤结构的大致形状,但同时会涵盖密度相似的正常组织。因此笔者通过区域增长功能,从肿瘤中心出发,筛选出与肿瘤相连接的密度相似的部分(黄色,图 1-10)。

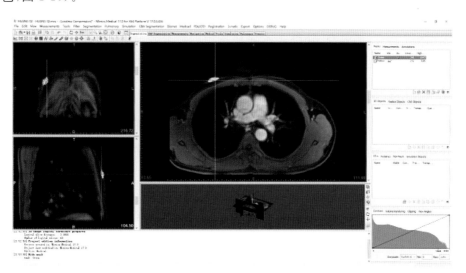

图 1-10　Mimics 区域增长功能选取肿瘤起始连续区域

在影像科医生的帮助下,人工进一步对所勾选出的区域进行核实和修订,最终以此为基础构建生成肿瘤三维模型(图 1-11)。

三维重建技术可以很好地应用于皮肤肿瘤的精准术前规划中,通过立体方式重建肿瘤

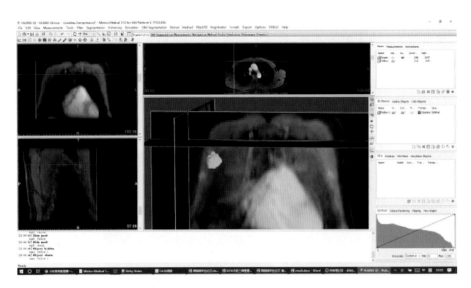

图 1-11　基于 MRI 数据初步构建的隆突性皮肤纤维肉瘤三维模型

的具体形态。常规影像学检查中的表现，在立体的图像中有更好的展现。然而不能否认的是，重建的肿瘤三维模型与肿瘤实际的体积存在一定误差，这可能与肿瘤边缘处密度接近正常组织，或肿瘤伪足细小，MRI 检查分辨率有限而较难区分有关。之前 Llombart 等的研究也指出了相同的问题。尽管如此，我们依然可以从三维重建模型中获益，当以此模型为基础进行肿瘤切除时，仍然可以较精准地切除肿瘤组织，且组织损失量较小。

▶▶ 参考文献

［1］ 张绍祥.我国数字医学新学科的创立与发展［J］.世界复合医学，2015,1(1):24-29.

［2］ 张文强，戴尅戎，王成焘.外科手术导航系统的研究现状及进展［J］.医用生物力学，2004,19(1):51-55.

［3］ 徐律.基于增强现实的计算机辅助手术规划与导航系统关键技术及实验研究［D］.上海：上海交通大学，2018.

［4］ Llombart B，Serra-Guillén C，Monteagudo C，et al. Dermatofibrosarcoma protuberans：a comprehensive review and update on diagnosis and management［J］. Semin Diagn Pathol，2013,30(1):13-28.

［5］ Sung T H，Tam A C，Khoo J L. Dermatofibrosarcoma protuberans：a comprehensive review on the spectrum of clinico-radiological presentations［J］. J Med Imaging Radiat Oncol，2017,61(1):9-17.

［6］ Haycox C L，Odland P B，Olbricht S M，et al. Dermatofibrosarcoma protuberans (DFSP)：growth characteristics based on tumor modeling and a review of cases treated with Mohs micrographic surgery［J］. Ann Plast Surg，1997,38(3):246-251.

［7］ Xu K Y，Vidal C，Slutsky J，et al. Modified slow Mohs technique for treatment of cellular neurothekeoma of the lip in a pediatric patient［J］. Dermatol Surg，2017,43(3):446-449.

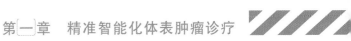

第四节　精准化治疗

经过了精准的诊断、精准的术前规划，最终要落实到精准化治疗，以精确、快速、损伤小的方式对瘤体进行彻底切除或靶向治疗。这种精准化治疗包括精准外科治疗（如 Mohs 显微描记手术）、精准内科治疗（如肿瘤靶向药物治疗）以及精准辅助治疗（如精准放射治疗）。

一、精准外科治疗

（一）Mohs 显微描记手术

20 世纪 30 年代，美国 Frederic Mohs 医生开始使用一种新的手术方法治疗恶性肿瘤：用氯化锌糊进行原位组织固定，手术切除病变组织，在显微镜下确定切下组织的边缘是否有残留的肿瘤组织，未切净的部位再次手术定向切除，直到无残留肿瘤组织存在。经过改良，现在使用新鲜组织冰冻切片技术代替氯化锌糊。为了纪念创始人，该手术被称为 Mohs 显微描记手术。

Mohs 显微描记手术的基本原理如下：切下的肿瘤标本大体是一个半球状，由于组织具有弹性，在制作冰冻切片过程中下压肿瘤标本的侧壁，使其与底面处于同一个平面，此时横切该平面就可以检测到全部的侧壁和底面。病变组织的边缘 100％经过显微镜下病理组织学检查，如果发现某个边缘还有肿瘤细胞，在该边缘对应的方向行扩大切除，将切下的组织重复以上步骤，直到所有边缘没有肿瘤细胞。该手术可以边切除边全方位检查是否有残留肿瘤细胞，然后定向切除，既保证将肿物全部切净，又可以最大限度地减少损伤。相对于传统手术，Mohs 显微描记手术留下的切口更小，治愈率更高，对于皮肤基底细胞癌，Mohs 显微描记手术 5 年治愈率能够达到 98％～99％。冰冻切片对脂肪组织检查效果差且切取制片容易碎裂造成组织损伤，因此人们逐步对传统 Mohs 显微描记手术进行改良，改良 Mohs 显微描记手术先在肿瘤外 1～1.5 cm 范围切除肿瘤组织，再使用 Mohs 病理检查方法对肿瘤的切缘进行石蜡包埋形成石蜡切片进行分析，如果有阳性细胞表达则再切除对应范围的病变组织，直至彻底切除肿瘤。相比于传统 Mohs 显微描记手术，改良 Mohs 显微描记手术仅需 1～2 次切除就可以彻底清除肿瘤。此外，对于肿瘤组织切缘的分析方式也有了新的进展，传统 Mohs 显微描记手术往往采取冰冻切片术检查结合 HE 染色，现在通过石蜡包埋制备石蜡切片并使用甲苯胺蓝染色可以提高对肿瘤组织的检出率，使 Mohs 显微描记手术更精确。

例如，通过改良 Mohs 显微描记手术切除隆突性皮肤纤维肉瘤，在保证切缘彻底无肿瘤细胞的同时，尽可能多地保留正常的组织。根据术前瘤体三维图像模型设计首次切缘扩大 1 cm 进行切除（图 1-12 A～C），在肿瘤被切除后，使用手术刀碗状剥离肿瘤组织的最外层（图 1-12 D），福尔马林浸泡过夜，然后将其切成小片，每片的直径不超过 1.5 cm（图 1-12 E）。同时，将每片组织的位置记录在病理单上，并用红、蓝、绿三色的染料标记组织块边缘，以记录组织块间的相对位置（图 1-12 F）。此后将组织包埋在石蜡中，并通过 HE 染色，观察组织中是否有肿瘤细胞。若有肿瘤细胞残留，则根据残留肿瘤细胞在切片上对应的位置，在原创面对应位置进一步切除 0.5～1 mm。重复该过程直到确认肿瘤被彻底切除。

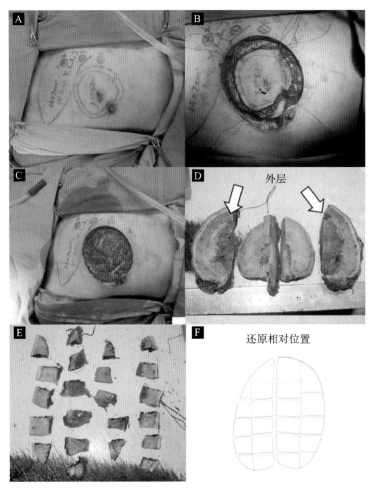

图 1-12 Mohs 显微描记手术的流程

对于不同体表肿瘤，Mohs 显微描记手术注意事项及复发危险因素总结如下。①基底细胞癌，高复发危险因素如下：肿瘤大于 6 mm，位于高危部位（如面中部、鼻尖、眼睑、眼周等）；肿瘤大于 10 mm，在面部其他部位（如前额、头皮、颈部）；肿瘤大于 20 mm，位于躯干或四肢；肿瘤有高复发病理特征。有上述高复发危险因素的基底细胞癌建议行 Mohs 显微描记手术，以降低复发率。②鳞状细胞癌，高复发危险因素包括肿瘤大于 20 mm 或位于面部高危区域（如面中部、鼻尖、眼睑、眼周、耳廓、鼻部），病理提示肿瘤浸润神经或病理提示分化程度较低，此类鳞状细胞癌可考虑行 Mohs 显微描记手术。③隆突性皮肤纤维肉瘤，由于其肿瘤边界不规则，常规病理检查易得到假阴性切缘，并最终导致肿瘤复发，因而对于隆突性皮肤纤维肉瘤，也推荐采用 Mohs 显微描记手术确定阴性切缘。此外由于纤维肉瘤组织往往与瘢痕组织混杂，一些临床证据支持采用改良 Mohs 显微描记手术。④恶性黑色素瘤是一种高度恶性的黑色素细胞来源的肿瘤，使用 Mohs 显微描记手术确定恶性黑色素瘤边界的方法存在争议，并没有高等级的临床研究表明 Mohs 显微描记手术较传统手术有明显的优势，这可能是由于恶性黑色素瘤相较于其他皮肤软组织肿瘤更易于发生远处转移，而单纯通过切缘阴性的手术治疗并不能很好地降低复发及转移的风险。

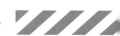

(二)通过数字化技术实现体表肿瘤辅助精准切除

数字化技术广义上是指计算机技术、网络信息技术、精密设计制造技术、三维重建与可视化技术、手术模拟仿真、模型快速成型、手术实时导航、远程医疗、机器人辅助技术及人工智能等先进技术,近年来,其在整形外科领域的应用日益增多,如影像资料处理、三维信息采集与储存、术前规划与模拟手术、个性化手术导板及修复体的定制、手术导航、机器人辅助手术、医学大数据处理、远程医疗等。

1. 模拟手术技术

虚拟现实(virtual reality,VR)是指借助于多媒体技术及模拟仿真技术,由计算机生成的具有视觉及触觉等逼真感的虚拟现实环境,操作者能够借助各种传感设备实现与虚拟环境的交互式操作。

虚拟手术技术即医学虚拟现实技术,利用患者的 CT 或 MRI 扫描数据,借助虚拟现实技术,由计算机生成一个具有沉浸感和逼真感的虚拟现实环境,使得医生能够在虚拟现实环境内实现术前规划、手术操作的模拟及术中实时三维导航,这对确保手术的成功具有重要的意义。其目的是通过计算机技术实现对手术过程的模拟,从而实现术前进行规划及手术教学的目标。

2. 数字化导航技术

数字化导航技术最早被应用于与骨骼等硬组织相关的手术,而软组织由于具有一定的形变,影像学资料并不能准确地指导手术的范围及深度,但能在一定程度上提示血管、神经等重要结构的累及范围及术中保护范围。已有利用影像学及导航技术切除额面部骨母细胞瘤,同时利用自体颅骨根据健侧重建患侧的报道。近年来,国内学者将数字化技术应用于颅颌面肿瘤,有报道,一些学者对上颌骨纤维异常增殖症患者进行术前三维重建,运用镜像技术精确标记需要切除的病变组织,应用术中导航系统指导病变组织的切除,患者术后效果与预先估计值最大差异小于 2 mm。

随着数字化影像技术的不断发展,以增强现实(augmented reality,AR)、混合现实(mixed reality ,MR)为代表的计算机图形技术和可视化技术已经对医学领域产生显著的影响。MR 技术作为一种新兴的三维可视化技术,其目的是通过在虚拟环境中引入现实场景信息,在虚拟与现实和用户之间搭建一个交互反馈的信息回路,该技术的出现可能改变以往依赖经验的治疗模式。利用患者术前高分辨率的医学影像数据,软件辅助自动识别皮肤软组织、骨组织、动静脉等结构,手动描记肿物和血管,标记重要解剖结构,降低混杂图像影响,使得重建效果更加精细。与此同时,利用标志点定位与配准可将三维虚拟模型与患者真实体表结构精确融合,模拟术中肿瘤切除范围以及手术切除后效果,从而制订个性化手术计划。同时可以此为依据与患者及其家属进行术前沟通与交流,获得患者对手术的看法,使其对疾病和手术过程有更直观的认识,提高其依从性。术中三维可视化显示,依靠面部外形配准,术者可以直观、精确地查看术区三维解剖图像,提高手术效率。同时在整个手术过程中,术者以及助手可共享三维图像,避免术中讨论时的信息传递偏差,及时改进手术方案。

二、肿瘤靶向药物治疗

对于手术不能完全切除或切除后复发概率较高的肿瘤,靶向药物的出现为患者带来新的精准治疗的可能。在体表肿瘤中,已有研究主要围绕神经纤维瘤病、隆突性皮肤纤维肉瘤及恶性黑色素瘤展开。

Ⅰ型神经纤维瘤病(NF1)临床表现多样,与其相关的丛状神经纤维瘤病外科手术治疗难度大、风险大,且疗效欠佳。近年来,MEK抑制剂、mTOR抑制剂等治疗药物不断进入临床试验,而效果可观的是MEK抑制剂(司美替尼)。美国食品药品监督管理局(FDA)于2020年4月批准Koselugo(司美替尼单抗,selumetinib)用于治疗2岁及以上儿童NF1,该药主要适用于不能手术切除的丛状神经纤维瘤病。MEK是细胞外信号相关激酶(ERK)通路的上游调节因子,能够通过抑制RAS调节的RAF/MEK/ERK通路活性,抑制肿瘤生长。近年来的临床研究显示,该药可改善患者肿瘤相关疼痛、生存质量以及功能结局。但由于临床应用的病例数较少,临床观察时间尚短,其确切疗效和不良反应有待进一步观察。目前,国内也已开始进行相关临床试验。

隆突性皮肤纤维肉瘤已知的融合基因为 COL1A1-PDGFB,因而已有的靶向药物酪氨酸激酶抑制剂伊马替尼可作用于这一基因。对于体积较大又位于难以切除部位的肿瘤及转移性的肿瘤,可考虑系统用药。而对于融合基因阴性的隆突性皮肤纤维肉瘤,靶向药物作用有限,因而靶向治疗前需检测融合基因。此外有研究表明,在Mohs显微描记手术前应用伊马替尼可使肿瘤缩小以利于手术的进行。

对于恶性黑色素瘤,由于肿瘤恶性程度高,转移及复发可能性大,单纯手术切除效果不佳,且传统化疗不良反应明显,其治疗方式的改进是亟须攻克的难题。新近的免疫靶向治疗为恶性黑色素瘤的治疗提供了新的可能。嵌合抗原受体修饰T细胞(chimeric antigen receptors T-cell,CAR-T)是免疫治疗的代表之一,因能表达人工合成受体并能特异性识别靶细胞,其有可能成为有相当疗效且不良反应较少的肿瘤治疗技术。有研究报道,经人工改造的外泌体及恶性黑色素瘤表面发现的人内源性逆转录病毒K(human endogenous retrovirus K,HERV-K)包膜蛋白作为免疫治疗的靶点为恶性黑色素瘤治疗提供新的可能。CAR-T的大体治疗过程分为4步:①抽取患者外周血,并分离提取出免疫T细胞;②通过基因工程给T细胞加入一个能识别肿瘤细胞同时能激活T细胞的嵌合抗体,生成CAR-T;③体外培养,大量扩增CAR-T;④将扩增好的CAR-T回输到患者体内。HERV-K包膜蛋白是多种肿瘤细胞表面的相关性抗原,在正常细胞表面不表达。HERV-K与恶性黑色素瘤的早期转移潜能呈正相关,Krishnamurthy等利用HERV-K的肿瘤特异性,于T细胞表面设计相关CAR,发现CAR-T可特异性识别HERV-K并与其结合,发挥抗肿瘤作用。2021年以来,对于CAR-T治疗不良反应甚至患者死亡的报道频发,美国FDA已叫停多项CAR-T临床试验。新的更安全的免疫疗法有待研发。免疫检查点抑制剂药物耐受性较好,在一定程度上提高了疗效,取得了相当高的关注度。细胞毒性T细胞相关抗原(cytotoxic T lymphocyte-associated antigen-4,CTLA-4)和程序性死亡受体1(programmed death-1,PD-1)是T细胞表面共表达的抑制受体,与程序性死亡配体结合后抑制T细胞功能,产生肿瘤免疫逃逸,而阻断上述反应有可能促进抗肿瘤免疫。基于这一作用原理,近年来抗CTLA-4的单克隆抗体(伊匹单抗,ipilimumab)及抗PD-1的单克隆抗体(帕博利珠单抗,pembrolizumab)已进入针对恶性黑色素瘤的临床试验阶段,且在部分研究中显示不良反应发生率低于传统化疗,并在一定程度上延长了患者的总生存期。这些免疫靶向疗法的出现有望在将来改变恶性皮肤肿瘤的治疗方式。

三、多种技术结合治疗

尽管Mohs显微描记手术提高了大多数体表肿瘤的治愈率并尽可能地保留了未受肿瘤

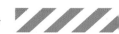

浸润的正常组织,这一点对于位于面部等具有精细结构的部位的手术修复具有重要意义,其用于基底细胞癌、鳞状细胞癌以及隆突性皮肤纤维肉瘤有一定的应用价值,但对于 Mohs 显微描记手术的使用仍存在许多注意点,不规范的操作容易导致假阴性结果的发生从而使得临床治愈率降低。其中对于所取得样本各方位的标记及记录是尤为重要的一点,错误的标记可能为第一次取样后的切除提供错误的信息而错过肿瘤浸润的部位,也不能减少手术后的复发。新的数字化技术可以显示切面结果在大体标本中的定位及其在切除后创面上的投影来指导进一步手术,而数字化技术与 Mohs 显微描记手术的结合仍有待进一步的研究及发展。此外,免疫及靶向治疗的发展为手术难以完全切除或易于复发转移的体表肿瘤提供了新的治疗思路,与手术治疗相结合在一定程度上可改善临床预后,为体表肿瘤的治疗开辟新的方向。与此同时,数字化技术也在术前规划及术中导航方面做出了重要贡献,为复杂的体表肿瘤切除及涉及骨组织的肿瘤治疗提供更为直观及清晰的术前规划,增加手术的安全性及有效性。

▶▶ 参考文献

[1] 任捷艺,顾熠辉,李青峰,等. I 型神经纤维瘤病相关丛状神经纤维瘤的药物临床试验进展[J]. 中华整形外科杂志,2020,36(1):83-87.

[2] Allen A,Ahn C,Sangüeza O P. Dermatofibrosarcoma protuberans[J]. Dermatol Clin,2019,37(4):483-488.

[3] 赵莉娟,邓辰亮,杨松林. 恶性黑色素瘤靶向治疗的研究进展[J]. 中国美容整形外科杂志,2017,28(1):57-59.

[4] 赵华新,邵晓雁,郭献灵,等. 晚期黑色素瘤的免疫治疗进展[J]. 医学综述,2019,25(24):4860-4865,4871.

[5] 孙坚,沈毅. 虚拟手术计划辅助颌骨肿瘤切除及缺损精确重建[J]. 口腔疾病防治,2018,26(1):2-9.

[6] 唐祖南,HUI Y S,胡未豪,等. 混合现实技术在口腔颌面部肿瘤手术中的应用[J]. 北京大学学报(医学版),2020,52(6):1124-1129.

（罗旭松　孙笛）

第二章

精准智能时代的
脉管畸形诊疗

第一节 脉管畸形介绍

脉管畸形是胚胎发育时期多种因素造成原始脉管生成、发育错误所导致的一大类先天性疾病。长久以来，充斥在文献中的不正确的命名阻碍了人们对脉管畸形的认知和诊疗。早期的临床实践者将血管瘤与脉管畸形混为一谈，例如，将葡萄酒色斑（port wine stains，PWS）命名为"毛细血管瘤"，将静脉畸形（venous malformation，VM）命名为"海绵状血管瘤"，将动静脉畸形（arteriovenous malformation，AVM）命名为"蔓状血管瘤"。1982 年，Mulliken 首次从细胞角度阐述了将脉管源性疾病分为血管瘤与脉管畸形两大类的分类方法，1996 年在罗马召开的国际脉管性疾病研究学会（International Society for the Study of Vascular Anomalies，ISSVA）会议正式提出了基于二分法的脉管源性疾病分类方法。目前，脉管源性疾病的二分法分类已成为国际共识。此种分类方法中的婴幼儿血管瘤是婴幼儿时期最常见的良性软组织肿瘤，也是临床常见的病种，大部分医生对其临床特点比较熟悉。相较于血管瘤，脉管畸形更为罕见，其疾病种类和临床表现更复杂。脉管畸形可单独累及动脉、静脉及淋巴系统，也可同时累及多个脉管系统；病变常见于皮肤软组织，但也可累及内脏等深部组织；临床症状可仅与脉管畸形有关，也可包含在合并其他症状的复杂的疾病综合征中。根据 ISSVA 的最新分类，脉管畸形主要分为单纯性脉管畸形（毛细血管畸形、静脉畸形、淋巴管畸形、动静脉畸形）与混合性脉管畸形（2 种或 2 种以上脉管畸形共存于同一病灶）。

一、脉管畸形的临床表现

（一）毛细血管畸形（capillary malformation，CM）

毛细血管畸形是最常见的脉管畸形。病灶由皮肤、黏膜"毛细血管样"血管构成，但病灶亦可出现在皮肤以外的其他器官。临床上常见并主要诊疗的毛细血管畸形为葡萄酒色斑（port wine stains，PWS）。PWS 为先天性疾病，病灶表现为色泽鲜红的皮肤色斑。头颈部为最好发部位，病灶多按三叉神经支配区域分布（V1，V2，V3）（图 2-1），多数为单侧分布，常

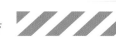

见于 V2 区，也可双侧分布，累及多个皮区。病灶常累及牙龈、舌、上腭及口腔黏膜。病灶可造成深部软组织甚至骨骼肥大。皮肤红斑在初始时期与皮肤表面齐平，边界清晰，并随身体等比例生长。在患儿哭闹或环境温度升高时，红斑颜色加深。在早期，此红斑可因婴幼儿贫血而稍有褪色，然而这只是暂时现象。病灶颜色随时间变化，在中年后转为深红色或紫色。病灶逐年缓慢生长，并渐渐增厚、变粗糙、高于皮面，形成鹅卵石样外观，在病灶表面可伴发肉芽肿性病变。

毛细血管畸形也可累及躯干和肢体。位于躯干及肢体部位的 PWS 可呈现均匀或网格状外观，肢体部位的 PWS 颜色可更深。躯干部位的 PWS 可合并相应软组织增生，而患侧肢体常可合并增长或增粗，累及的指端可出现巨指。

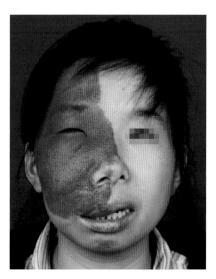

图 2-1　面部葡萄酒色斑

PWS 易与新生儿红斑(又称鲑鱼斑(salmon patch))相混淆。两者均为先天性疾病，均表现为皮肤红斑，新生儿红斑的分布特点与 PWS 不同。面部新生儿红斑的典型部位为前额、眉间、上睑、鼻部、上唇，被称为天使之吻(angel's kiss)，也可分布于枕部、后项部中线区域，此区域的新生儿红斑亦被称为鹳咬斑(stork bite)，病灶偶尔位于头皮顶部和腰骶部。新生儿红斑可出现在约一半的新生儿中。绝大多数面部新生儿红斑在 1~2 岁时消退。枕部及后颈部的新生儿红斑消退缓慢，相当一部分红斑并不能完全消退而终生存在，即使如此，病灶也不会出现如同 PWS 样的随年龄增长而增厚及颜色加深的现象。偶尔，PWS 也可出现在面部中线区域，此种情况在早期与新生儿红斑较难鉴别，需要持续观察红斑消退情况来协助诊断。

（二）静脉畸形(venous malformation，VM)

静脉畸形绝大多数病灶在出生时即已显现，并随生长发育而逐渐生长。然而，部分患者

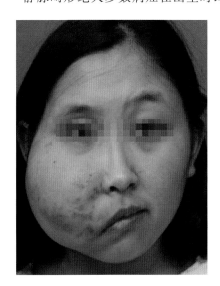

图 2-2　面部静脉畸形

出生时病灶不明显，甚至成年后才开始显现。病灶好发于头颈部，亦可见于全身各处，呈局限性或弥漫性生长，可累及皮肤、皮下组织，甚至深达肌肉、关节囊和骨骼。典型的浅表病灶表现为蓝紫色、柔软而压缩感明显的肿块，皮温不高、无震颤或搏动，病灶大小可因体位变化而改变，当病灶处于身体最低位时，充盈至最大。在体积较大和病程较长的病灶中，可扪及大小不一、质地坚硬、光滑易活动的结节，此为病灶内血栓机化后形成的静脉石。绝大多数静脉畸形为孤立的单发病灶。

头颈部是静脉畸形最好发部位，可累及鼻、耳、眼等部位引起器官变形、移位，导致明显的外观畸形(图 2-2)。如病灶位于舌部、咽部或气管旁，患者会出现进食困难和气道阻塞。巨大病灶还可导致面部骨骼的过度发育或发育不良。肢体和躯干静脉畸形

累及范围在不同患者中有明显差异,轻微者仅局部皮肤和皮下软组织受累,严重者皮肤、皮下组织及全部手内肌或四肢肌可被广泛累及,但累及骨骼者罕见。病灶外观亦多样,典型者为蓝紫色柔软包块,也可呈局部大小不一结节状突起,质地坚韧,或表现为深在包块,表面皮肤完全正常。关节功能障碍在肢体特别是下肢静脉畸形患者中的发生率较高,其中主要原因是关节滑膜受累,尤以膝关节多见。肢体和躯干静脉畸形,尤其是弥散型病灶中,因血流缓慢淤滞,会出现病灶内血栓形成,多数患者也可能出现不同程度的疼痛,这种疼痛一般不造成明显功能障碍,服用抗凝药物可缓解。然而,反复血栓形成,可造成凝血因子过度消耗,产生出血倾向。

(三)淋巴管畸形(lymphatic malformation,LM)

淋巴管畸形是一种先天性的淋巴管发育异常引起的低流量脉管畸形。其病灶主要由淋巴管内皮细胞形成的管腔及管腔中包含的嗜酸性富含蛋白质的淋巴液构成。约65%患者出生后即被发现,80%在1岁内发现,2岁时90%患者有临床表现。淋巴管畸形病情进展较慢,可在青春期出现进展,原因可能与青春期的激素水平变化有关。淋巴管畸形可以发生在除中枢神经系统(中枢神经系统无淋巴管)外的全身任何部位,颈部及腋下发病率较高,腹股沟、纵隔、腹膜后次之,躯干及四肢发病率较低。约75%的淋巴管畸形位于头颈部,其他主要发生在四肢、躯干及内脏器官。目前公认的淋巴管畸形临床分型将病灶大致分为三种:微囊型(microcystic)、巨囊型(macrocystic)及混合型(combined macrocystic and microcystic)。微囊型淋巴管畸形和巨囊型淋巴管畸形的囊腔大小并无严格的界定,通常以1 cm或2 cm作为标准。巨囊型淋巴管畸形通常由不止一个囊腔组成,囊腔之间可以相通或不相通。囊腔中含有水样的透明液体,有波动感,有时不透光或呈琥珀色。微囊型淋巴管畸形病灶较实质性。淋巴管畸形的临床表现受病变的类型、范围和深度的影响差异很大。浅表的局限性病灶可仅表现为皮肤黏膜上的小囊泡,而另外一些范围较大的病灶则可表现为软组织巨大肿物。

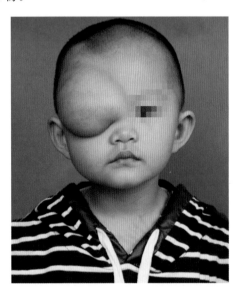

图2-3 右上睑、额部淋巴管畸形

巨囊型淋巴管畸形常见于颈前三角、颈后三角、肩部及腋部等部位。一般表现为突出体表的光滑包块,常可伴发感染及出血,表现为病灶体积短时间内突然增大,伴疼痛,伴或不伴发热、皮肤瘀斑。位于眼睑的病灶因下垂遮挡视线而影响视力发育(图2-3),颈部及气管旁的病灶可压迫气管导致呼吸困难。颈部淋巴管畸形通常伴有锁骨下的病灶,可延伸至腋部或纵隔。微囊型淋巴管畸形通常表现为局部组织弥漫性的增厚。位于皮肤及黏膜的微囊型淋巴管畸形常可见皮肤、黏膜多发的2~5 mm大小的囊泡。囊泡内通常充满无色或淡黄色的淋巴液,有时也可含有血液,外观类似于带状疱疹或蛙卵。镜下表现为不规则扩张的淋巴管布满真皮乳头并向表皮突起及深部大量与之相连的扩张淋巴管腔。囊泡除导致外观上的问题外,也会反复出现难治性的破裂、感染、淋巴液渗出、出血等。混合型淋巴管畸形的临床表现兼具上述两型的特点。

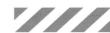

(四)动静脉畸形(arteriovenous malformation,AVM)

动静脉畸形是一种高流量的先天性血管畸形,动脉和静脉通过由异常动静脉瘘构成的病灶(nidus)直接沟通,缺乏正常毛细血管床。动静脉畸形好发于中枢神经系统,外周动静脉畸形的发病率在所有脉管畸形中最低,在男女性之间无明显差异。动静脉畸形是先天性血管畸形中最为棘手的类型,临床症状各异,病情多变,解剖结构复杂,并发症危险,治疗困难,复发率高。

动静脉畸形虽为先天性血管畸形,但并非所有患者在出生时即可发现病灶。病灶最初通常仅表现为皮温略高的皮肤红斑。颅外动静脉畸形好发于头颈部,其次为四肢、躯干和内脏。病灶临床特征为皮肤色红、皮温高、可触及搏动或震颤。动静脉畸形中的动静脉瘘造成血流动力学异常从而导致组织缺血,局部可出现疼痛、溃疡或反复出血,严重者因长期血流动力学异常可致心力衰竭。动静脉畸形还引起外观畸形(图2-4)、重要组织器官受压、功能损害等。目前,普遍采用Schobinger分期法对动静脉畸形的临床症状及严重程度进行评估。Ⅰ期为静止期,无症状,通常从出生持续到青春期。动静脉畸形病灶不明显,或仅表现为葡萄酒色斑或血管瘤消退期的外观。触诊可扪及皮温升高。Ⅱ期为扩张期,

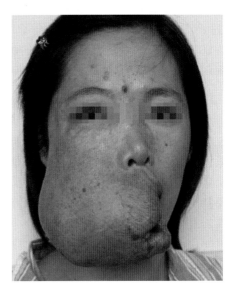

图2-4　右面部动静脉畸形

通常从青春期开始,肿物增大,皮肤颜色加深,侵及皮肤和深部结构。触诊可扪及搏动、震颤,听诊可闻及杂音。组织学上表现为动、静脉扩张和纤维化。另外,外伤、青春期、妊娠和不恰当的治疗方式(如供血动脉结扎、部分切除,动脉近端介入栓塞、激光),均可能导致病情由Ⅱ期向Ⅲ期进展。Ⅲ期为破坏期,病灶出现自发性坏死、慢性溃疡、疼痛或出血等症状。Ⅳ期为失代偿期,因长期血流动力学异常,患者并发高排低阻性心功能不全或心力衰竭。

二、脉管畸形的诊断及鉴别诊断

脉管畸形的诊断及鉴别诊断需依据完整可靠的病史、详尽的体格检查、辅助检查及严密的分析。疾病的多样性和复杂性要求诊断和鉴别诊断建立在对脉管源性疾病的分类和基础知识熟练掌握的基础之上。下面简要阐述脉管畸形诊断及鉴别诊断中的几个重要问题。

(一)血管瘤与脉管畸形的鉴别诊断

判断疾病属于血管瘤还是脉管畸形是所有脉管源性疾病诊断的第一步,也是最重要的一步。多数情况下,通过病史特点即可做出初步诊断。最常见的婴幼儿血管瘤在出生时病灶并不明显,有典型的增殖期和消退期的临床表现,而脉管畸形无此特点。然而,普适情况下出现的一些特殊情况具有迷惑性,值得引起注意。一方面,脉管畸形理论上均为先天性发病,但并不一定在出生时即出现临床可见的病灶;另一方面,虽然婴幼儿血管瘤并非先天性疾病,但先天性血管瘤在出生时即可出现明显的病灶。先天性血管瘤是一类不同于婴幼儿血管瘤的特殊类型的血管瘤,主要包括不消退型先天性血管瘤(non-involuting congenital hemangioma，NICH)、迅速消退型先天性血管瘤(rapidly involuting congenital hemangioma，RICH)、部分消退型先天性血管瘤(partially involuting congenital hemangioma，PICH)三个亚类。其中，NICH在出生后表现为类似先天性脉管畸形的稳定的、无变化的自然病程，其高流量的特点也与动静脉畸形相似，因此，在早期文献中，NICH往往被误诊为动静脉畸形。绝大多数NICH的自然病程表现为随身体等比例生长，而动静脉畸形病灶往往表现为进展性加剧。NICH病灶与周围组织边界清晰，无浸润性生长的表现。而动静脉畸形与周围正常组织无明显边界，侵及深浅多个组织层面，可造成病灶远端组织缺血、坏死。影像学检查(B超、MRI)中，NICH均表现出软组织肿物特点，同时伴有快速血流、血管流空影等高流量的特点。而动静脉畸形主要由迂曲的动脉样血管构成，缺乏实质性组织成分。一般凭借临床表现及影像学检查即可做出准确诊断，病理检查可最终确诊。

(二)高流量脉管畸形与低流量脉管畸形的鉴别诊断

动静脉畸形为高流量脉管畸形，毛细血管畸形、静脉畸形、淋巴管畸形为低流量脉管畸形。从临床表现来看，高流量脉管畸形的病程更具进展性。绝大多数动静脉畸形在青春期前或青春期时出现明显病情进展。动静脉畸形常表现出明显高流量的特点，病灶表面可出现明显的皮温增高，皮肤色红，可扪及明显搏动及震颤，低流量脉管畸形不具有这些特点。需要特别注意的是，当静脉畸形或淋巴管畸形表面伴有增生毛细血管时也可出现局部皮温增高表现，但无明显动脉性搏动。另一种特殊情况是，淋巴管畸形伴有出血时可出现病灶在短时间内快速增大，此时可伴有皮温增高，但往往同时伴有疼痛等症状，而这在动静脉畸形中并不常见。对病灶进行诊断性穿刺是一种简单、有效的鉴别诊断方法，穿刺出淡黄色的清亮淋巴液可证实淋巴管畸形，穿刺出缓慢回流静脉血提示静脉畸形，穿刺出快速回流动脉血提示动静脉畸形。然而，诊断性穿刺存在偶然性和误差，因此，应选择病灶不同部位进行多处穿刺。多普勒超声、MRI、CT等影像学检查可提供更精确的诊断及鉴别诊断依据。

就诊断而言，多普勒超声可以诊断及鉴别出绝大多数脉管畸形。多普勒超声首先初步判断病灶为囊性还是实质性，进而鉴别病灶为高流量还是低流量。多普勒超声检查时动静脉畸形表现为异常血管团，由杂乱扭曲的动脉和静脉构成，具有高流速低阻抗的特点，病灶内充满大量动脉血。静脉畸形通常质软可压缩，表现为不均质的低回声团块，内可见无回声窦腔，可压缩管腔内血流信号频谱分析显示为静脉血流，特征性的静脉石是诊断的有力依据。淋巴管畸形的病灶内无明显血流信号。巨囊型淋巴管畸形表现为巨大无回声囊腔，囊腔内可见分隔样结构，微囊型淋巴管畸形由大量微小囊腔组成，表现为高回声肿物和大量的细小纤维隔，通常无血管成分。

脉管源性疾病主要位于软组织内，CT检查具有一定的局限性。但是，CT在检测静脉畸形的静脉石以及对病灶是否发生骨骼侵犯判断上具有优势。

MRI不仅是诊断及鉴别诊断的有力工具，也可较好显示病灶范围、与周围组织关系，为制订治疗方案提供依据。根据MRI的病灶形态和强化特征，脉管畸形各种亚型可被进一步鉴别。平扫时，静脉畸形通常在T1WI上表现为中低信号病灶，在T2WI上表现为边界较清晰的高信号病灶。脂肪抑制T2WI可更清晰地显示位于皮肤软组织的病灶，也可用来鉴别脂肪瘤等软组织病变。病灶内的静脉石是诊断静脉畸形的可靠依据。淋巴管畸形的MRI表现更具多样性。巨囊型淋巴管畸形在T1WI表现为分叶状中低信号，T2WI和脂肪抑制T2WI表现为高信号，与静脉畸形病灶有相似性。如同静脉石之于静脉畸形，淋巴管畸形病灶内的液平也是有助于诊断的特征性表现。微囊型和混合型淋巴管畸形的病灶不均匀、边

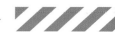

界不清,通常累及多个解剖层次,在病灶内可见多个软组织分隔影。MRI平扫时,动静脉畸形一般表现为弥漫性、边界不清、高低信号混杂的病灶,T1WI与T2WI病灶内均可见数量不等的迂曲扩张的血管流空影。病灶信号特点与显著的血管流空影是区别动静脉畸形与其他低流量脉管畸形的重要特点。需要注意的是,血管流空影与静脉石的鉴别。流空血管多呈匍匐状、管状,而静脉石多呈小斑点状信号影,多层面(横断位、矢状位、冠状位)观察两者的形态对于鉴别两者具有显著意义。MRI增强扫描是进一步诊断及鉴别诊断的必要程序。MRI增强扫描后,静脉畸形病灶出现明显强化,而巨囊型淋巴管畸形仅有病灶内囊壁的增强,囊内的淋巴液无增强,由此可将巨囊型淋巴管畸形和静脉畸形区分开来。注入增强剂后,微囊型或混合型淋巴管畸形通常可出现不均匀的混杂性增强,但强化程度不及静脉畸形。虽然大多数毛细血管畸形在MRI上仅仅表现为不太明显的皮肤层的异常信号,但是MRI可显示毛细血管畸形深面是否合并有其他脉管畸形,因此,MRI仍是十分必要的检查。

需要特别提及的是数字减影血管造影(digital subtraction angiography,DSA)的运用价值。DSA作为一种有创检查方法,只有在特殊情况下才建议使用。其一,前述无创检查无法确定是高流量脉管畸形还是低流量脉管畸形。DSA可直接显示动静脉瘘口和提前显影静脉。其二,鉴别高流量脉管畸形与其他富血液供应非脉管源性疾病。DSA可清晰显示动静脉畸形特有的病灶血管构筑。其三,高流量脉管畸形行DSA以明确血流动力学特点及制订治疗方案。DSA可显示病灶主要血管构筑和血流动力学特点,包括供血动脉、回流静脉、动静脉瘘口数量及大小、病灶血流速度。

(三)除脉管畸形本身外的其他合并症状的诊断

更为复杂的情况是脉管畸形也可连同其他非脉管源性疾病共存于一些罕见的疾病综合征中。常见的有Klippel-Trenaunay综合征(低流量脉管畸形:CM＋VM＋/－LM,合并肢体肥大)、Parkes-Weber综合征(CM＋大量微小动静脉瘘,合并肢体肥大)、Sturge-Weber综合征(面部CM＋软脑膜CM＋眼部异常＋/－骨或软组织增生)、Maffucci综合征(VM＋/－梭形细胞血管瘤＋内生性软骨瘤)、CLOVES(congenital lipomatous overgrowth,vascular malformations,epidermal nevi,scoliosis and skeletal anomalies)综合征(LM＋VM＋CM＋/－AVM＋脂肪瘤样增生＋骨骼畸形)。这提示我们在临床发现脉管畸形时不可忽略与之相伴随的其他症状,因此细致而全面的检查非常有必要。

Klippel-Trenaunay综合征为先天性散发脉管畸形,但也有家族发病的报道。典型的三联征表现为肢体的葡萄酒色斑、静脉畸形或静脉曲张以及骨、软组织的过度发育。皮肤病灶中,淋巴管成分亦较为常见,与毛细血管畸形混杂,在膝关节周围形成"地图样"暗红色斑块,表面呈大小不一的滤泡状结节,可增厚并破溃出血。对于肢体大面积红斑的患儿,均可疑为Klippel-Trenaunay综合征。生长发育过程中,患儿患肢将逐渐增粗变长,部分患儿因活动时出现疼痛而不愿行走或运动,导致膝关节僵硬或跟腱挛缩。MRI为必需检查,以明确深部病灶的范围和深度。

Parkes-Weber综合征患者的临床表现与Klippel-Trenaunay综合征相似,不同之处在于,前者病灶中分布了大量高流量的动静脉瘘,可以观察到患肢大面积不规则的毛细血管畸形,伴同侧患肢的增长增粗,体检可以发现表面皮温增高,部分患者可扪及搏动,听诊可有动脉性杂音。

Sturge-Weber综合征是以面部毛细血管畸形并发脑部血管畸形及眼部异常(青光眼)为临床表现的一组综合征,常见于累及V1区的PWS合并眼及软脑膜血管畸形,双侧面部

PWS 在婴儿有更高的发病率。Enjolras 等研究发现,只有 PWS 累及面部三叉神经 V1 区时,才会发生 Sturge-Weber 综合征。当 PWS 累及整个 V1 区时发生 Sturge-Weber 综合征的风险最高。Sturge-Weber 综合征患者 PWS 累及眼睑时,眼部典型表现为青光眼,可在出生时出现,也可随着年龄增长逐渐加重,严重时可造成失明。Tallman 等发现,PWS 累及眼睑时会并发眼部或中枢神经系统症状。中枢神经系统症状主要表现为癫痫、轻度偏瘫。故而对怀疑为 Sturge-Weber 综合征的患者需进行眼科及中枢神经系统检查,以期进行早期干预,阻止严重病变损害后果的发生。

参考文献

[1]   Mulliken J B,Glowacki J. Hemangiomas and vascular malformations in infants and children:a classification based on endothelial characteristics[J]. Plast Reconstr Surg,1982,69(3):412-422.

[2]   Enjolras O,Mulliken J B. Vascular tumors and vascular malformations (new issues)[J]. Adv Dermatol,1997,13:375-423.

[3]   Tallman B,Tan O T,Morelli J G,et al. Location of port-wine stains and the likelihood of ophthalmic and/or central nervous system complications[J]. Pediatrics,1991,87(3):323-327.

[4]   Enjolras O,Riche M C,Merland J J. Facial port-wine stains and Sturge-Weber syndrome[J]. Pediatrics,1985,76(1):48-51.

[5]   Barsky S H,Rosen S,Geer D E,et al. The nature and evolution of port wine stains:a computer-assisted study[J]. J Invest Dermatol,1980,74(3):154-157.

[6]   Klapman M H,Yao J F. Thickening and nodules in port-wine stains[J]. J Am Acad Dermatol,2001,44(2):300-302.

[7]   Leung A K,Telmesani A M. Salmon patches in Caucasian children[J]. Pediatr Dermatol,1989,6(3):185-187.

[8]   Sillard L,Leaute-Labreze C,Mazereeuw-Hautier J,et al. Medial fronto-facial capillary malformations[J]. J Pediatr,2011,158(5):836-841.

[9]   Boon L M,Mulliken J B,Vikkula M,et al. Assignment of a locus for dominantly inherited venous malformations to chromosome 9p[J]. Hum Mol Genet,1994,3(9):1583-1587.

[10]   Mulliken J B,Fishman S J,Burrows P E. Vascular anomalies[J]. Curr Probl Surg,2000,37(8):517-584.

[11]   Hein K D,Mulliken J B,Kozakewich H P,et al. Venous malformations of skeletal muscle[J]. Plast Reconstr Surg,2002,110(7):1625-1635.

[12]   Mazoyer E,Enjolras O,Bisdorff A,et al. Coagulation disorders in patients with venous malformation of the limbs and trunk:a case series of 118 patients[J]. Arch Dermatol,2008,144(7):861-867.

[13]   Behravesh S,Yakes W,Gupta N,et al. Venous malformations:clinical diagnosis and treatment[J]. Cardiovasc Diagn Ther,2016,6(6):557-569.

[14]   Enjolras O,Chapot R,Merland J J. Vascular anomalies and the growth of limbs:a

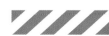

review[J]. J Pediatr Orthop B,2004,13(6):349-357.

[15]　Brown R L,Azizkhan R G. Pediatric head and neck lesions[J]. Pediatr Clin North Am,1998,45(4):889-905.

[16]　Elluru R G,Balakrishnan K,Padua H M. Lymphatic malformations:diagnosis and management[J]. Semin Pediatr Surg,2014,23(4):178-185.

[17]　Donnelly L F,Adams D M,Bisset G S 3rd. Vascular malformations and haemangioma: a practical approach in a multidisciplinary clinic[J]. Am J Roentgenol,2000,174(3): 597-608.

[18]　Puig S,Casati B,Staudenherz A,et al. Vascular low-flow malformations in children: current concepts for classification,diagnosis and therapy[J]. Eur J Radiol,2005,53 (1):35-45.

[19]　Peachey R D,Lim C C,Whimster I W. Lymphangioma of skin. A review of 65 cases [J]. Br J Dermatol,1970,83(5):519-527.

[20]　Liu A S,Mulliken J B,Zurakowski D,et al. Extracranial arteriovenous malformations: natural progression and recurrence after treatment[J]. Plast Reconstr Surg,2010, 125(4):1185-1194.

[21]　Kohout M P,Hansen M,Pribaz J J,et al. Arteriovenous malformations of the head and neck:natural history and management[J]. Plast Reconstr Surg,1998,102(3): 643-654.

[22]　Lee B B,Baumgartner I,Berlien H P,et al. Consensus document of the International Union of Angiology (IUA)-2013. Current concept on the management of arterio-venous management[J]. Int Angiol,2013,32(1):9-36.

[23]　Lee B B,Lardeo J,Neville R. Arterio-venous malformation:how much do we know? [J]. Phlebology,2009,24(5):193-200.

[24]　Enjolras O,Mulliken J B,Boon L M,et al. Noninvoluting congenital hemangioma:a rare cutaneous vascular anomaly[J]. Plast Reconstr Surg,2001,107(7):1647-1654.

[25]　Lee B B,Antignani P L,Baraldini V,et al. ISVI-IUA consensus document diagnostic guidelines of vascular anomalies:vascular malformations and hemangiomas[J]. Int Angiol,2015,34(4):333-374.

[26]　Elsayes K M,Menias C O,Dillman J R,et al. Vascular malformation and hemangiomatosis syndromes:spectrum of imaging manifestations[J]. Am J Roentgenol,2008,190 (5):1291-1299.

[27]　Fayad L M,Hazirolan T,Bluemke D,et al. Vascular malformations in the extremities: emphasis on MR imaging features that guide treatment options[J]. Skeletal Radiol, 2006,35(3):127-137.

[28]　Barnes P D,Burrows P E,Hoffer F A,et al. Hemangiomas and vascular malformations of the head and neck:MR characterization[J]. Am J Neuroradiol, 1994,15(1):193-195.

[29]　Park K B,Do Y S,Kim D I,et al. Predictive factors for response of peripheral arteriovenous malformations to embolization therapy:analysis of clinical data and imaging findings

[J]. J Vasc Interv Radiol,2012,23(11):1478-1486.

[30] Revencu N,Boon L M,Dompmartin A,et al. Germline mutations in *RASA1* are not found in patients with Klippel-Trenaunay syndrome or capillary malformation with limb overgrowth[J]. Mol Syndromol,2013,4(4):173-178.

[31] Revencu N,Boon L M,Mulliken J B,et al. Parkes Weber syndrome, vein of Galen aneurysmal malformation, and other fast-flow vascular anomalies are caused by *RASA1* mutations[J]. Hum Mutat,2008,29(7):959-965.

（华晨 林晓曦）

 # 第二节 遗传学与精准医疗时代的脉管畸形诊疗

遗传学是近年飞速发展的生物学分支。遗传学的出现，要追溯到 19 世纪 60 年代,奥地利科学家格雷戈·孟德尔通过豌豆实验,找到了后人将其称为基因(gene)的遗传物质,而遗传学(genetics)也因此得名,遗传学是研究生物学遗传和变异的科学。1953 年,DNA 的双螺旋结构被确定;1983 年,PCR 技术的发展,将现代遗传学推向快车道;2003 年完成人类基因组测序是个标志性事件。

广义的精准医学理念,其实临床沿用已久,是指根据患者的个体情况进行个性化医疗方案选择的医学模式。但基于现代遗传学提出的狭义精准医疗,更多的是配合患者的基因、分子或其他细胞分析,来选择最佳的个性化治疗方案。

具有标志性意义的是 2015 年 9 月由美国国立卫生研究院(NIH)提出的 The Precision Medicine Initiative(精准医疗计划),该计划的目标是从 2016 年开始建立一个纳入超过一百万美国人的纵向队列,主流研究集中在基因方面,次年 NIH 宣布在梅奥诊所建立与该研究对应的样本库。NIH 给精准医疗的定义是现代而广义的,其关注疾病预防,并考虑到个体基因、环境和生活方式特点的疾病个性化治疗,而不仅仅是单一的基因因素。

美国前总统奥巴马在任期最后一年大力推动了这一项目,这一项目的短期目标集中在靶向药物研究。此后,人们明显感受到了这个领域的飞速发展,高通量基因测序、生物信息分析、大数据这三把钥匙打开了精准医疗时代的大门,这三个方面的发展对遗传学突飞猛进的发展至关重要,尤其是为肿瘤诊疗的相关学科迎来了飞跃性发展,甚至可能延长人类的预期寿命。那么整形外科医生该如何引领整形外科走进遗传学与精准医疗时代呢?

下面先以人们熟悉的血管瘤与脉管畸形领域为例介绍一些进展和临床走向,然后介绍笔者做的些微工作,希望能互相启发。

一、婴幼儿血管瘤

快速增殖与缓慢自发消退为婴幼儿血管瘤的典型临床表现,精准医疗的理念可以表现为在分子层面寻找预测疾病进展的标志物。笔者在 2005 年提出血清学标志物这一概念,且系统报告了血清血管内皮生长因子(VEGF)这一最早的标志物,揭示了其浓度与血管瘤增殖相伴随的规律,这一研究被国际脉管性疾病研究学会(ISSVA)发布的分类标准引用;2013

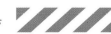

年,笔者通过大样本量(650 例)的婴幼儿血管瘤开展危险因素临床研究,提出血管瘤发生相关的四个危险因素为女性、早产、低出生体重、孕早期黄体酮应用。后来又验证 VEGF 浓度与口服心得安使瘤体体积缩小的疗效相关,此后通过基因芯片筛查,对自身增生和消退期标本的配对研究提出了一种新的血清学标志物——血管生长素(ANG),利用同卵双生子模型研究和同卵双生子单个患儿血清检测,遴选血清学标志物 miRNA-606,这些探索并没有筛选出特别理想的血清学标志物。只有通过寻找最原始的发病环境和起源细胞,才能真正获得理想的血清学标志物,这种标志物就能直接预测是否会发生婴幼儿血管瘤,也可用于发生之后的精准用药调控,实现对这个疾病的精准治疗。

二、脉管畸形

脉管畸形主要包括毛细血管畸形、静脉畸形、动静脉畸形、淋巴管畸形、混合畸形,以及各种类型的综合征,脉管畸形中包含部分非常疑难的病例,有些类型尚无理想治疗方法,更具挑战性,所以在遗传学和精准医疗领域的研究投入也更为活跃。

1. 葡萄酒色斑(port wine stains,PWS)

PWS 又称鲜红斑痣,属于毛细血管畸形(CM)。除了 Sturge-Weber 综合征,在国际上大部分病例还是依赖以脉冲染料激光为代表的激光光热作用治疗,遗憾的是,在包含 6207 例 PWS 患者的 65 项研究(合格研究的 24.3%)中,仅 21% 的患者达到 75%~100% 的清除率。尽管在大量的技术创新和药物干预下,一些研究报告取得了显著的治疗结果,但过去 30 年中,平均清除率和疗效并没有明显的提升。而在中国兴起并且发展的光动力学治疗,也没能改进清除率上的不足,手术治疗需要非常精准的设计和丰富的经验,难以推广,仅能满足部分严重增厚的病例,或前期治疗留下并发症的患者,因此,对这个疾病突变位点和靶向药物筛查的研究,必然会是研究的热点。

PWS 和 Sturge-Weber 综合征与体细胞 *GNAQ* 基因 *p.Arg183Gln* 突变有关,这与在先天性血管瘤中发现的 *Gln209* 突变不同。笔者发现:①PWS 伴厚唇患者不同组织 *GNAQ* 基因突变频率不同,患者的黏膜活检以及基因检测阳性可作为后期唇部增大的有效依据;②面部中线红斑,以往会被直接诊断为鲑鱼斑(新生儿红斑),而非葡萄酒色斑,而疏于对青光眼以及颅内癫痫的筛查。笔者发现了面部中线红斑患者红斑组织中出现了 *GNAQ* 基因 *p.Arg183Gln* 的体细胞突变,影像学以及临床癫痫发作也支持 Sturge-Weber 综合征的诊断。以上资料表明,并不是所有的面部中线红斑均是鲑鱼斑,其中存在 Sturge-Weber 综合征的发生风险。

2. 动静脉畸形(arteriovenous malformation,AVM)

除了我们在最近报道的早期 AVM 间质内注射新疗法以外,对大部分病例来说,外科的根治性或大部分切除,无水乙醇经介入灌注后闭塞病灶,是两种可能使疾病痊愈的方法。但并不是所有的病例都适合这两种方法及二者的联合,比如,笔者报道的一些累及整个肢体的 AVM 标本,灌注后发现畸形的血管占据大部分的肢体软组织,这就意味着未来必须通过遗传学和精准医疗的研究,找到适合的靶点,这样才能找到破解之道。

所幸,近年来这个领域的研究在不断进展中。2018 年 1 月,利用全外显子检测以及数字 PCR(ddPCR)手段发现 *KRAS* 基因(G12V)突变存在于 45/72 受检者的颅内 AVM 病灶,而以上突变在血液中并不存在。因此,颅内 AVM 可能是由 *KRAS* 基因体细胞突变引起。在体外内皮细胞基因敲除验证下,发现 *KRAS* 基因突变增加了 ERK 通路的活性,同时上调了

Notch 通路以及血管再生的水平。

非典型 CM 患者有时伴有 AVM,此类病变称为毛细血管畸形-动静脉畸形(capillary malformation-arteriovenous malformation,CM-AVM)。高流量脉管畸形包括动静脉瘘、AVM 或由微小动静脉瘘组成的 Parkes-Weber 综合征。CM-AVM 是常染色体显性遗传病,由 *RASA1* 基因种系突变引起,1/3 的患者合并高流量脉管畸形。约半数 CM-AVM 患者可鉴定出 *RASA1* 突变,该类病变称为 CM-AVM1。CM-AVM 患者中 *RASA1* 基因种系突变为前提,如病灶组织细胞的等位基因处出现体细胞突变,使得 *RASA1* 基因的一对等位基因完全失活,造成编码的蛋白质完全缺失。这一"二次打击"理论解释了 CM-AVM 为何有时会伴有高流量脉管畸形的出现。以往 CM-AVM 的遗传学研究仅存在于白色人种,笔者对黄色人种中的 CM-AVM 进行了最早的遗传学研究报道。

通过使用全基因组关联性分析,在 *RASA1* 基因突变阴性,但是临床表现阳性的患者中,发现第 2 种分子分型的 CM-AVM 病变,称为 CM-AVM2,它与 CM-AVM1 不同。CM-AVM2 由 *EPHB4* 基因种系突变造成功能丧失而引起,患者在唇和上胸部周围可能具有典型的毛细血管扩张,相比于 CM-AVM1,CM-AVM2 较少发生颅内高流量脉管畸形。2017 年报道的 *EPHB4* 基因突变,随后逐渐成为研究热点。EPHB4 是在血管发育过程中优先在静脉内皮细胞(EC)中表达的跨膜受体,配体 EphrinB2 也是一种跨膜蛋白,在动脉内皮细胞上表达。EPHB4 主要通过 RAS/MAPK/ERK1/2 途径发挥作用,在与 p120RasGAP 相互作用时发挥抑制作用,后者是 EPHB4 的直接效应物。因此,EPHB4(CM-AVM2)或 p120RasGAP(CM-AVM1)的功能丧失具有类似的作用,即激活 RAS/MAPK/ERK1/2 通路。

2018 年 4 月,利用靶向外显子测序(Panel)以及一代桑格(Sanger)基因测序,人们在 Galen 动脉瘤样静脉畸形中发现了 *EPHB4* 基因的移码突变,导致 *EPHB4* 基因编码蛋白的功能失活。斑马鱼体外敲除 *EPHB4* 基因后,其颅背侧出现相应的血管畸形。

AVM 被视为最疑难的脉管异常,AVM 由动脉化静脉中混合着内膜衬里增厚的、发育不良的动脉所组成。AVM 培养的内皮细胞活性的增加和细胞凋亡的减少表明 AVM 存在固有的细胞缺陷。颅外 AVM 于 2017 年被发现与 *MAP2K1* 体细胞突变相关;2018 年初有学者报道 *KRAS* 基因体细胞突变与颅内 AVM 相关。而颅内外 AVM 的 *KRAS* 基因与 *MAP2K1* 基因间的联系和相互作用,以及 CM-AVM 与 AVM 发生之间的联系与相关性,仍未得到科学性的解释。

3. 静脉畸形(venous malformation,VM)

VM 是临床上常见的脉管畸形之一,由大小不等的扩张静脉构成,是低流量脉管畸形,随身体的发育呈一定速度的生长,无自愈性,不会自行消退,约 40% 发生于头、面颈部。遗传性皮肤黏膜静脉畸形(VMCM)非常罕见,患者的临床特征是口腔黏膜上突出的蓝紫色瘤体,但很少累及内脏器官。蓝色橡皮疱痣综合征(blue rubber bleb nevus syndrome,BRBNS)可累及全身各部位,主要分布于皮肤和消化道。二代基因测序以及分子分型颠覆了以往对 VM 的认识,人们需要对 VM 系统分子分型以及靶向用药精准治疗进行深入探索。依照目前的遗传学认识,BRBNS 是由 *TEK* 基因体细胞突变引起的非遗传性疾病,据此可将 VM 分为单一静脉畸形、多发静脉畸形、VMCM 以及 BRBNS,其基因突变形式分别为 *TEK*(L914F)体细胞突变、*TEK*(R915C)嵌合突变合并 *TEK*(Y897C)体细胞突变、*TEK*

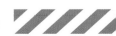

(R849W)种系突变合并 *TEK*(Y1108*)体细胞突变,以及 *TEK*(T1105N-T1106P)体细胞双突变。

VM、VMCM 和 BRBNS 是由编码内皮细胞 TEK 酪氨酸激酶的 *TIE2* 突变引起的。突变位于细胞内酪氨酸激酶中的激酶插入点或羧基末端尾部,导致氨基酸取代或产生 C 末端过早终止密码子。它们在不存在配体的情况下,诱导 TIE2 受体磷酸化。

4. *PIK3CA* 相关过度生长综合征群(*PIK3CA*-related overgrowth spectrum, PROS)

笔者最早在中文文献中介绍了这个独特的概念。PROS 的共同特点是都存在 *PIK3CA* 的体细胞激活突变。这种疾病命名的方式给我们的提示是,未来的教科书与我们现在基于器官、解剖区域进行分类的学科或亚专业,将会截然不同。目前划分的学科或亚专业便于进行相关的内外科治疗,是以现有的内科治疗或者外科手术的技术熟悉程度为结构基础的。而进入遗传学和精准医疗的时代后,筛查和破解疾病的遗传学根源,明确突变基因,并基于此设计靶向治疗是发展的主要方向,因此人们将会以共性的基因突变和相应的靶向治疗来划分新的疾病类型,而并不介意最终在机体上有多少不同的表现形式,所以综合征的概念将会淡化。比如,CLAPO 综合征是一组包含下唇毛细血管畸形(CM)、面颈部淋巴管畸形(LM)、不对称的部分或广泛过度生长的症候群,由于明确了 CLAPO 综合征中存在 *PIK3CA* 的体细胞激活突变,CLAPO 综合征就应属于 PROS。

因此,如果整形外科或者其他相关学科的医生和研究人员能够与遗传学和精准医学(尤其是靶向治疗研究)保持同步前进,那么这些学科治疗的疾病,也必将继续留在这些学科领域。

三、靶向治疗

LM 由 *PIK3CA* 中的体细胞突变引起,虽然相同的突变可以分别与 LM 和 VM 相关,但它们的细胞起源有所不同:LM 的细胞起源是淋巴 EC,VM 的细胞起源是静脉 EC。*PIK3CA* 中的突变可以增强其与细胞膜的结合和(或)激活其激酶,导致 AKT/mTOR 级联激活,AKT/mTOR 级联调节细胞生长、增殖和迁移。对于弥漫性 VM 或 LM,常规血管内注射治疗和手术治疗实施有困难,效果不佳。PIK3/AKT/mTOR 通路是肿瘤领域研究的重点,故作为 mTOR 通路的抑制剂,雷帕霉素因对含有淋巴成分的病灶可能有较好的作用,已成为脉管畸形靶向治疗药物研究的热点。在以复杂 LM 为主要表现的 PROS 患者中,PIK3CA 抑制剂可能有显著的疗效,但要成为良好的候选治疗药物,还需要了解疾病相关突变类型和预期消退效果之间的关系,用于术前制订个性化的治疗,这是目前临床亟待解决的关键问题。靶向治疗的前提是精准的基因测序结果,这和肿瘤治疗殊途同归。

四、突破性进展

以往实验证实,*PIK3* 基因编码的酶的异常可以驱使肿瘤的快速生长,而在 *PIK3* 基因亚单位中的基因突变,会同样导致机体非肿瘤的异常生长。对于 PROS 中的 CLOVES 综合征患者,可原创性地使用 PIK3 抑制剂 Alpelisib。发现低剂量的 *PIK3* 抑制剂对 PROS 有治疗作用,可能实现软组织畸形到脊柱侧弯等畸形奇迹般的转归,提示从此出发,将有形成新的治疗方式的可能。学者还构建出全新的 PROS 模式小鼠,并且在小鼠首先进行验证,证明口服 PIK3 抑制剂的效果优于口服雷帕霉素。

五、总结与展望

　　无论是来自国内的研究,比如 Facitinib 治疗间质性肺病,还是 NIH 牵头的 Selumetinib 治疗Ⅰ型神经纤维瘤病的临床研究,每一次的结果都令人振奋,甚至叹为观止,因为这些在遗传学研究基础上的靶向治疗成果,有时超越了外科医生的手术技能和临床医生的想象力,预示着我们毫无疑问地要打开和走进遗传学与精准医疗时代的大门。

　　今后,随着技术的发展,整形外科中的相关疾病,如一些手术难度较大,对传统治疗方式效果不佳的体表肿瘤、"胎记"及多个相关疾病,将会率先开始遗传学与靶向治疗的研究。比如,对Ⅰ型神经纤维瘤病患者的丛状神经纤维瘤,正在计划进行司美替尼的Ⅲ期临床试验;对顽固性的瘢痕疙瘩,正在开展索拉非尼等靶向药物的临床试验;对先天性和色素细胞(巨)痣、脉管畸形、唇腭裂、先天性颅颌面畸形、巨指和多指等先天性手足畸形等,都在陆续进行大样本量的基因测序或靶向药物探索性试验。随着更多医院在建的拥有自动化冷冻冰箱、液氮系统、电镜等装备的样本库投入使用,借助高通量基因测序、生物信息分析、大数据精准医疗时代三把钥匙,加上中国庞大的样本量,我们可能会在这个领域后来居上,为整形外科未来的永续发展,提供源于这个时代的新兴技术,为人类改变外观与改善功能带来强大的动力。

▶▶ 参考文献

[1]　Griffiths A J F, Miller J, Suzuki D, et al. An introduction to genetic analysis[M]. New York:W. H. Freeman and Company,1996.

[2]　Lu Y F, Goldstein D B, Angrist M, et al. Personalized medicine and human genetic diversity[J]. Cold Spring Harb Perspect Med, 2014,4(9):a008581.

[3]　Zhang L, Lin X, Wang W, et al. Circulating level of vascular endothelial growth factor in differentiating hemangioma from vascular malformation patients[J]. Plast Reconstr Surg, 2005,116(1):200-204.

[4]　Chen X D, Ma G, Chen H, et al. Maternal and perinatal risk factors for infantile hemangioma:a case-control study [J]. Pediatr Dermatol,2013,30(4):457-461.

[5]　Chen X D, Ma G, Huang J L, et al. Serum-level changes of vascular endothelial growth factor in children with infantile hemangioma after oral propranolol therapy [J]. Pediatr Dermatol,2013,30(5):549-553.

[6]　Jiang C, Lin X, Hu X, et al. Angiogenin:a potential serum marker of infantile hemangioma revealed by cDNA microarray analysis[J]. Plast Reconstr Surg,2014, 134(2):231e-239e.

[7]　Chang L, Lv D, Yu Z, et al. Infantile hemangioma:factors causing recurrence after propranolol treatment[J]. Pediatr Res, 2018,83(1-1):175-182.

[8]　中华医学会整形外科分会血管瘤和脉管畸形学组.血管瘤和脉管畸形的诊断及治疗指南(2019 版)[J].组织工程与重建外科杂志,2019,15(5):277-317.

[9]　van Raath M I, Chohan S, Wolkerstorfer A, et al. Port wine stain treatment outcomes have not improved over the past three decades[J]. J Eur Acad Dermatol Venereol, 2019, 33(7):1369-1377.

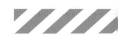

[10] Shirley M D，Tang H，Gallione C J，et al. Sturge-Weber syndrome and port-wine stains caused by somatic mutation in *GNAQ*[J]. N Engl J Med，2013，368(21)：1971-1979.

[11] Ma G，Yu Z，Liu F，et al. Somatic *GNAQ* mutation in different structures of port-wine macrocheilia[J]. Br J Dermatol，2018 ，179(5)：1109-1114.

[12] Cai R，Liu F，Cen Q，et al. Capillary malformation in the midline of the face：Salmon patch or port-wine stain？[J]. J Dermatol，2018，45(11)：e317-e319.

[13] Jin Y，Zou Y，Hua C，et al. Treatment of early-stage extracranial arteriovenous malformations with intralesional interstitial bleomycin injection：a pilot study[J]. Radiology，2018 ，287(1)：194-204.

[14] 林晓曦，金云波，华晨，等. 颅外动静脉畸形的诊治进展及其关键性问题[J]. 中华整形外科杂志，2020，36(4)：347-354.

[15] Lin X，Chen D，Jin Y，et al. Angioarchitecture of extracranial arteriovenous malformations：a vascular casting study[J]. Ann Plast Surg，2014，73 (Suppl 1)：S43-S48.

[16] Morita H，Komuro I. Somatic activating *KRAS* mutations in arteriovenous malformations of the brain[J]. N Engl J Med，2018，378(16)：1561.

[17] Nikolaev S I，Vetiska S，Bonilla X，et al. Somatic activating *KRAS* mutations in arteriovenous malformations of the brain[J]. N Engl J Med，2018，378(3)：250-261.

[18] Yu J，Streicher J L，Medne L，et al. *EPHB4* mutation implicated in capillary malformation-arteriovenous malformation syndrome：a case report[J]. Pediatr Dermatol，2017，34(5)：e227-e230.

[19] Cai R，Liu F，Liu Y，et al. RASA-1 somatic "second hit" mutation in capillary malformation-arteriovenous malformation[J]. J Dermatol，2018，45(12)：1478-1480.

[20] Cai R，Liu F，Hua C，et al. A novel RASA1 mutation causing capillary malformation-arteriovenous malformation (CM-AVM)：the first genetic clinical report in East Asia[J]. Hereditas，2018，155：24.

[21] Amyere M，Revencu N，Helaers R，et al. Germline loss-of-function mutations in *EPHB4* cause a second form of capillary malformation-arteriovenous malformation (CM-AVM2) deregulating RAS-MAPK signaling[J]. Circulation，2017，136(11)：1037-1048.

[22] Vivanti A，Ozanne A，Grondin C，et al. Loss of function mutations in *EPHB4* are responsible for vein of Galen aneurysmal malformation[J]. Brain，2018，141(4)：979-988.

[23] Couto J A，Huang A Y，Konczyk D J，et al. Somatic *MAP2K1* mutations are associated with extracranial arteriovenous malformation[J]. Am J Hum Genet，2017，100(3)：546-554.

[24] Soblet J，Kangas J，Nätynki M，et al. Blue rubber bleb nevus (BRBN) syndrome is caused by somatic *TEK* (TIE2) mutations[J]. J Invest Dermatol，2017，137(1)：207-216.

［25］ 华晨,金云波,杨希,等.PIK3CA基因相关过度生长综合征群的命名及研究现状［J］.中华整形外科杂志,2017,33(1):71-73.

［26］ Keppler-Noreuil K M, Rios J J, Parker V E, et al. *PIK3CA*-related overgrowth spectrum (PROS): diagnostic and testing eligibility criteria, differential diagnosis, and evaluation［J］. Am J Med Genet A, 2015,167A(2):287-295.

［27］ 仇雅璟,林晓曦,杨希,等.CLOVES综合征一例［J］.中华整形外科杂志,2014,30(1):64-66.

［28］ Venot Q, Blanc T, Rabia S H, et al. Targeted therapy in patients with PIK3CA-related overgrowth syndrome［J］. Nature,2018,558(7711):540-546.

［29］ Chen Z, Wang X, Ye S. Tofacitinib in amyopathic dermatomyositis-associated interstitial lung disease［J］. N Engl J Med, 2019,381(3):291-293.

［30］ Dombi E, Baldwin A, Marcus L J, et al. Activity of selumetinib in neurofibromatosis type 1-related plexiform neurofibromas［J］. N Engl J Med, 2016,375(26):2550-2560.

［31］ Hutchinson L. Targeted therapies: selumetinib MEKing differences in NF1［J］. Nat Rev Clin Oncol, 2017 ,14(3):140.

［32］ Wang W, Qu M, Xu L, et al. Sorafenib exerts an anti-keloid activity by antagonizing TGF-β/Smad and MAPK/ERK signaling pathways［J］. J Mol Med (Berl), 2016,94(10):1181-1194.

（林晓曦　蔡韧）

第三节　超选择神经介入技术及眼周动静脉畸形的分型和诊疗策略

动静脉畸形(arteriovenous malformation,AVM)是一种罕见的先天性高流量脉管畸形,其特征是多条供血动脉直接通过瘘口连接大量扩张的引流静脉,而不经过正常的毛细血管床。它可以发生在身体的所有组织和器官,如眼睛、肺、肝,特别是中枢神经系统。AVM通常很难治疗和控制。

一、疾病概况

AVM通常随年龄增大而进展到更高的Schobinger分期,Ⅰ期AVM在青春期前超过40%进展到Ⅱ期,成年前超过80%进展到Ⅱ期,而成年后所有患者病情进展、临床分期出现升级。因此,对于AVM的早期治疗是必要的,然而一旦采取不适当的治疗措施,残余病灶可能导致AVM血流动力学和临床症状均恶化。此外,眼周AVM不恰当的治疗可引起更加严重的并发症,如上睑下垂、溃疡、失明,甚至损伤颅内组织。

2015年1月至2019年1月,在上海交通大学医学院附属第九人民医院整复外科、血管瘤与脉管畸形中心就诊,并完成治疗的32例眼周AVM患者的临床资料如下。男18例,女

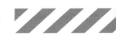

14 例,年龄为 10~55 岁,平均 30.4 岁。常见症状:32 例有搏动性包块,11 例有溃疡,15 例有出血。根据数字减影血管造影(digital subtraction angiography,DSA)结果、眼动脉供血病灶特点将 AVM 分为 3 型:1 型为单侧眼动脉供血,视网膜中央动脉未累及;2 型为双侧眼动脉供血,视网膜中央动脉未累及;3 型为单侧或双侧眼动脉供血,视网膜中央动脉被累及。3 型可根据患眼视力情况细分为 3a 型及 3b 型。3a 型为视力存在,3b 型为视力消失(表 2-1,图 2-5 至图 2-8)。32 例患者中 1 型 6 例,2 型 8 例,3a 型 13 例,3b 型 5 例(表 2-2)。

表 2-1　眼周 AVM 患者的临床分型

分型	特点
1 型	单侧眼动脉供血,视网膜中央动脉未累及
2 型	双侧眼动脉供血,视网膜中央动脉未累及
3 型	单侧或双侧眼动脉供血,视网膜中央动脉被累及
3a 型	单侧或双侧眼动脉供血,视网膜中央动脉被累及,视力存在
3b 型	单侧或双侧眼动脉供血,视网膜中央动脉被累及,视力消失

表 2-2　不同分型眼周 AVM 患者疗效和并发症统计

	治疗方法	治愈	好转	稳定或恶化	并发症
1 型($n=6$)	超选择 Onyx 胶栓塞眼动脉远端病灶供血动脉后再行无水乙醇介入栓塞治疗	5(83.3%)	1(16.7%)	0(0)	1(16.7%)
2 型($n=8$)	双侧超选择 Onyx 胶栓塞眼动脉远端病灶供血动脉后再行无水乙醇介入栓塞治疗/单纯手术治疗	3(37.5%)	5(62.5%)	0(0)	1(12.5%)
3 型($n=18$)	无水乙醇介入栓塞＋手术综合治疗/手术综合治疗	5(27.8%)	13(72.2%)	0(0)	4(22.2%)
3a 型($n=13$)	无水乙醇介入栓塞＋手术综合治疗	3(23.1%)	10(76.9%)	0(0)	3(23.1%)
3b 型($n=5$)	眼球剜除术及眼眶重建术	2(40.0%)	3(60.0%)	0(0)	1(20.0%)

统计分析患者的临床数据,包括病史、身体检查结果、治疗过程及随访记录;影像学资料包括 CT、MRI、彩色多普勒超声、DSA。疾病诊断通过临床和影像学检查共同确立,其中 DSA 作为诊断和治疗效果评价的金标准,所有患者在治疗前后均行 DSA 检查。治疗方案包括单纯无水乙醇介入栓塞治疗、Onyx 胶联合无水乙醇介入栓塞治疗、单纯手术治疗、无水乙醇介入栓塞＋手术综合治疗。

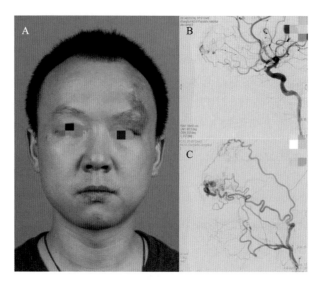

图 2-5　患者,男,33 岁,1 型眼周 AVM

A.左侧上睑及额部 AVM 病灶外观;B.左侧颈内动脉造影可见左侧眼动脉供血病灶,视网膜中央动脉未累及;C.左侧颈外动脉造影可见颞浅和颌内动脉供血病灶

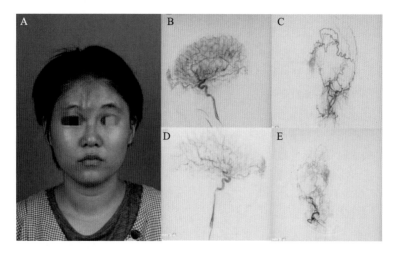

图 2-6　患者,女,21 岁,2 型眼周 AVM

A.右侧上睑及额部 AVM 病灶外观;B.左侧颈内动脉造影可见左侧眼动脉供血病灶,视网膜中央动脉未累及;C.左侧颈外动脉造影可见颞浅动脉供血病灶;D.右侧颈内动脉造影可见右侧眼动脉供血病灶,视网膜中央动脉未累及;E.右侧颈外动脉造影可见颞浅和颌内动脉供血病灶

二、治疗方法

(一)无水乙醇介入栓塞治疗

全身麻醉后经股动脉置入导管至病灶供血动脉行超选择血管造影,明确病灶的血管构筑特点和血流动力学特点。根据术前 CT 和 MRI 及术中 DSA 图像,判断病灶主要瘘口位置,经皮直接穿刺或经微导管途径,将穿刺针头或微导管头导入病灶核心瘘口或最接近瘘口处。通过针头或微导管头位置造影明确核心瘘口病灶区域和回流静脉显影,供血动脉不显影,即可推注无水乙醇。无水乙醇推注速度和量可以通过手推造影剂确认病灶流量特点来

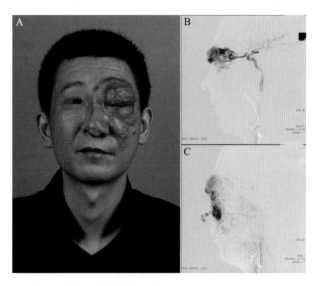

图 2-7　患者,男,41 岁,3a 型眼周 AVM

A. 右侧上下睑、额部及鼻面部 AVM 病灶外观,患者左眼视力正常;B. 左侧颈内动脉造影可见左侧眼动脉供血病灶,视网膜中央动脉被累及;C. 左侧颈外动脉造影可见颞浅、颌内和面动脉供血病灶

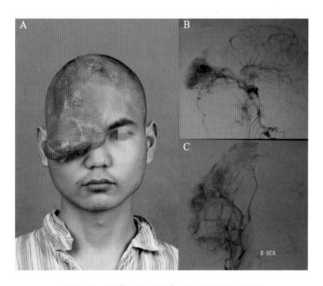

图 2-8　患者,男,25 岁,3b 型眼周 AVM

A. 左侧上下睑、额部及头顶部 AVM 病灶外观,患者右眼已无视力;B. 右侧颈内动脉造影可见右侧眼动脉供血病灶,视网膜中央动脉被累及;C. 右侧颈外动脉造影可见颞浅、颌内和面动脉供血病灶

判断。无水乙醇单次推注不超过 4 ml,连续推注量达 0.14 ml/kg 后休息 5~10 min。每次推注无水乙醇后均通过手推造影明确瘘口的血流动力学改变情况,如出现动脉反流,需停止推注。单次疗程总剂量不超过 0.4 ml/kg。治疗按疗程分次进行,每个疗程间隔时间为 2~3 个月。

（二）Onyx 胶联合无水乙醇介入栓塞治疗

全身麻醉下股动脉置管,6F 导管置于颈内动脉,用 Marathon 微导管进入眼动脉越过视网膜中央动脉分支,到达远端分支,进入病灶的供血血管。然后通过微导管将Onyx胶缓慢注射到远端的眼动脉分支,以防止乙醇回流到视网膜中央动脉和颈内动脉导致失明和颅内栓塞。眼动脉供血病灶远端分支栓塞后,再采用无水乙醇介入栓塞治疗(图2-9和图2-10)。

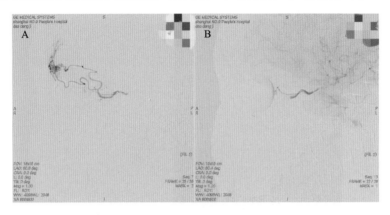

图2-9　1型眼周AVM超选择Onyx胶栓塞眼动脉远端病灶供血动脉(图2-5患者)

A.微导管进入眼动脉远端病灶供血动脉;B.超选择Onyx胶栓塞眼动脉远端病灶供血动脉后,颈内动脉造影病灶已不显影

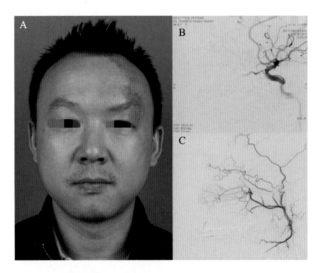

**图2-10　1型眼周AVM超选择Onyx胶栓塞眼动脉远端病灶供血
动脉再行无水乙醇介入栓塞治疗后治愈(图2-5患者)**

A.患者外观改善明显,病灶萎缩;B.左侧颈内动脉造影未见病灶,视网膜中央动脉显影清晰;C.左侧颈外动脉造影未见病灶

(三)单纯手术治疗

单纯手术治疗尽量切除全部AVM瘘口。但有些病例病灶累及重要器官和组织,如彻底切除,可能导致严重并发症,只能次全切除。手术范围主要依据术前DSA,并结合术中切口边缘是否有活跃的出血点来判断。切除病灶越彻底,复发概率越小,病灶清除不彻底是易复发的重要因素。但越彻底的切除,对修复重建的要求越高。病灶切除后的缺损可予局部皮瓣、扩张皮瓣或游离皮瓣进行修复。

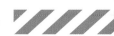

（四）无水乙醇介入栓塞＋手术综合治疗

对于无法手术彻底切除，而介入治疗也难以治愈的病例，可采取以下两种方式。①先切后栓：一期手术切除大部分病灶，保留上、下睑缘等结构；二期手术采用无水乙醇介入栓塞治疗残余病灶。②先栓后切：用无水乙醇介入栓塞治疗缩小病灶，残余病灶再通过手术切除。

三、评价和结论

患者在治疗后 3 个月、6 个月、1 年、2 年及之后每隔 2 年随访 1 次。DSA、CT 和 MRI 随访在治疗结束后 6 个月、1 年、2 年及之后每隔 2 年随访 1 次。根据影像学结果和临床症状将疗效分为 4 级。①治愈：临床症状完全消失，影像学检查病灶完全消失。②好转：临床症状明显好转，病灶缩小 50%～99%。③稳定：临床症状改善不明显或无改善，病灶范围缩小 0～49%。④恶化：临床症状加重，且病灶范围变大。根据美国介入放射协会（SIR）并发症分级标准，将并发症分为严重和轻微两类。轻微并发症指不需要治疗可自愈，且不会导致严重后果的并发症。严重并发症指需要治疗干预的并发症或引起永久性后遗症或死亡的并发症。

（一）1 型患者

32 例患者中共 6 例 1 型患者，均通过超选择 Onyx 胶栓塞眼动脉远端病灶供血动脉后再行无水乙醇介入栓塞治疗。单次治疗无水乙醇用量为 8～28 ml，Onyx 胶用量为 0.5～1.5 ml，治疗疗程为 1～5 次，平均 2.1 次。总体疗效：治愈 5 例，好转 1 例。轻微并发症（浅表组织坏死）发生 1 例，自行愈合。

（二）2 型患者

32 例患者中共 8 例 2 型患者，其中 4 例通过双侧超选择 Onyx 胶栓塞眼动脉远端病灶供血动脉后再行无水乙醇介入栓塞治疗，另外 4 例采取单纯手术治疗。4 例介入治疗患者单次治疗无水乙醇用量为 10～24 ml，Onyx 胶用量为 1.2～2.0 ml，治疗疗程为 1～7 次，平均 2.5 次。总体疗效：治愈 2 例，好转 2 例。轻微并发症（浅表组织坏死）发生 1 例，自行愈合。4 例单纯手术治疗的患者，3 例采用扩张皮瓣修复，1 例采用局部皮瓣修复。总体疗效：治愈 1 例，好转 3 例，无手术相关并发症。

（三）3a 型患者

32 例患者中共 13 例 3a 型患者，均采用无水乙醇介入栓塞＋手术综合治疗的方式，其中 8 例通过手术切除绝大部分病灶，再行无水乙醇介入栓塞治疗术后残余病灶；5 例先行无水乙醇介入栓塞治疗，再行手术切除残余病灶和多余组织。切除后修复方式包括游离皮瓣（2例）、扩张皮瓣（8 例）、局部皮瓣（3 例）。总体疗效：治愈 3 例，好转 10 例。2 例患者出现介入相关轻微并发症（浅表组织坏死），自行愈合，1 例患者出现手术相关并发症（皮瓣部分坏死，坏死区域较小，予换药处理后瘢痕愈合）。

（四）3b 型患者

32 例患者中共 5 例 3b 型患者，均有溃疡出血及失明，故均采用眼球剜除术及眼眶重建术。切除后修复方式包括游离皮瓣（1 例）、扩张皮瓣（4 例）。总体疗效：治愈 2 例，好转 3 例。1 例患者出现手术相关并发症（皮瓣部分坏死，坏死部分通过植皮修复缺损）。

Schobinger 分期法根据临床症状将 AVM 分为 4 期。Ⅰ期为静止期，无症状，通常从出

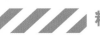

生持续到青春期,动静脉畸形病灶不明显,或仅表现为葡萄酒色斑或血管瘤消退期的外观。触诊可扪及皮温升高。Ⅱ期为扩张期,通常从青春期开始,肿物增大,皮肤颜色加深,侵及皮肤和深部结构。触诊可扪及搏动、震颤,听诊可闻及杂音。组织学上表现为动、静脉扩张和纤维化。另外,外伤、青春期、妊娠和不恰当的治疗方式(如供血动脉结扎、部分切除,动脉近端介入栓塞、激光),均可能导致病情由Ⅰ期向Ⅱ期进展。Ⅲ期为破坏期,出现自发性坏死、慢性溃疡、疼痛或出血等症状。Ⅲ期是病灶长期进展的结果。Ⅳ期为失代偿期,因长期血流动力学异常,患者并发高排低阻性心功能不全或心力衰竭。AVM 的发病机制目前尚未明确,有文献报道其可能与胚胎发育过程中前 1/3 时期的异常血管增殖有关。基于全外显子组测序和全基因组测序结果,体细胞 MAP2K1 突变可能与颅外 AVM 相关,而 RAS / MAPK 通路,包括 KRAS、NRAS、BRAF 和 MAP2K1 突变在散发性高流量脉管畸形中比在低流量脉管畸形中更常见。

AVM 的治疗通常较为棘手,由于病变的位置和范围通常较广,大部分不可能完全切除。复杂的 AVM 病变通常需要多次介入或手术治疗。介入技术包括使用无水乙醇、弹簧圈、PVA 颗粒、氰基丙烯酸异丁酯(NBCA)和 Onyx 胶等,无水乙醇是目前认为唯一能根治 AVM 的栓塞剂。无水乙醇可直接导致血管内皮细胞变性、脱落,造成血管永久性闭塞退化,使病灶体积缩小、消失,栓塞后理论上不存在再通的可能。因此在本研究中,无水乙醇是 AVM 根治性介入治疗的首选栓塞材料。其他栓塞材料,如弹簧圈、PVA 颗粒、NBCA 和 Onyx 胶等,最初也被认为是永久性的,但是目前的研究显示其治疗 AVM 后再通的概率极高。这些栓塞材料目前更多地用于控制并减轻出血或其他症状,以及手术切除时的术前治疗中。Onyx 胶相对于 NBCA 更易于控制,且与微导管粘连的风险更小,所以临床上用得更广泛,尤其是在颅内 AVM 中,但其费用相对较高,治疗时间也更长,并且浅表使用时皮肤会出现深色,所以使用会有一定限制。Onyx 胶在眼动脉分支栓塞过程中存在反流,具有引起颅内血管和视网膜中央动脉异位栓塞的风险,因此微导管要尽量到达供血动脉远端,远离视网膜中央动脉发出位置。在注射 Onyx 胶过程中先在近端形成"塞子",再缓慢向前注射形成铸型。而弹簧圈更多地用于较粗的血管,其栓塞后可进一步形成血栓堵塞血管,故更常用于静脉端的栓塞减流。本研究使用 Onyx 胶来辅助栓塞眼动脉供血病灶的分支,因为眼动脉中介入栓塞风险高,需要可控性更好的栓塞剂,并且眼动脉供血病灶的分支均位于深部,栓塞不会引起肉眼可见的表面皮肤颜色发黑。

眼周 AVM 在头面部较为常见,但其血液供应较其他部位更加特殊。眼周 AVM 绝大多数同时有颈内动脉和颈外动脉的分支供血病灶。而颈内动脉通常通过眼动脉的 6 个分支来为病灶供血,包括滑车上动脉、眶上动脉、鼻背动脉、泪腺动脉、筛前动脉和筛后动脉。视网膜中央动脉是眼动脉在近端发出的一支终末支。理论上可以通过栓塞眼动脉远端病灶供血动脉,来避免反流导致视网膜中央动脉和颅内血管异位栓塞。本书中首次提出通过超选择 Onyx 胶栓塞眼动脉远端病灶供血动脉,再行无水乙醇介入栓塞治疗眼周 AVM,目前国际和国内文献尚未有报道。本研究中 10 例患者采取该方法治疗,治愈 7 例,好转 3 例,且无失明、颅内栓塞等严重并发症发生,临床效果显著。但该方法也有一定局限性,例如,若视网膜中央动脉已被累及,参与 AVM 的供血,则不能使用该方法。因此对于眼周 AVM,术前通过 DSA 明确病灶是否有眼动脉供血、单侧还是双侧眼动脉供血、是否累及视网膜中央动脉,对治疗方案的选择有极其关键的作用。本书根据以上 DSA 特点提出了新的眼周 AVM 临床分型用于指导治疗方案的选择和预后的判断。

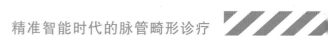

在本研究中，1 型患者治愈率最高（83.3%），2 型患者次之（37.5%），3 型最低（27.8%）。通常 1 型患者的病灶大小也小于 2 型及 3 型，因此治愈率要高于其他两型。2 型患者需通过双侧超选择 Onyx 胶栓塞眼动脉远端病灶供血动脉，费用相对较高。3a 型患者治愈率最低，因为介入治疗可能引起眼动脉及颅内血管栓塞，手术在不损伤眼球及周围肌肉、神经的情况下对于球后病灶通常也无法完全切除。治疗目的也以控制病灶发展、缓解溃疡出血等症状、降低 Schobinger 分期为主。3b 型患者因为眼球没有视力，可在患者同意情况下行眼球剜除术，反而提高了根治性切除病灶的可能性。

综上所述，眼周 AVM 的分型对于治疗策略的选择有指导意义：1 型眼周 AVM 通过超选择 Onyx 胶栓塞眼动脉远端病灶供血动脉，再行无水乙醇介入栓塞治疗；2 型患者通过双侧超选择 Onyx 胶栓塞眼动脉远端病灶供血动脉，再行无水乙醇介入栓塞治疗；3a 型可采用无水乙醇介入栓塞＋手术综合治疗；3b 型可采用眼球剜除术及眼眶重建术。对眼周 AVM 的治疗中，综合无水乙醇介入栓塞、神经介入技术和整形外科修复技术，可在保证并发症较少的情况下取得更好的临床疗效。

▶▶ 参考文献

[1] Godwin O, Ayotunde O, Millicent O, et al. Extracranial arteriovenous malformation of the scalp: value of computed tomographic angiography[J]. Internet J Radiol, 2005, 1: 1-5.

[2] Kohout M P, Hansen M, Pribaz J J, et al. Arteriovenous malformations of the head and neck: natural history and management[J]. Plast Reconstr Surg, 1998, 102(3): 643-654.

[3] Enjolras O, Logeart I, Gelbert F, et al. Arteriovenous malformations: a study of 200 cases[J]. Ann Dermatol Venereol, 2000, 127(1), 17-22.

[4] Liu A S, Mulliken J B, Zurakowski D, et al. Extracranial arteriovenous malformations: natural progression and recurrence after treatment[J]. Plast Reconstr Surg, 2010, 125(4): 1185-1194.

[5] Hua C, Jin Y, Yang X, et al. Midterm and long-term results of ethanol embolization of auricular arteriovenous malformations as first-line therapy[J]. J Vasc Surg Venous Lymphat Disord, 2018, 6(5): 626-635.

[6] Jin Y, Lin X, Chen H, et al. Auricular arteriovenous malformations: potential success of superselective ethanol embolotherapy[J]. J Vasc Interv Radiol, 2009, 20(6): 736-743.

[7] Jin Y, Yang X, Hua C, et al. Ethanol embolotherapy for the management of refractory chronic skin ulcers caused by arteriovenous malformations[J]. J Vasc Interv Radiol, 2018, 29(1): 107-113.

[8] Hua C, Yang X, Jin Y, et al. Treatment of head and neck arteriovenous malformations involving the facial nerve: a tailored algorithm[J]. Ann Plast Surg, 2018, 81(6S Suppl 1): S44-S53.

[9]   Sacks D,McClenny T E,Cardella J F,et al. Society of interventional radiology clinical practice guidelines[J]. J Vasc Interv Radiol,2003,14(9 Pt 2):199-202.

[10]   Halliday A W, Mansfield A O. Congenital arteriovenous malformations[J]. Br J Surg,1993,80(1):2-3.

[11]   Couto J A,Huang A Y,Konczyk D J,et al. Somatic *MAP2K1* mutations are associated with extracranial arteriovenous malformation[J]. Am J Hum Genet,2017,100(3):546-554.

[12]   Al-Olabi L,Polubothu S,Dowsett K,et al. Mosaic RAS/MAPK variants cause sporadic vascular malformations which respond to targeted therapy[J]. J Clin Invest,2018,128(4):1496-1508.

[13]   Yakes W F. Endovascular management of high-flow arteriovenous malformations [J]. Semin Intervent Radiol,2004,21(1):49-58.

[14]   Ellman B A,Parkhill B J,Marcus P B,et al. Renal ablation with absolute ethanol. Mechanism of action[J]. Invest Radiol,1984,19(5):416-423.

[15]   Thiex R,Wu I,Mulliken J B,et al. Safety and clinical efficacy of Onyx for embolization of extracranial head and neck vascular anomalies[J]. Am J Neuroradiol,2011,32(6):1082-1086.

[16]   De Beule T,Vranckx J,Verhamme P,et al. Transarterial embolization of peripheral arteriovenous malformations with ethylene vinyl alcohol copolymer-feasibility,technical outcomes,and clinical outcomes[J]. Vasa,2016,45(6):497-504.

[17]   Clarençon F,Blanc R,Lin C J,et al. Combined endovascular and surgical approach for the treatment of palpebral arteriovenous malformations:experience of a single center[J]. Am J Neuroradiol,2012,33(1):148-153.

（杨希　金云波）

 ## 第四节　基于图像融合的手术导航系统进行头颈部危险区域静脉畸形的精准硬化治疗

脉管畸形大致分为低流量和高流量病变，代表了一系列由脉管畸形引起的疾病。根据经典定义，静脉畸形（venous malformation，VM）和淋巴管畸形（lymphatic malformation，LM）被归类为低流量脉管畸形。尽管脉管畸形均是先天性病变，但较明显的临床症状（如肿胀、疼痛、运动受限等）常要到青少年时期才出现。当这些病变累及头部和颈部时，硬化治疗是一线微创治疗选择，操作关键是将穿刺针准确插入目标病变中。然而术中穿刺的实时引导始终存在局限性，这主要取决于二维超声或透视图像，后者包括C臂透视和数字减影血管造影（digital subtraction angiography，DSA）。其他尖端技术在术中穿刺实时引导中的可行性已有诸多探索性尝试，例如利用磁共振（magnetic resonance，MR）、超声等技术以实现更好的可视化。

其中，手术导航系统是为数不多能够满足对精确图像引导需求的辅助技术，可在屏幕上

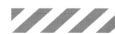

实时显示患者的解剖结构与手术器械之间的空间关系。手术导航系统的概念源自图像引导手术(image guided surgery,IGS)的有创技术。手术导航系统包含五个基本要素:图像采集(image acquisition)、计划(planning)、配准(registration)、器械追踪(instrument tracking)和可视化(visualization)。历史上,1986 年首次出现了具备以上要素、将影像数据与外科手术集成的导航设备,开启了无框架导航的革命性时代。近几十年来,其用途已从神经外科领域扩展到整形外科领域的颅颌面外科领域。

神经外科医生是最早也是最广泛地在临床使用手术导航系统的医生,如切除颅内动静脉畸形等,而运用手术导航系统治疗血管畸形相对少见。目前,仅 1 例病例报道描述了规范的手术导航系统辅助硬化治疗眶内淋巴静脉畸形。此外,一项巧妙的实验开发了一种模型,模拟了在手术导航系统引导下的硬化治疗过程并验证了其可行性。

随着医学影像及后处理技术的突破,可以预见手术导航系统在低流量脉管畸形的硬化治疗中将起到重要作用,尤其是当面对位置隐蔽、直视性不佳而难以直接穿刺的病灶,该技术的可行性和安全性亟待验证。

自 2017 年 5 月至 2020 年 11 月接受手术导航系统辅助硬化治疗的 16 例头颈部低流量脉管畸形患者和他们接受的 26 次治疗,所有患者临床及影像资料齐全,其概况如表 2-3 所示。

表 2-3 16 例患者人口学资料和既往史

序号	性别	年龄/岁	部位	诊断	既往治疗	局部症状
1	女	47	左侧眼眶及面部	VM	经皮硬化治疗	废用性弱视
2	女	3	左侧眼眶	LM	经皮硬化治疗	
3	女	19	左侧眼眶及面部	VM	经皮硬化治疗,激光	
4	男	6	右侧眼眶	LM	经皮硬化治疗	
5	女	8	左侧眼眶及面部	LM	经皮硬化治疗	
6	女	4	右侧眼眶	LM	经皮硬化治疗	
7	男	27	左面颈部	VM	经皮硬化治疗,激光	吞咽困难,呼吸困难(气管切开前)
8	男	28	右面颈部	VM	经皮硬化治疗,正颌手术,激光	
9	男	34	双侧颌面部、咽部、声门	VM	经皮硬化治疗;喉镜引导下硬化,静脉石切除术	
10	男	21	双侧面颈部及口咽	VM	经皮硬化治疗	
11	男	21	双侧面颈部及口咽	VM	经皮硬化治疗	
12	女	23	右侧眼眶及面部	VM	经皮硬化治疗,颏成型	肿胀
13	男	16	双侧眼眶及颊部	VM	经皮硬化治疗	
14	男	19	双侧眼眶及面部	VM	无	
15	男	12	右眼眶内	VM	经皮硬化治疗	眼球突出
16	女	44	右侧眼眶及面部	VM	经皮硬化治疗	斜视

注:VM 指静脉畸形(venous malformation),LM 指淋巴管畸形(lymphatic malformation)。

所有纳入研究的患者符合以下要求：①明确低流量脉管畸形诊断和相应的局部症状；②没有辅助仪器（如喉镜）则无法直接看到目标病变；③既往硬化治疗对其他浅表病变有效；④未发生博来霉素、聚多卡醇或无水乙醇等硬化剂的不良事件；⑤无严重的凝血障碍、出血倾向或全身性疾病及器官功能障碍。

眶内病变的 11 例患者多数出现了废用性弱视，少数患者累及眼内肌或突发病灶内出血，可伴有斜视、眼球突出等症状。咽部 VM 累及气道会导致呼吸困难，故另外 5 例咽部病变患者均已行气管切开术、长期留置套管以降低气道阻塞风险。

一、术前成像与设计

术前患者需要行计算机断层扫描（computed tomography，CT）和 MR 检查，并将轴向扫描的层厚限制为 0.6～1.0 mm。咽部病变需要补充增强 CT 以明确病变与邻近颈动脉系统的毗邻关系。为使层厚与 CT 接近，提升重建图像的精度，MR 还采用了高分辨率的序列 T2 SPACE，通过使用 Magnetom Verio 3.0T 系统进行平扫，笔者根据以下参数获取图像：TE 130 ms，TR 1000 ms，层厚 0.6～1.0 mm，FOV 200～360（取决于检查区域的范围），SNR 1.00 和脂肪抑制。此外，咽部病变的患者在尖齿的后方需放置一个或两个咬合块以固定颞下颌关节。

CT 和 MR 影像数据以医学数字成像和通信（Digital Imaging and Communications in Medicine，DICOM）格式被导入手术导航系统附带的 iPlan CMF 3.0 软件中。术前设计根据需要使用基于面配准或点配准的两种配准方法，一般根据面部皮肤选择面配准或根据牙槽骨选择点配准。然后，用"图像融合（image fusion）"算法对两组图像数据集进行叠加重合，将不同的影像集成在同一个设计对象上（图 2-11）。

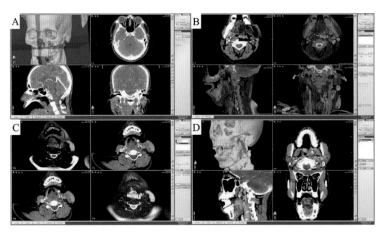

图 2-11　术前规划

A. CT 重建模型；B. 图像融合；C. 勾画病灶和邻近结构；D. 设置穿刺路径

完成图像融合后，病灶及其邻近结构（如视神经、眼球和颈动脉）可精确地被勾画出。最后，针对病变位置有计划地设置穿刺路径，可经皮、经口甚至经口底。这些预设的穿刺路径可与所有 DICOM 格式影像数据一起导入手术导航系统以供术中参考。

二、术中配准与导航下穿刺

所有治疗均在全身麻醉下进行，咽部病变的患者需于术前影像扫描时在相同位置放置

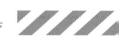

咬合块以形成稳固的张口状态。一个带有 3 个可追踪反光标记(即导航球)的迷你头颅定位架通过 1 颗钛钉和发迹缘的小切口将其锚固在患者的颅骨上。导航球反射的光线可以通过手术导航系统的摄像仪捕获,最终通过光学原理实现真实世界的患者与预先设计的模型的配准。

在手术导航系统利用光学原理创建的共同参考坐标系内,患者的解剖结构和配套手术器械均可实时跟踪和显示,包括用于穿刺的器械,如穿刺针(17.8 G/7 cm 或 18 G/15 cm)和 22 G 普通头皮针(图 2-12)。术者操作时通过观察手术导航系统屏幕,在预先计划好的路径的引导下,将穿刺针插入目标病变,直到观察到血液或淋巴液回流(图 2-13)。

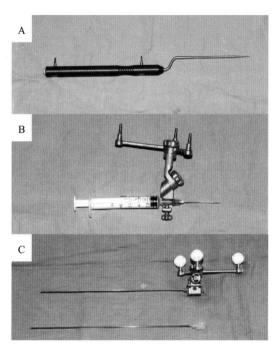

图 2-12 术中导航相关的器械

A. 设计用于注册和追踪的手持式导航探针;B. 与迷你头颅定位架连接的 22 G 普通头皮针;

C. 由迷你头颅定位架上的 3 个导航球注册的 18 G/15 cm 穿刺针

三、DSA 确认并推注硬化剂

在将穿刺针准确地放置在血管内之后,将碘克沙醇在 DSA 下注入病灶,以验证穿刺成功位于目标部位,并显示其引流静脉,确认针尖位置后推注硬化剂。

10 例患者共进行了 19 次治疗,其中 6 例眼眶内病变患者均只进行单次治疗,另外 4 例咽部病变患者均接受了至少 3 次治疗。由于硬化剂的选择较多,因此回顾时发现无水乙醇、博来霉素、聚多卡醇泡沫或这些药物的组合均有使用。无水乙醇为液体剂;聚多卡醇泡沫是将 4 ml 的聚多卡醇液体与空气按 1∶4 的比例混合,在两个 5 ml 注射器和三通之间反复推挤,通过 Tessari 法产生的。对于不适合使用聚多卡醇泡沫或无水乙醇的病灶,可使用博来霉素。

综上所述,在通过导航规划治疗的 30 个病灶中有 25 个由 DSA 验证穿刺成功,并注射了硬化剂,即导航的穿刺成功为 83.3%。唯一一例出现并发症的 9 号患者,由于注射无水乙醇过多导致声门溃疡。随后,其在治疗后 3 天发展为由脱落性坏死组织引起的肺炎,并静

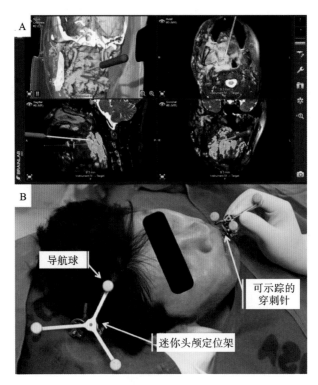

图 2-13　术中导航引导下进行穿刺

A.术者手持穿刺针,穿刺针连接在带有 3 个导航球的迷你头颅定位架上,通过在屏幕上实时观察位置来完成穿刺;B.患者头部的迷你头颅定位架同样安装导航球,且通过 1 颗钛钉将定位架牢牢固定在颅骨上

脉滴注阿奇霉素后恢复。最终,其完成了所有治疗,行气管切开封闭术,结束了长期带管治疗的痛苦。

所有患者的平均随访时间(以末次治疗开始计)为 6.9 个月。根据患者的主观感受和标准化摄影,尽管外观变化不明显,除 3 号和 7 号患者因病变本身特点对治疗反应不佳外,其余患者都表现出症状的改善,可考虑进一步的治疗选择。根据既往文献的评价标准,本研究在 80.0%(20/25)穿刺成功的病变中观察到影像学改善(图 2-14)。

在软组织疾病领域,MR 占据不容置疑的主导地位。然而在导航领域,CT 更为司空见惯。究其原因,MR 的层厚是明显的限制因素。基于 MR 的共识,脂肪抑制 T2 加权序列对于血管畸形的判断不可或缺,但常规序列的层厚为 3~6 mm,远远无法达到导航术前计划的重建要求。而依赖于高场磁共振仪器的高分辨率序列主要应用于软组织肿瘤、周围神经、脑脊液和动脉斑块等领域,这些领域将压缩 MR 层厚至小于 1 mm 变成可能。结合导航工程软件附带的虚拟标记(如设定边界和路径),可使脉管畸形的导航也成为可能。笔者在实践中通过 MR 识别并勾画血管畸形病变,但仍然通过 CT 明晰骨解剖结构。

面对脉管畸形这样的软组织病变,手术导航的目标并非像其他常规应用(例如肿瘤切除和截骨)那样探查出切缘边界,而是在复杂解剖结构的范围内找到一个类似于导航辅助大脑进行活检的点。笔者所有的实践都以骨骼为参考点。配准是导航治疗时最关键的要素,其意义在于创建一个通用的空间坐标系来连接现实世界(目标病灶和手术器械)和数字空间(软件中规划的重建模型和穿刺路径)。因此不论采用面配准还是点配准,至少应有 4 个位置较为稳定的浅表骨性标记来评估配准的精确度。

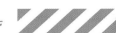

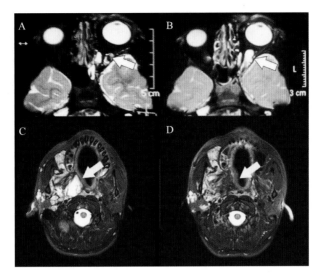

图 2-14　磁共振复查图像

A、B. 在 2 号患者的 9 个月随访中,视神经旁的左眼球后病变(白色箭头)可见术前(B)比术后(A)明显改善;

C、D. 在 10 号患者第 1 次治疗后,右鼻咽部病变(白色箭头)在 6 个月复查磁共振上信号强度明显降低

眼眶是典型的半封闭骨性结构,空间较小,周围环绕着眶壁,内接视神经和眼球。少数成功治疗眶内病变的病例表明,半封闭骨性结构内软组织病变的活动度可达到与完整骨结构相似的可靠性。然而经口穿刺的咽部不是半封闭的骨性结构,而更近似空心的腔隙,故治疗中通过放置咬合块来固定颞下颌关节使其成为类似眼眶的半封闭结构。

就本研究所取得的得失而言,即使在精心设计流程(图 2-15)后,本研究仍遭遇了 5 处病变穿刺失败。其中仅 1 处为眶内病变(5 号患者),分析其特点发现,病变体积太小,故穿刺后造影发现病灶周围间质同时弥漫显影,与术前磁共振上结构不对应且回抽不畅,无法视作穿刺成功。其余 4 处穿刺失败的病变均位于咽部,但病变体积并不小,技术上的失败只能由图像漂移(image shift)来解释。图像漂移是一种术前规划与实际治疗过程之间的成像偏差,所有导航技术都力求减小其对应用的影响。为了最大限度地减小术中图像漂移的影响,术中咬合块的放置、患者的体位与术前获取图像时应尽力做到一致。针对咽部病变特点的回顾分析,笔者推断过长的穿刺路径和缺乏坚实的相邻骨结构可能是图像漂移的最大原因。在软组织位移无法有效解决的情况下,CT 反映的骨结构对治疗必不可少,且眼眶的结构比咽部更稳定。

本回顾性研究距离精心设计的前瞻性临床试验还有较大差距,穿刺路径的设置、硬化剂的选择、造影所见病灶形态等因素与最终疗效的相关性都有较多混杂因素。临床和影像学的结果不仅取决于穿刺结果,还取决于病变的固有特征,例如,引流静脉结构粗、流速快(图 2-15C)则硬化治疗效果必然不佳。所以,DSA 除了确认穿刺针成功进入病灶外,在反映脉管畸形病变特点方面也起着不可替代的作用。另外,因治疗的病变部位普遍较深,患者的外观改善均不明显,只能通过 MRI 观察到客观疗效,而后续的修复手术才是改善外观的关键。

在可预见的将来,术中实时成像应用于导航有希望提高软组织疾病中手术导航的精确性,如术中 MRI、C 臂 CT 或三维超声等,实时图像更新可以补偿图像漂移带来的不利影响。非导航辅助硬化治疗作为对照对于设计临床试验也大有裨益,例如,眶内低流量脉管畸形在

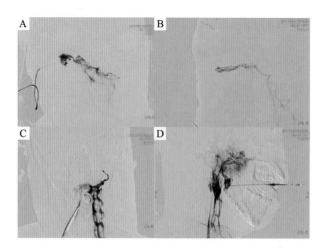

图 2-15　术中 DSA 图像

A.1 号患者术中的眶内病变造影;B.3 号患者术中造影见快且粗的引流静脉,导致 3 号患者对硬化剂反应不
佳;C.在 7 号患者的第 1 次治疗中,已成功穿刺至左鼻咽病变内,但因其引流静脉形态异常而被认为不适合注射
硬化剂;D.在 8 号患者的第 2 次治疗中,当将针穿过整个舌体到达病灶时,发现右鼻咽和口咽后壁的病变均与右
舌根的病变相通

曾经的研究中通过经皮或结膜切开术实现在直视下完全暴露深部病变的表面。喉镜引导下
的硬化治疗是咽部病变的另一种可行的对照方法。

总结经验,笔者提出手术导航系统应用于头颈部低流量脉管畸形硬化治疗中低流量脉
管畸形应符合如下特点:①病灶具有足够的体积和相应局部症状;②因缺乏直视性和复杂的
解剖结构而难以穿刺;③位于半封闭骨性结构内,活动度较小。

眼眶内区域是典型的半封闭骨性结构,符合以上特点,对手术导航系统具有高度适用
性。相对而言,咽部区域对手术导航系统的适用性不及眼眶内区域。对于谨慎的术者和困
难的病灶,手术导航系统能可靠、安全地为头颈部低流量脉管畸形硬化治疗提供更丰富的信
息,突破难以准确穿刺的治疗困局。

▶▶ 参考文献

[1] Mulliken J B,Glowacki J. Hemangiomas and vascular malformations in infants and
children:a classification based on endothelial characteristics[J]. Plast Reconstr Surg,
1982,69(3):412-422.

[2] Mulliken J B,Fishman S J,Burrows P E. Vascular anomalies[J]. Curr Probl Surg,
2000,37(8):517-584.

[3] Richter G T,Friedman A B. Hemangiomas and vascular malformations:current
theory and management[J]. Int J Pediatr,2012,2012:645-678.

[4] 中华医学会整形外科分会血管瘤和脉管畸形学组.血管瘤和脉管畸形的诊断及治疗指
南(2019 版)[J].组织工程与重建外科杂志,2019,15(5):277-317.

[5] Heit J J,Do H M,Prestigiacomo C J,et al. Guidelines and parameters:percutaneous

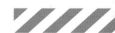

sclerotherapy for the treatment of head and neck venous and lymphatic malformations [J]. J Neurointerv Surg,2017,9(6):611-617.

[6] Leonard S,Sinha A,Reiter A,et al. Evaluation and stability analysis of video-based navigation system for functional endoscopic sinus surgery on in vivo clinical data[J]. IEEE Trans Med Imaging,2018,37(10):2185-2195.

[7] Nesbit G M,Nesbit E G,Hamilton B E. Integrated cone-beam CT and fluoroscopic navigation in treatment of head and neck vascular malformations and tumors[J]. J Neurointerv Surg,2011,3(2):186-190.

[8] Partovi S,Lu Z,Vidal L,et al. Real-time MRI-guided percutaneous sclerotherapy treatment of venous low-flow malformations in the head and neck[J]. Phlebology, 2018,33(5):344-352.

[9] Bucholz R D. Introduction to Journal of Image Guided Surgery[J]. J Image Guid Surg,1995,1(1):1-3.

[10] Azagury D E,Dua M M,Barrese J C,et al. Image-guided surgery[J]. Curr Probl Surg,2015,52(12):476-520.

[11] Roberts D W,Strohbehn J W,Hatch J F,et al. A frameless stereotaxic integration of computerized tomographic imaging and the operating microscope[J]. J Neurosurg, 1986,65(4):545-549.

[12] Hassfeld S,Muhling J. Computer assisted oral and maxillofacial surgery a review and an assessment of technology[J]. Int J Oral Maxillofac Surg,2001,30(1):2-13.

[13] Mezger U,Jendrewski C,Bartels M. Navigation in surgery[J]. Langenbecks Arch Surg,2013,398(4):501-514.

[14] Kraus M D,Krischak G,Keppler P,et al. Can computer-assisted surgery reduce the effective dose for spinal fusion and sacroiliac screw insertion? [J]. Clin Orthop Relat Res,2010,468(9):2419-2429.

[15] Paydarfar J A,Wu X,Halter R J. Initial experience with image-guided surgical navigation in transoral surgery[J]. Head Neck,2019,41(1):E1-E10.

[16] Unsgaard G,Ommedal S,Rygh O M,et al. Operation of arteriovenous malformations assisted by stereoscopic navigation-controlled display of preoperative magnetic resonance angiography and intraoperative ultrasound angiography[J]. Neurosurgery, 2005, 56 (2 Suppl):281-290; discussion 281-290.

[17] Gonzalez L F,Albuquerque F C,Boom S,et al. Image-guided resection of embolized cerebral arteriovenous malformations based on catheter-based angiography [J]. Neurosurgery,2010,67(2):471-475.

[18] Raza S M,Papadimitriou K,Gandhi D,et al. Intra-arterial intraoperative computed tomography angiography guided navigation: a new technique for localization of vascular pathology [J]. Neurosurgery, 2012, 71 (2 Suppl Operative): 240-252; discussion 252.

[19] Ernemann U,Westendorff C,Troitzsch D,et al. Navigation-assisted sclerotherapy of orbital venolymphatic malformation：a new guidance technique for percutaneous treatment of low-flow vascular malformations[J]. Am J Neuroradiol,2004,25(10)：1792-1795.

[20] Schwalbe M,Haine A,Schindewolf M,et al. Feasibility of stereotactic MRI-based image guidance for the treatment of vascular malformations：a phantom study[J]. Int J Comput Assist Radiol Surg,2016,11(12)：2207-2215.

[21] Yakes W F. Use of multiple sclerosant agents in vascular malformation management：a world in endovascular confusion and chaos[J]. J Vasc Interv Radiol,2015,26(10)：1494-1496.

[22] Tessari L,Cavezzi A,Frullini A. Preliminary experience with a new sclerosing foam in the treatment of varicose veins[J]. Dermatol Surg,2001,27(1)：58-60.

[23] Mohan A T,Adams S,Adams K,et al. Intralesional bleomycin injection in management of low flow vascular malformations in children[J]. J Plast Surg Hand Surg,2015,49(2)：116-120.

[24] Mamlouk M D,Nicholson A D,Cooke D L,et al. Tips and tricks to optimize MRI protocols for cutaneous vascular anomalies[J]. Clin Imaging,2017,45：71-80.

[25] Compter I,Peerlings J,Eekers D B,et al. Technical feasibility of integrating 7 T anatomical MRI in image-guided radiotherapy of glioblastoma：a preparatory study[J]. MAGMA,2016,29(3)：591-603.

[26] Chhabra A,Faridian-Aragh N,Chalian M,et al. High-resolution 3-T MR neurography of peroneal neuropathy[J]. Skeletal Radiol,2012,41(3)：257-271.

[27] Hong G,Yang Z,Chu J,et al. Three-dimensional MRI with contrast diagnosis of diseases involving peripheral oculomotor nerve[J]. Clin Imaging,2012,36(6)：674-679.

[28] Algin O,Turkbey B. Evaluation of aqueductal stenosis by 3D sampling perfection with application-optimized contrasts using different flip angle evolutions sequence：preliminary results with 3T MR imaging[J]. Am J Neuroradiol,2012,33(4)：740-746.

[29] Lu S S,Ge S,Su C Q,et al. MRI of plaque characteristics and relationship with downstream perfusion and cerebral infarction in patients with symptomatic middle cerebral artery stenosis[J]. J Magn Reson Imaging,2018,48(1)：66-73.

[30] Eckardt A M,Rana M,Essig H,et al. Orbital metastases as first sign of metastatic spread in breast cancer：case report and review of the literature[J]. Head Neck Oncol,2011,3：37.

[31] Yang X,Jin Y,Lin X,et al. Management of periorbital microcystic lymphatic malformation with blepharoptosis：Surgical treatment combined with intralesional bleomycin injection[J]. J Pediatr Surg,2015,50(8)：1393-1397.

[32] Miller D,Benes L,Sure U. Stand-alone 3D-ultrasound navigation after failure of conventional image guidance for deep-seated lesions[J]. Neurosurg Rev,2011,34

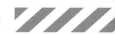

（3）：381-387；discussion 387-388.

［33］ Jia R，Xu S，Huang X，et al. Pingyangmycin as first-line treatment for low-flow orbital or periorbital venous malformations：evaluation of 33 consecutive patients ［J］. JAMA Ophthalmol，2014，132（8）：942-948.

（顾豪　陈辉）

第三章
精准智能化色素疾病诊疗

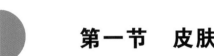

第一节　皮肤重要生理指标及其测量

一、皮肤颜色及其测量

皮肤颜色是在评估皮肤性质和状况时常用的参数,由其黑色素含量、氧合血红蛋白和还原血红蛋白含量、内源性或外源性色素(如胆红素和胡萝卜素)含量决定。皮肤的色素沉着与角质形成细胞内黑色素的含量相关,角质形成细胞内不同的黑色素含量导致了不同人种之间皮肤颜色较大的差异。真皮微血管中的血红蛋白也对皮肤的总体颜色有贡献,其中氧合血红蛋白导致红色,还原血红蛋白导致蓝红色。皮肤红斑值被视为炎症和皮肤血管生成/扩展的一个指标。

皮肤颜色的测量,目前主要有两类方法。

(一)第一类:与皮肤颜色和色素沉着的整体测量相关

(1)皮肤分光光度计(DSM)是一种以高强度白光 LED 为光源的窄谱皮肤色度计,DSM可以在 $L^*a^*b^*$、RGB、CMYK 和 XYZ 颜色模型中显示皮肤颜色,也可以显示黑色素值和红斑值。为了便于操作,探头配备了引导光以便在测量时照亮目标。由于设计特殊,操作时探头压力对颜色测量的影响很小。

(2)皮肤黑色素和血红素测试仪(mexameter)是一个窄谱简单反射比色仪,分析面积约为 20 mm²,即皮肤上一块直径 5 mm 圆的面积。该设备包含 16 个二极管,16 个二极管位于光电探测器的周围。二极管发出波长为 568 nm、660 nm 和 880 nm 的光,分别对应绿光、红光和红外光。通过检测绿光和红光的反射光来计算皮肤血红蛋白含量,通过检测红光和红外光的反射光来计算皮肤黑色素含量。$L^*a^*b^*$、RGB 或 CMYK 值在仪器上没有显示。

(二)第二类:关注色素型皮损的诊断性评估

(1)皮肤镜(dermoscopy):皮肤镜已成为辅助诊断恶性黑色素瘤和其他色素性皮肤病的一种重要的体内无创诊断技术。皮肤镜依靠放大光学系统(表面显微镜、立体显微镜、手持显微镜)来放大病灶图像。病灶上覆盖有浸没油或其他一些液体,包括水和乙醇,或者在光学系统增加偏振光来消除照射光的表面反射,使角质层呈半透明状,让色素性的表皮结构以及真皮表皮交界处和浅表乳头状真皮结构等通常用肉眼无法观察到的结构可视化,同时,

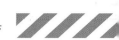

浅血管丛的血管也可以被观察到。

（2）伍德灯（Wood灯，又称黑光灯）：利用伍德灯进行传统摄影也是对皮肤色素沉着进行可视化的一种有效方法。该技术基于通过含氢化镍的滤波片对闪光灯进行滤波，获得320~400 nm长波紫外线（UVA）。由于黑色素大量吸收UVA，像日晒斑这样的色素沉着区域与正常皮肤相比在黑白图像中显得更黑，故伍德灯可用于色素异常皮肤病（如白癜风）和皮肤感染（如细菌性、真菌性皮肤病）及卟啉病的辅助诊断及疗效观察。

（3）反射式共聚焦显微镜（reflectance confocal microscopy，RCM）：可以在体内无创实时进行类似组织学的皮肤成像，是一种可以对感兴趣的对象实现虚拟光学切片的技术，特别适用于研究皮肤色素沉着。基于形态学标准，RCM可以区分不同的皮肤色素细胞群体，对色素沉着病灶进行辅助诊断，尤其是其对色素沉着肿瘤的研究已被广泛报道，RCM对白癜风或黄褐斑等色素沉着紊乱的评估也很有意义。最近有报道称RCM也可能有助于量化皮肤中色素的变化。

二、皮肤角质层含水量及其测量

充足的水分是皮肤角质层维持正常结构和功能的重要前提。维持皮肤角质层一定的含水量，能抵抗由内外因素对皮肤所造成的水分蒸发、干燥甚至脆裂等损害，皮肤角质层含水量是判断皮肤屏障的重要参数。皮肤的电学性能与角质层含水量有关。目前对皮肤角质层含水量的检测以基于电容法和电导法的无创测量为主，精确测量需要在恒温恒湿环境中完成。

皮肤角质层含水量的无创测量需综合考虑设备的性能以及检测原理的相关性、精确度、敏感级别、测量范围、检测稳定性，目前使用的主要设备如下。

（1）DermaLab水分测量仪是基于电导法研发的装置，使用条件为单频电流100 MHz、电导率0~10000 μS之间。仪器上有两个探头：一个是用于正常皮肤表面的平面探头；另一个探头有8个探针，适用于非常干燥的皮肤、鳞状皮肤和头皮。其弹簧触发系统确保探针在皮肤表面上施加恒定压力（0.9 N）。

（2）CM 825皮肤水分测试仪是基于电容法研发的装置，皮肤表面的可变总电容以任意单位（a.u.）的皮肤水合作用进行转换，范围为20（非常干燥）到120（充分水合），电流穿透深度约为45 mm。装置里的弹簧系统能将使用压力控制在1 N以内。

三、经表皮水分流失及其测量

经表皮水分流失（TEWL）是指水分从真皮和表皮的水合层向皮肤表面扩散的通量密度，反映水分从皮肤表面蒸发的情况，是评估皮肤屏障功能的关键参数。目前用于TEWL测量的无创仪器较多，但基本都是基于菲克扩散定律完成测定的，该指标的测量极易受环境的影响，对恒温恒湿的条件要求高。

四、皮肤弹性、皮肤张力及它们的测量

皮肤弹性是指皮肤在发生形变后回到原来状态的能力，随年龄增长，皮肤弹性逐渐降低。皮肤张力是指皮纹密度和指向性，随年龄增长，皮肤张力逐渐降低。皮肤弹性和皮肤张力是皮肤生物力学性能的重要内容。皮肤衰老的重要组织学改变是胶原蛋白和弹性蛋白含量及活性的降低，表现为皱纹的产生和皮肤弹性的降低，因此皮肤弹性是反映皮肤衰老的重要参数之一。无创皮肤弹性和皮肤张力测量大多基于负压吸引皮肤，通过计算皮肤形变过

程中的物理特性完成定量测定。

测量参数：杨氏模量、黏弹性、回缩时间、U 值等。

用途：用于皮肤弹性、皮肤张力和皮肤老化程度的测试。

五、真皮层密度及其测量

真皮层密度与真皮中的纤维含量相关，这些纤维基本上是胶原蛋白（约占 90%）和弹性蛋白（约占 10%），弹性蛋白的密度在人的一生中几乎是恒定的，而胶原蛋白的密度会随年龄增长逐渐下降，导致真皮层密度随年龄增长也逐渐下降，因此，真皮层密度是反映皮肤衰老的客观重要指标之一。目前无创真皮层密度测量主要基于高频/超高频超声波技术，当高频/超高频超声波传导到皮肤和从皮肤反射回来时，皮肤各组织对超声波的吸收和反射程度不同，利用超声换能器测量反射回来的超声波能量，并对这些能量进行强度分析、处理和呈现，从而完成对真皮层密度的定量测量。

六、皮肤表面皮脂及其测量

很多情况可能影响皮脂腺功能，测量皮脂腺功能有助于研究皮肤病发病机制、诊断疾病（如雄激素缺乏综合征），以及评价皮肤和头发护理产品的功效及治疗效果。每个人分泌的皮脂组成不同，皮脂组成由其年龄、激素系统及躯体区域功能决定。皮脂腺分布于除掌跖和足背外的全部皮肤，皮脂腺分布和皮脂分泌较多的部位为面部（T 区，尤其前额）、背部和胸部。

皮肤表面皮脂的测量原理：光度计原理，一种特殊的吸光油脂收集器在吸收人体皮肤上的油脂后，会变成半透明的胶带，然后进行分光度检测，得出皮脂指数。油脂收集器是安装在吸光基材上的疏水性微孔聚合物薄膜，只吸收油脂，不吸收水分。

七、皮肤表面 pH 值及其测量

皮肤表面 pH 值在调节表皮屏障动态平衡、角质层完整性与连续性以及抗菌防御系统等方面有着至关重要的作用。皮肤表面 pH 值对形成和恢复完整的皮肤屏障十分重要，且与皮肤代谢状态有关，正常情况下皮肤表面 pH 值在 4.0～5.5 之间，呈弱酸性。

皮肤表面 pH 值测量：目前可用于皮肤表面 pH 值测量的仪器众多，这些仪器的基本原理是利用一个玻璃电极和参比电极做成一体的特殊测试探头，通过测量接触皮肤表面的玻璃电极与参比电极之间的电位差，从而测得皮肤表面 pH 值。

八、皮肤表面温度及其测量

皮肤是体内稳定温度和可变环境温度的交界面。除某些极端条件下，如日光暴晒，通常皮肤表面温度会低于血液温度，因此，可以通过测量皮肤表面温度来测量皮肤血流灌注情况。在正常情况下，皮肤表面温度主要受外界环境温度、来自血液的热量以及皮肤附属器代谢的影响。当皮肤或邻近深部组织内发生炎症或一些高代谢率肿瘤时，皮肤会产生热传导反应，而健康皮肤新陈代谢产生的热量太低，一般很难测量。

皮肤表面温度的测量原理：利用一种特殊的非接触式红外传感器接收皮肤表面发出的红外线，测量皮肤表面的温度，还可以用这种方法来测定皮肤表面在使用化妆品或其他治疗之后微循环的变化。

用途：皮肤表面温度测量，如可测量瘦身产品对皮肤微循环的影响。

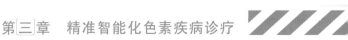

第二节 其他无创检测设备在皮肤美容中的应用

一、2D 图像（表面）

2D 图像包括普通光成像、偏振光成像、紫外光成像、红外线热成像等,常见设备和仪器如下。

（一）Visia 皮肤图像检测和分析系统

该系统运用多光谱成像技术,采用普通光、偏振光、紫外光三种光源,根据不同皮肤瑕疵对光的反射能力不同,通过收集对应的反射光,检测、分析各种皮肤瑕疵,并给出量化指标。

该系统的用途:①同样光线、同样水平线、同样位置标准面部拍照。②定量分析表皮斑(浅层紫外线斑、深层棕色斑点)、血管、皱纹、纹理、毛孔和脂质等皮肤问题,其分析指标包括绝对值(皮肤瑕疵的数量)、相对值(程度指标,如大小、颜色深浅、浓密程度、体积大小等)、百分比(营销指标,与其他相同年龄、相同性别、相同皮肤类型人群相比)。该系统还可用于睫毛长度、密度、数量的定量检测。

（二）Visia-CR 皮肤图像检测和分析系统

该系统外形类似于 Visia,更多地用于实验和科学研究。具有多种光源模式:①标准光;②平行偏振光、交叉偏振光;③紫外光。该系统利用多种光源成像,增强了皮肤参数分析和皮肤可视化程度分析的多样性,并结合了先进的数码照相机技术,既可进行定量分析,也可进行定性分析,可进行皮肤的如下分析:①皱纹和细纹;②皮肤光损伤;③皮肤结构;④血管特征;⑤皮肤颜色和均匀性;⑥卟啉(痤疮)。

Visia-CR 可配置专业的图像管理软件,从而具有如下功能:①测量距离、角度、面积和百分比;②比较不同时期的图像,跟踪受试者的治疗效果,显示测试结果;③进行局部图像放大,仔细研究皮肤的改善细节;④在图像上进行标注、分析区域划定和进行相关文字说明。

（三）New Skin 皮肤图像检测和分析系统

该系统配置了 3 台专业单反相机,共 7200 万像素,可进行 5 光源拍摄,包括普通白光、偏振白光、偏振绿光、偏振蓝光、紫外光(Visia 只有普通光、偏振光和紫外光三种光源),有力确保了每次采集图像数据的可重复性。该系统成像分析迅速,左、中、右三面同时成像,成像时间不超过 10 s(Visia 需要左、中、右三面分别成像,拍照+分析需要十几分钟)。该系统支持免费云端存储、数据共享、电脑和 iPad 互通(这些,Visia 都需要额外收费)。该系统可进行如下检测分析:①皱纹和细纹;②皮肤色斑;③皮肤氧化程度;④皮肤敏感程度;⑤皮肤颜色和均匀性;⑥卟啉(痤疮);⑦皮肤分型。

该系统可进行互联网远程咨询检测报告,支持检测报告发送到患者手机端;可升级治疗方案管理模块(如皮秒激光方案、M22 治疗方案、整全护肤和超光子方案等,即分析后可直接生成治疗方案(选配功能));设备后台积累多位专家经验,可 AI 推荐实操技巧供参考(选配功能)。

（四）Antera 3D 多功能皮肤成像分析仪

该设备基于 7 种不同波长的光,采用拓扑阴影形状专利技术,可以重建 3D 皮肤纹理数据。该设备可用于对皮肤色度、皱纹、纹理、毛孔、瘢痕、血红素和黑色素等进行精准定量检测和评估,具体如下。

(1)皱纹:皱纹平均深度(mm)、皱纹评分、皱纹最大深度(mm)、皱纹平均宽度(mm)、压痕指数(a. u.)、皱纹长度(mm)。

(2)毛孔:毛孔总体积(mm³)、毛孔密度(个/厘米²)、毛孔面积(mm²)、毛孔指数(a. u.)、平均毛孔体积(mm³)、毛孔最大深度(mm)、毛孔计数、平均毛孔面积(mm²)。

(3)纹理:最大高度(mm)、纹理-平均粗糙度(um)、纹理评分。

(4)凹陷和凸起体积:凹陷体积(mm³)、凹陷适形区(mm²)、最大峰高(mm)、最大谷深(mm)、凸起体积(mm³)、凸起适形区(mm²)。

(5)色素沉着:色素平均密度(a. u.)、色素沉着过度集中适形区(mm²)、色素沉着均匀度(%)、色素沉着评分、色素沉着过低适形区(mm²)。

(6)红斑:红斑平均密度(a. u.)、发红过度集中适形区(mm²)、红斑均匀度(%)、红斑评分、红斑过低适形区(mm²)。

(7)颜色空间:L*a*b*、L*C*h*、sRGB。

(8)颜色测量:L*a*b*、高变化区(a. u.)、L*a*b*变化(△L*,△a*,△b*)、相对高变化区域(%)、整体颜色变化(L*a*b*)、皮肤类型(菲茨帕特里克量表)。

二、2D/3D图像(断面)

2D/3D图像包括高频超声皮肤成像、共聚焦显微镜技术、光学相干断层成像等,常见设备和仪器如下。

(一)DermaScan C 高分辨率超声扫描仪

皮肤医学应对的是从皮肤表面到筋膜层之间的所有皮肤结构,所以,通过成像工具来观测皮下结构是很有必要的。超声因为无创、无害(无辐射)、可以重复进行操作,是非常有价值的方法。

DermaScan C 高分辨率超声扫描仪结构包括超声发射/接收主机、超声扫描探头、皮肤影像采集器、计算机工作站和彩色激光打印机。该设备可在短时间内捕获和分析皮肤超声影像,揭示真皮和真皮以下皮肤的解剖结构、生理功能状况及病理变化,评估不同皮损的深度、长度、面积、厚度、对角线和像素,靶目标的密度、宽度、深度、对角线和像素,以及不同皮损对周围组织的浸润程度等,帮助医生进行病理诊断,监视皮肤伤口愈合情况、消炎过程及皮肤病理变化等。

该设备应用领域如下:皮肤老化、Mohs外科手术、皮肤弹性测量、皮肤厚度测量、皮肤治疗、激光治疗、骨质疏松症前期诊断、微创治疗、化妆品研究、皮肤美学治疗、皮肤损伤、外科手术前的肿块深度探查等。

7.5~15 MHz超声已经成为研究皮下和皮下组织病理情况的通用工具,典型案例有结缔组织疾病、脂肪组织疾病、血管疾病、软组织肿瘤和淋巴结病变等。

20 MHz超声应用于真皮研究:不同的病理进程(几乎所有皮肤肿瘤,炎症浸润,水肿,瘢痕组织,弹性组织变形),以及皮肤附属器和大血管的病变都可以表现为真皮回声密集区域里的低回声区。

(二)VivoSight 皮肤光学相干断层扫描仪

光学相干断层扫描(OCT)是一种干涉成像技术,可实现临床上的无创、实时、高分辨率、

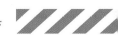

横截面成像。它的工作原理是检测组织的反射和背向散射光,主要以俯视图显示。与超声相比,OCT图像虽然穿透深度较浅,但具有更高的分辨率,水平成像的OCT也可与临床上的共聚焦显微镜媲美。

（三）在体皮肤磁共振成像仪

实际应用于皮肤的无创成像技术有高频超声皮肤成像、共聚焦显微镜技术、光学相干断层扫描(OCT)及磁共振成像。高频超声皮肤成像集中在表皮和真皮上的视野,提供了极好的轴向和横向分辨率,它和肿瘤厚度分析组织学的相关系数大于等于0.95。共聚焦显微镜仅限于表皮研究,OCT无法在乳头状真皮层以下进行深入探查。

MRI是一种无创、无辐射、可重复、非操作者依赖的成像模式,其视野比超声技术更大,分辨率小于100 μm,具有很高的对比度,可以对表皮中的每一层结构进行高质量成像。除了对皮肤进行形态学分析,MRI还能研究皮肤的一些物理和生化性质。

三、3D成像模拟分析系统

（一）Vectra H1 3D成像模拟分析仪

采用3D拍照成像原理生成面部3D图像,通过专业软件可对图像从任意角度进行任意缩放观察,进而通过分析和模拟生成新的3D图像,进行多种术式预期效果的客观评估和判断,具有直观、轻便、易于进行图像处理等特点。临床应用:医疗美容预期效果模拟展示,术前术后精准评估和对比,以及临床研究和医学统计。

（二）Vectra H2 3D成像模拟分析仪

采用创新的自适应性闪光灯系统,可提供一种倾斜的照明光源,结合3D拍照成像原理生成面部、胸部和身体的3D图像,通过专业软件可对图像从任意角度进行任意缩放观察,进而通过分析和模拟生成新的3D图像,进行多种术式预期效果的客观评估和判断,具有直观、轻便、易于进行图像处理等特点。临床应用:医疗美容预期效果模拟展示,术前术后精准评估和对比,临床研究和医学统计,以及与患者的沟通交流。

（三）Vectra M3 3D成像模拟分析仪

Vectra M3是一个高分辨率的面部和颈部3D图像拍摄分析模拟系统,由左、中、右三个相机及拍摄支架、电脑和拍摄分析软件构成。通过专业软件可对图像从任意角度进行任意缩放观察,进而通过分析和模拟生成新的3D图像,进行多种术式预期效果的客观评估和判断。3D图像包括正常图像和交叉偏振光图像,可以分析皮肤红斑和棕色斑点。

（四）Vectra XT 3D成像模拟分析仪

Vectra XT是一个高分辨率的面颈部、胸部和全身3D图像拍摄分析模拟系统,由左、中、右三个相机及拍摄支架、电脑和拍摄分析软件构成,可进行360°全身成像和测量,图像捕获时间仅3.5 ms,可用按钮调节拍摄支架的高度,方便快速、准确定位。通过专业软件可对生成的3D图像从任意角度进行任意缩放观察,进而通过分析和模拟生成新的3D图像,进行多种术式预期效果的客观评估和判断。3D图像包括正常图像和交叉偏振光图像,可以分析皮肤红斑和棕色斑点。

第三节 精准智能化术前规划

一、黄褐斑

由于部分黄褐斑患者在激光治疗后会发生明显的色素沉着,所以激光在黄褐斑治疗中的应用一直存在争议。但随着研究的深入,国内有专家将黄褐斑分为单纯色素型及色素合并血管型,对激光治疗黄褐斑的时机选择也逐渐明确。单纯色素型黄褐斑是炎症发生的结果,即稳定期;而色素合并血管型黄褐斑是炎症正在发生的标志,即活动期。在活动期进行激光治疗,会导致炎症加重,使黑色素细胞更加活跃,从而产生炎症后色素沉着。因此,只有在黄褐斑处于稳定期时,才主张使用激光治疗,但治疗时仍需注意色素沉着反应。

(一)治疗方法选择

1. Q 开关激光

Q 开关激光包括倍频 Q 开关 Nd:YAG 激光(532 nm)、Q 开关红宝石激光(694 nm)、Q 开关翠绿宝石激光(755 nm)、Q 开关 Nd:YAG 激光(1064 nm)。由于具有纳秒级的脉宽,且能被黑色素颗粒强吸收,这些激光基于选择性光热作用,使黑色素颗粒选择性吸收一定波长的激光后迅速膨胀、破裂,形成小碎片,继而被体内吞噬细胞吞噬后排出体外,而正常组织不会受到损伤,是色素性疾病的极好的治疗手段。

(1)术前注意事项:①由医生判断并确定该患者黄褐斑皮损处于稳定期;②患者治疗前1个月内没有日光暴晒史;③面部皮肤本身有炎症者应先控制炎症。

(2)术前清洁面部:使用温和型洗面奶清洁后进行常规术区消毒。

(3)表面麻醉(必要时)。

(4)操作者与患者均应佩戴专用护目镜以保护双眼。

(5)术中治疗反应:一般采用 6~8 mm 光斑,能量密度为 0.8~3 mJ/cm^2,以照射后皮肤出现轻度潮红为治疗终点。

(6)术后处理:术后即刻予具有促进面部皮肤屏障功能修复作用的医用面膜外敷,以防止出现激光造成的皮肤干燥、敏感等微损伤性症状。

(7)术后注意事项:①洗脸时应避免对面部的摩擦刺激,并在医生指导下进行面部皮肤补水及修复性的治疗;②两次治疗间隔期间应严格防晒;③Q 开关激光治疗的不良反应发生率低,偶见色素加重或继发性色素减退,一般在 3~6 个月恢复。若出现色素沉着,应在恢复后再选择是否进行下一次治疗;④治疗频率一般为每周 1 次,大多需进行 5~10 次的治疗。

2. 点阵激光

应用于黄褐斑治疗的点阵激光为非剥脱性点阵激光,波长通常为 1540 nm 或 1550 nm,点阵激光不损伤表皮角质层,既保留了皮肤的屏障作用,又通过点阵激光产生的微热直接破坏黄褐斑的黑色素细胞、黑色素颗粒及角质形成细胞等。点阵激光治疗是目前美国 FDA 批准的用于治疗黄褐斑的方法,总体来说安全有效,但也存在色素沉着和复发的问题。

(1)术前注意事项及操作:同 Q 开关激光治疗黄褐斑部分。

(2)术中治疗反应:治疗时应根据患者皮肤类型、皮损情况及对治疗的反应适当调整参

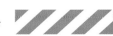

数,原则上建议选择小光斑、稍低能量和低点阵密度。一般以皮损区出现轻微发红、水肿为治疗终点。

（3）术后处理：术后即刻予冰袋外敷治疗区 15～30 min,可外用含有表皮生长因子的皮肤修复产品。

（4）术后注意事项：①激光术后 2～3 天,不用自来水清洁面部,可以用无菌棉签蘸取生理盐水或无菌注射用水润湿皮肤表面痂皮,每日 6～8 次有助于脱痂;②术区可能出现脱皮或轻微结痂,一般痂皮会在 7～10 天自然脱落,脱落后可正常护肤和化妆;③治疗期间应做好面部的补水护理工作,以达到最佳治疗效果;④两次治疗间隔期间应严格防晒,脱痂前应尽可能使用物理防晒,如戴帽子、戴口罩、打伞等;⑤建议治疗频率为每月 1 次,治疗 4 次后应进行疗效评价,并评估是否继续使用该治疗方式;⑥部分患者会出现暂时性色素沉着,常需 2～6 个月恢复。色素恢复期间应暂停激光治疗。

3. 强脉冲光（IPL）

IPL 是由氙灯发出的非相干宽谱可见光,波长为 500～1200 nm,其作用原理与 Q 开关激光一样,为选择性光热作用,但 IPL 脉宽长、能量低,引起组织损伤小,治疗后色素沉着少。治疗操作步骤大致同 Q 开关激光。IPL 照射后即刻可出现色斑颜色加深,这是由于治疗时的光热作用使色素斑因热炭化,出现有黑色素颗粒聚集的细胞坏死碎片。IPL 治疗时和治疗后的红斑及疼痛轻微,一般在 1 天内消失,大部分患者有轻微结痂,痂皮一般在 1～2 周自然脱落。治疗后可立即使用化妆品而不需要创面护理,不会发生感染和瘢痕。IPL 治疗后,炎症后色素沉着比 Q 开关激光治疗和点阵激光治疗轻。

（二）色素分析软件

1. 皮肤镜

皮肤镜下,黄褐斑主要表现为淡褐色均一斑片及深褐色斑片或斑点,边界欠清晰,褐色色素呈均质、点状不规则分布,部分可见灶性点状、线状血管（图 3-1）。

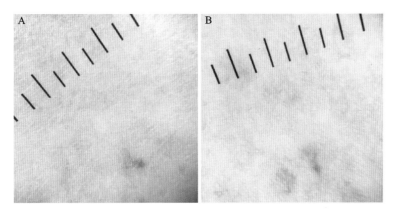

图 3-1　皮肤镜下的黄褐斑
A. 治疗前（偏振光）;B. 570 nm IPL 治疗即刻（偏振光）

2. Visia 皮肤图像分析仪

可利用 Visia 皮肤图像分析仪对斑点、红色区域、棕色斑指标进行测试评分,了解皮损的总面积、密度及强度（图 3-2）。

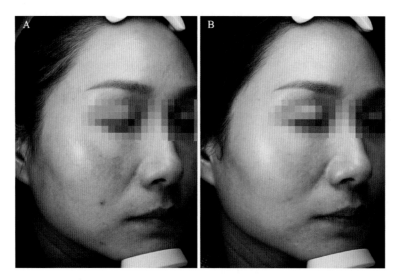

图 3-2 黄褐斑治疗前后

A. 治疗前;B. 570 nm IPL 治疗后 1 个月

二、雀斑

雀斑为边界明显的黄褐色到黑棕色斑点,主要发生于暴露部位皮肤(如面部),日晒后颜色加深。雀斑可见于儿童,随年龄增长,雀斑发生率降低。腋下雀斑是唯一发生于非暴露部位皮肤的雀斑,可见于神经纤维瘤病。在组织病理学上,雀斑部位表皮正常,黑色素的过度沉积局限于基底细胞层,黑色素细胞的总量不增加,但黑素体及黑色素细胞更大、更活跃,有更多、更长的枝状突,多巴反应强阳性。雀斑的外用治疗药物通常包括氢醌、α-羟基酸和维A酸,除此之外,三种 Q 开关激光(Q 开关翠绿宝石激光、倍频 Q 开关 Nd:YAG 激光和 Q 开关红宝石激光)均可用于治疗雀斑,IPL 治疗雀斑亦有效。但值得注意的是,如果没有足够的防晒措施而再度暴露于紫外线,雀斑会复发和形成新雀斑。

(一)治疗方法选择

1. Q 开关翠绿宝石激光

Q 开关脉冲由光纤输出,具有纳秒级的脉宽、对皮肤穿透深的特点,皮肤内的黑色素或黑色、蓝色、绿色异物颗粒对其吸收好,而血红蛋白对其吸收很少,因此 Q 开关翠绿宝石激光成了表皮和真皮色素性皮损的理想选择。但由于这种激光管为自身电激励模式,稳定性较倍频 Q 开关 Nd:YAG 激光要差,对激光的工作环境要求也较高。

(1)术前注意事项:确认患者近期无暴晒史、治疗区无破损,女性患者应不在生理期、哺乳期或妊娠期。应提前告知患者治疗过程的疼痛和出现爆破的原因,避免患者产生恐惧情绪。签署治疗同意书,治疗部位拍照存档。

(2)术前清洁术区:使用温和型洗面奶清洁术区后常规使用新洁尔灭进行皮肤消毒,待皮肤干燥后再进行治疗。

(3)表面麻醉:雀斑治疗一般无须麻醉,个别皮损较密集或对疼痛比较敏感的患者可外用复方利多卡因乳膏。

(4)操作者与患者均应佩戴专用护目镜以保护双眼。

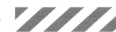

（5）术中治疗反应：治疗的参考能量密度为 4～6 J/cm²，通常 1～2 次的治疗即可清除雀斑，治疗的即刻反应为皮肤立刻呈现灰白色改变。患者可有少许疼痛、烧灼感，治疗部位随即可见轻度红肿，小部分皮损分布密集部位可能出现水疱。

（6）术后处理：治疗后即刻予冰敷 20 min。皮损较多、激光治疗后反应较明显者可在 24 h 内给予具有镇静、舒缓、控制皮损炎症和修复表皮作用的喷雾剂外用，不建议外用软膏类药物，以免影响皮损结痂修复。

（7）术后注意事项：①治疗后采取物理防晒 3～6 个月，或使用安全性高且防晒效果佳的防晒品；②皮损一般在 3～4 天结痂，7～10 天脱痂；③结痂前局部避免接触水；④避免使用光敏性药物、食物，禁用磺胺类、维 A 酸类制剂等，以免发生色素沉着。

2.倍频 Q 开关 Nd:YAG 激光

通过对 Nd:YAG 激光（1064 nm）进行倍频获得的波长为 532 nm 的激光，就是倍频 Nd:YAG 激光（KTP 激光）。倍频 Q 开关 Nd:YAG 激光可被黑色素、文身颗粒强烈吸收，其对表浅黑色素细胞增生有较好的治疗效果。

（1）术前注意事项：同 Q 开关翠绿宝石激光治疗雀斑部分。

（2）治疗参数选择：能量密度参考值为 1.5～2.5 J/cm²，光斑直径为 1～3 mm，脉冲频率为 1～2.5 Hz。

（3）治疗反应：治疗即刻反应是皮肤呈现灰白色改变，治疗终点是皮损处出现结霜样改变，但不能出现水疱。

（4）术后处理及注意事项：同 Q 开关翠绿宝石激光治疗雀斑部分。

3.Q 开关红宝石激光、脉冲染料激光

这些激光也能有效治疗雀斑，但由于表皮对脉冲染料激光的吸收性太强，其在治疗雀斑时有引起色素沉着和浅表皮肤纹路改变的风险；而表皮黑色素对 Q 开关红宝石激光存在明显的吸收，从而增加了深色皮肤发生色素减退的风险，因此这些激光在雀斑治疗中的应用已逐渐减少。

4.强脉冲光（IPL）

在色素性病变中，黑色素选择性吸收 IPL（主要是中短波部分）后产生的"内爆破效应"或"选择性热解作用"，破坏黑色素细胞，击碎黑素体。由于 IPL 脉宽是毫秒级，不能像 Q 开关激光那样瞬间集中能量，因此不能完全破坏深部皮肤的黑素体。但正因为其脉宽长，能量低，所以不会出现如 Q 开关激光治疗后瞬间皮肤变灰白的现象，组织破坏小，而且 IPL 的冷却系统可降低周围组织的温度，从而减少组织损伤。因此，在上述所有雀斑的治疗方法中，IPL 具有不良反应少、痛苦小、停工期短或无、价格相对较低的优点，而缺点在于单次治疗雀斑清除率低，只能使雀斑变淡，常需多次治疗。

（1）术前注意事项：同 Q 开关翠绿宝石激光治疗雀斑部分。

（2）治疗参数选择：波长一般选择 550～640 nm，双脉冲或三脉冲治疗模式，脉宽范围为 2.5～5.0 ms，脉间间隔为 15～30 ms，能量密度为 15～35 J/cm²。但临床上参数的选择因人而异，在面部治疗前应先在患者两颊或耳前发射 1～2 个光斑进行测试，以皮肤出现轻微针刺样疼痛、皮损处微红为标准来调节最终参数。

（3）治疗反应：以色素斑略微变黑为治疗终点。治疗后大部分皮损颜色加深，呈深褐色。

（4）术后注意事项：同激光治疗术，皮损可结薄痂或不结痂，1 周后脱落。一般每 4 周治疗 1 次，平均需要治疗 4 次。

（二）色素分析软件

1. 皮肤镜

皮肤镜下,雀斑为圆形或椭圆形淡黄褐色斑片,可见边界清晰的褐色沙砾状斑点(图 3-3)。

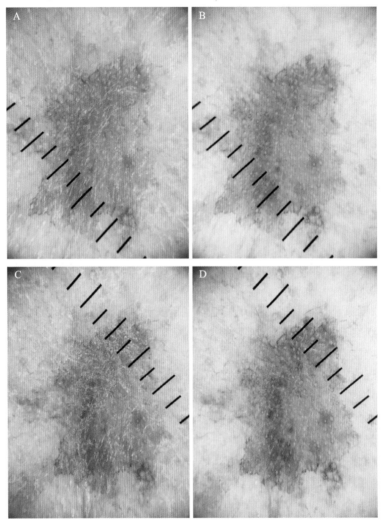

图 3-3　皮肤镜下的雀斑

A. 治疗前(偏振光);B. 治疗前(标准光);C. 倍频 Q 开关 Nd:YAG 激光治疗后 4 个月
(偏振光);D. 倍频 Q 开关 Nd:YAG 激光治疗后 4 个月(标准光)

2. Visia 皮肤图像分析仪

对斑点、红色区域、棕色斑指标进行测试评分,了解皮损的总面积、密度及强度(图 3-4)。

三、太田痣

太田痣的色素异常持续终生,并且色素随着年龄的增长而加重。太田痣是由于真皮黑色素细胞增多,因此传统的化学剥脱术、磨削术、植皮术、冷冻、连续式激光等由表皮破坏至真皮的治疗方式不但难以彻底清除真皮的黑色素细胞,而且会造成表皮皮损及周围正常组织不可逆的损伤,如瘢痕、持久性色素异常等不良反应。如今 Q 开关激光的应用,不但对太

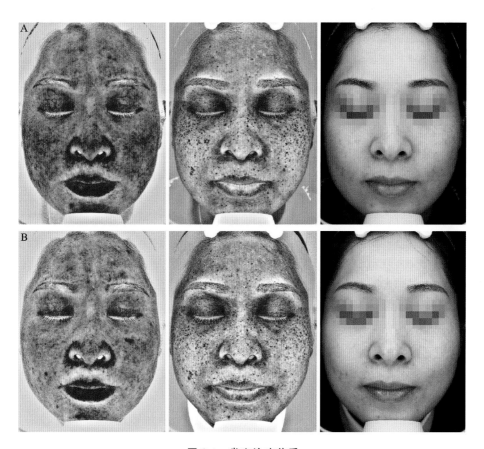

图 3-4　雀斑治疗前后

A. 治疗前；B. 倍频 Q 开关 Nd：YAG 激光治疗后 4 个月

田痣疗效可观，而且对表皮创伤小，安全性高。

（一）治疗方法选择

1.Q 开关红宝石激光

Q 开关红宝石激光波长为 694 nm，脉宽为 20～40 nm，峰值功率在 10 mW 以上。它对黑色素的吸收性好且穿透力强，可用来治疗各种内源性或外源性的色素性疾病。而且血红蛋白在这个波长下的吸收明显减少，形成一个波谷，因此该激光引起紫癜或出血的风险较其他激光低。但表皮黑色素对它也存在明显的吸收，从而增加了深色皮肤发生色素减退的风险。Q 开关红宝石激光是较早用于太田痣治疗的 Q 开关激光。

（1）术前注意事项：术前 1 周内建议尽量不要涂抹粉底类化妆品；治疗前注意防晒，以防止日晒斑的出现。如果日晒斑已经出现，需先治疗日晒斑，待其消退后再用激光治疗太田痣；面部皮肤本身有炎症者，要先控制其面部炎症。

（2）术前清洁面部：治疗前首先要进行面部皮肤清洁，治疗区常用新洁尔灭进行皮肤消毒，待皮肤干燥后再进行治疗。

（3）表面麻醉：皮损面积小、疼痛可耐受者无须麻醉，也可在治疗区使用复方利多卡因乳膏进行涂抹后再行激光治疗，这样疼痛感可减轻约 50%。如果皮损面积较大，或者患者对疼痛较敏感，或者患者年龄较小，治疗时可能不予配合，可考虑在麻醉下治疗。小儿或成人的小面积皮损可以使用局部浸润麻醉或阻滞麻醉,小儿的大面积皮损可选用全身麻醉。对于半侧颜面部的大范围太田痣,可以使用下列神经阻滞麻醉:①眶下神经;②颧神经;③滑车上神经;④眶下神经。面颊部中外侧和上眼睑部位建议使用浸润麻醉。在做眼睑周围的激光照射治疗时,眼内需要滴入表面麻醉药,佩戴角膜保护罩,以防止激光伤及角膜。局部浸润麻醉使用 27 号针头,注入 1‰的含有肾上腺素的利多卡因,尽量缓慢地注射,每次进针点最好是在前一次浸润麻醉出现效果的部位,以减少疼痛。

(4)眼的保护:操作者应佩戴专用的护目镜。对在眼周做局部麻醉患者,要注意针头不要扎入过深而伤及眼球。可以先让患者佩戴角膜保护罩或角膜保护板,再做麻醉注射。

(5)术中治疗反应:治疗的光斑直径为 3～7 mm,参考能量密度为 4～8 J/cm²,以照射部位出现即刻皮肤发白为宜,皮肤变灰白之后可发生轻度水肿、充血,但不应有水疱形成。颜色较深的部位能量密度调低 0.5～1 J/cm² 比较好。激光照射至皮肤刚好发白的程度,与下一个发射光斑之间稍微空开一点时间间隔,一个光斑一个光斑地照射,光斑之间要有 20％～40％的重叠。

(6)术后术区的处理:治疗后皮肤会有明显的肿胀,即刻给予冰敷 20～30 min,然后外用凡士林软膏和不粘纱布,保持局部的湿润环境 7～10 天。激光治疗后术区可能会出现以下反应:①水疱:主要发生在色泽较深的皮损处或治疗能量较高时。一旦出现水疱,应积极预防感染,多于 1～2 周干涸。②色素减退:多见于 Q 开关红宝石激光治疗后,大多为暂时性,基本上在 6 个月左右消退。

(7)术后注意事项:①激光治疗皮损痂皮脱落后新生皮肤娇嫩,应给予格外轻柔、无摩擦刺激方式洗脸和化妆。②两次治疗间隔期间,需要使用防晒品防止日晒。③激光治疗后炎症后色素沉着时间会比较长,一般需要 3～6 个月才能消退。下一次治疗必须等上一次激光治疗后的色素沉着淡化消退后再进行。如果在色素沉着没有消退的时候就进行再次治疗,激光会被表皮的黑色素吸收,无法到达真皮而影响治疗效果,且会延长色素沉着时间。④患者接受一次 Q 开关激光治疗只能破坏部分真皮黑色素细胞,因此第一次治疗后绝大部分病例色素无明显变化,治疗 2～3 次,大部分病例色素开始变淡,显效多见于治疗 3 次后,随着治疗次数增加,治疗效果会更加明显。治疗周期通常是 5～6 个月,间隔时间过短会影响治疗效果。因为治疗后皮损处被击碎的黑色素颗粒并不能立即被清除,需要一段时间通过机体防御系统将其代谢掉。

2. Q 开关翠绿宝石激光

Q 开关翠绿宝石激光波长为 755 nm,脉宽为 50～100 ns。治疗的光斑直径为 2～6 mm,参考能量密度为 6～10 J/cm²,治疗也是以治疗区变灰白色为宜,数分钟后有少量液体渗出并呈暗红色,一般无点状渗血。该波长对褐色素吸收效果较好,因此色泽淡、偏棕褐色的皮损及病变层次较浅的太田痣可选用 Q 开关翠绿宝石激光治疗,该波长较适用于婴幼儿、眼周及皮肤细嫩者的太田痣治疗。治疗前操作及治疗后护理同 Q 开关红宝石激光。

3. Q 开关 Nd:YAG 激光

Q 开关 Nd:YAG 激光波长为 1064 nm,脉宽为 6 ns,光斑直径为 2～6 mm,能量密度为 5～9 J/cm²。该激光具有波长长、脉宽短、穿透深的特点,褐色素对 1064 nm 波长激光吸收较差,而黑色素对其吸收较好,因而对于深蓝色或蓝黑色太田痣,色泽较深的皮损选用 Q 开关 Nd:YAG 激光效果最好。治疗即刻皮损处变白,随即出现针尖大的点状渗血,形成血痂,覆盖创面。7～10 天或更长时间后痂皮脱落,部分患者可能需要 2～3 周脱痂。眼睑、颞部等皮肤薄嫩、血管丰富的部位可能出现紫癜,一般 1 周左右消退,无须特殊处理。治疗前操作及治疗后护理同 Q 开关红宝石激光。

(二)色素分析软件

1. 皮肤镜

皮肤镜下,太田痣表现为杂色模式,可见多种色素沉着(棕黄色、青灰色、灰褐色)混杂分布(图 3-5)。

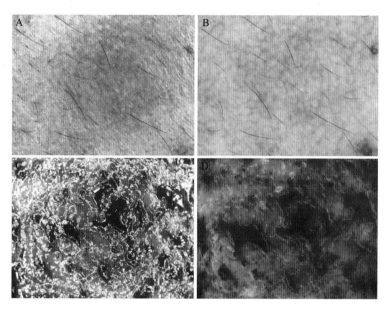

图 3-5 皮肤镜下的太田痣

A. 治疗前(标准光);B. 治疗前(偏振光);C. Q 开关 Nd:YAG 激光治疗后即刻(标准光);D. Q 开关 Nd:YAG 激光治疗后即刻(偏振光)

2. 大体照片

太田痣表现为眶周、颞部、鼻部、前额和颧部蓝色至黑色色素斑,斑片着色不均,呈斑点状或网状(图 3-6)。

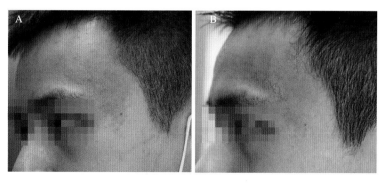

图 3-6 太田痣治疗前后

A. 治疗前;B. Q 开关 Nd:YAG 激光治疗后 3 个月

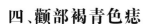

四、颧部褐青色痣

颧部褐青色痣又称获得性太田痣,主要特点为颧部对称分布的黑灰色斑点状色素沉着,多发生于女性,异常色素分布在真皮层,临床上越早治疗效果越好,因为患者年龄越小,吸收越好,沉积的色素颗粒越少。使用 Q 开关激光治疗效果满意。

(一)治疗方法选择

1. Q 开关红宝石激光

Q 开关红宝石激光波长为 694 nm,脉宽为 20～40 ms。

(1)术前注意事项:①治疗前皮损区如果同时伴有日晒斑或黄褐斑,需先治疗日晒斑或黄褐斑,待其消退后再行激光治疗。否则,激光治疗后炎症后色素沉着出现的概率将会大大增加,而且激光的刺激也会造成黄褐斑的加重。②面部皮肤本身有炎症者,要先控制面部炎症,以降低激光治疗后炎症后色素沉着出现的可能性。

(2)术前清洁面部:术前清洁方式同激光治疗太田痣。

(3)表面麻醉:皮损面积小、疼痛可耐受者无须麻醉,若皮损面积较大或患者对疼痛较敏感,可在治疗区使用复方利多卡因乳膏进行表面封涂约 40 min,再行激光治疗。

(4)眼的保护:操作者应佩戴专用的护目镜。可以让患者佩戴角膜保护罩或角膜保护板。

(5)术中治疗反应:治疗的参考能量密度为 5～8 J/cm^2,治疗时不需以即时发白效应为治疗标准,治疗光斑可相互重叠,没有色素的部位无须照射,淡色斑和小色斑的部位则应无遗漏地照射。

(6)术后术区的处理:同太田痣。

(7)术后注意事项:同太田痣。本病激光治疗后出现炎症后色素沉着的概率较高,其色素沉着的淡化和消退需半年甚至半年以上时间。第一次治疗后患者会出现比治疗前色斑更重的感觉,部分患者会因此失去对经治医生的信任及等待色素沉着消退的耐心,转而自行采用刺激的方式"祛斑",结果色素沉着越来越重,面部的异常情况越来越复杂。因此,在临床上,当患者激光治疗后 1 个月色素沉着淡化不理想时,医生要给患者充分的信心使其耐心地配合治疗,同时给予左旋维生素 C 或熊果苷等,以温和的方式加速色素沉着的消退。治疗间隔一般为 6 个月以上,有色素沉着倾向的患者需要间隔 9～12 个月甚至 1 年以上,下一次治疗最好在上一次治疗后色素沉着完全消退以后再进行。间隔时间长于规定时间并不会引起不良反应。

2. Q 开关翠绿宝石激光

Q 开关翠绿宝石激光波长为 755 nm,引起的疼痛轻微,一般不需要麻醉,治疗后治疗部位有轻微肿胀,24 h 内消退。

(二)色素分析软件

1. 皮肤镜

皮肤镜下,颧部褐青色痣呈圆形、卵圆形或形状不规则,大小不一,直径从几毫米至 20 cm 或更大,表面平滑,边界较清晰(图 3-7)。

2. Visia 皮肤图像分析仪

对斑点、红色区域、棕色斑指标进行测试评分,了解皮损的总面积、密度及强度(图 3-8)。

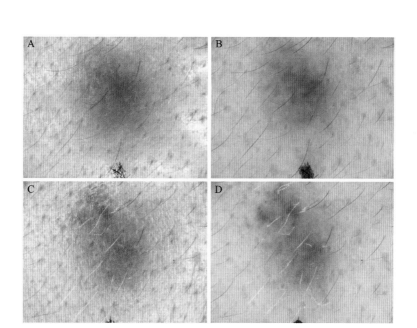

图 3-7　皮肤镜下的颧部褐青色痣

A. 治疗前（标准光）；B. 治疗前（偏振光）；C. 长脉冲 1064 nm 激光治疗即刻（标准光）；

D. 长脉冲 1064 nm 激光治疗即刻（偏振光）

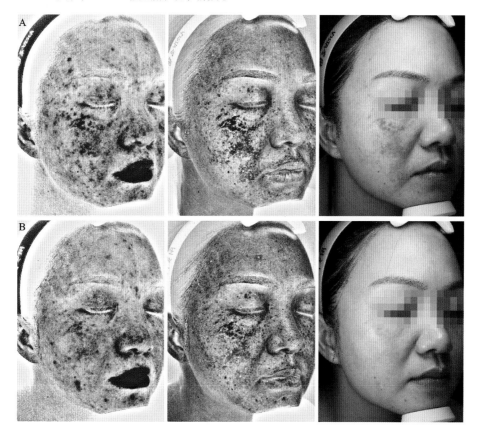

图 3-8　颧部褐青色痣治疗前后

A. 治疗前；B. 长脉冲 1064 nm 激光治疗后 1 个月

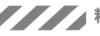

五、雀斑样痣

雀斑样痣是指皮肤或黏膜上的褐色或黑色斑点。皮肤黏膜交界处或眼结膜均可发生本病。本病常见颜色一致的褐色或深褐色斑点,米粒至豌豆大,边界清晰。本病组织病理学检查,光镜下可见表皮黑色素增多,基底层黑色素细胞增多,真皮乳头及表皮突延长,真皮上部有嗜黑色素细胞。本病一般不需治疗,基于美容需要治疗时,可采用 Q 开关激光治疗及强脉冲光治疗。

(一)治疗方法选择

1. Q 开关翠绿宝石激光

Q 开关翠绿宝石激光波长为 755 nm,治疗的参考能量密度为 4~8 J/cm²,对准皮损逐个照射,以照射部位变白但无出血作为能量合适标准。一般每个斑点照射 1~2 个光斑,使整个斑点区全部变白,术后涂抗生素软膏。通常 5 次以上的治疗后,皮损可明显变淡或消退,一般不易复发。

2. Q 开关红宝石激光

Q 开关红宝石激光波长为 694 nm,治疗的参考能量密度为 4~6 J/cm²,通常 5 次以上的治疗可达到较好效果。治疗后可能有色素减退的不良反应,一般于 6~9 个月消退。

3. Q 开关 Nd:YAG 激光

Q 开关 Nd:YAG 激光波长为 1064 nm,脉宽为 12 ns,能量密度一般为 500 mJ/cm²,治疗 1~4 次可被治愈。注意能量过大时可能导致凹陷性瘢痕或色素减退。

4. 其他

倍频 Q 开关 Nd:YAG 激光用于雀斑样痣也有一定效果,但需要多次治疗。强脉冲光(IPL)治疗则需更多的治疗次数才能达到较好的效果,临床中可与激光联合应用,以提高疗效。短脉冲激光和强脉冲光治疗的不良反应轻微,且发生率低,主要为暂时性色素沉着(治疗操作前后事项同雀斑治疗)。

(二)色素分析软件

皮肤镜下,雀斑样痣为圆形、卵圆形或不规则形褐色斑点,呈浅褐色至深褐色不等,边界清晰,直径通常小于 5 mm,表面光滑,皮纹存在(图 3-9)。

六、炎症后色素沉着

皮肤急性或慢性炎症后发生的色素沉着称炎症后色素沉着,一般局限于皮肤炎症部位,沉着区域为淡褐色、紫褐色至深黑色不等,散在或片状分布,表面光滑,有时伴有轻度苔藓化。面部暴露部位皮损长期接受日光或高温刺激者,色素斑可呈网状,并有毛细血管扩张。皮肤色素沉着的轻重主要取决于皮肤病的性质,一般无自觉症状。

(一)治疗方法选择

炎症后色素沉着用 Q 开关激光治疗可取得较好的疗效。Q 开关红宝石激光治疗时参数设置:能量密度为 2~6 J/cm²,光斑直径为 5 mm。Q 开关 Nd:YAG 激光治疗时参数设置:能量密度为 5~6 J/cm²,光斑直径为 2~4 mm。

(二)色素分析软件

利用 Visia 皮肤图像分析仪对斑点、红色区域、棕色斑指标进行测试评分,了解皮损的总

 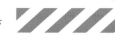

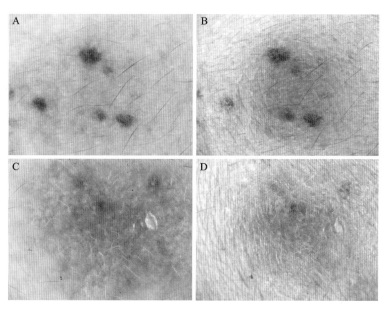

图 3-9　皮肤镜下的雀斑样痣

A. 治疗前（偏振光）；B. 治疗前（标准光）；C. 532 nm 激光治疗后 7 天（偏振光）；D. 532 nm 激光治疗后 7 天（标准光）

面积、密度及强度（图 3-10）。

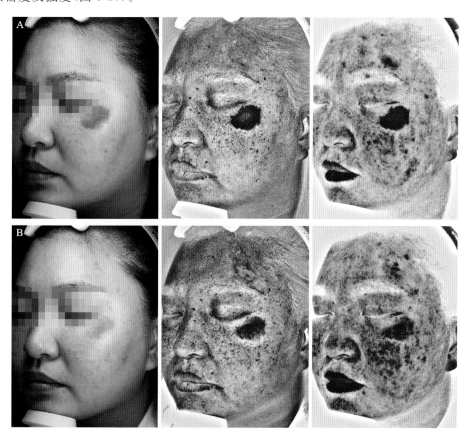

图 3-10　炎症后色素沉着治疗前后

A. 治疗前；B. IPL 500 nm/570 nm 治疗后 1 个月

七、咖啡斑

咖啡斑为淡褐色斑,呈棕褐色至暗褐色,大小不一,圆形、卵圆形或形状不规则,边界清晰,表面光滑。咖啡斑可在出生时或出生稍后出现,多见于躯干部,不会自行消退,并在整个儿童时期数目增加。咖啡斑在病理上表现为表皮黑色素增加,常见于基底层中,多巴染色显示,黑色素细胞及基底层的角质形成细胞中有巨大黑素体,基底层黑色素细胞正常或略有增加。

(一)治疗方法选择

1.脉冲燃料激光(510 nm)

能量密度一般为 2～3 J/cm^2,光斑直径为 5 mm,光斑间不重叠。治疗时的即刻反应是组织立刻呈现灰白色改变。治疗间隔一般为 6～8 周,需 2～12 次的治疗。很少出现色素沉着或减退。

2.倍频 Q 开关 Nd:YAG 激光(532 nm)

能量密度一般为 2.0～2.5 J/cm^2,光斑直径为 1～3 mm,脉冲频率为 10 Hz。治疗效果难以预料。

3.Q 开关红宝石激光

波长为 694 nm,能量密度一般为 6～7 J/cm^2,光斑直径为 2～4 mm,治疗间隔一般为1～2 个月,需 4 次或 4 次以上的治疗。

4.Q 开关翠绿宝石激光

波长为 755 nm,能量密度一般为 6～7 J/cm^2,光斑直径为 2～4 mm,治疗周期及次数同Q 开关红宝石激光。国内报道,其与 Q 开关红宝石激光相比有效率低,且复发率相对较高。

5.准连续波铜蒸气激光(511 nm)和氪激光(520～530 nm)

铜蒸气激光治疗参数为 0.16～0.25 W,150 μm 光斑,间隔时间为 0.2 s;氪激光为 0.7W,1 mm 光斑,0.2 s 脉冲。两种激光治疗咖啡斑有效,但通常会引起皮肤质地改变或瘢痕。

6.强脉冲光(IPL)

能量密度一般为 20～24 J/cm^2,治疗次数为 1～5 次。IPL 对基底层及其以上的黑色素去除较彻底,但需多次治疗,以免附近未受照射的黑色素细胞重新造成色素沉着。治疗后需避光,以降低残留黑色素的活性。如果治疗停止后 6 个月内没有复发,说明这类患者的治疗效果相对好一些,甚至可能最终完全治愈。

(二)色素分析软件

皮肤镜下,面部咖啡斑表现为均一的棕色斑片及毛囊周围色素减退,颈部咖啡斑表现为网格状模式(图 3-11)。

八、色素性毛表皮痣

色素性毛表皮痣又称贝克痣,多发生于儿童时期和青少年时期,男性多见,常在暴晒后发病,好发于胸背部、肩部,少数见于颜面部、颈部。临床表现为稍高于皮面的色素沉着斑,表面多毛。本病可在 1～2 年内缓慢增大,随后保持稳定,是一种良性病变,少数患者可合并先天性发育异常。

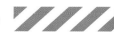

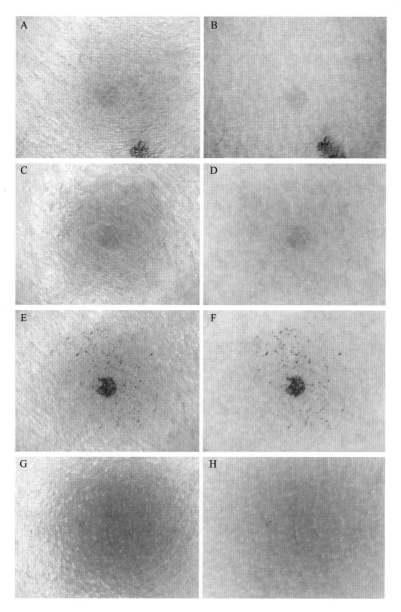

图 3-11　皮肤镜下的咖啡斑

A. 治疗前(标准光);B. 治疗前(偏振光);C. IPL 570 nm 治疗后即刻(标准光);D. IPL 570 nm 治疗后即刻(偏振光);E. IPL 570 nm 治疗后 7 天(标准光);F. IPL 570 nm 治疗后 7 天(偏振光);G. IPL 570 nm 治疗后 1 个月(标准光);H. IPL 570 nm 治疗后 1 个月(偏振光)

(一)治疗方法选择

1. Q 开关激光

Q 开关翠绿宝石激光(波长 755 nm)、Q 开关红宝石激光(波长 694 nm)、倍频 Q 开关 Nd:YAG 激光(波长 532 nm)、Q 开关 Nd:YAG 激光(波长 1064 nm)均可有效治疗本病的色素斑。一般需要反复多次治疗,治疗间隔为 5~6 个月。不过也有多次治疗无效或少数复发的。

2.长脉宽激光脱毛

长脉宽翠绿宝石激光波长为 755 nm，脉宽为 3 ms，长脉宽激光能有效损伤毛囊，而且脉宽越长，色素型结构越能被加热。同时由于深层毛囊黑色素细胞被有效破坏，激光治疗后色素消退的效果可维持得更久。治疗光斑直径为 15 mm，能量密度为 25 J/cm² 或用 18 mm 直径光斑，能量密度为 20 J/cm²，喷洒冷却关闭，2～3 个月治疗 1 次，平均治疗 2 次可显著改善。

3.其他

半导体激光(波长 810 nm)、长脉宽 Nd:YAG 激光(波长 1064 nm)、强脉冲光、铒激光治疗本病也有效，但不良反应也明显，如持续性红斑、瘢痕、色素性改变等。点阵激光通常不能对本病的多毛症起到有效治疗效果。对于色素和毛发同时存在的贝克痣，长脉宽的针对色素性疾病的激光是最好的选择。

(二)色素分析软件

1.皮肤镜

皮肤镜下，贝克痣呈现淡棕色背景下蜂窝状色素沉着，局部硬毛增多，毛囊口周围白晕，灶性色素减退，可见血管结构(图 3-12)。

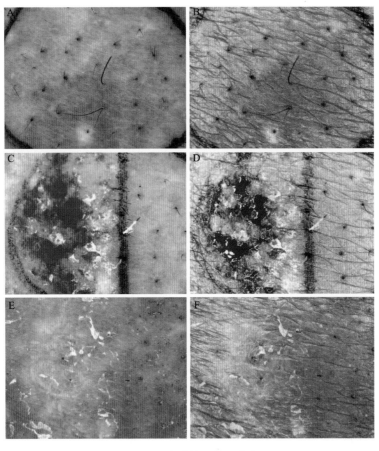

图 3-12　皮肤镜下的贝克痣

A.治疗前(偏振光);B.治疗前(标准光);C.长脉冲 1064 nm 激光治疗后即刻(偏振光);D.长脉冲 1064 nm 激光治疗后即刻(标准光);E.长脉冲 1064 nm 激光治疗后 10 天(偏振光);F.长脉冲 1064 nm 激光治疗后 10 天(标准光)

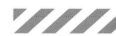

2. 大体照片

贝克痣皮损表现为大片的色素沉着斑,表面有毛发,毛发较粗且黑,逐渐增多,边界清晰,可伴有其他表皮痣(图 3-13)。

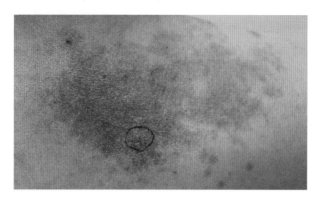

图 3-13　贝克痣

参考文献

[1]　中国中西医结合学会皮肤性病专业委员会色素病学组,中华医学会皮肤性病学分会白癜风研究中心,中国医师协会皮肤科医师分会色素病工作组.中国黄褐斑诊疗专家共识(2021 版)[J].中华皮肤科杂志,2021,54(2):110-115.

[2]　郭雅欣.神经纤维瘤病临床特征及基因分析[D].沈阳:中国医科大学,2021.

[3]　曾颖,董继英,王琴,等.太田痣激光治疗的进展[J].中国激光医学杂志,2018,27(3):178-182.

[4]　曾俊杰,张正中.颧部褐青色痣的激光治疗进展[J].中国麻风皮肤病杂志,2021,37(3):189-192.

[5]　赵辨.中国临床皮肤病学[M].南京:江苏科学技术出版社,2012.

[6]　陈鹏.应用激光治疗炎症后色素沉着的研究进展[J].中国美容医学,2021,30(7):176-181.

[7]　龙雅静,胡念芳.咖啡斑的研究进展与治疗方法[J].临床皮肤科杂志,2020,49(9):565-572.

[8]　刘斯雅.色素性毛表皮痣的发病机制及治疗进展[J].中国美容医学,2018,27(3):149-152.

(张云松　周冼苡)

第四章

精准智能化瘢痕疾病诊疗初探

第一节　瘢痕分类和治疗

一、瘢痕

瘢痕是机体受到损伤后修复的必然产物，它是各种损伤引起的正常皮肤组织外观形态和组织病理学不规则改变的统称。

瘢痕的形成过程与创伤的愈合过程密不可分。创伤愈合分为三个阶段：炎症期、增殖期和重塑期。创伤愈合过程涉及多种成分的相互作用，包括细胞外基质（如胶原蛋白、弹性蛋白和蛋白聚糖）、血源性细胞（如单核细胞、T细胞和纤维细胞）、皮肤细胞（如角质细胞、内皮细胞和成纤维细胞）、信号分子（细胞因子、趋化因子、生长因子和微小核糖核酸）等。

机体受损伤后，纤维蛋白凝块形成，并作为细胞迁移的支架，血小板释放一系列因子，包括细胞因子、趋化因子和生长因子，这些因子吸引炎症细胞（如中性粒细胞和单核细胞）迁移到损伤部位。中性粒细胞、肥大细胞和单核细胞释放促炎症介质，以确保所有异物被破坏和细胞碎片被清除，伤口床通过吞噬作用和自溶性清创而被清理干净。在增殖期，肉芽组织形成，肉芽组织主要由成纤维细胞和其他类型的细胞组成，成纤维细胞是导致胶原和其他细胞外基质成分沉积的主要原因。成纤维细胞可以直接合成和分泌以Ⅰ型、Ⅲ型胶原为主的细胞外基质，并通过释放包括转化生长因子 β_1（TGF-β_1）、基质金属蛋白酶家族在内的多种细胞因子调控细胞外基质代谢，其功能活性的失调是导致细胞外基质堆积和瘢痕异常增生的重要原因。重塑期其实在肉芽组织形成过程中就已经开始，在此过程中，基质在肌成纤维细胞的作用下不断重构，重塑期可能会持续几个月到几年。病理性瘢痕可由长时间的炎症、伤口延迟愈合和感染引起。伤口愈合过程中，各种原因导致胶原合成代谢与分解代谢之间的平衡被破坏，即可形成病理性瘢痕。

从组织学角度来说，瘢痕组织是肉芽组织逐渐成熟、纤维化形成的纤维结缔组织。肉芽组织由薄壁毛细血管、成纤维细胞构成，伴有炎症细胞浸润，其转化为瘢痕组织的过程是毛细血管逐渐闭合、炎症细胞消失、成纤维细胞减少、胶原纤维增多的过程。在这个过程中，组

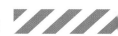

织中液体被逐渐吸收,中性粒细胞、巨噬细胞、淋巴细胞等炎症细胞先后消失,毛细血管逐渐闭合、退化、消失,少数改建为小动脉及小静脉,成纤维细胞数量越来越少,其产生的胶原纤维越来越多。最终,肉芽组织逐渐转变成主要由胶原纤维及小动脉、小静脉构成的瘢痕组织,肉眼观呈灰白色,质地坚韧。增生性瘢痕和瘢痕疙瘩都是纤维化性疾病,表现为皮肤厚度增加、细胞增生、无序胶原过度沉积和血管增生。

瘢痕无论从外观、功能上,还是从心理上,都给患者带来了巨大的痛苦,因此,我们应采取积极的防治措施。

二、瘢痕的分类

传统的瘢痕分类方法众多,目前尚没有统一的临床分类方法。按照瘢痕的病理性质,瘢痕分为生理性瘢痕、病理性瘢痕;按照瘢痕时期,瘢痕分为成熟瘢痕、未成熟瘢痕;按照病理学及临床特点,瘢痕分为表浅性瘢痕、萎缩性瘢痕、增生性瘢痕、瘢痕疙瘩和瘢痕癌;按照瘢痕对机体功能的影响,瘢痕分为挛缩性瘢痕、非挛缩性瘢痕;按照瘢痕表面形态,瘢痕分为凹陷性瘢痕、扁平性瘢痕、增生性(肥厚性或隆起性)瘢痕和瘢痕疙瘩,或分为线状瘢痕、碟状瘢痕、蹼状瘢痕、桥状瘢痕、圆形瘢痕、不规则瘢痕等。

(1)生理性瘢痕:无不适、不影响美观、无功能障碍、不需治疗的瘢痕。

(2)病理性瘢痕:主要是增生性瘢痕和瘢痕疙瘩。病理性瘢痕的常见致病因素包括损伤、烧伤、手术、疫苗接种、皮肤穿刺、痤疮和带状疱疹等。病理性瘢痕的形成与生长因子调节、胶原蛋白异常、遗传、免疫异常以及皮脂反应等机制有关。增生性瘢痕是临床上较常见的瘢痕类型之一,特点是瘢痕增生范围局限于皮肤损伤范围,有显著的增生期、减退期和成熟期过程。瘢痕疙瘩则是一种特殊类别的病理性瘢痕,表现为高出正常皮肤表面、超出原始皮肤损伤范围、呈持续性生长的肿块,质地较硬,弹性较差,可伴有瘙痒或疼痛,生长方式类似于肿瘤,又被称为"瘢痕瘤""蟹足肿"等。

(3)未成熟瘢痕:未成熟瘢痕的概念类似于增生性瘢痕。多指伤口愈合后早期的瘢痕,创面局部颜色红,表面可见扩张的毛细血管,并日益增高,突出于皮肤表面,厚度可达数毫米到数厘米,表面粗糙,质地较硬,弹性较差,且存在瘙痒、疼痛等明显不适。

(4)成熟瘢痕:未成熟瘢痕一般经6～8个月,长者则需要2～3年的重塑达到成熟期,成熟期的瘢痕称为成熟瘢痕。其颜色与周围皮肤近似,表面不见扩张的毛细血管,厚度变薄,质地变软,不适症状消失。

(5)表浅性瘢痕:浅表的稳定的成熟瘢痕,瘢痕较薄,可伴有色素改变,无功能障碍。表浅性瘢痕多见于皮肤轻度擦伤、浅表皮肤感染或浅Ⅱ度烧伤,损伤一般仅累及表皮或真皮浅层。

(6)萎缩性瘢痕:一般是指创面基底血液循环欠佳,肉芽组织增生不良,或创面由创缘上皮爬行愈合形成凹陷,或经过放射治疗的创面皮肤萎缩而形成的瘢痕,临床上表现为瘢痕菲薄、凹陷或扁平,皮肤皱缩或色泽异常,可见于痤疮感染、严重外伤或放射治疗之后。

(7)挛缩性瘢痕和非挛缩性瘢痕:病理性瘢痕后期,瘢痕发生挛缩,形成挛缩性瘢痕,可导致机体外观和功能受到影响;非挛缩性瘢痕不会造成机体的功能障碍。

(8)瘢痕癌:发生于瘢痕皮肤且具有一定侵袭性的恶性肿瘤,亦称马乔林溃疡(Marjolin ulcer)。烧伤所致的瘢痕癌在临床中最常见。瘢痕癌由瘢痕组织发生恶性病变而形成,多发生于不稳定性瘢痕,尤其是当瘢痕破溃后产生经久不愈的溃疡时。瘢痕癌早期症状多是瘙痒,反复搔抓,抓破后形成溃疡,分泌物多具有恶臭,触之易出血。瘢痕癌的溃疡大体形态有浸润型和外生菜花型两种,组织病理学上,瘢痕癌绝大多数是鳞癌,组织病理学检查是瘢痕癌确诊及分型的依据。瘢痕癌的转移方式主要为局部浸润,具有转移慢、恶性程度低等特点。

传统的、常用的瘢痕分类,往往只是从瘢痕的某一个方面进行描述,并不全面、系统,相互之间也有重复和交叉。如成熟瘢痕,可以为生理性瘢痕、表浅性瘢痕;病理性瘢痕基本为未成熟瘢痕;非挛缩性瘢痕,可以为生理性瘢痕、病理性瘢痕、成熟瘢痕、未成熟瘢痕;挛缩性瘢痕,可以为病理性瘢痕、成熟瘢痕、未成熟瘢痕、萎缩性瘢痕等。

瘢痕的分类对治疗方案的选择具有十分重要的意义。为了更好地指导临床实际,国际指南及国内的专家共识也提出了相应的瘢痕分类方案。

2002 年,欧美整形外科、烧伤科及皮肤科的专家制定了瘢痕临床基本分类,2014 年发布了更新版,更新版将瘢痕分为未成熟瘢痕、成熟瘢痕、线性增生性瘢痕、广泛生长的增生性瘢痕、小瘢痕疙瘩和大瘢痕疙瘩六类。

2017 年,中国临床瘢痕防治专家共识制定小组制定了《中国临床瘢痕防治专家共识》,该专家共识根据瘢痕颜色、质地、感觉的不同,将瘢痕分为未成熟瘢痕和成熟瘢痕;根据解剖形态的不同,将瘢痕分为增生性瘢痕、瘢痕疙瘩、萎缩性瘢痕和瘢痕癌。增生性瘢痕又根据临床特点分为线性增生性瘢痕(如手术、外伤引起的)和广泛生长的增生性瘢痕(如烧伤、创伤引起的)。

就瘢痕疙瘩而言,分类方法众多。按其发病机制大致可以分为炎症型和肿瘤型两大类,前者通常以明显充血伴有痛痒症状为主要临床特征,后者表现为充血不显著和明显隆起的块状肿物,类似于肿瘤。国际指南中,将瘢痕疙瘩分为小瘢痕疙瘩和大瘢痕疙瘩两类。马继光等总结了 600 例瘢痕疙瘩患者资料后,根据瘢痕疙瘩的部位和数量将瘢痕疙瘩分为四大类,分别为单部位单发、多部位多发、多部位单发及多部位多发。根据瘢痕疙瘩的面积和厚度,将单发性瘢痕疙瘩分为四个亚类:①小面积薄型:宽度较窄,厚度<5 mm,可以直接切除缝合,或采用冷冻、激光和同位素治疗的病变。②小面积厚型:宽度较窄,厚度≥5 mm,采用一次手术能够切除的病变。③大面积薄型:宽度较宽,厚度<5 mm,不能一次手术直接切除缝合,病变一次切除后需要采用皮瓣转移、皮肤软组织扩张术或植皮才能修复创面,往往不适合直接用冷冻、激光和同位素进行治疗。④大面积厚型:宽度较宽,厚度≥5 mm,病变切除后需要采用皮瓣转移、皮肤软组织扩张术或植皮才能修复创面,不适合直接用冷冻、激光和同位素进行治疗。根据瘢痕疙瘩病变的数目,可将多发性瘢痕疙瘩分为两个亚类:①孤立多发:表现为瘢痕疙瘩病变数目为两个或两个以上,但每个病变均孤立存在,可见于多部位单发、单部位多发及多部位多发患者。②弥散多发:表现为瘢痕疙瘩病变数目较多,病变之间相互连接或有较少的正常皮肤,可见于单部位多发及多部位多发患者。

目前瘢痕的分类尚未形成统一意见,需要提出更加符合临床实际、指导临床实践的分类方法,从而能够根据分类选择临床诊疗方案,进而提高瘢痕的诊治水平。

三、瘢痕的预防与治疗

创伤后瘢痕的形成是一个渐进和发展的过程,形成机制复杂,目前国内多个瘢痕防治的专家共识都提出了早期干预、联合治疗的原则。2017 年发表的《中国临床瘢痕防治专家共识》提出了"早期干预、联合治疗、充分治疗"的原则,中国整形美容协会瘢痕医学分会在 2021

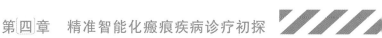

年发表的《瘢痕早期治疗全国专家共识(2020版)》中也提出了"尽早干预、多种手段联合"的治疗原则。在创面愈合后即开始介入,采取一定的防治措施,不同类别、不同机制的治疗方案联用,定期评估,持续、动态治疗,直至获得满意疗效。常用的瘢痕防治方法主要有以下几种。

1. 压力治疗

20世纪60年代开始,压力治疗逐渐应用于增生性瘢痕。常用的压力治疗方法有压力衣、立体支架、弹力绷带(图4-1)等。

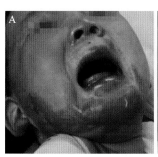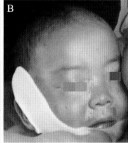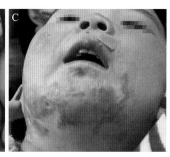

图4-1　压力治疗应用实例
A.治疗前;B.立体支架+弹力绷带;C.治疗后半年

压力治疗的可能作用机制如下:瘢痕组织的血流灌注减少,瘢痕组织缺血、缺氧,瘢痕组织新陈代谢减慢,胶原纤维合成减少;α-巨球蛋白减少,有利于胶原酶的合成,从而降解胶原纤维;合成黏多糖的酶减少,葡萄糖淀粉酶的水合作用减弱,有利于黏多糖的沉积和合成减少,减轻水肿。

原则上,压力治疗宜尽早实施,在创面愈合后尚未形成明显瘢痕之前即开始使用。在不影响肢体远端血液循环且患者能耐受的情况下,需要有一定的压力,压力低则效果不明显,压力过高有可能造成肢端血液循环障碍。压力一般以10~40 mmHg为宜,一般15 mmHg较好,患者能长期耐受。加压时间一天不少于23 h,持续半年以上。压力治疗主要缺点如下:部分患者尤其是婴幼儿依从性不高;面颈部难以有效压迫;儿童长期压迫可能影响生长发育,造成颅骨、下颌骨、肢体发育畸形等;另外,不适感也影响长期应用。

近年来,3D立体面罩、低温热塑板等技术可为患者进行个性化定制,起到精准、有效压迫的效果。内面还可以与硅胶结合,起到更有效抑制瘢痕发展的效果。

2. 应用硅凝胶

应用硅凝胶是瘢痕预防和治疗的一线措施,大量临床实践证明,硅凝胶治疗增生性瘢痕有一定的疗效,可减轻瘢痕局部的瘙痒与疼痛,促使瘢痕软化、成熟,甚至降低瘢痕的厚度。临床上常用的硅凝胶有硅酮凝胶、硅酮类瘢痕贴、硅酮类气雾剂等。

硅凝胶治疗瘢痕的主要作用机制为提供皮肤封闭的屏障及促进水合作用,减少瘢痕表面的水分蒸发量,减少水分丢失,抑制毛细血管的活性,从而达到软化瘢痕、淡化瘢痕的目的。

3. 药物注射

可用于瘢痕内注射的药物包括糖皮质激素类、化学药物、干扰素、钙通道阻滞剂、维生素类、抗组胺药、中药、A型肉毒毒素等。其中,糖皮质激素类、化学药物、A型肉毒毒素较为常用。

(1)糖皮质激素类:瘢痕内糖皮质激素注射的治疗方法最早见于1966年,此后有多人分别报道局部注射糖皮质激素能够使增生性瘢痕和瘢痕疙瘩退化萎缩。糖皮质激素能够减轻缺损部位的炎症反应,抑制瘢痕组织内的成纤维细胞增殖,减少胶原合成,增加胶原酶活性,加快胶原降解,使瘢痕组织逐渐萎缩。研究表明,局部注射糖皮质激素可以通过抑制 *PDGF* 基因表达而抑制瘢痕成纤维细胞的体内增殖;可以通过抑制转录而抑制前胶原基因表达,从而抑制瘢痕成纤维细胞的 I 型、III 型胶原合成;可引起瘢痕组织中 *c-myc* 和 *p53* 基因表达增高,从而诱导体内的瘢痕细胞凋亡。常用糖皮质激素类制剂为确炎舒松、倍他米松、醋酸氢化可的松、地塞米松等。

(2)化学药物:主要是抑制增殖活跃的细胞,以促进处于增殖期的成纤维细胞凋亡。常用的有 5-氟尿嘧啶(5-FU)及平阳霉素等。

临床上,糖皮质激素常与 5-FU 联用。2006 年,武晓莉、刘伟等提出低浓度 5-FU 联合糖皮质激素治疗瘢痕疙瘩,可在有效改善瘢痕疙瘩增厚、充血等症状的同时减少其不良反应。目前,这一联合治疗方式已被国内外学术界普遍采用。

(3)干扰素:局部注射干扰素属于实验性治疗,其系统性不良反应显著,而其治疗瘢痕疙瘩的有效性尚未被证实。

(4)钙通道阻滞剂:抑制细胞外基质的合成及分泌,包括胶原、黏多糖、纤连蛋白,同时能增加胶原酶的合成以及提高转录生长因子活性。

(5)抗组胺药:常用的药物有苯海拉明和曲尼司特,可抑制肥大细胞释放组胺和前列腺素,瘢痕局部瘙痒和疼痛症状明显的患者可选用。

(6)A 型肉毒毒素:近年来开始应用于病理性瘢痕的预防治疗,有报道称其可明显改善瘢痕的外观,可与激素联合应用。其主要机制可能是干扰瘢痕组织内成纤维细胞增殖,调节胶原的合成和降解,降低转化生长因子 β 的活性,减小皮肤表面张力来抑制瘢痕的形成。

案例:患者胸前无明显原因出现肿块 16 年,有痛痒感。查体见其胸骨前正中有一横向肿块,边缘充血明显,质地较硬(图 4-2A),诊断为瘢痕疙瘩。给予 5-FU 及糖皮质激素联合注射 7 次(图 4-2B),1.5 年(图 4-2C)及 2 年(图 4-2D)后复诊,瘢痕成熟,无充血,平软。

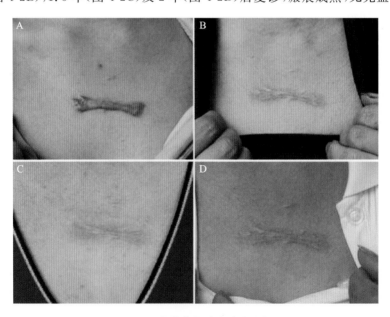

图 4-2　化学药物治疗瘢痕实例

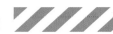

4.光电治疗

1978 年,Ginsbach 首次应用氩离子激光对瘢痕进行了有效治疗。目前激光已广泛应用于瘢痕的预防和治疗,主要包括强脉冲光(intense pulsed light,IPL)、CO_2 点阵激光(fractional CO_2)、掺钕钇铝石榴石激光(neodymium:yttrium aluminium garnet laser,Nd:YAG 激光)、铒激光(erbium-doped:yttrium aluminium garnet laser,Er:YAG 激光)、微等离子体(microplasma)等。

(1)IPL:封闭血管,减轻炎症反应,减少早期瘢痕充血,促进瘢痕成熟(图 4-3)。原理:选择性地作用于氧合血红蛋白,使血管内的血红蛋白凝固、变性、坏死,血管机化栓塞被破坏,抑制瘢痕的血管增生。

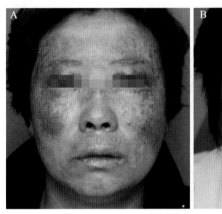 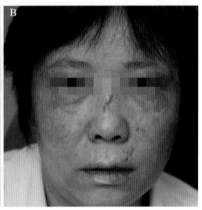

图 4-3　IPL 治疗实例

A.治疗前;B.IPL 治疗 2 次后

(2)CO_2 点阵激光:改善瘢痕的颜色、平整度和弹性;缓解增生性瘢痕的痛痒症状,促进瘢痕成熟。原理:表面气化作用使瘢痕平复;深部组织热作用一方面刺激新生胶原组织的生长与重塑,另一方面封闭局部血液循环,抑制瘢痕的增生。

(3)Nd:YAG 激光:消除或淡化瘢痕性色素沉着,特别是残留粉尘。原理:利用 Q 开关激光治疗的机械爆破效应和对黑色素的选择性吸收作用,使黑色素颗粒碎屑被巨噬细胞吞噬后由淋巴系统代谢至体外。

(4)Er:YAG 激光:改善瘢痕的外观及平整度。原理:利用束状铒激光有间隔地对瘢痕皮肤造成微损伤,刺激真皮层胶原纤维损伤后重塑。

(5)微等离子体:射频激发空气中的氮气产生的等离子体,以点阵的形式发射,可以改善瘢痕的外观及平整度;缓解瘙痒、疼痛症状。原理:通过热效应刺激瘢痕内胶原纤维重新排列,通过剥脱效应改善瘢痕组织表面的平整度及纹理、颜色等。

近年来,联合治疗在临床上应用越来越多,包括两种以上不同类型的激光联合、激光辅助药物导入、激光联合微脂肪移植、激光联合 A 型肉毒毒素注射、激光联合放射治疗等。图 4-4 所示患儿面颈、胸部等多处烫伤后瘢痕形成 3 个月就诊。曾行植皮手术,查体可见患儿面颈、胸部等多处瘢痕轻度增生,色红,隆起于皮肤表面,表面不平整。患儿就诊后行 IPL 联合 CO_2 点阵激光治疗,每 3 个月 1 次,共 4 次治疗,并配合硅胶、立体支架、弹力压迫等手段联合治疗 1 年,1 年后见瘢痕变白、平、软,外观得到明显改善,未见瘢痕明显增生。

5.放射治疗

1906 年,De Beurman 首次采用 X 线治疗瘢痕。20 世纪 90 年代以来,应用手术后联合

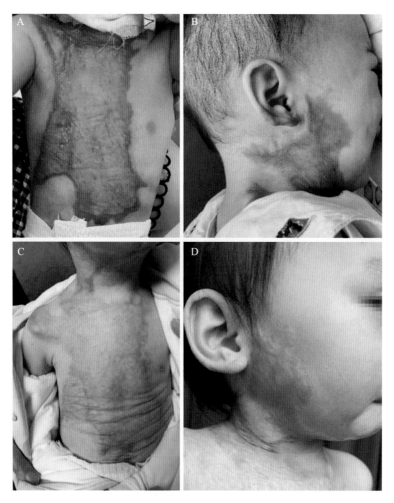

图 4-4　IPL 联合 CO₂ 点阵激光治疗实例

A、B. 治疗前;C、D. 4 次 IPL＋CO₂ 点阵激光治疗后

放射治疗瘢痕的综合方法逐渐兴起。日本 Ogawa 教授认为,通过手术后联合放射治疗和(或)外用类固醇药物可以治愈病理性瘢痕。

　　放射治疗的主要作用机制:抑制成纤维细胞功能,导致其迁移、增殖、合成、分泌功能障碍,减少胶原的合成与沉积;使血管内皮细胞肿胀、血管闭塞;引起细胞凋亡,通过抑制 TGF-β_1来抑制胶原的合成。

　　放射治疗作为手术后的一个重要辅助治疗措施,多在手术后 48 h 内开始第一次放射治疗。常用的设备有医用电子直线加速器,浅层或深部 X 线治疗机及同位素敷贴等。医用电子直线加速器具有所产生的电子线比较恒定,照射剂量和深度易于控制等特点,在病理性瘢痕的放射治疗上,得到了国内外学术界的一致认可。现临床上常用 6 MeV 电子线,其有效深度达 1.5～2 cm,为提高皮肤表面剂量,在放射治疗区域敷贴 5 mm 聚苯乙烯人造皮,这样既能在所需治疗区域达到有效合理的剂量,又能减少深部组织接受的射线剂量,达到治疗目的。Ogawa 教授建议,为了有效治愈病理性瘢痕,手术后放射治疗的最大生物等效剂量为 30 Gy。根据放射治疗生物等效剂量计算公式,30 Gy 可以通过以下几种方式实现:单次放射治疗剂量 13 Gy,治疗 1 次;单次放射治疗剂量 8 Gy,治疗 2 次;单次放射治疗剂量 6 Gy,

治疗 3 次；单次放射治疗剂量 5 Gy，治疗 4 次。

6. 手术治疗

对于感染的、高度怀疑瘢痕癌或其他恶性疾病、影响正常活动及功能的、影响外观及社交的、影响生存质量的瘢痕等，通常需要手术治疗。对于线状的、面积小的瘢痕，可以考虑直接切除缝合，设计刀口线要与皮肤最小张力线平行；对于面积大的瘢痕，可以考虑皮瓣移植、皮肤移植；对于影响功能的瘢痕，以切除瘢痕、恢复功能为主；对于感染的、恶变的瘢痕，以切除病变组织为主；对于局部凹陷的瘢痕，可以行自体脂肪或玻尿酸填充；对于有色素脱失的瘢痕，可行皮肤磨削＋自体表皮移植；对于瘢痕疙瘩或增生性瘢痕，单独手术治疗复发率高，术后要联合放射治疗或药物注射等（图 4-5）。

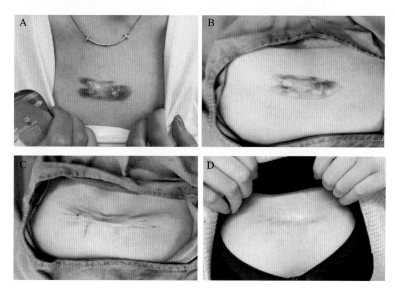

图 4-5　手术治疗联合放射治疗实例一
A. 术前；B. 术中设计；C. 超减张缝合后；D. 手术联合放射治疗后近 1 年

对于张力较大的切口，术中应注意浅筋膜的超减张缝合。陈立彬、武晓莉等将"鱼骨线减张缝合技术"应用于瘢痕整形手术，其减张效果好，可明显降低切口张力，有效防止切口变宽和瘢痕增生（图 4-6）。

7. 康复治疗

创伤愈合后产生的增生性瘢痕和随后的挛缩畸形，不但影响美观，而且会引起严重的功能障碍。因此，在创伤愈合后，要及早进行瘢痕早期干预及康复治疗，并注重患者的心理和社会康复。压力治疗、矫形器、局部按摩、运动疗法等康复治疗手段，可降低瘢痕厚度，改善痛痒症状，增加关节活动度，对抗瘢痕挛缩，促进瘢痕塑形、软化，防止后期瘢痕挛缩畸形及功能障碍的产生。对于严重瘢痕挛缩畸形、功能障碍的患者，则需要先行手术矫正，再行康复治疗，以保证手术效果及提高功能水平。

四、展望

瘢痕治疗仍然是尚未完全攻克的医学难题，虽然抗瘢痕的研究已经持续了数十年，但离攻克这一难题仍有一定的距离。

随着现代生物科学技术的发展，目前对瘢痕的研究越来越深入，也取得了较大进展，一

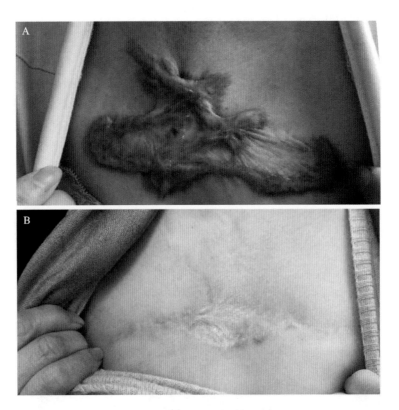

图 4-6　手术治疗联合放射治疗实例二
A.治疗前;B.2次手术(超减张缝合)联合放射治疗后3年半

些与瘢痕形成有关的细胞和分子成分的研究正在深入进行中,然而,目前有关病理性瘢痕的发病机制尚未完全阐明,对病理性瘢痕的治疗仍多采用联合治疗的方法,尚未出现针对某一特定靶点的靶向治疗方法,有关病理性瘢痕的研究仍是目前国际医学研究的重大难题和热点问题。

近年来,压力治疗,应用硅凝胶、糖皮质激素类、化学药物,手术和放射治疗等传统疗法有一些新进展,新兴治疗方法(如激光治疗、应用A型肉毒毒素、自体脂肪移植等)也逐渐获得了广泛应用,基因治疗、免疫治疗也是一个重要方向。新的技术和方法不断出现,基因工程和生物工程等的发展可能会带来新的突破,造福更多的患者,但瘢痕问题的解决仍然任重道远,需要我们不断探索其发病机制,研究新的治疗方法。

第二节　精准智能化诊断

对瘢痕进行精准诊断并测量分析在临床上具有不少难点。首先,由于受伤原因不同以及人体皮肤的不规则性,瘢痕具有不规则性,这种不规则性给测量方法的选择带来一定困难。其次,环境温度、光线,患者情绪,患者体温及局部压力等也可对瘢痕结果造成影响,应先排除相关影响。此外,瘢痕的生理特性包括疼痛、色素沉着、柔韧性差、瘙痒等多方面,在临床上难以用一种检测手段对所有数据进行测量,需要多种方法协同进行。最后,瘢痕测量过程无法实时记录,无法进行有效的溯源,可能导致其他人对数据有异议或持怀疑态度。

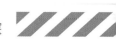

基于以上原因,利用数字化技术进行精准智能化诊断在临床上具有必要性。

一、瘢痕颜色分析

在评估瘢痕时,最明显的可量化维度是颜色。瘢痕的颜色变化通常用两个参数表征,血管性和色素沉着。血管性是由瘢痕表面血红蛋白增加以及覆盖真皮微血管的上皮变薄引起的不同程度红肿。色素沉着是一种更复杂的现象,主要是黑色素,在较低程度上是瘢痕表面的血红素沉着的结果。色素沉着被称为棕色变色。

(一)瘢痕的常用评估方法

温哥华瘢痕量表(VSS)是常用的瘢痕量表之一,使用四个特定参数评估瘢痕,包括色素沉着、柔韧性、血管分布和高度(即厚度)。其中,血管分布是指示瘢痕增生状态和反映瘢痕成熟程度的主要特征。瘢痕越活跃,观察到的血液供应就越多。然而,VSS被认为是主观的,敏感性和评分者间的可靠性较差,并且分数对颜色的微小变化不敏感。色素沉着的VSS等级也有局限性,VSS对色素沉着过度的评分高于色素减退,且VSS对色素沉着与较差的总体结局相关的暗示已受到质疑。很大比例的肥厚性和非肥厚性瘢痕患者中可观察到高度可变的色素分布模式,然而VSS没有将色素的变化分布纳入其中。

一种全球公认的瘢痕颜色客观测量方法是分光色度法,它根据红色、黄色和亮度解释瘢痕的颜色。基于这种方法,人们开发了许多类型和型号的仪器,此类仪器被证明在临床和研究中测量皮肤或瘢痕颜色是有用和可靠的。分光色度计在瘢痕颜色测量中可获得包括色素沉着和血管分布的信息,在对增生性瘢痕进行治疗的临床实践和研究中被证明结果可靠。此类仪器的缺点在于通常极其昂贵且难以随身携带,对于发展中国家和不发达国家的医疗机构来说并不是一种方便的工具。此外,从分光色度计收集到的数据是皮肤颜色信息的混合,其中包括血管分布和色素沉着的信息。虽然血管分布和色素沉着状态可以通过红色、黄色和亮度的读数来客观反映,但如果不能分别分析这两个因素,则系统的灵敏度会降低。理想的分光色度计应可以从颜色数据中区分血管分布和色素沉着信息并分别分析它们。

皮肤镜检查被广泛用于诊断各种皮肤病,也被认为是处理色素性皮肤病变时比分光色度法皮内分析更好的工具。然而,之前没有使用皮肤镜对增生性瘢痕进行定量评估的报道。皮肤镜检查使用自带光源使观察者能够看到表皮和浅表真皮中的结构。此外,偏光皮肤镜采用了偏光摄影的原理,能够过滤来自皮肤表面的反射光,捕捉来自皮肤深层的反向散射光,从而让观察者看得更深、更清晰。皮肤镜能够非常清楚地看到增生性瘢痕真皮层和表皮层中扩张的毛细血管和色素,这为准确评估血管分布和色素沉着提供了很大的帮助。现代皮肤镜可以连接数码相机,这使其成了获取和分析捕获特征的便利工具。皮肤镜使用自己的光源,测量结果不太可能受到环境照明条件的影响。此外,皮肤镜能够通过放置玻璃板并用压力接触瘢痕表面(与VSS评估相同的概念),将血管分布和色素沉着与瘢痕的纯色区分开来。可见的毛细血管和血管结构都会在施加压力时变白,只留下色素沉着信息。此外,通过偏光皮肤镜可以很容易地观察到原本不明显的胶原蛋白结构,从而帮助临床医生和研究人员监测增生性瘢痕的内部变化。皮肤镜检查是一种很有前景的评估方法。如果对其可靠性和有用性进行严格验证,则可以准确评估瘢痕血管分布和色素沉着情况。

利用数码摄影捕捉瘢痕的视觉特征是一种相对简单、方便且价廉的方法。标准化摄像方法获得的照片可用于客观记录治疗过程中的皮肤颜色变化。但是,环境照明条件和相机设置以及人为因素(如摄影师的技能)会影响测量的准确性。基于偏振光摄影的研究将偏振光、光谱建模、数码摄影和图像分析组合在一起用于瘢痕分析。偏振光具有阻挡皮肤表面反射光的优点,从而可以更清楚地观察表皮层和浅表真皮层的特征。一些设备甚至可以分别分析皮肤中的血红蛋白和黑色素分布,这是瘢痕血管分布和色素沉着的良好指标。然而,整个捕获过程和设备复杂且成本很高。此外,数码摄影只能分析血红蛋白和黑色素分布的整体模式,不能反映血管分布或色素沉着的微观细节。

此外,激光多普勒可用于测量瘢痕的血流灌注,这也是瘢痕血管分布的重要指标。然而,激光多普勒无法测量色素沉着特征,从多普勒图像上看不到瘢痕的边界。

（二）色素分析

色素分析软件如 NIS-Elements AR 软件等,可用于分析皮肤镜、标准照相和偏光摄影等获得的图片,获得 RGB 的红色通道值,并与分光色度计的红色读数进行比较。这些图片也被转换成黑白图片,并分析其亮度值与分光色度计的亮度读数之间的相关性,揭示增生性瘢痕的色素沉着情况。使用数据分析软件可以在不同测量方式之间进行相关分析:来自分光色度计的红色读数与来自皮肤镜（来自 RGB 读数）的红色通道值之间的相关性,分光色度计的亮度读数与皮肤镜的亮度值之间的相关性,以及 VSS 血管分布评分与皮肤镜的红色通道值之间的相关性。

数字图像已被用于测量伤口大小、测量血液循环和伤口愈合动力学指标。Kaartinen 等使用一种结合标准化数字成像（SDI）、计算机控制照明和光谱建模（SpM）的用于瘢痕定量评估的新方法估计瘢痕中的血红蛋白浓度变化,并对黑色素进行定量分析。该方法比较了瘢痕和邻近健康皮肤的光谱反射率,旨在确定整个瘢痕血红蛋白和黑色素的估计浓度变化（ECC）。瘢痕的颜色分布通常不规则,因此获取平均 ECC 很重要。此外,ECC 的测量提供了可重复的定量数据,校准后可指示黑色素和血红蛋白的浓度,而不仅仅是颜色强度变化。

二、瘢痕面积测量

传统的瘢痕面积测量方法为坐标纸读取法,将透明薄膜覆盖在坐标纸上,读取正方形及待测瘢痕所占的格子数量。以记号笔描绘的外缘为界线,取格子的原则为超过或等于 1/2 满视为一个,不满 1/2 视为没有,记录每次读取的数据。此方法人为测量误差较大,测量步骤较复杂,费时费力,因此陆续有多位学者对此方法进行了改进和革新。

将上述透明薄膜放入扫描仪中,设置高分辨率,并将所扫的图像分别保存为 JPG 格式及 PDF 格式。可将数据输入各类图像软件中依据像素进行面积测量,如 AutoCAD 像素法、Photoshop 套索像素法、Photoshop 魔棒填充像素法及福昕 PDF 阅读软件测量法等。

尽管不同方法的测量结果均较为接近和准确,但不同方法所需的测量时间及实际操作的烦琐程度不尽相同。坐标纸读取法用时最长,而且测量步骤也最复杂,测量结果重复性较差。AutoCAD 像素法在测量时间及测量步骤上较坐标纸读取法无明显优势,测量结果的重复性较差。Photoshop 套索像素法所需测量时间较短,但是在测量步骤上并无简化,测量结果的重复性较好。Photoshop 魔棒填充像素法所需测量时间最短,测量步骤较坐标纸读取法无优势,测量结果的重复性较好,但由于是软件自动识别,该功能仅可识别闭合图形,所以在描绘瘢痕图形的时候,如果没有描绘成闭合的图形,则该软件无法测量出瘢痕的面积。福昕 PDF 阅读软件测量法在测量步骤上最简单,同时同一操作者及不同操作者的多次测量重复性均较好。随着软件的发展,传统的测量方式有被逐渐淘汰的趋势,在瘢痕面积测量的实践中,如何选用瘢痕面积测量软件,应当把握以下原则:选择准确性较高和重复性较好的测

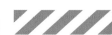

量软件,选择对测量过程具有良好可溯源性的软件,选择测量所需时间较短、步骤较简化的软件。通过研究比较,福昕 PDF 阅读软件测量法、Photoshop 套索像素法、Photoshop 魔棒填充像素法(仅适用于闭合图形)用于测量体表不规则瘢痕的面积,较值得推荐。

除手动描记取样外,通过摄像获取的数字图像也可输入图像处理软件进行面积测算,如安琪儿色素斑痣定量评价系统(AngelColor,广州比特软件科技有限公司,中国广州)和Image-Pro Plus 图像分析软件(Media Cybernetics 公司,美国),前者需手动描记瘢痕区域,随后无须操作软件即可进行面积测算从而获得结果;后者则可由软件自行识别、获取瘢痕区域,并进行面积测算。人工智能的识别精度可随着识别数量的提高而提高,通过人工智能进行自动、高效、精准的面积测量的愿景有望实现。

三、瘢痕厚度与生物力学测量

对瘢痕进行客观、系统的定量分析需要利用可靠的定量测量仪器,这些定量测量仪器往往价格不菲且需要大量的时间来采集数据。目前临床常采用 3D 扫描仪和铸模技术来评估瘢痕的高度和表面纹理。BTC-2000TM 组织柔软度测量仪、真皮扭矩表(DTM1)和弹性弹度计等可用于评估瘢痕生物力学指标。温哥华瘢痕量表(VSS)和患者与观察者瘢痕评估量表(POSAS)等可用于定性地评估瘢痕特性。之后可将主观量表数据与仪器测量数据进行相关性分析,以评估量表及仪器的可靠性。现有研究结果表明,数字摄影和分析比 POSAS和 VSS 更可靠。3D 扫描仪对瘢痕高度的评估结果可靠,且较铸模技术更节省时间及成本。此外,3D 扫描仪和铸模技术还提供了瘢痕相对于周围组织凸出的高度的绝对值。除铸模技术外,所有定量测量方法的采集时间都少于 90 s。无创仪器用于分析瘢痕特性时可进行定量评估,且能评估瘢痕随时间及治疗产生的变化,而不需要采集标本进行活检。总之,与主观量表相比,使用定量仪器进行瘢痕评估的可靠性明显更高,对颜色和生物力学的定量评估所需时间更短,每次采集数据后对瘢痕纹理和高度进行评估分析所需要的时间均少于 90 s。对临床工作人员进行适当培训和制订明确的测量收集方案,可以收集对瘢痕特性的定量评估数据,而不会影响临床工作流程。

四、有限元分析

应力或力学因素对伤口的最终外观具有重要影响,且在临床实际中,瘢痕组织多发生于人体皮肤表面应力较大的区域,如前胸、下腹、耻骨上区等。目前医生在临床实践中往往根据经验采取相对合理的缝合方式以减小瘢痕形成的可能性。但是,这些方法完全依赖于医生的临床经验,不具备科学的严谨性和稳定性。因此,利用有限元分析方法模拟、分析及优化各种缝合方式,并精确指导外科手术,对瘢痕的治疗具有重要的前瞻性意义。实践证明,有限元分析方法在人体结构以及皮肤缝合的生物力学分析上是可行而且可靠的;有限元模拟分析结果可以与实验结果相互印证,甚至可以在一定程度上代替难以实现的实验。

病理性瘢痕可能导致毁容、慢性疼痛、瘙痒、功能障碍和心理负担。瘢痕疙瘩的出现与遗传学、生物学和生物力学因素有关。作用于伤口边缘的应力是导致瘢痕增生的主要因素,另外,局部机械力在瘢痕疙瘩的发病机制和进展中起着重要的刺激作用。事实上,机械力不仅能促进成纤维细胞的增殖和胶原蛋白的合成,而且还能促进皮肤的重塑。瘢痕疙瘩周围组织的机械力升高区域可能导致异常的机械信号传导通路,这可能是瘢痕疙瘩进展的基础。

皮肤的各向异性对皮肤伤口缝合应力影响明显,沿郎格氏线(Langer's lines)方向的弹性模量大于其垂直方向的弹性模量,伤口缝合应力随着切口与郎格氏线方向形成的夹角的增大而逐渐增大。因此,临床手术切口宜沿着郎格氏线方向。

有限元分析是一种计算技术,用于模拟和预测材料在受到不同力影响时的反应。有限元分析方法的有效性在医学领域得到了广泛的认可,并被用于各种器官的生物力学分析。对于瘢痕的研究而言,由于有限元分析在很大程度上依赖于精确的建模,因此人体的瘢痕裸露于表面的形状必须被精确建模,以对瘢痕进行精准的应力分析预测。Welch-Phillips 等通过应用有限元分析对瘢痕疙瘩的形成进行研究发现,瘢痕疙瘩将向应力集中区域生长。因此,最初的异形瘢痕疙瘩在其双侧末端延伸,形成蟹形或者蝶形瘢痕。有限元分析还可用于模拟和预测瘢痕对组织生长的影响及其作用机制,观察三维方向上的组织形变,比较各方向组织受抑制情况。

生物力学有限元模型(FEM)通常被用来通过数值模拟完善矫形器、假体或手术的设计。生物力学有限元模型最重要的优点是,一旦建立了足够的有限元,它就能够测试无限数量的应力系统;主要缺点是不能在体内模拟,因为测量疲劳极限和纤维膜破裂是不可行的,这可能会对患者造成部分和永久性的损伤。定制矫形器或假体时首先结合通过三维扫描获得的身体部分的几何形状,以满足每个患者的需要。之后,有限元分析可以根据三维印刷材料的材料性能,修改设计以提高产品的性能,而不需要进一步试错配件,从而减少计算设计过程中材料废物的排放量。

第三节　精准智能化术前规划

通过应用有限元分析(如 Geomagic Studio)对瘢痕进行精确的建模、模拟、分析及优化各种缝合方式,通过对人体结构以及皮肤缝合的生物力学分析,对瘢痕进行精准的应力分析预测,模拟和预测材料在受到不同应力影响时的反应,测量疲劳极限和纤维膜破裂,以精确指导外科手术。

瘢痕面积与厚度测量详见前一节内容,值得注意的是,瘢痕手术方案的选择除受瘢痕面积、厚度、弹性及应力等影响外,瘢痕的部位也是不可忽视的重要因素,术前应充分考虑术区附近的解剖关系及活动功能。

一、定制治疗方案

瘢痕不仅影响局部外观和功能,还可伴有疼痛、瘙痒、心理问题,严重影响患者生存质量。针对瘢痕的不同特性,有多种治疗手段,联合治疗和序列治疗被证明可取得更佳的疗效。临床上的治疗手段可分为手术治疗和非手术治疗两大类。非手术治疗方法包括压力治疗、外用药物(硅酮制剂、积雪苷霜软膏、中药等)、瘢痕内药物注射(类固醇激素、5-FU 等)、冷冻及激光、射频、放射线核素治疗等。除常规应用外用药物及压力治疗外,其余治疗方式的选择尚存在争议,计算机辅助精准治疗可以帮助选择更合适的治疗手段。

二、计算机色素分析软件辅助选择光电技术治疗瘢痕

光电技术用于瘢痕的治疗可分为作用于瘢痕组织血管、以减少血液供应为主的("褪

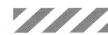

红"）治疗和直接作用于瘢痕组织的治疗两种类型，临床上可借助计算机色素分析软件来辅助激光类型的选择。

对于红斑性瘢痕，其特点是表皮薄且血管直径微小、弥漫、浅表，输出波长为 540/560～1200 nm 的强脉冲光（IPL）或 500～660 nm 的窄光谱强脉冲光（DPL）等，均可用于选择性治疗血管中的血红蛋白引起的血管闭塞，起到使瘢痕组织"褪红"的效果，减少瘢痕的营养供给，同时损伤胶原，促进胶原重塑。

点阵激光可在皮肤上形成微小的三维热损伤区域，可刺激损伤区域通过再生而不是修复的方式完成愈合，因此可避免热损伤所致瘢痕，广泛应用于瘢痕治疗中。通过热刺激诱导瘢痕重塑，可松解粘连，改善瘢痕弹性、功能、平整度和色差。根据适应证选择色素分析软件、三维成像及有限元分析等方法，对于有色素沉着、凹凸不平和应力、弹性较差的瘢痕，首选点阵激光治疗。

三、局部药物注射

皮质类固醇通过抑制炎症、减少氧和营养的传递、减缓胶原形成、促进胶原降解和抑制成纤维细胞增殖来治疗瘢痕疙瘩和肥厚性瘢痕。此外，皮质类固醇还可诱导成纤维细胞凋亡。对一些患者来说，内部注射皮质类固醇药物无效，甚至可能引起不良反应，如毛细血管扩张和皮肤萎缩等。维拉帕米可以通过增加原胶原酶的合成、减少细胞外基质的产生、抑制成纤维细胞的增殖以及抑制 IL-6、VEGF 和 TGF-β_1 的表达来治疗瘢痕疙瘩和肥厚性瘢痕。维拉帕米可诱导病理性瘢痕成纤维细胞凋亡，但健康皮肤成纤维细胞不凋亡。考虑到维拉帕米的高安全性，当皮质类固醇的使用会导致不良反应时，它可作为替代治疗方法使用。对于瘢痕疙瘩和肥厚性瘢痕，局部药物注射也是可选择的治疗方式，临床上通过三维成像和有限元分析可对瘢痕厚度和形态进行测量、筛选，并对药物不良反应进行监测，利用皮质类固醇和维拉帕米等药物对瘢痕的抑制作用，将其安全地应用于瘢痕疙瘩和肥厚性瘢痕的治疗。

四、手术方案

以扩张皮瓣三维设计为例。

经非扩张肢体的浅表静脉使用高压注射器快速注射碘海醇注射液 1.2～2.0 ml/kg，注射 20 s 后行 64 排螺旋增强 CT，获取动脉期及静脉期图像，将 STL 格式的影像数据传输至图像处理软件（如 CT 自带图像处理软件或 Mimics 等）进行图像重建，行体积再现（volume rendering）、最大密度投射（maximal intensity projection，MIP）等三维影像处理显示不同组织，直观地观察和显示拟切取扩张皮瓣区域内血管分支的走行以及毗邻定位，并以主要分支血管作为扩张皮瓣的供血动脉或回流静脉。用亚甲蓝标记瘢痕切除范围，依据增强 CT 及三维重建显示的血管走行情况和瘢痕拟切除范围来设计扩张皮瓣切取和转移方案，避免损伤主要供血血管。沿标记线切开，进行局部的充分松解和游离减张。按照皮瓣切取设计方案切开扩张皮瓣，将皮肤软组织扩张器取出，将增强 CT 所示的动静脉包裹在皮瓣蒂部，蒂部保留较多筋膜组织，以利于皮瓣静脉回流，减轻术后皮瓣淤血。

术前应尽量设计帮助充分松解瘢痕、完整覆盖瘢痕切除后遗留的创面，并完整保留供血血管。

术中实际操作时可待皮瓣切取成功后再决定切除瘢痕的面积，以免瘢痕切除、挛缩松解后因创面较大而皮瓣过小致创面不能完全封闭。为减少皮瓣转移覆盖后的外观臃肿，瘢痕切除时可酌情去除 2～3 mm 厚的脂肪组织,注意避免因去除脂肪组织量较多导致血液供应被破坏。供区要预留足够的皮肤,避免皮瓣切取后应力过大。如遗留部分瘢痕无法切除,可于术后 6 个月安排再次手术。

对于增生性瘢痕,应充分减张,并配合术后放射治疗。凹陷性瘢痕可联合自体颗粒脂肪移植填充凹陷,术前可通过三维测量获得凹陷范围的体积数值。瘢痕性脱发行植发或皮瓣扩张修复。

第四节　术前仿真手术

一、以大面积瘢痕进行扩张器植入为例

(一)CT 血管造影建立人体模型

在静脉注射碘造影剂后分别在动脉期和静脉期进行 CT,合成和建立伴有血管影像的术区扫描数据,将数据传输给 CT 自带的图像工作站进行三维重建,采用迭代重建算法生成三维图像。

(二)计算瘢痕面积

在三维图像中标记拟切除的瘢痕区域,测算瘢痕面积,考虑皮瓣的即时回缩率及扩张皮瓣回缩率,确定需要的皮瓣面积大小,一般需超过瘢痕面积的 10%。

(三)按公式测算扩张器扩张容积

按不同部位的皮瓣扩张所需要的容积来计算需要的扩张量,如头皮 1 cm² 缺损需要3.5～4.0 ml 扩张量,面部 1 cm² 缺损需要 6.0～8.0 ml 扩张量。

(四)模拟设计切口及扩张器植入位置

首先根据 CT 血管造影三维重建图像了解血管走行及毗邻关系,据此选择皮瓣的供血动脉,根据皮瓣的蒂部位置选择切口,保护皮瓣血液循环。在皮瓣区域设计扩张器的植入位置。

二、以瘢痕切除皮瓣转移修复术为例

有限元模型可用于局部皮瓣修复瘢痕的模拟、评估,以优化手术结果。对建立的模型进行网格划分后,使用有限元分析应用程序的网格生成器读取立体光刻数据,应用ANSYS11.0软件建立术区瘢痕模型,建立皮肤瘢痕行皮瓣修复切口的非线性超弹性有限元模型,比较皮瓣转移前后的伤口应力变化。设置皮肤参数的变化,模拟菱形皮瓣伤口闭合的皮瓣生物力学。模拟包括各种变量:转位角度、皮瓣宽度和组织受损范围。皮肤的材料特性在建模时被定性为超弹性、不可压缩、各向同性和与时间无关。产生的应力和应变场作为最终评估指标,并评估局部表面的变化。皮瓣的宽度决定了继发性组织运动的程度和对周围组织的影响。建模时需要考虑多个因素,包括邻近的"不活动"结构,瘢痕位置、局部皮肤厚度和松弛皮肤应力线的方向。

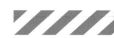

第五节　精准智能化手术过程

一、术前测量

使用标准摄像获取影像数据,联合应用皮肤镜与色素分析软件来获取瘢痕颜色数据,将影像数据导入专业的面积测量软件或 Photoshop 等可对像素进行测量计算的软件,对瘢痕进行面积计算。

二、术前设计

(一)扩张皮瓣术前面积测算

有学者将脱发区按原形状原大小画在 AutoCAD 软件上,进行脱发区总面积的计算。然后运用几何分割法将脱发区分割成数个矩形或三角形区域,分别运用 AutoCAD 计算出每个区域的面积,每个区域对应一个扩张器,即每个扩张器所产生的扩张量修复相应大小的缺损区。根据头皮 1 cm² 缺损需要 3.5~4.0 ml 扩张量,面部 1 cm² 缺损需要 6.0~8.0 ml 扩张量计算,从而更好地计算出埋置的扩张器的大小。也有学者通过三维立体摄影结合 CAD 软件进行面积测绘,此方法较手绘更为便捷、准确,值得推广。

(二)CT 血管造影及三维重建

CT 血管造影及三维重建能提供清晰的扩张皮瓣血液循环及其分支的三维数据,为术前设计皮瓣提供可靠依据,指导术中皮瓣的设计,降低手术风险,提高皮瓣存活率,具有临床实践价值。

使用 CT 对患者术区进行增强扫描,经肘正中静脉用高压注射器快速注射碘海醇注射液 60~100 ml,注射 20 s 左右时进行 CT,使动脉显影。通过 AutoCAD 软件将获取的术区动脉血液循环造影数据转化为三维虚拟模型,通过对不同密度组织的重建,直观地观测血管的走行、毗邻位置及血管吻合情况。

三、模拟手术

在 AutoCAD 软件的三维重建图像上模拟手术切口及扩张器植入,根据三维图像了解血管走行及毗邻关系,据此选择皮瓣的供血动脉,按术前计算设计瘢痕拟切除范围和皮瓣大小及位置,选择切口、扩张器的植入位置和皮瓣转移方案,避免伤及主要供血血管。

第六节　手术评估

一、手术前后颜色、面积、厚度和弹性分析对比

瘢痕的颜色变化通常用血管分布和色素沉着两个参数表征。经典的分光色度法和皮肤镜常用于皮肤颜色测量。用三刺激值式色度计(美能达色度计)和窄带反射分光光度计

（Mexameter® 皮肤色度计）测量手术前后的瘢痕颜色变化可得到良好的结果。此外还可以用计算机控制的照明和光谱建模（SpM），比较瘢痕与邻近健康皮肤的反射光谱，进行瘢痕定量评估。

瘢痕面积可通过将数据输入各类图像软件（见本章第二节）中依据像素进行测量。瘢痕厚度可通过多种平台的三维成像数据进行测量，3D扫描仪为最推荐的测量方法。人体结构以及皮肤缝合的生物力学分析使用有限元分析方法，将瘢痕及正常组织表面划分成小的网格，进行分析测量，有限元分析结果具有可靠性及不可替代性。

二、手术前后效果评估

AutoCAD 软件和有限元分析可用于改进术前设计和进行术后评估：①将拟切除瘢痕按原形状及尺寸画在 AutoCAD 软件上，进行术区总面积的计算。然后运用几何分割法将术区分割成数个矩形或三角形区域，分别运用 AutoCAD 计算出每个区域的面积，每个区域对应一个扩张器，即每个扩张器所产生的扩张量修复相应大小的缺损区。②二次手术后在有限元分析软件上将术区的三维图像与术前进行对比，可获得术区形状变化数据。通过术前术后分别模拟对术区施加压力及牵拉力等，测算术区的弹性和应力变化。

▶▶ 参考文献

[1] Robson M C,Steed D L,Franz M G. Wound healing：biologic features and approaches to maximize healing trajectories[J]. Curr Probl Surg,2001,38 (2)：72-140.

[2] 沈小鹏,李东.瘢痕防治及其研究进展[J].中华临床医师杂志（电子版）,2019,13 (6)：463-467.

[3] Ogawa R. Total scar management [M]. Singapore：Springer Nature Singapore Pte Ltd,2020.

[4] Rowan M P,Cancio L C,Elster E A,et al. Burn wound healing and treatment：review and advancements[J]. Crit Care,2015,19：243.

[5] 谭军.激光治疗瘢痕的现状与展望[J].中国美容医学,2017,26 (2)：1-4.

[6] Mustoe T A,Cooter R D,Gold M H,et al. International clinical recommendations on scar management[J]. Plast Reconstr Surg,2002,110 (2)：560-571.

[7] Monstrey S,Middelkoop E,Vranckx J J,et al. Updated scar management practical guidelines：non-invasive and invasive measures[J]. J Plast Reconstr Aesthet Surg,2014,67 (8)：1017-1025.

[8] 中国临床瘢痕防治专家共识制定小组.中国临床瘢痕防治专家共识[J].中华损伤与修复杂志（电子版）,2017,12 (6)：401-406.

[9] 马倩玉,武晓莉.增生性瘢痕和瘢痕疙瘩的最新治疗进展[J].组织工程与重建外科杂志,2020,16(1)：1-5,26.

[10] 马继光,蔡景龙,宗宪磊,等.瘢痕疙瘩的临床分类方法研究[J].中华整形外科杂志,2013,29 (6)：422-427.

[11] 中国整形美容协会瘢痕医学分会.瘢痕早期治疗全国专家共识（2020 版）[J].中华烧伤杂志,2021,37 (2)：113-125.

[12] Debruler D M,Blackstone B N,Mcfarland K L,et al. Effect of skin graft thickness

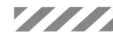

on scar development in a porcine burn model[J]. Burns,2018,44 (4):917-930.

[13] Mustoe T A. Evolution of silicone therapy and mechanism of action in scar management[J]. Aesthetic Plast Surg,2008,32 (1):82-92.

[14] Ren Y,Zhou X,Wei Z,et al. Efficacy and safety of triamcinolone acetonide alone and in combination with 5-fluorouracil for treating hypertrophic scars and keloids:a systematic review and meta-analysis[J]. Int Wound J,2017,14 (3):480-487.

[15] 武晓莉,刘伟,曹谊林. 低浓度 5-氟尿嘧啶抑制血管增生在瘢痕疙瘩综合治疗中的作用初探[J]. 中华整形外科杂志,2006,22(1):44-46.

[16] 吴溯帆. 注射美容整形技术[M]. 杭州:浙江科学技术出版社,2015.

[17] Gamil H D,Khattab F M,El Fawal M M,et al. Comparison of intralesional triamcinolone acetonide, botulinum toxin type A, and their combination for the treatment of keloid lesions[J]. J Dermatolog Treat,2020,31 (5):535-544.

[18] 高振,武晓莉,李青峰. 瘢痕治疗现状与进展[J]. 临床外科杂志,2020,28(12):1106-1109.

[19] Tae-Ho W,陈宗安,陈亚红,等. 超声药物导入技术辅助 CO_2 点阵激光治疗增生性瘢痕[J]. 中国美容整形外科杂志,2017,28 (11):658-661.

[20] Fredman R,Katz A J,Hultman C S. Fat grafting for burn,traumatic,and surgical scars[J]. Clin Plast Surg,2017,44 (4):781-791.

[21] Ogawa R,Akaishi S,Kuribayashi S,et al. Keloids and hypertrophic scars can now be cured completely:recent progress in our understanding of the pathogenesis of keloids and hypertrophic scars and the most promising current therapeutic strategy[J]. J Nippon Med Sch,2016,83 (2):46-53.

[22] 吴军. 烧伤康复[M]. 北京:人民卫生出版社,2018.

[23] 中国整形美容协会瘢痕医学分会常务委员会专家组. 中国瘢痕疙瘩临床治疗推荐指南[J]. 中国美容整形外科杂志,2018,29 (5):245-256.

[24] 陈立彬,陈宗安,马倩玉,等. 免打结倒刺缝线在瘢痕整形手术中的应用[J]. 组织工程与重建外科杂志,2021,17 (1):41-43.

[25] 陈立彬,武晓莉,陈宗安,等. 瘢痕整形手术中的减张缝合技巧[J]. 组织工程与重建外科杂志,2019,15 (2):63-64.

[26] Topp S G,Lovald S,Khraishi T,et al. Biomechanics of the rhombic transposition flap[J]. Otolaryngol Head Neck Surg,2014,151(6):952-959.

[27] Li J,Johnson C A,Smith A A,et al. Molecular mechanisms underlying skeletal growth arrest by cutaneous scarring[J]. Bone,2014, 66:223-231.

[28] Miyamoto J,Nagasao T,Miyamoto S. Biomechanical analysis of surgical correction of syndactyly[J]. Plast Reconstr Surg,2010,125(3):963-968.

[29] Chow L,Yick K L,Sun Y,et al. A novel bespoke hypertrophic scar treatment:actualizing hybrid pressure and silicone therapies with 3D printing and scanning[J]. Int J Bioprint,2021,7(1):327.

[30] Jiri B,Jana V,Michal J,et al. Successful early neonatal repair of cleft lip within first 8 days of life[J]. Int J Pediatr Otorhinolaryngol,2012,76(11):1616-1626.

[31] Flynn C,McCormack B A. A simplified model of scar contraction[J]. J Biomech, 2008,41(7):1582-1589.

[32] Lee T,Turin S Y,Gosain A K,et al. Propagation of material behavior uncertainty in a nonlinear finite element model of reconstructive surgery[J]. Biomech Model Mechanobiol,2018,17(6):1857-1873.

[33] Yu A,Yick K L,Ng S P,et al. Numerical simulation of pressure therapy glove by using finite element method[J]. Burns,2016,42(1):141-151.

[34] Wei Y,Wang Y,Zhang M,et al. The application of 3D-printed transparent facemask for facial scar management and its biomechanical rationale[J]. Burns,2018,44(2): 453-461.

[35] Nguyen D Q,Potokar T,Price P. A review of current objective and subjective scar assessment tools[J]. J Wound Care,2008,17(3):101-102,104-106.

[36] Yang L,Witten T M,Pidaparti R M. A biomechanical model of wound contraction and scar formation[J]. J Theor Biol,2013,332:228-248.

[37] Dohi T,Padmanabhan J,Akaishi S,et al. The interplay of mechanical stress,strain, and stiffness at the keloid periphery correlates with increased caveolin-1/ROCK signaling and scar progression[J]. Plast Reconstr Surg,2019,144(1):58e-67e.

[38] Flynn C. Finite element models of wound closure[J]. J Tissue Viability,2010,19 (4):137-149.

[39] Kazmer D O,Eaves F F 3rd. Force modulating tissue bridges for reduction of tension and scar:finite element and image analysis of preclinical incisional and nonincisional models[J]. Aesthet surg J,2018,38(11):1250-1263.

[40] Willows B M,Ilyas M,Sharma A. Laser in the management of burn scars[J]. Burns, 2017,43(7):1379-1389.

[41] Lee K C,Bamford A,Gardiner F,et al. Investigating the intra-and inter-rater reliability of a panel of subjective and objective burn scar measurement tools[J]. Burns,2019,45(6):1311-1324.

[42] Wiseman J,Simons M,Kimble R,et al. Effectiveness of topical silicone gel and pressure garment therapy for burn scar prevention and management in children: study protocol for a randomised controlled trial[J]. Trials,2017,18(1):72.

[43] Nagasao T,Aramaki-Hattori N,Shimizu Y,et al. Transformation of keloids is determined by stress occurrence patterns on peri-keloid regions in response to body movement[J]. Med Hypotheses,2013,81(1):136-141.

[44] Ogawa R,Akaishi S,Huang C,et al. Clinical applications of basic research that shows reducing skin tension could prevent and treat abnormal scarring:the importance of fascial/subcutaneous tensile reduction sutures and flap surgery for keloid and hypertrophic scar reconstruction[J]. J Nippon Med Sch,2011,78(2): 68-76.

[45] Tsuge T,Aoki M,Akaishi S,et al. Geometric modeling and a retrospective cohort study on the usefulness of fascial tensile reductions in severe keloid surgery[J].

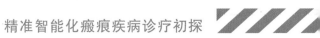

Surgery,2020,167(2):504-509.

[46] Sutula D,Elouneg A,Sensale M,et al. An open source pipeline for design of experiments for hyperelastic models of the skin with applications to keloids[J]. J Mech Behav Biomed Mater,2020,112:103999.

[47] Schneider L F,Warren S M. The relationship between keloid growth pattern and stretching tension-visual analysis using the finite element method:a brief history of keloids[J]. Ann Plast Surg,2008,60(4):452-454.

[48] Akaishi S,Akimoto M,Ogawa R,et al. The relationship between keloid growth pattern and stretching tension:visual analysis using the finite element method[J]. Ann Plast Surg,2008,60(4):445-451.

[49] Kaartinen I S,Välisuo P O,Alander J T,et al. Objective scar assessment—a new method using standardized digital imaging and spectral modelling[J]. Burns,2011,37(1):74-81.

[50] Sharad J. Combination of microneedling and glycolic acid peels for the treatment of acne scars in dark skin[J]. J Cosmet Dermatol,2011,10(4):317-323.

[51] Wei Y,Li-Tsang C W P,Luk D C K,et al. A validation study of scar vascularity and pigmentation assessment using dermoscopy[J]. Burns,2015,41(8):1717-1723.

[52] Elrod J,Moellmeier D,Schiestl C,et al. Comparative analysis of functional and aesthetic outcomes of retroauricular full thickness versus plantar glabrous split thickness skin grafts in pediatric palmar hand burns[J]. Burns,2020,46(3):639-646.

[53] Wang F,Li X,Wang X,et al. Efficacy of topical silicone gel in scar management:a systematic review and meta-analysis of randomised controlled trials[J]. Int Wound J,2020,17(3):765-773.

[54] Gankande T U,Duke J M,Wood F M,et al. Interpretation of the DermaLab Combo ® pigmentation and vascularity measurements in burn scar assessment:an exploratory analysis[J]. Burns,2015,41(6):1176-1185.

[55] Pallua N,Baroncini A,Alharbi Z,et al. Improvement of facial scar appearance and microcirculation by autologous lipofilling[J]. J Plast Reconstr Aesthet Surg,2014,67(8):1033-1037.

[56] Jiang Z Y,Liao X C,Liu M Z,et al. The safety and efficacy of intralesional verapamil versus intralesional triamcinolone acetonide for keloids and hypertrophic scars:a systematic review and meta-analysis[J]. Adv Skin Wound Care,2020,33(4):1-7.

[57] Ong C T,Khoo Y T,Mukhopadhyay A,et al. Comparative proteomic analysis between normal skin and keloid scar[J]. Br J Dermatol,2010,162(6):1302-1315.

[58] Baumann M E,DeBruler D M,Blackstone B N,et al. Direct comparison of reproducibility and reliability in quantitative assessments of burn scar properties[J]. Burns,2021,47(2):466-478.

[59] Mankowski P,Kanevsky J,Tomlinson J,et al. Optimizing radiotherapy for keloids:a meta-analysis systematic review comparing recurrence rates between different

radiation modalities[J]. Ann Plast Surg,2017,78(4):403-411.

[60] Nedelec B,Couture M A,Calva V,et al. Randomized controlled trial of the immediate and long-term effect of massage on adult postburn scar[J]. Burns,2019, 45(1):128-139.

[61] 刘磊,王燕妮,于静,等.增强CT及三维重建技术在扩张皮瓣整复小儿烧伤后瘢痕中的应用效果[J].中华烧伤杂志,2019,35(10):715-719.

[62] 夏成德,薛继东,狄海萍,等.额顶部跨中线轴型扩张皮瓣单蒂转移整复面颈部大面积瘢痕畸形的临床效果[J].中华烧伤杂志,2020,36(9):838-844.

[63] 黄威,曹丁,周永川,等.瘢痕对唇腭裂上颌骨生长影响的有限元分析[J].现代口腔医学杂志,2020,34(3):152-154.

[64] 胡守舵,王佳琦,张海明,等.眶周皮肤软组织缺损的扩张皮瓣治疗[J].中国美容整形外科杂志,2009,20(5):272-275.

[65] 夏成德,薛继东,狄海萍,等.CT血管造影及三维重建在额部轴型扩张皮瓣修复口周及颏部瘢痕中的应用效果[J].中华烧伤杂志,2018,34(10):677-682.

[66] 陈伏庭,陈文斌,朱晓云.用扩张皮瓣修复瘢痕性秃发及面部皮肤缺损的术前设计[J].江苏医药,2012,38(2):209-210.

[67] 吕营,安美文,侯春胜.沿不同缝合方向皮肤应力的有限元分析[J].中国组织工程研究,2017,21(4):609-614.

(武晓莉　周婕)

第五章
精准智能化皮瓣移植

一、皮瓣移植的概念与适应证

皮瓣由具有血液供应的皮肤及其附着的皮下组织或其他活的组织块所组成。皮瓣在形成过程中必须有一部分与本体相连,此相连部分称为蒂部。蒂部是皮瓣转移后的血液供应来源,具有多种形式,如皮肤皮下蒂、肌肉血管蒂、血管蒂(含吻接的血管蒂)等。

皮瓣是自身带有血液供应,包含皮肤与皮下组织或更深层次组织在内的复合组织块。将这样的组织块由身体一处转移至另一处的过程称为皮瓣移植。形成皮瓣的部位称为供区,接受皮瓣的部位称为受区。若将设计的皮瓣立即掀起并转移至受区,称为即时皮瓣移植;若将设计的皮瓣先经延迟手术,使其血液供应更加丰富后再行移植,则称为延迟皮瓣移植。皮瓣自身携带血液供应的方式有两种。一种是与供区不完全分离,以"蒂"相连。"蒂"可为皮瓣的全层组织,也可为部分层次的组织,如皮下组织、肌肉、筋膜等,或仅为血管束,以此方式携带血液供应的皮瓣称为带蒂皮瓣,将其转移至受区的过程称为带蒂皮瓣移植。另一种是将完全与供区分离的皮瓣中的知名血管与受区知名血管相吻合,使皮瓣直接从受区血管获得血液供应。以这种方式携带血液供应的皮瓣称为游离皮瓣,其转移过程称为吻合血管的游离皮瓣移植。

在皮肤软组织缺损的修复中,由于皮瓣本身有血液供应,又具有一定的厚度,在修复创面的同时可消灭无效腔;由于皮瓣血液供应丰富,抗感染能力强,有利于感染创面及难治性创面的修复,因此皮瓣在很多方面具有更大的使用价值。皮瓣移植具体适应证如下:①有骨、关节、肌肉、主干血管、神经和脏器等组织裸露的创面,且无法利用周围皮肤直接缝合覆盖时;②虽无深部组织缺损外露,但为了获得较接近正常的皮肤色泽、质地和优良的外形效果,或为了获得满意的功能效果;③器官再造,包括鼻、唇、眼睑、耳、阴茎、阴道、拇指或手指再造等;④面颊、鼻、上腭等部位的洞穿性缺损;⑤慢性溃疡,特别是放射性溃疡、压疮或其他局部营养贫乏而很难愈合的伤口,可通过皮瓣输送血液,改善局部营养状况。

二、皮瓣移植的术前规划

(一)受区的精准评估

1. 受区准备

皮瓣作为良好的自体覆盖材料,只有在受区条件较好的情况下才能获得理想的治疗效果,因此有必要对创面进行清创处理后再考虑皮瓣移植。例如:①对于慢性感染创面或骨髓炎患者,必须进行彻底病灶清除,包括彻底切除感染创面、窦道、死骨、炎性肉芽组织及血液循环差的瘢痕组织,然后用湿敷换药或负压吸引等方式,使受区变成一个基部健康、相对无菌的创面;②受区局部有急性感染者应先行抗感染治疗,有脓肿者应先切开引流,待急性炎症消退后再行皮瓣移植手术;③骨不连患者手术时要彻底清除骨折端的瘢痕组织,咬除硬化骨质,打通髓腔,同时行植骨术,使骨折部位获得丰富的血液供应;④受区有肌腱、神经损伤时,急诊一期手术时应先进行肌腱或神经修复手术,然后再采用皮瓣修复创面,而局部条件不佳时,则需先行皮瓣移植改善局部软组织条件后再行肌腱和神经修复;⑤对于瘢痕挛缩造成颈部或肢体畸形者,应先彻底松解瘢痕后根据创面设计皮瓣。

2. 受区面积的评估

受区的面积和外形决定了所需皮瓣的大小和形状。目前受区面积评估主要依赖医生的经验,或简单地使用直尺测量缺损部位的长、宽进行设计,这些方法存在一定的设计误差,且可能造成组织浪费。纱布或塑料薄膜拓印受区是相对精准的皮瓣设计方法,在临床应用较为广泛。

(二)皮瓣覆盖缺损的设计

1. 供区的选择

皮瓣供区的选择需遵循以下原则:①以次要部位修复主要部位;②皮瓣高质量存活;③重视受区功能与形态重建;④尽可能减少皮瓣供区外观与功能损害。以次要部位修复主要部位是皮瓣移植永恒不变的原则,皮瓣高质量存活是所有皮瓣应用的前提和基础,在保证皮瓣高质量存活的前提和基础上要重视皮瓣受区功能与形态的重建和减少皮瓣供区外观与功能的损害。皮瓣移植既要考虑受区情况,如创面部位、大小、形态、深浅、是否合并无效腔与感染及局部感觉与运动功能重建要求、受区血管、创面周围软组织条件等情况,也要综合评估供区情况,如皮肤色泽、质地、弹性、移动度、松弛度、皮下脂肪厚度、废用性肌萎缩程度、供区血管、皮神经支配等,还应参考患者全身情况、年龄、性别、职业及本人特殊要求,尽可能做到"缺多少补多少、缺什么补什么",实现受区创面的三维立体美学修复和供区创面的直接闭合。创面修复不禁锢于先局部后远位、先带蒂后游离的传统创面重建阶梯原则,但在创面修复获得同等得失比的前提下,应遵循能近勿远、先易后难、先简后繁的原则。

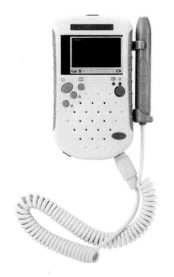

图 5-1 手持式多普勒血流探测仪

2. 术前血管评估

带蒂皮瓣的移植离不开血管蒂的评估,然而血管蒂的位置、内径在解剖学上存在变异,尤其是浅表穿支变异很大,有时仅凭临床经验和术中探查比较盲目,易给患者造成较大创伤,甚至导致皮瓣移植手术失败。因此,术前对血管蒂进行探测有利于术前皮瓣设计和术中皮瓣切取。近年来,各种先进影像技术的发展给血管蒂的术前探测和定位提供了有利的条件,已有影像技术成功应用于临床。

1)手持式多普勒超声技术 手持式多普勒超声技术是利用血管回声的原理来判断血管蒂的位置,早在20世纪70年代即被应用于皮瓣移植手术的血管定位(图5-1)。目前,它已成为皮瓣移植手术中血管体表定位最常用的仪器,其具有操作简单、方便携带以及不受工作场地限制等优点,被证明是一种实用的血管定位方法,但缺点为误差较大,精确

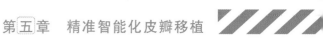

度随着身体质量指数增加而下降,在探查过程中不能明确血管来源、长度、内径的解剖学信息,仅能进行体表定位,这经常使得医生临时改变手术方案从而影响手术进程。

2)彩色多普勒超声技术　彩色多普勒超声技术也是利用血管回声的原理进行成像。相较于手持式多普勒超声技术,其不仅可将穿支血管的起源、内径等解剖学信息在显示屏上清晰显示,而且可提供血管的血流动力学数据,后者亦是其他影像检查方法难以媲美的优势之一,因此其在血管评估的精确度上相对较高。微泡增强多普勒超声技术是近年来新发展的超声成像改良技术,通过微泡增强回声,可显示更细小的血管,同时兼具常规超声实时、无辐射、安全环保等优点,近年来亦被应用在术前血管的探查和评估中。然而,彩色多普勒超声技术进行血管探查所需时间较长,对操作者的探查技术要求较高,并且属于二维成像,不利于直观地显示血管的具体走行层次,这使其在临床的应用受到一定的限制。

3)CT血管造影技术　CT血管造影(computed tomographic angiography,CTA)是通过外周静脉高速注射增强对比剂,在受检者体内造影剂浓集于靶血管内时完成一定范围内的横断面扫描,然后运用计算机的三维后处理功能重建靶血管影像。CTA是目前皮瓣外科公认的较好的术前设计技术之一,有人已将其作为穿支皮瓣移植术前常规检查,其优势主要集中在以下方面:①能够准确定位血管,是目前定位穿支准确率较高的技术之一;②能详细、全面地呈现分支和源动脉的三维立体解剖学信息,为术前设计复杂的分叶皮瓣、嵌合皮瓣提供可靠保障;③对细小分支分辨率高,甚至可探测到内径<1 mm的皮瓣穿支;④相对于彩色多普勒超声技术,得到的血管解剖学信息更加稳定客观。尽管CTA具有众多优点,但也存在以下不足:①相对于超声检查,其费用昂贵;②需注射含碘造影剂,可能产生肾毒性,不适用于碘过敏患者;③辐射剂量大,基本不能用于孕妇及儿童;④配套硬件复杂,64排以上的CT设备才能满足临床要求;⑤成像的清晰度和分辨率仍不能完全满足临床需求,对内径<0.5 mm的分支显影并不理想;⑥其三维重建效果还有待进一步提高,目前仍不能用来模拟皮瓣的切取。因此临床应用时,简单的股前外侧皮瓣设计并不一定要行CTA检查,而在设计复杂穿支皮瓣且具备行CTA检查条件时,应积极使用,降低手术风险,为手术成功提供有力保障。

4)MR血管造影技术　MR血管造影(magnetic resonance angiography,MRA)技术是一种特殊的磁共振X成像技术,可对较小血管穿支进行显影,且能够展示源动脉三维立体情况,它的优点在于无辐射、不存在碘过敏及肾毒性,更适合青少年、育龄期妇女及碘过敏、肾功能不全的患者。但也存在一些不足,MRA的运用不如CTA成熟和广泛,成像质量比CTA差,检查时易产生运动尾影,不适合肥胖患者,且价格昂贵;此外,MRA检查同MRI一样,不适合用于体内安装有诸如心脏起搏器或其他任何会受磁场影响的内植入物的人群。

5)数字减影血管造影技术　数字减影血管造影(digital subtraction angiography,DSA)技术同样作为一种较可靠的技术被运用于皮瓣移植前的血管评估,它同CTA及MRA一样有效。但它属于有创操作,操作复杂、风险较高,检查时辐射剂量较大,还需要向患者体内推注含碘造影剂,肾功能异常或碘过敏患者不能进行此项检查。目前,MRA和DSA在临床的应用并不广泛,需谨慎选择。

3.皮瓣的设计

1)一般设计　皮瓣设计讲究点线面弧。①点:供给皮瓣血液的血管蒂体表位置,也就是皮瓣的旋转轴点。②线:皮瓣设计的轴心线,轴型皮瓣轴心线即皮瓣营养血管走行的体表投影线。设计时,皮瓣应位于该线两侧。如前臂桡侧皮瓣的轴心线是由肘窝中点至腕部桡动脉搏动点的连线,即桡动脉走行的体表投影线。③面:一方面指轴心血管供养皮肤的范围,即皮瓣切取的最大面积,皮瓣设计仅限于这一范围,超出此范围可导致皮瓣部分坏死;另一方面是指皮瓣切取层面,筋膜皮瓣切取层面位于深筋膜深面,轴型皮瓣切取层面必须将营养血管包括在皮瓣内,而肌皮瓣切取层面应在肌肉深面。④弧:皮瓣的旋转弧,是转移皮瓣所特有的,是带血管蒂皮瓣移位修复邻近创面时皮瓣围绕轴旋转,皮瓣远端所能到达的位置,将其连成的弧线。皮瓣的旋转弧实为移植皮瓣的覆盖范围,在这一范围内任何组织缺损或创面均可用该皮瓣进行修复。

2)优化设计 根据创面重建需求(包括大小、深浅、形状和缺失组织内容),对皮瓣供区的不同组织成分(包括皮瓣、肌瓣、筋膜瓣、骨瓣等)进行合理分割优化设计,包括平面设计、层次设计、携带组织内容设计以及两两或三者组合的设计。①平面设计:主要针对超长、超宽创面和巨大创面,超长创面可设计同时携带多个穿支的连体穿支皮瓣移植。超宽创面按传统设计供区往往需要植皮修复,供区遗留植皮瘢痕,设计分叶穿支皮瓣或组合穿支皮瓣可将皮瓣"化宽度为长度"实现皮瓣供区的直接闭合。各皮瓣设计均应精准,切取宽度应控制在供区创面可直接闭合的范围。②层次设计:主要应用于皮瓣受区与供区皮肤软组织厚度不一致的患者。依据受区创面所需皮肤软组织厚度设计皮瓣,如整体皮瓣均匀削薄或选择性区域性皮瓣削薄。③携带组织内容设计:根据受区组织缺损内容来设计皮瓣供区所需携带的组织内容,设计的术式是嵌合穿支皮瓣移植。依据受区缺损组织内容不同,设计不同的嵌合穿支皮瓣,如合并骨缺损时设计骨瓣与穿支皮瓣嵌合移植,合并骨外露和深部无效腔时设计肌瓣与穿支皮瓣嵌合移植。

三、皮瓣的切取与转移

1. 皮瓣的切取

(1)随意皮瓣的切取:切取相对简单,根据皮瓣的设计,切开皮肤后,掌握好剥离的层次和平面,掀起皮瓣,蒂部不可过薄,剥离时勿损失血管网,然后将其转移覆盖在受区缺损处。

(2)血管蒂岛状皮瓣切取一般有两种方法:①顺行切取法:传统皮瓣的切取顺序是先切开皮瓣蒂部切口,显露蒂部主要营养血管,再顺行解剖其穿支,最后游离皮瓣。这种方法的特点是解剖间隙清晰,对于初学者较安全。②逆行切取法:先切开皮瓣远端,由远及近进行解剖,采用逆行法解剖至营养血管主干。该法对供区破坏较小,可直接显露皮瓣供应的分支血管,手术更为确切,且不会误伤穿支或因血管变异而放弃手术,但技术要求较高。具体切取方法可根据术者的个人喜好而灵活选择。皮瓣切取分离血管时可用显微器械、放大镜,尽可能不切断肌肉组织、不损伤运动神经、减少对供区供血血管的破坏。这种无创切取技术对局部肌肉组织干扰少,术中、术后水肿反应小。尽可能保留深筋膜,术后有利于供区创面的减张闭合、预防肌疝形成和肌皮粘连的发生。不损伤运动神经支,可避免术后供区肌力的减退。

2. 皮瓣转移

皮瓣转移是以皮瓣、肌瓣或营养血管为蒂,通过局部转移来修复邻近组织缺损,其转移方式有以下3种:①易位:主要用于修复紧靠皮瓣的创面,由于皮瓣与创面之间无正常组织间隔,转移方便,此为最简便的转移方式。术中不必显露皮瓣营养血管,蒂部皮肤也不必切断。②推进:主要用于修复皮瓣远侧或近侧部位的软组织缺损,通常采用 V-Y 推进方式闭合创面。③旋转:最常用的转移方式,主要用于距离较远或相反部位皮肤缺损和创面的修

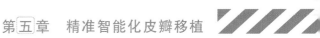

复。皮瓣蒂部最大的旋转角度可达180°。皮瓣通过皮下隧道时,应注意隧道应宽松,转移时血管蒂部不能成锐角扭转或卷曲,亦不能受压或过分牵拉,以免造成血管蒂血液循环受阻而影响皮瓣的存活。吻合血管的游离皮瓣移植术为通过血管吻合方法,达到重建皮瓣血液循环、修复组织缺损的外科技术。

3.供区闭合

(1)无明显张力创面的闭合:深筋膜缝合后,采用"皮下减张精细美容缝合技术"闭合切口,即分层减张缝合,皮肤表面采用 6-0 或 7-0 尼龙线间断缝合,或用 3-0 滑线连续缝合真皮浅层,皮缘粘贴皮肤减张装置(图 5-2)。

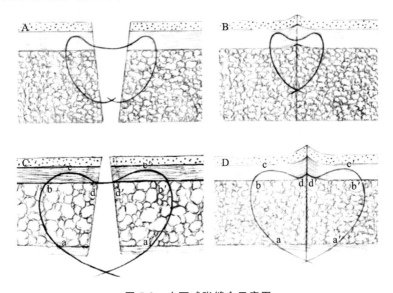

图 5-2　皮下减张缝合示意图

A、B.传统皮下减张缝合技术;C、D."心形"垂直埋设褥式减张缝合技术

(2)存在明显张力的创面的直接闭合:目前主要有两大类技术。①皮瓣外科技术:通过局部旋转皮瓣、带血管蒂皮瓣或游离皮瓣移植来修复。局部旋转皮瓣操作简单、快捷,但修复范围有限,仅适用于局部小面积创面修复。局部旋转皮瓣不能闭合的创面,也可以采用邻近的穿支带蒂皮瓣移植修复,此类皮瓣不需吻合血管,操作相对简单,但可切取的皮瓣面积亦相对有限。②皮肤扩张器或皮肤牵张器来辅助闭合创面。皮肤扩张器应用原理是通过对创面周围皮肤反复牵拉使其失去黏弹性,但不破坏皮肤血液供应,从而实现供区创面的无张力闭合,避免植皮和第二供区损害,适用于直接缝合存在明显张力的较小面积创面的闭合。皮肤牵张器通过缓慢持续牵张皮肤,使皮肤牵张后扩张、迁移、再生,实现供区创面直接闭合,可修复大面积供区创面,而避免皮肤移植和损害第二供区,但存在创缘皮肤穿针损伤、皮缘对合不良、病程延长、供区瘢痕明显等问题。

(3)张力大的创面的皮片移植闭合:如以上技术均不能有效闭合创面,则可采用游离皮片修复供区创面,通常采用中厚皮片修复。

四、皮瓣移植后血液循环状况的监测

皮瓣移植成功率高,但血管危象作为皮瓣移植术后最易发生且最为严重的并发症,发生率达 10%～30%,如果在发生血管危象的 8～12 h,皮瓣微循环没有及时重建,皮瓣将发生不可逆性坏死。因此,术后微循环监测对及时发现血管危象、提高皮瓣移植成功率极为重要,目前微循环监测有以下几种方法。

1. 临床监测

临床监测是目前皮瓣移植术后微循环监测常用的方法,主要是通过观察皮瓣颜色、表面温度、皮瓣肿胀程度、皮瓣张力以及毛细血管充盈试验来进行判断。①皮瓣颜色:观察时应注意避免干扰因素(如光线、皮肤消毒剂等)的影响。移植术后1~2天,皮瓣颜色会稍显红润(红中带点微紫),属于正常现象;若皮瓣色泽苍白,可能为动脉供血不足;若游离皮瓣开始略带紫色,则有静脉回流障碍的可能。此方法存在的主要问题是依赖个人经验,主观性太强,缺乏规范的工具。②表面温度:间接反映皮瓣区域微循环灌注情况。皮瓣移植术后表面温度会有所下降,低于正常皮肤温度3 ℃即预示着存在血管问题。但表面温度易受外界温度、表面敷料及皮瓣位置等因素的影响,很难精准测量。③皮瓣肿胀程度:皮瓣肿胀程度判断标准如下。无肿胀(一);轻度肿胀,但皮纹尚存在(+);中度肿胀,皮瓣肿胀明显,皮纹消失(++);重度肿胀,皮瓣极度肿胀,皮肤表面出现张力水疱(+++),皮瓣移植术后出现轻度肿胀系正常反应,但出现中度或重度肿胀时应考虑有皮瓣静脉回流问题。④皮瓣张力:皮瓣张力低,考虑动脉灌注不足或不灌注,皮瓣张力高亦反映静脉回流存在问题。⑤毛细血管充盈试验:手指按压皮瓣,松开后观察血液充盈所需时间,一般充盈所需时间为2~3 s,充盈延迟,预示着动脉供血不足;充盈过快,则表明静脉回流障碍。

2. 仪器监测

(1)近红外光谱:根据还原血红蛋白和氧化血红蛋白的吸收波长及吸收峰不同,推断浓度的相对变化及组织中血红蛋白总浓度,从而间接地反映组织的灌注状态。近红外光谱仪可持续地监测皮瓣区域的氧合、灌注情况及分辨血管危象的来源,组织渗透深度达10~20 mm,可更好地监测深部组织,尽早发现血管危象,灵敏度高。

(2)可见光光谱:利用可见光(475~625 nm)光谱来测量血氧饱和度、毛细血管还原血红蛋白和氧化血红蛋白浓度,从而反映血液流动和组织灌注,原理与近红外光谱相似,但由于装置本身的缺点,目前准确性一般,推广受限。

(3)激光多普勒血流仪:利用多普勒原理,用激光照射组织,根据贴附在皮瓣表面与仪器相连接的片状探头对皮肤血液流动进行动态观察及比较,推导出血液的流动速度,从而测量灌注量。主要优点是可以监测不带表皮或皮肤的组织,如肌瓣。

(4)反射光光描技术:使用二极管将光传输到组织,利用红细胞的反射特性,将皮肤毛细血管红细胞中的血红蛋白反射光作为光谱进行分析,时刻监测组织灌注情况。与近红外光谱相比,它可以直接测量红细胞流量。

(5)彩色多普勒超声:将血流速度与血液流向相结合,可对不带表皮的游离组织进行连续评估,但其使用依赖个人经验、操作复杂且经济成本高,这些缺点使其在临床应用受限。

(6)组织血氧仪:将近红外光散射和吸收的光学组织特性、组织血氧饱和度等作为更敏感的算法来预测血管危象,可以实现实时的持续性监测。

(7)红外热成像仪:探测物体以红外形式发出的辐射热信号,最常见于温度变化的研究,从而揭示机体可能存在的病理改变。皮瓣温度易受内部因素(如体温、呼吸流速)以及外部因素(室内温度、湿度以及相机轴线的角度等)的影响,其测量结果可能不准确,这使其应用存在一定的局限性。

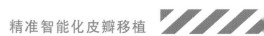

参考文献

［1］ 侯春林,顾玉东.皮瓣外科学［M］.2 版.上海:上海科学技术出版社,2013.

［2］ 王炜.中国整形外科学［M］.杭州:浙江科学技术出版社,2019.

［3］ 唐举玉,汪华侨,Hallock G G,等.关注皮瓣供区问题—减少皮瓣供区损害专家共识
［J］.中华显微外科杂志,2018,41(1):3-5.

［4］ 朱洪章,杨有优,朱庆棠,等.穿支皮瓣术前血管评估的研究进展［J］.中华显微外科杂
志,2016,39(4):415-418.

［5］ Zhang X,Diao J S,Guo S Z,et al. Wedge-shaped excision and modified vertical
mattress suture fully buried in a multilayered and tensioned wound closure［J］.
Aesthetic Plast Surg,2009,33(3):457-460.

（陈建武）

第六章

精准智能化皮肤软组织扩张术

皮肤软组织扩张术是将皮肤软组织扩张器置入软组织下,通过增加扩张器内的液体体积,对表面皮肤软组织产生压力,使其扩张产生新的"额外"的皮肤软组织,利用新产生的皮肤软组织转移覆盖创面、修复缺损的一种方法。

皮肤软组织在扩张过程中受到了来自扩张器的压力,在机械应力的作用下,表皮、真皮、皮下组织、血管、肌肉在组织学上都会发生明显的变化,通常表现为表皮变厚,真皮、皮下组织及肌肉变薄,软组织内血管数量增加。对于新产生的皮肤软组织量,目前认为其主要有四个方面的来源,即生物性生长、弹性伸展、机械蠕变和周围皮肤软组织的移位。其中,生物性生长是扩张后皮肤软组织的真性增长,也是皮肤软组织扩张新生的最重要来源。相关研究表明,新生皮肤软组织的细胞来源主要有两个方面:一是由局部细胞受到机械应力刺激后增殖分化而来,二是由全身其他部位的干细胞(如骨髓干细胞)远位迁移而来。皮肤软组织所含的细胞外基质、细胞膜表面通道/受体均有感应力学刺激的功能,因此机械应力刺激皮肤软组织细胞后,细胞内会产生一系列复杂的信号转导改变,从而改变了细胞增殖与分化能力。此外,扩张也使皮肤软组织内细胞和细胞间的距离拉大,减弱了细胞间的接触抑制,为皮肤提供了必要的生长空间。

第一节 精准智能化术前规划

三维(three dimensional,3D)数字化技术(如 3D 扫描、3D 模拟、3D 打印等)近年来发展迅速,现已成为包括汽车、飞机、服装、武器、房屋建设、生物工程、医学等领域不可或缺的技术。在医学领域,3D 数字化技术最开始仅用于疾病诊断、制作简单的人体解剖模具,后来3D 打印快速成型技术快速发展并被用于手术模拟、赝复体制作、植入物的制造等,涉及整形外科、颌面外科、神经外科和心血管外科等多个科室。临床照片或者患者影像往往是二维的,对皮肤软组织扩张术而言,二维图像在术前缺损面积预估和术后扩张皮瓣面积测量与设计等方面存在一定的局限性。因此,将最新的 3D 数字化技术与皮肤软组织扩张术结合,能为皮肤软组织扩张术在缺损面积预估、扩张器选择以及扩张后皮瓣面积测量等方面提供重要参考。目前,国内外已经将 3D 扫描辅助下的精准皮肤软组织扩张术用于体表缺损修复、

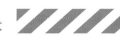

瘢痕修复、鼻再造、乳房再造等领域,且取得了一定的临床效果。

一、扩张器置入术前精准智能规划

扩张器置入术前规划主要包括缺损区域面积测量、供区位置选择和扩张器大小及形状选择。

(一)缺损区域面积测量

传统方法对缺损区域的面积测量常采用卡尺直接测量缺损部位大小。然而,这种方法存在一定的局限性,例如:头面部皮肤缺损常不规则,而且存在一定弧度,单纯平面测量无法满足对缺损面积的精确评估。而采用 3D 扫描照相技术不仅能够准确测量缺损区域面积,而且还能根据健侧对应部位评估出缺损区域修复需要的皮肤面积。具体方法如下:在行扩张器置入术前,在自然光线下以 3D 激光扫描仪对患者缺损区域进行扫描,将获取的 3D 图像导入 Geomagic Studio 软件中,测量拟切除瘢痕面积或者根据面部解剖定位镜像测量健侧对应的面积(图 6-1)。

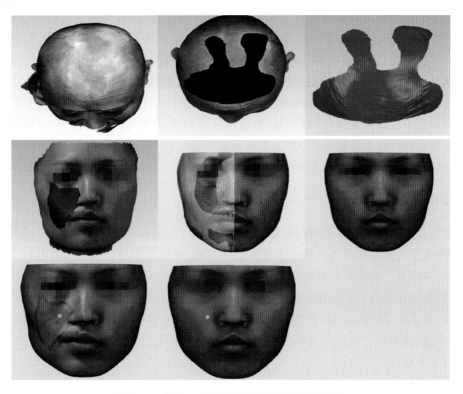

图 6-1　术前 3D 扫描照相测量缺损区域面积

(二)供区位置选择

选择供区位置时,应综合考虑供区情况、受区位置、受区面积大小、是否与受区原本皮肤匹配、受区缺损类型等因素。应优先选择局部扩张,局部扩张条件不能满足时,可进行邻位扩张。例如修复面部缺损时,若局部扩张面部皮肤不能够修复缺损,可考虑使用扩张的头皮瓣和扩张的胸三角皮瓣。

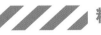

（三）扩张器大小及形状选择

应根据需要修复的部位、形态、病变范围选择不同形状、不同大小的扩张器。常用长方形扩张器，因为相同体积下，长方形扩张器表面积相对较大，并且便于二期扩张皮瓣转移的设计，也可根据情况选用圆柱形、圆形、肾形等形状的扩张器。可供选择的扩张器体积范围较大，小到 30 ml，大到 1000 ml；扩张器的体积一般取决于需要修复的缺损区域面积大小和可供扩张正常皮肤面积的大小。不必埋置额定体积与所需体积一致的扩张器，而应采用超量扩张法，通常可超量扩张达额定体积的 150％～200％。这是因为不同部位扩张效率是不同的。根据空军军医大学西京医院整形外科研究所 30 余年使用的经验，修复缺损面积按 1 cm² 计算，头部皮肤需要的扩张体积为 3.5～4.0 ml，在面部需要的扩张体积为 6～8 ml，颈部需要 12～14 ml，躯干需要 4～6 ml，四肢需要 6～8 ml，全鼻再造需要 200～300 ml，全耳再造（耳后不植皮者）需要 80～100 ml。

二、扩张皮瓣转移术前精准智能规划

扩张皮瓣面积测量的传统方法有湿布取样法、薄膜涂色法、几何测量法以及 3D 扫描法等。还有学者通过大量统计数据得到扩张器注水量与扩张皮瓣面积关系公式，但由于不同部位皮肤质地不同，局部结构差异明显，单纯通过公式计算扩张皮瓣面积难以推广。

近年来出现的激光 3D 照相机能够有效收集扩张皮瓣形状、弧度、大小等客观信息，通过相配套的工程软件能够简单、精确地测量扩张皮瓣面积。对于扩张器置入后的患者，每次注水后均可对扩张皮瓣区域进行 3D 扫描，测量扩张皮瓣面积变化。一般而言，扩张皮瓣面积既需要满足转移后修复缺损大小，又要兼顾皮瓣转移后供区直接拉拢缝合的可能性。待扩张皮瓣面积足够时考虑行二期手术治疗。

三、术前仿真手术

术前仿真手术是指在术前通过采集手术相关信息，包括影像学、图片、3D 重建等数字化资料，利用数字化技术在体外模拟手术过程。一方面，可以直接通过相关图像软件进行手术设计与拟实施，另一方面可以通过 3D 打印技术将相应结构直接打印出来进行手术演练。对于骨科、心血管外科等一些科室，3D 打印能够对局部结构进行清晰展示，医生可以对实体模型进行观察，系统准确地对 3D 解剖结构进行评估，因此能够极大地提高手术的精确度和成功率。对皮肤软组织扩张术而言，3D 打印相关模型并不实用，术前仿真手术更多地依赖计算机进行数字模拟。

（一）仿真扩张器置入术

在行扩张器置入术前，通过前期对缺损面积的测量，预估出扩张器形状以及体积。术前 3D 扫描拟埋置扩张器部位，将图像传输至工程软件，在预扩张部位拟设计出扩张器注水后形态。扩张器注水后，判断扩张皮瓣大小能否覆盖缺损部位，反复比对以选择合适形状的扩张器以及扩张器埋置部位。

（二）仿真扩张皮瓣转移术

通过 3D 照相机扫描扩张后皮瓣，获取扩张皮瓣以及缺损部位信息后，利用相应工程软件标记出缺损部位面积以及扩张皮瓣面积，将扩张皮瓣区域模拟转移至缺损部位，观察扩张皮瓣能否有效覆盖缺损部位以及转移后供区剩余皮肤能否直接拉拢缝合。通过术前仿真手术的设计,术者能够更加科学地设计辅助切口,充分利用扩张皮瓣,减少供区继发损害(图 6-2)。

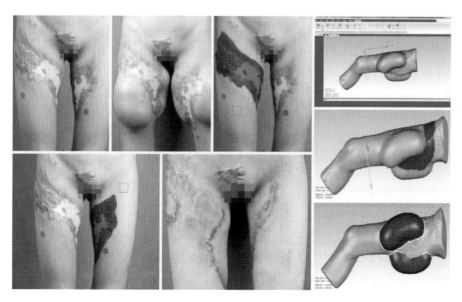

图 6-2　数字化技术模拟手术过程

第二节　精准智能化手术过程

一、扩张器置入术

根据精准术前设计,选择合适的扩张器埋置位置。首先将扩张器放于拟埋置部位的皮肤表面,用亚甲蓝画出手术切口线和扩张囊埋置的范围。其中扩张囊埋置腔隙的剥离范围应比扩张囊周边大 0.5～1 cm。对于欲扩张的轴形皮瓣,还应精准标记其轴形血管的位置和走向。

扩张器埋置的层次应根据解剖部位的不同而精准确定。头皮扩张时扩张器一定要埋置于帽状腱膜深面、骨膜表面;额部扩张时宜埋置于额肌深面;面颊部扩张时宜埋置于皮下组织深面、浅表肌腱膜系统(SMAS)层浅面;耳后扩张时宜埋置于耳后筋膜深面;颈部扩张时宜埋置于颈阔肌的浅面或深面;在躯干和四肢扩张时,扩张器一般埋置于深筋膜深层肌膜的表面。切开皮肤时刀口须垂直于皮肤表面,一直切到需要剥离的平面,一般采用剥离剪钝性剥离。头皮、额部、耳后区一般层次较清楚,钝性剥离即可完成,这些部位也可用尿道探子或手指剥离。颈前部、躯干和四肢组织分层也较清楚,应以钝性剥离为主,但需注意分离结扎沿途遇到的深部血管穿支。面颊部和侧颈部组织分层不十分清楚,剥离时先用剥离剪钝性剥离形成若干个腔道,钝性剥离不开的部位可剪开。剥离尽可能在直视下进行,光源可直接从切口射入,有条件时可用带冷光源的拉钩将光线射入。剥离过浅可导致皮肤坏死,而剥离过深则有可能伤及重要神经、血管、组织,特别是在面颈部剥离时应更仔细。

剥离过程中遇到较大的血管或活跃的出血点时应立即止血。剥离完后可用温盐水纱布填塞压迫 5～10 min。如果是剥离多个腔隙,可先止住大的出血点,对于细小出血点,可用湿盐水纱布暂时填塞,待全部剥离完后再依次止血。大的活跃出血点应结扎或缝扎,小的出血点可电凝止血,肾上腺素盐水纱布压迫止血应慎用,以防术后反弹出血。埋置腔隙的剥离是一期手术的关键环节,一定要熟悉局部解剖结构,避开血液循环丰富的区域,防止术后渗血及继发性出血。

埋置扩张器前应在手术台上向扩张器内注入适量生理盐水(体积的10%),再次检查扩张器是否有渗漏。置入的扩张器应充分展平。注射壶可内置或外置。扩张器置入后在扩张器下面放置剪有数个侧孔的负压引流管,负压引流管远端必须放置到组织腔隙的最底部。缝合切口时先在距切口边缘0.5~1.0 cm处将皮瓣组织与深部组织缝合数针,以防扩张器移位到切口深面,然后分层缝合切口(图6-3)。缝合需在直视下进行,以防刺破扩张器。负压引流管应回抽检查,看能否形成负压。

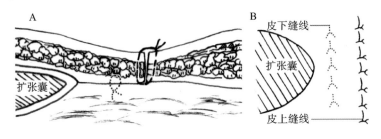

图6-3 切口的关闭
A.切口边缘皮瓣与深部组织缝合(断面观);B.皮下缝线、皮上缝线(表面观)

二、扩张皮瓣转移术

扩张皮瓣转移术前应先取出扩张器,其切口可以是原先埋置时的切口,也可以是正常组织与病变组织的交界处,还可以是设计皮瓣的边缘。切开皮肤、皮下组织直达纤维包膜的表面,用电刀切开纤维包膜取出扩张器。扩张囊基底部周边形成的横断面为三角形的比较厚的纤维环,对皮瓣的舒展有影响,应将其切除。对于扩张囊壁上的纤维包膜是否应去除,要视具体情况而定。如果影响皮瓣的舒展,要仔细剥除或多处切开,否则可留于原位待其自行吸收。考虑到扩张过程中皮肤软组织需持续保持一定的张力,皮瓣转移后亦应保持一定的张力,如果皮瓣太松,有可能导致皮瓣中的静脉迂曲而影响血液循环。扩张皮瓣下应放置负压引流管,术后适当加压包扎。伤口愈合后,应采取预防瘢痕增生、对抗皮瓣挛缩的措施,如应用弹力套、颈托、支架等。术后早期扩张皮瓣较硬,并有回缩的趋势,一般术后6个月左右能够软化并恢复自然弹性。

根据术前精准设计和术前仿真,可明确最佳的扩张皮瓣转移方式。应依据不同的转移方式精准实施手术,详述如下。

(一)滑行推进皮瓣

以顺血液循环一端为蒂,皮瓣远端与受区接壤。切口线分别设计在供区与受区交界处与扩张部位的两侧,使扩张皮肤形成一矩形瓣,直接向受区滑行推进。此法设计简单,使用方便(图6-4)。滑行推进皮瓣在设计与实施时既可以设计成直线形、弧形切口线,也可以设计成一个或数个三角形切口线,这样皮瓣形成后在前进中可与受区边缘相互交错,不仅延长了长度,还可避免直线瘢痕挛缩。

(二)旋转皮瓣

皮瓣设计以邻近受区的一侧为蒂,形成一个依一定轴线旋转的皮瓣。皮瓣长、宽及大小

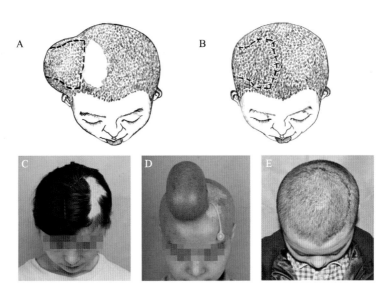

图 6-4　滑行推进皮瓣

A.皮瓣设计；B.术后；C.临床病例术前；D.临床病例扩张术后；E.临床病例顶部扩张皮瓣滑行推进术后

依受区所需面积和皮瓣血液循环允许范围而定。旋转角度以不大于 120°为宜，以便减少转移后形成的"猫耳朵"。设计时皮瓣远端较蒂部可略宽一些，以利于旋转（图 6-5）。旋转皮瓣应用较简便，辅助切口少，并可以与滑行推进皮瓣同时应用，相互弥补不足。主要缺点是扩张形成的半球状皮瓣很难完全展平。

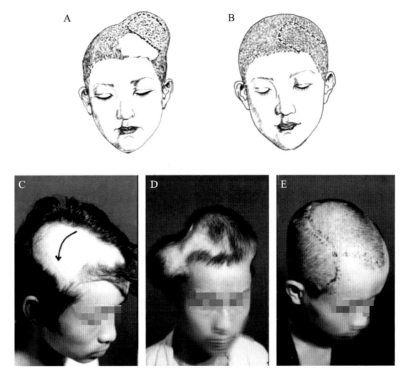

图 6-5　旋转皮瓣

A.皮瓣设计；B.术后；C.临床病例术前；D.临床病例扩张术后；E.临床病例扩张皮瓣旋转术后

（三）易位皮瓣和交错皮瓣

易位皮瓣以顺血液循环的一侧为蒂，形成一个较长的三角形皮瓣（或舌形皮瓣，或长方形皮瓣）。其蒂部一侧靠近受区，皮瓣远端位于远离受区的部位。所形成的皮瓣与受区之间隔有一部分扩张与未扩张的正常皮肤，形成的皮瓣插入受区，这样扩张后的皮瓣可获得充分利用（图6-6）。该皮瓣多用于发际、鬓角、眼睑、上下唇等部。这里需要说明的是，在易位皮瓣中，细分起来实际上有一种如旋转皮瓣所描述的皮瓣，一般称之为单蒂易位皮瓣（也可称单蒂插入皮瓣）。

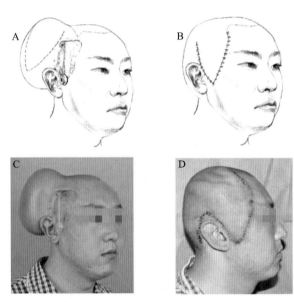

图6-6　易位皮瓣

A.术前皮瓣设计；B.皮瓣转移术后；C.在扩张后的皮瓣上设计易位皮瓣；D.皮瓣异位至耳前

交错皮瓣适用于受区两侧相对应的部位有两个供区，扩张完成后在应用时，将一侧扩张的皮瓣形成一个三角形、矩形或舌形的皮瓣，在受区的另一侧形成一个蒂在相反方向的皮瓣，这两个皮瓣相互交错覆盖受区创面。有时虽然只有一个供区与受区对应的正常皮肤，但也可形成一个三角形或矩形皮瓣相互交错，修复缺损。总之，易位皮瓣在扩张皮瓣的应用中较明显的优点如下：①可以充分舒展已扩张的半球状皮瓣；②对已扩张的皮瓣应用率最高，且可避免出现"猫耳朵"等缺点。

（四）皮下血管蒂岛状皮瓣

皮下血管蒂岛状皮瓣可用于邻近处转移或远处转移。如额部扩张后的皮瓣转移至鼻尖、鼻翼部修复缺损或全鼻再造，又如胸三角区皮肤扩张后转移至面颊部或口底部的修复。此外，这种扩张后的岛状皮瓣还可以作为游离皮瓣通过血管吻接的方法修复受区缺损。在实际操作中，多种局部皮瓣的应用方式不是截然分开的，往往是两种或三种方式综合进行运用，特别是在缺损较大、埋置多个扩张器时，既使用滑行推进皮瓣，又使用旋转皮瓣，还使用易位皮瓣或交错皮瓣，总的目的是尽可能将扩张后的皮瓣加以充分利用，使切口尽量小，浪费尽量少，且能达到完美的创面覆盖，而不产生大的张力。

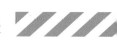

第三节　皮肤软组织扩张术在临床的应用

一、在头部的应用

头皮扩张术的适应证主要包括瘢痕性脱发、头皮及颅骨部分缺失、头皮肿瘤以及其他原因所致的脱发。头皮扩张后，由于头皮毛囊总量并未增加，扩张后头发会变得稀疏，但由于分布均匀，效果仍会比较令人满意。

头皮层次较清楚，较其他部位剥离要容易一些，因此，头皮扩张术在皮肤软组织扩张中的效果相对较好，并发症也相对较少。对于较大面积的脱发区，一次扩张术难以完全修复时，可通过再次置入扩张器重复扩张，最多可修复头皮 2/3 面积的脱发区（图 6-7）。

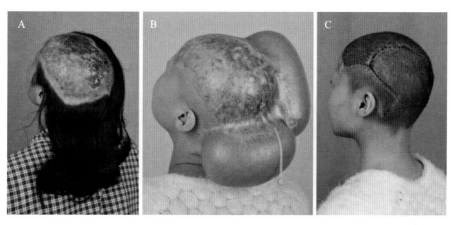

图 6-7　头皮扩张术在治疗头部瘢痕性脱发中的应用
A. 顶部瘢痕性脱发；B. 扩张器置入术后；C. 皮瓣转移术后

1. 头皮扩张器的埋置

根据头皮缺损区域形态、面积，选择扩张器的型号及容量。预扩张的总容量根据临床经验，按扩张容量每立方厘米为 3.5～4.0 ml 计算，如缺损面积为 100 cm² ，则拟定扩张容量为 350～400 ml。切口线一般选在正常头皮与缺损区交界处的缺损侧，如缺损为颅骨外露，可选在距外露颅骨缘 1.5 cm 处正常头皮内。当同时埋置几个扩张器时，两个部位可共用一个切口。遇缺损区柔软且松弛者，可于缺损中央做部分切除，以缩小缺损区域范围。头皮扩张器应埋置于帽状腱膜深面，骨膜表面。埋置腔隙的剥离范围应略大于扩张囊周边 1 cm。

2. 头皮扩张二期手术

扩张后的头皮依扩张囊形态不同而各异，圆形扩张囊扩张后头皮呈半球状，肾形与长柱形扩张囊扩张后的头皮呈半柱面形，其长轴与脱发区长轴平行。绝大部分设计应遵循轴形皮瓣顺血液循环的原则，但由于头皮血液循环较丰富，必要时亦可横行和逆血液循环设计。设计时要考虑到扩张后头皮形态的各自特点，使所形成的皮瓣能最大限度地利用于扩张后头皮。要设法利用扩张所获得的"额外"头皮，同时修复脱发区和供区两个部位。对同时有几个供区者，可分别设计，总体规划。术中按先后顺序形成几个皮瓣，每形成一个皮瓣均试行转移，以后每个皮瓣应根据前一个皮瓣覆盖脱发区的情况给予调整。能修复多大面积的瘢痕即切除多大面积的瘢痕,切忌出现先将所有瘢痕切除,却修复面积不够的局面。

二、在额颞部的应用

额部位于面上区,略呈长条形。上方有规则分布的发际线,双侧有颞部的皮肤和鬓角,下方有对称分布的眉。因此,扩张器埋置和手术设计必须确保外形美观,尤其是考虑双侧的对称性,避免发际和眉的不对称。必须注意鬓角、毛发以及瘢痕的位置和方向。额部的层次由浅及深分别为皮肤、皮下脂肪、额肌、骨膜。额部重要结构有位于眉外上 1 cm 处的面神经额支,其支配额部运动,手术时应尽可能避免损伤;眉头部位的眶上神经和滑车上神经、血管,可以以眶上和(或)滑车上血管为蒂制备预扩张的动脉岛状皮瓣;此外,双侧由颞浅血管发出的额支,同时供应额部,可以制备以单侧颞部血管为蒂的预扩张的动脉岛状皮瓣。基于以上特点,扩张器一期置入时,置入位置应根据缺损的范围、大小来决定,同时还要充分考虑二期转移皮瓣设计时的解剖分区和瘢痕走向。

1. 病变位于额中部

如果病变小于 4 cm,建议采用病变下扩张的方法,二期手术时可以将病变直接切除,并予拉拢缝合(图 6-8)。如果病变大于等于 4 cm,建议采用病变单侧和(或)双侧正常额部皮肤扩张,二期手术时应用滑行推进皮瓣修复,使切口尽可能在发际和眉上。

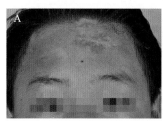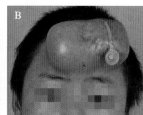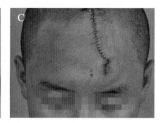

图 6-8　滑行推进皮瓣修复额部皮肤病变
A. 额部皮肤病变;B. 扩张器扩张完成及术前设计;C. 皮瓣转移术后

2. 病变位于半侧额部

需在正常一侧额部皮肤软组织进行扩张,通常要进行重复扩张,避免术后对眉的牵拉变形。二期手术时多应用滑行推进皮瓣转移修复,注意逆血液循环切口应尽量短,或采用扩张后头皮瓣转移结合激光脱毛修复,效果良好(图 6-9)。

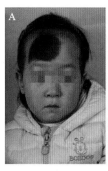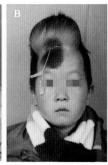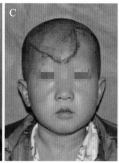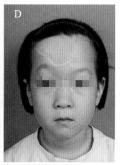

图 6-9　滑行推进皮瓣转移修复额部皮肤病变
A. 额部皮肤病变;B. 扩张器扩张完成及术前设计;C. 皮瓣转移术后;D. 激光脱毛术后 1 年

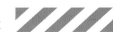

3.病变位于眶上和颞部

可将部分病变一同扩张，二期手术时多应用滑行推进皮瓣加易位皮瓣转移修复。如果病变涉及头皮，应另行颞部头皮扩张，若范围不大，二期手术时单纯应用滑行推进皮瓣转移修复；若范围较大，二期手术时应用滑行推进皮瓣加易位皮瓣转移修复。注意再造新发际线位置，应双侧对称，眉上应有充足的扩张皮瓣组织量以避免眉的牵拉移位。一般不需重复扩张。

三、在颌面部的应用

在颌面部，皮肤软组织扩张术主要用于以下情况：①各类创伤或烧、烫伤引起的较大瘢痕，且单纯切除不能缝合修整；②位于眼周、口周的瘢痕挛缩，虽然瘢痕小，但引起睑外翻、口唇移位（这种瘢痕松解后组织缺损量较大）；③较大的皮肤肿瘤、色素痣切除术后遗留的创面，不能通过拉拢缝合或局部皮瓣转移修复；④严重的面部先天畸形（如面裂），软组织缺损范围较大，不能通过局部皮瓣转移进行重建；⑤各类原因导致的眼睑、鼻、口唇、耳缺损或缺失的重建；⑥颌面部骨结构缺损再造时，伴有较大软组织缺损；⑦其他特殊情况下，需要较大面积皮肤软组织进行修复整形。

颌面部为暴露部位，对修复后的皮肤色泽、质地要求高，且有眼、鼻、口唇等器官位于其中，功能与外形均很重要。因此，在颌面部进行软组织扩张时，对切口的选择、扩张器埋置位置、二期手术附加切口设计、面部分区修复等的技术要求高，须全面考虑治疗方案，并按步骤实施。

面部存在不同的解剖分区，各分区对扩张器的埋置、切口的设计、二期手术时皮瓣设计有不同的要求，下面就其各自的特点，分别介绍常用手术设计。

1.病变位于面侧部腮腺咬肌区及颧颞区

此区内的病变切除后的创面修复主要有以下几种途径：①颧颊部扩张：对于缺损范围不大或呈纵行分布者，采用在其前方颧颊部扩张，皮瓣推进转移后，可以使术后切口线位于耳前隐蔽处，有较好的外形效果。②耳后皮瓣预扩张：扩张以耳后动脉为蒂的耳后皮瓣，经过易位转移跳转到耳前，是修复同侧中下面部皮肤缺损的良好供区。③颊颈区扩张：在病变邻近的颊颈部形成扩张皮瓣，该部位由于有下颌骨骨性结构作为基底，皮肤软组织较易充分扩张，能形成较大的扩张皮瓣，足以进行大部分中面部的整复。④额颞部扩张：由于此区正常皮肤面积相对较小，扩张出的"额外"皮肤量有限，主要适用于联合面颈部扩张，作为适当的补充。

2.病变位于颊区及眶下区

此区位于颊部前份和眶下，主要依靠颌颈部组织的预扩张，二期手术时通过以颌外动脉为蒂形成旋转或逆行回切的易位皮瓣转移达到修复缺损的目的（图6-10）。此区前上方为内外眦和下睑，要求皮瓣有足够的组织扩张量，以免对内外眦和下睑产生牵拉。

3.病变位于鼻背、鼻唇沟及眉间区

此区的最佳供区为额部组织，原因是面颊部组织扩张难以到达此区，而且也不符合面部分区处理的原则。

此区修复方式有两种。一是病变位于眉间和（或）鼻背上份，采用额部正中皮肤扩张，二期手术通过滑行推进皮瓣，修复缺损，切口线在眉上和鼻旁。二是以眶上动脉或滑车上动脉为蒂的额部皮瓣预扩张，二期手术形成岛状或带蒂皮瓣，适用于修复全鼻背或鼻背下份的

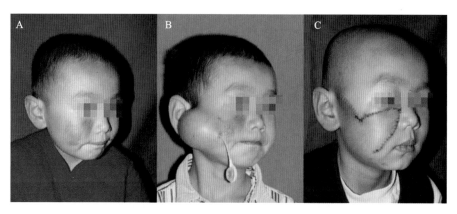

图 6-10　易位扩张皮瓣修复颞颊区皮肤病变

A.颞颊部皮肤病变;B.扩张器扩张完成及术前设计;C.皮瓣转移术后

组织缺损(图 6-11)。此区切除病变时,应注意分区操作,即以眉间、鼻旁分区线为轴进行对称切除,更有利于美观。不必担心遗留少部分瘢痕或切除部分正常组织,这种牺牲对于术后获得的美容效果来说是值得的。

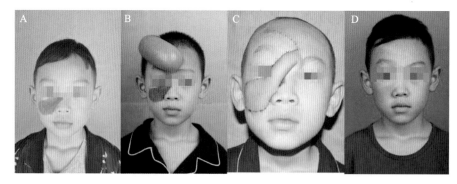

图 6-11　额部轴形扩张联合局部扩张修复面中部、鼻背部缺损

A.右面中部、鼻背部缺损;B.额部及颊区扩张完成;C.扩张皮瓣转移术后;D.术后半年

4.病变位于口周区

下唇位于组织的游离端,对于此处的瘢痕挛缩、巨痣等松解或切除后遗留的创面,如果用传统的植皮术治疗,效果很难令人满意,必须用皮瓣修复才能达到功能和美观的要求。而由于缺损范围大,通常的局部皮瓣修复面积不足,扩张皮瓣可以达到很好的治疗效果。扩张的鼻唇沟皮瓣是较好的供区。扩张器置入时,切口选择在鼻唇沟处,此处切口隐蔽,可作为二期手术皮瓣游离端,不增加新的瘢痕。采用易位三角形皮瓣向中线转移,两侧在中线处会合,瘢痕相对隐蔽。埋置扩张器的大小和数目根据缺损区范围确定。也可以选择将扩张器埋置于颌下区,以颌下动静脉为蒂的扩张皮瓣修复口周病变(图 6-12)。

5.病变位于全面颊区

全面颊区病变切除后创面的修复是颌面部扩张术治疗的难点,经过临床医生多年的探索和不懈努力,其修复已经达到了很好的治疗效果,主要方法如下。

(1)颌颈部扩张:颌颈部皮肤由于与面颊部邻近,质地、色泽均很相似,是修复面颊部缺损的首选供区,尤其是皮肤软组织扩张术的应用增加了颌颈部可供利用的皮肤,扩大了其修复颌面部瘢痕和先天性皮肤软组织畸形的范围。颌颈部扩张应选择足够大的扩张器,超量

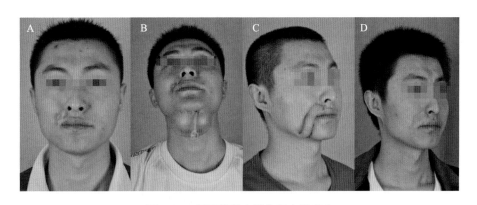

图 6-12 颏下扩张皮瓣修复上唇瘢痕

A.右侧上唇瘢痕;B.颏下区扩张完成;C.皮瓣带蒂转移术后;D.修复完成

注液,常需重复扩张才能达到较好的治疗效果。此外,还可联合耳后扩张皮瓣,形成双叶皮瓣接力向前转移。

(2)胸三角皮瓣预扩张:胸三角皮瓣以胸廓内动脉第 2、3 穿支为蒂,是面、下颌、颈部修复再造的良好供区。空军军医大学西京医院对胸三角皮瓣修复面颊部缺损进行了大量的基础和临床研究,结果表明,胸三角皮瓣是修复面部大范围缺损的有效手段,最大修复范围可以上至额部,前到鼻旁,后至耳前,下达下颌缘及颏颈部。缺点是皮瓣需带蒂转移,断蒂前患者生活不便,而且皮瓣与面颊部皮肤色泽略有差异。

手术需分三期进行。一期手术为扩张器置入,选择 200～400 ml 扩张器,置入范围上止于肩三角肌区,前以胸骨旁 1.0～1.5 cm 为界;切口选择在腋前线或锁骨下区;剥离平面在胸大肌表面,若所需皮瓣面积不大,则只需要较薄的皮瓣即可在深筋膜与肌膜之间剥离。若需要扩张的面积较大,最好能在肌膜深面置入。二期手术为皮瓣带蒂转移,根据缺损大小、形状划定供区皮瓣切取范围,供区拉拢缝合,低头位固定头部。通常皮瓣上端要达内外眦水平,避免术后收缩牵拉使眼角变形。三期手术为断蒂,术后 3 周,切除皮瓣覆盖范围内的病变,将皮瓣舒平、缝合(图 6-13)。如果皮瓣较大,需提前行皮瓣延迟术,降低末端血液循环障碍发生的可能性。

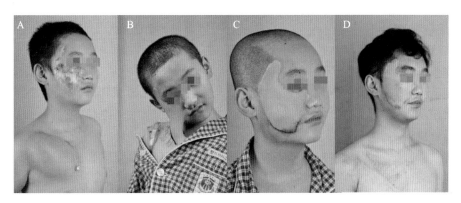

图 6-13 胸三角皮瓣修复面部瘢痕

A.右面部不稳定瘢痕,右侧胸三角扩张器置入术后;B.右侧胸三角皮瓣带蒂转移术后;C.断蒂术后;D.术后 8 年

(3)颈横动脉颈段皮支皮瓣预扩张:颈横动脉颈段皮支皮瓣以颈横动脉颈段皮支为蒂,血管蒂稳定可靠,包含一条动脉,两条静脉。临床研究证明,预扩张的颈横动脉颈段皮支皮

瓣为颌面部缺损修复提供了一个色泽、质地优良且厚薄适中的超大皮瓣,术后无供区畸形,形成岛状皮瓣带蒂转移,使手术时间缩短,是全颜面、颈部修复重建的又一个理想选择。手术分两期进行,基本操作与胸三角皮瓣修复类似,只是二期手术形成岛状皮瓣带蒂转移,直接修复缺损区(图6-14)。

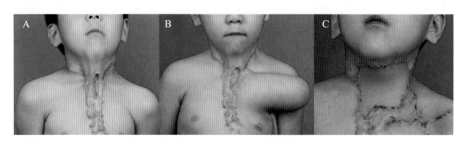

图6-14 颈横动脉颈段皮支皮瓣修复颈部瘢痕

A.颈部瘢痕;B.颈横动脉颈段皮支皮瓣预扩张完成;C.术后1个月

四、在颈部的应用

颈部皮肤软组织扩张术的适应证如下:①颈部烧伤后瘢痕;②巨痣,面积大于5 cm² 者;③皮肤肿瘤,如草莓样毛细血管瘤、鲜红斑痣等;④外伤性文身;⑤作供区修复下颌部瘢痕,即颈部扩张皮瓣作为供区,修复下颌缘及下面部的缺损。颈部扩张器的埋置层次在颈阔肌浅面或深面。浅层剥离最好用局麻药扩张,这样会易于剥离;深层较疏松,易剥离,但需注意,有时会将颈外静脉暴露在腔隙内,若妨碍扩张器的埋置,可将其结扎。剥离的腔隙一般应大于扩张器1.0 cm,如以颌底为供区修复颏部瘢痕,不可以剥离到颈部,不可将颌颈角同时扩张,否则二期修复时很难形成颌颈角。

颈部扩张二期手术的皮瓣转移方式主要有以下几种。

1. 滑行推进皮瓣

因为颈部血液循环丰富,所以扩张后皮瓣蒂部设计在侧面、上、下均可。设计皮瓣时,可携带3~4 cm未扩张皮瓣,以增大修复面积,一般不影响皮瓣存活。在设计辅助切口时,一定要注意皮瓣血液循环,否则一味追求修复面积,致皮瓣部分坏死则得不偿失。对于扩张完全者,单纯滑行推进可前移4~5 cm。滑行推进不形成供区缺损,不用过多考虑供区的修复,但修复的效果有限(图6-15)。

2. 旋转皮瓣

用颈横动脉颈段皮支皮瓣或颈胸扩张皮瓣转移至颈部时,多采用旋转移植修复的办法,效果也比较理想。

3. 易位皮瓣

颈部皮肤扩张后,横径增大,单纯采用滑行推进方式不但浪费扩张的皮肤,且外形不美观,为了克服这一不足,可将颈部扩张后皮瓣向中线和上方滑动,即将较大横径变成纵径,以弥补纵径的不足,充分利用扩张后皮瓣。此方法修复的缺损面积更大,颈部外形更加理想。

五、在躯干的应用

躯干是指胸、腹、背、臀、会阴等部位。因胸、腹、背、臀部面积广、相对隐蔽,故常作为修复材料的供区。与身体其他部位相比,躯干面积大而相对平坦,因此,皮肤软组织扩张器在

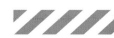

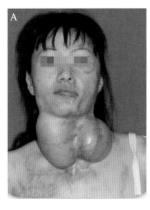 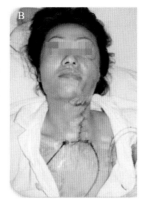 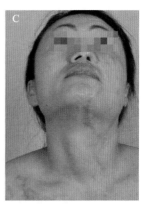

图 6-15　颈部瘢痕扩张后皮瓣直接推进修复

A.颈部瘢痕周围扩张后;B.扩张皮瓣滑行推进修复后;C.术后 1 年

躯干的应用有以下特点:①扩张器二期手术设计相对简单,只要做到"点对点,线对线",就能比较好地达到术前设计意图;②更能体现几何设计原理在扩张器中的应用;③对于较大面积的缺损或者受区,往往需要多次反复扩张。

1.肿瘤切除后创面的覆盖

常见的在躯干的体表肿瘤有巨痣、血管瘤、神经纤维瘤病及瘢痕恶变等。扩张术出现以前,一般是采用肿瘤彻底切除＋游离皮片移植或者皮瓣转移的手段进行修复。而扩张术出现后,这一局面大为改观:采用扩张器将肿瘤周围的正常皮肤软组织预先扩张,肿瘤切除后可以同期用扩张后的皮瓣直接转移覆盖产生的创面。此方法不但不增加新的供区瘢痕,而且大大提高了局部修复的质量和治疗效果,唯一的不足之处是需要两次手术,疗程较长。但考虑到治疗效果的长远性,扩张术还是利大于弊的。

2.烧伤后增生性瘢痕的治疗

烧伤后躯干部后遗瘢痕增生及挛缩畸形并不少见,尤其是儿童被烫伤后或广泛大面积深度烧伤的病例均可见到。对于这类患者,临床常采用在瘢痕周围正常皮肤或二度烧伤愈合后的皮肤下埋置扩张器的方法。待这些部位扩张到预期大小后,将扩张器取出,扩张的额外皮肤可作为滑行推进皮瓣、旋转皮瓣、交错皮瓣修复的基础或形成三角形、舌形、矩形皮瓣易位转移插入挛缩的瘢痕之间(图 6-16)。

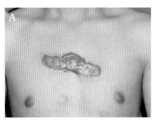 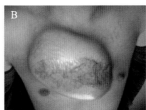 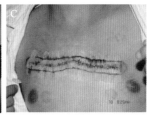

图 6-16　胸部瘢痕扩张后皮瓣修复

A.术前;B.扩张后;C.修复术后

六、在四肢的应用

四肢供区组织应为正常组织,各种创伤及肢体血管性疾病造成的局部组织变硬、血管狭窄、栓塞等会增加手术并发症的发生率,应视为禁忌证。另外,当四肢病变范围过大,其横径超过肢体周径的一半时,扩张器的埋置会影响肢体静脉、淋巴回流,影响手术效果。

1. 肢体扩张器的埋置

埋置扩张器时,单个扩张器尽量沿肢体纵轴方向放置于病变一侧,但若沿肢体纵轴方向埋置于病变上、下方,软组织扩张及使用效率较低,难以完全修复缺损。而多个扩张器通常应呈放射状地埋置到病变周围;切口的选择一般位于病变与正常组织交界处,有时会选择病变区切口,在不影响二期手术的前提下切口可尽量大一些,以利于直视下剥离、彻底止血及减少皮神经损伤。肢体扩张囊的埋置平面一般位于深筋膜深层、肌肉表面。采用钝性剥离,剥离层次清楚,操作比较容易。切忌剥离层次深浅不一,造成术中出血及术后皮瓣血液循环障碍。在肌间隔表面剥离时有一定难度,应尽可能结扎从肌间隔穿出的血管及肌皮穿支血管,防止术后血肿的发生。同时应注意保护从肌间隔穿出的皮神经,以防术后肢体感觉障碍。扩张器埋置时应避开神经主干易受压部位,如腓骨小头、尺神经沟等处,以防压迫神经引起麻痹。埋置部位较深时,应避免扩张囊直接置于大血管表面,防止术后肢体血液循环受影响。

2. 肢体扩张皮瓣转移术

在扩张充分、能够产生足够的"额外"皮肤时可实施扩张器二期手术以修复缺损。如果扩张的组织量不够而勉强手术,即使能够关闭创面,术后也会因切口张力过大而形成明显的瘢痕,影响治疗效果。由于肢体血液循环相对较差,设计时多采用滑行推进皮瓣,并尽量减少辅助切口。皮瓣两侧呈"锯齿状"切开,采用多个三角形皮瓣易位推进的方法,有利于充分舒展具有三维空间结构的半球状扩张组织,使皮瓣能够更充分地向前滑行推进。易位皮瓣虽然修复创面的效率更高,但在转移后容易出现皮瓣血液循环障碍,致皮瓣远端坏死,故设计使用时应当慎重。在关节部位,应避免与肢体纵轴方向平行的切口瘢痕的形成,防止直线瘢痕挛缩导致的关节活动受限。肢体扩张术设计时,应尽量在二期手术形成推进皮瓣,皮瓣的推进方向与肢体长轴垂直,也就是所谓的横行推进。如设计成与肢体长轴方向一致的纵行推进,则推进幅度明显减小。其修复效果远不如横行推进皮瓣的修复效果好。

第四节　手术评估

一、扩张器置入术后评估

(一)术后并发症监测

软组织扩张术后常见的并发症包括血肿、感染、扩张器外露、扩张皮瓣坏死、扩张器渗漏等。传统的发现并发症的途径主要是医生的经验判断和患者出现不适症状后主动求治。目前已开发出一些具有智能监测功能的辅料,这些辅料能检测皮肤表面温度、pH 值、乳酸含量等多种指标,从而实时监测扩张皮肤情况,对并发症的早期识别具有一定意义。

(二)术后扩张效果判断

经过数月扩张后,新增加的软组织量是否达到修复所需,传统上常依靠医生经验主观判断。目前可以采用手术前后定期 3D 扫描的方式,判断扩张面积是否达到要求,这样既不会

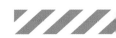

延长不必要的扩张时间而增加患者痛苦,也不会因扩张面积不够而影响修复,也不会明显增加患者负担。通过 3D 扫描,容易得到受区、供区扩张前及供区扩张后的表面积,它们有以下关系:

$$S_E = (S_D + S_R) \times k$$

式中,S_E 为供区扩张后表面积;S_D 为供区扩张前面积;S_R 为受区面积;k 为常量,通常在 5%~20% 之间,平均为 10%,应根据不同部位、不同扩张速度和不同扩张皮瓣转移方式而个性化确定。

二、扩张皮瓣转移术后评估

扩张皮肤质地、厚度、颜色及毛发情况与受区匹配度高,在美学效果及对供区损伤上常常明显优于整形外科其他修复重建方法。扩张皮瓣转移术后除了进行医学摄像和患者满意度评价等外,还可进行以下评估,以便全面掌握患者的修复效果。

1. 皮瓣感觉功能测试

评估皮瓣感觉功能的恢复情况时,应在一个安静的房间,嘱患者闭上双眼,应用井字格将皮瓣划分为 9 个区域,共上、中、下三排,从左至右依次编号,上排为 1、2、3,中排为 4、5、6,下排为 7、8、9,测试每个区域中心部位的感觉,包括触觉、温度觉、痛觉和两点辨别觉。若皮瓣为单侧,测试对侧正常皮肤作为对照;若皮瓣为双侧,则测试皮瓣周围正常皮肤作为对照。①触觉:应用 Semmes-Weinstein 尼龙单丝进行测试(图 6-17),测试时从最粗的规格开始,根据测试情况逐步减小尼龙单丝的规格,直至患者感觉不到尼龙单丝的压力,记录患者能感受到的最小压力,测试 3 次以求得每个区域的平均值,并以此作为结果,测试的结果以弯曲尼龙单丝所需要的力量(g/mm^2)表示。触觉阈达 0.4 g/mm^2 视为保护性感觉恢复。②温度觉:将 10 ml 玻璃试管(图 6-18)浸入 0~4 ℃ 或 45~50 ℃ 的水中 1 min,待试管的温度和水温相同时,用冷试管或热试管依次接触皮瓣 5 s,同样每个区域测试 3 次求平均值。测试时首先进行冷觉的测试,测试完成后,间隔约 3 min,进行温觉的测试,以减小二者的相互影响。③痛觉:使用 27 G 的钝针轻刺患者皮瓣,作用的力以不刺破皮肤为准,同样每个区域测试 3 次求平均值。温觉、冷觉和痛觉使用同一个评分量表,量表的评分为 0、1、2、3、4、5 共 6 个等级。首先测试相应的正常部位作为对照,然后对皮瓣进行测试,并要求患者在 0~5 分的范围内对其进行评分,其中 5 分表示正常部位的通常感觉,0 分表示完全丧失感觉,即得分越高表示皮瓣感觉恢复越好。皮瓣的评分≥4 分视为感觉恢复良好。④两点辨别觉:用 Disk-Criminator™(图 6-19)进行测量,测量范围为 2~25 mm,从最大距离开始测量,直至患者只能感觉到一个点,记录患者识别两点的最低值,测量 3 次,计算平均值。两点辨别觉达 5 mm 表明感觉趋于正常。

2. 瘢痕评估

(1)瘢痕评估量表:选用患者与观察者瘢痕评估量表(POSAS)评价供区和皮瓣周围瘢痕,由同一位整形外科医生对患者的瘢痕进行评分,同时患者也对自己的瘢痕进行自评。

(2)瘢痕宽度:使用游标卡尺测量瘢痕宽度。将皮瓣周围瘢痕平均分为 8 个节段,多节段测量后,取平均值作为瘢痕宽度。

(3)瘢痕体积:瘢痕的体积使用 Antera® 3D 皮肤疗效系统中的皮肤凸起/凹陷模块来进行测量。

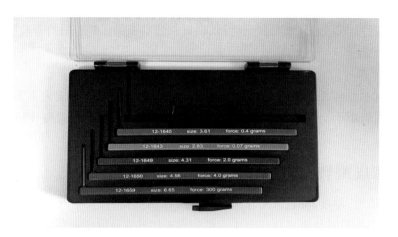

图 6-17　触觉测试工具

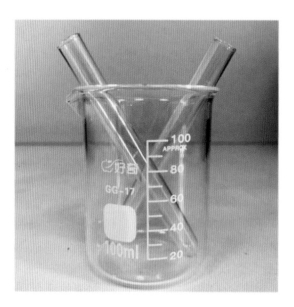

图 6-18　温度觉测试工具

3. 皮瓣回缩率、弹性及颜色测量

（1）皮瓣回缩率：随访时使用米尺测量患者皮瓣的长和宽以计算皮瓣的面积，从病历中收集患者皮瓣转移术后即刻面积，计算皮瓣的回缩率。皮瓣回缩率＝[（术后即刻面积－随访测量面积）/术后即刻面积]×100％。

（2）皮瓣弹性：将皮瓣平均分为 4 个区域，应用 CK-MC® 960 肤质诊断专家系统中的弹性探头对皮瓣弹性进行测量，同时测量健侧皮肤弹性作为对照，4 个区域测量后的弹性值取平均值。

（3）皮瓣颜色：应用 Antera® 3D 皮肤疗效系统中的颜色模块进行皮瓣图像采集并分析，指标包括 L* a* b* 值、黑色素和血红蛋白含量。测试过程中将镜头紧贴患者皮瓣，在单侧皮瓣转移的患者中，测试对侧健康皮肤作为对照；在双侧皮瓣转移的患者中，测试周围健康皮肤作为对照。

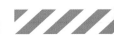

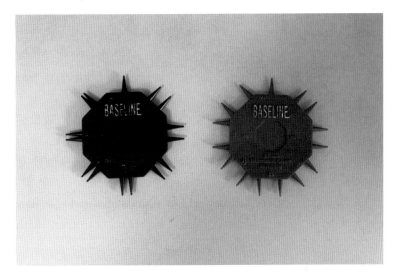

图 6-19 两点辨别觉测试工具

参考文献

[1] 王伟.整形外科学[M].杭州:浙江科学技术出版社,1999.

[2] Mathes S J. Plastic surgery[M]. 2nd ed. Philadelphia: Elsevier Inc,2006.

[3] 马显杰,郑岩,夏文森,等.软组织扩张术治疗大面积头面部瘢痕[J].中华整形外科杂志,2008,24(6):447-449.

[4] 马显杰,郑岩,夏炜,等.扩张后皮瓣在面部美容整形中的应用[J].中华医学美学美容杂志,2008,14(4):217-219.

[5] 马显杰,董立维,李杨,等.额部和面部联合扩张修复鼻部及下睑区病损切除后创面[J].中华医学美学美容杂志,2015,21(4):205-207.

[6] 马显杰,夏炜,郑岩,等.扩张后胸三角皮瓣修复面颈部瘢痕[J].中华烧伤杂志,2008,24(3):207-209.

[7] 马显杰,鲁开化,夏炜,等.应用扩张后的胸三角皮瓣修复颜面部大面积瘢痕[J].中华医学美学美容杂志,2009,15(3):170-172.

[8] 马显杰,鲁开化,艾玉峰.颈横动脉颈段皮支皮瓣的显微外科解剖[J].中国临床解剖学杂志,1994,12(2):81-84.

[9] Ma X,Li Y,Wang L,et al. Reconstruction of cervical scar contracture using axial thoracic flap based on the thoracic branch of the supraclavicular artery[J]. Ann Plast Surg,2014,73 Suppl 1:S53-S56.

[10] 马显杰,董立维,李杨,等.扩张后颈横动脉颈段皮支皮瓣的临床应用[J].中华整形外科杂志,2015,31(3):165-167.

[11] 马显杰,李威杨,刘超华,等.面部烧伤后瘢痕的美学整复策略及疗效[J].中华烧伤杂志,2016,32(8):469-473.

[12] 刘超华,李扬,肖博,等.扩张后胸三角游离皮瓣修复面部大中面积皮肤软组织缺损

[J].中华整形外科杂志,2018,34(12):996-999.

[13] 马显杰,李杨,刘恒鑫,等.扩张后皮瓣修复四肢瘢痕挛缩的临床效果[J].中华医学美学美容杂志,2019,25(2):122-124.

[14] 刘士强,马显杰.皮肤软组织扩张术的应用进展与展望[J].中华整形外科杂志,2019,35(10):949-952.

[15] 王占统,余州,丁健科,等.预扩张胸三角皮瓣修复面颈部瘢痕的效果评价[J].中华整形外科杂志,2019,35(10):953-960.

[16] 唐银科,楚菲菲,马显杰.四类预扩张皮瓣对面颈部亚单位病损的修复效果分析[J].中华整形外科杂志,2020,36(10):1088-1094.

[17] Ding J,Liu C,Cui J,et al. Efficacy of pre-expanded forehead flap based on the superficial temporal artery in correction of cicatricial ectropion of the lower eyelid[J]. Br J Oral Maxillofac Surg,2021,59(1):58-63.

[18] Ding J,Li Y,Li W,et al. Use of expanded deltopectoral skin flaps for facial reconstruction after sizeable benign tumor resections[J]. Am J Transl Res,2018,10(7):2158-2163.

[19] Ma X,Li Y,Li W,et al. Reconstruction of large postburn facial-scalp scars by expanded pedicled deltopectoral flap and random scalp flap:technique improvements to enlarge the reconstructive territory[J]. J Craniofac Surg,2017,28(6):1526-1530.

[20] 袁文达,齐向东,张斌.计算机辅助技术在软组织扩张术中的临床应用[J].中国美容整形外科杂志,2016,27(5):300-303.

[21] 颜青龙,杨涵,李乐,等.图像分析技术辅助软组织扩张术的临床研究[J].中国美容整形外科杂志,2019,30(11):690-693.

[22] 蒋承安,李青峰,刘凯.术前三维扫描及三维模拟在鼻整形术中的应用[J].组织工程与重建外科杂志,2013,9(4):204-207.

[23] McCarn K,Hilger P A. 3D analysis of tissue expanders[J]. Facial Plast Surg Clin North Am,2011,19(4):759-765.

（丁健科　董琛　唐银科　楚菲菲　马显杰）

第七章
精准智能化先天颅颌面畸形诊疗与修复

第一节　颅颌面的胚胎发育

先天颅颌面畸形(congenital developmental deformities of craniomaxillofacial region)是颅颌面的发育异常,以唇裂、腭裂较为常见,之后是面裂,再后面是颅缝早闭引起的颅面畸形。现代颅颌面外科理论体系建立后,许多以往不能矫正的畸形得以治疗,如 Crouzon 综合征、Apert 综合征等都有了较好的治疗方法。

一、颅颌面的胚胎发育

人体骨骼的形成方式可归纳为两类:一类是膜内成骨,由间充质细胞直接分化为骨骼;另一类为软骨内成骨,由间充质细胞发育成软骨,再由软骨发展成为骨骼。颅骨和面骨形成方式为膜内成骨,而颅底骨形成方式为软骨内成骨。颅面的正常发育主要发生于胚胎第3~8周,此阶段也是容易出现发育异常的关键时期。正常情况下,在胚胎第4周开始至第4周末(第22~28天)已初步显现面颈部的雏形,额鼻突、眼泡、听囊、上颌突、原口、原咽、舌骨弓、第三鳃弓和嗅基板等已形成。

（一）颅骨的正常发育

颅骨分脑颅和脏颅两个部分。脑颅保护脑组织,它由颅底和颅盖组成。它在胚胎第3~4周开始发育,由额鼻突分化形成前脑,由脊索分化形成后脑。到胚胎第6~9周,基本形成脑部形态,各个颅缝已基本出现纤维连接。脏颅的发育和脑颅有所区别,它由额鼻突底部和鳃弓共同形成,之后与脑颅连接形成正常颅形。

（二）面部的正常发育

口腔颌面部发育始于胚胎发育的第3周,此时胚胎长约3 mm,前脑的下端及腹面膨大,形成一个圆形的突起,称为额鼻突;同时由第一对鳃弓分叉发育而形成上、下颌突,上颌突在下颌突的上方,从两侧向中线生长发育。上述突起之间的空隙即为口凹,以后发育成为原始口腔,有口咽膜将其与前肠相隔。

胚胎第5周(第29~35天),额鼻突的下缘两侧各出现一个由外胚层增厚下陷而形成的鼻窝,鼻窝的内外侧缘高起,出现内侧鼻突、外侧鼻突、中额鼻突、眼杯、脉络膜裂、晶状体板、晶状体泡、原始晶状体、原始膜、耳蜗(耳蜗管)、原始半规管、原始卵圆囊、原始淋巴囊、第四鳃弓、颈窦、奇结节(舌原基)、Meckel 软骨和 Reichert 软骨。鼻窝即原始鼻腔。

胚胎第 6 周(第 36~42 天),在颅面、颈部已经形成鼻囊、鼻前孔、原始鼻后孔、侧腭突、原始鼻中隔、原始上颌、颈弯曲、鼻泪钩、耳廓小结节、原始外耳道、颈窦封闭,两下颌突融合,上颌突和鼻突融合,出现甲状软骨、舌骨软骨。

胚胎第 7 周(第 43~49 天),头、面、颈外形已基本出现,已形成额鼻角、原始鼻尖、面裂、面沟融合、上唇融合及眼睑、结膜前沟、原始外耳、颈背、原始颊、唇龈板、原始牙板、原始上颌、下颌和颧骨诸骨化中心。鼻窝底破裂而形成鼻孔。左右侧上颌突与外侧鼻突相连形成鼻孔底及上唇,两侧内侧鼻突相连形成鼻小柱、人中及前颌。此时,下颌突也向内侧生长并在中线相连而形成下颌。至此,由上、下颌突围成的扁圆形口裂发育完成,口裂的腔隙增大、加深,形成原始口腔。

胚胎第 8 周(第 50~56 天),已能认出颜面的外形,有外耳、眼睑、颊以及完整的上、下唇。外鼻已清晰显示,骸形已经明显。此时颅面已基本发育完成,之后颅面骨增大,完成整个颅面骨的发育。

在胚胎第 8 周时,左、右上颌突的内面(口裂面)生出的一对板状突起称为继发腭突。两侧的继发腭突在中线融合而形成腭的大部,与形成前颌骨的原发腭突相结合处即为切牙孔。腭的形成使口腔和鼻腔分开。在已融合的组织内,其前端与鼻中隔相连部分骨化后形成硬腭;其后端不与鼻中隔相连的部分无骨质发生,即为软腭,其中的中胚叶组织即发育为软腭的肌肉。额鼻突在左、右原始鼻孔外侧之间的部分增高后形成鼻梁和鼻尖,左、右原始鼻孔外侧之间的中胚层组织垂直向下生长成板状,称鼻中隔,此隔下缘与腭前部愈合后将鼻腔分割为左、右两个鼻道,至此,胎儿的口和鼻即具备成人的形态结构,此时为胚胎发育的第 12 周左右(图 7-1)。

二、先天颅颌面畸形的形成

从上面讲述的颅颌面的发育过程就可以了解到先天颅颌面畸形发生在胚胎第 3~4 周,胚胎在这个时期受外界影响会引起颅颌面畸形。

(一)先天颅颌面畸形形成的外在因素

当胚胎发育到一定时期,也就是第 3 周左右,额鼻突分化形成前脑,脊索分化成为后脑。在这个过程中受到外在因素影响者可能出现前脑的畸形。而到胚胎第 6~9 周,各个颅缝已基本出现纤维连接,这时过早的纤维粘连和纤维粘连过紧,都会发生颅腔的畸形。这些外在因素有子宫的异常、机械因素、吸烟、误服一些药物、内分泌因素以及地域和环境等。

1. 孕妇的不良情绪

情绪对精子和卵子的形成以及对胎儿的影响越来越受到人们的关注。有研究报道,发育异常婴儿中有 24% 与孕妇负性情绪有关,这表明孕妇情绪不良能造成高新生儿畸形发生率。

2. 部分宠物

大多数人知道,宠物身上带有可致畸的弓形虫,但需要明确的一点就是,通常弓形虫只会存在于野猫和野狗身上,或没有接种疫苗、卫生条件不好的家猫的粪便、唾液和毛发上。孕妇感染猫粪中的弓形虫后,未来降生下来的婴儿就有可能患先天性失明、癫痫、脑积水等疾病。孕妇感染弓形虫后,可能会出现与流感相似的反应,或出现淋巴结肿大。如果孕妇是

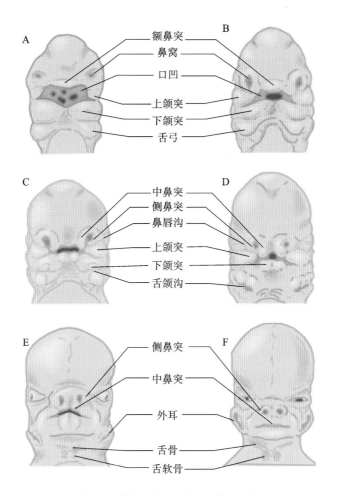

图 7-1　颅颌面的正常胚胎发育过程
A.4周;B.5周;C.5周半;D.6周;E.7周;F.8周

初次感染弓形虫,那么,其未来诞下的婴儿发生先天性疾病的危险性则很高。

3.高热和病毒感染

高热指的是发热超过 39 ℃。感染流感病毒时多数会伴随着高热,而高热有可能会导致胎儿出现先天畸形。如果母亲在怀孕早期有高热史,则会影响胎儿脑组织发育,婴儿出生后表现为智力低下,学习和反应能力较差。这种智力低下是不能恢复的。当然,高热造成胎儿畸形还与孕妇对高热的敏感性及其他因素有关。如果是普通感冒,孕妇多无高热症状,对胎儿多无影响。

4.日常营养及饮食

一般来说,只要饮食均衡,不挑食不偏食的孕妇很少会出现因饮食原因导致的胎儿畸形。而目前发现的因营养缺乏而导致的胎儿畸形,就是被广大孕妇所知道的叶酸缺乏性胎儿神经管畸形。因而,备孕妇女应在孕前至少 1 个月开始服用叶酸。另外,偏食、挑食、厌食造成的营养不良,可导致各种维生素或者微量元素的缺乏,也可导致胎儿神经管畸形等多种畸形的发生。如果营养不良导致中重度贫血时间较长,胎儿亦可发生畸形。众所周知,烟、酒对胎儿是有影响的。

5.药物缺陷

目前由药物所引起的先天畸形占胎儿畸形总数的 2‰～3‰。容易引起胎儿畸形的药物包括抗癌药、乙醇、男性荷尔蒙、四环霉素、抗凝剂、镇静剂和精神科药物等,但不是所有的上述药物,均会造成胎儿畸形,只是概率高低的不同。这些药物影响所造成的畸形不尽相同,但畸形常发生在脑部、心脏血管、颜面和泌尿生殖系统。

6. 化学物质

化学物质,如铅、汞、甲醛等都是常见的致畸来源,长期接触此类物质易导致胎儿发育迟滞和神经功能障碍等。这种污染常见于建筑装潢材料、农药和工业废水。但这类化学物质的中毒,均是长时间累积造成的,孕妇大可不必过分担忧。

7. 辐射

此处谈到的辐射,并非日常轻微的电视、电话和电脑辐射,而是指放射线。长期暴露在放射线中或生活在高辐射环境当中,也是导致胎儿畸形的原因之一。其致畸的效应常视放射线的剂量而定。一般的胸部 X 线照射,并不足以引起胎儿畸形,但累积的剂量越多,或照射的部位越靠近子宫,胎儿畸形的危险性越高。

(二)先天颅颌面畸形形成的内在因素

1. 性别因素

Persing 等人发现,男性更容易发生矢状缝早闭症(男女比例约为 4∶1),而女性更容易出现单侧冠状缝早闭症(男女比例约为 2∶3)。

2. 遗传和基因突变

既往认为非综合征型颅缝早闭症的发病与遗传因素关系较远,但是近些年随着流行病学的发展,越来越多的非综合征型颅缝早闭症的家族史被发现。有研究显示,双胞胎更容易出现矢状缝及额缝早闭症,大约 2% 矢状缝早闭症患儿具有家族史,8%～10% 冠状缝早闭症患儿有家族史,双侧冠状缝早闭症患者较单侧冠状缝早闭症患者更容易出现遗传倾向,额缝早闭症患者大约有 10% 具有家族史,可能与染色体上基因缺失有关。非综合征型颅缝早闭症通常非家族性,颅缝早闭的生物力学变化通常与基因及环境因素有关,但是基因的因素目前仍不明确,有研究表明,肝配蛋白 A4(EFNA4)可能与非综合征型颅缝早闭症的发生有关。目前对于疑似有家族史的患者,临床上进行早期 *FGFR3* 及 *TWIST* 的基因突变筛查,明确基因突变位置,不但可以明确诊断及预后,还可为后期基因治疗提供理论基础。为了更好地了解颅缝早闭的机制,人们开始以有颅缝的小鼠为研究模型,用来预测大鼠和小鼠后额叶的缝的生长方式,且矢状缝和冠状缝也在研究之列。研究人员利用这种细胞和分子的模型检查颅缝的融合过程,发现存在不同进而研究颅缝早闭症,并发现病理性融合,详细了解颅缝融合之前、融合期间和融合之后的情况。此外,人类和老鼠之间有高度的遗传同一性,包括保护信号通路等,这使得研究人员可以通过研究老鼠进一步获取资料,通过研究这些资料研发出治疗方法,这些治疗方法最终可能会转化为临床应用上的治疗途径。

采用转基因小鼠,能够更深入地了解颅骨和颅缝的发生发展,为研究颅盖的胚胎发育提供了一种新的载体。先前使用鹌鹑鸡嵌合体模型的研究工作得出了相互矛盾的结果,就是颅面骨来源于神经嵴细胞群。最近,Jiang 和他的同事的研究表明,Wnt1 蛋白是诱导神经嵴细胞产生的必要因子,缺乏 Wnt1 蛋白将无法产生神经嵴细胞。现在多使用 *lacZ* 转基因小鼠来研究神经嵴细胞的形成和迁移。神经嵴细胞的迁移被扰乱可导致颅骨骨骼和与其相关联的颅缝发生早闭,出现各种颅面畸形。

有趣的是,虽然硬脑膜和其浅面的颅骨都来自神经嵴,但顶部骨骼来自傍轴的中胚层。此外,冠状缝和矢状缝来源于神经嵴和中胚层组织之间的连接部(矢状缝间质是神经嵴派生出来的),而融合的后部额缝完全由神经嵴组成。现在已经有人做出了颅缝早闭症的老鼠模型,还

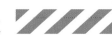

有各种综合征的模型。这些研究将推动颅颌面外科的发展,这也是今后的研究方向。

三、颅颌面畸形的分类

颅颌面畸形大体可分为先天畸形和后天畸形两种,先天畸形与颅缝早闭症、面裂和面骨发育不全有关。因此,针对颅缝早闭症、面裂和面骨发育不全等畸形,有许多分类方法。颅颌面外科疾病的分类由颅缝早闭症的分类、面裂的分类及面骨发育不全的分类组成。颅缝早闭症的分类相对简单,依照 Virchow 理论,某一颅缝的早期骨化会产生与骨化颅缝垂直方向的颅骨的生长不全或不生长,而骨化颅缝方向的其他颅缝周围的颅骨则呈代偿性过度生长,尤其是矢状缝早闭症,其颅腔横径短缩、前后径增长,变成船的形状,也就是舟状头。因此,有人把颅骨形态和颅缝骨化二者之间的关系作为颅缝早闭症分类的依据。然而,同种颅缝的骨化,特别是冠状缝骨化,却能产生不同的颅颌面畸形。常见的中间型及颅骨畸形在发展过程中也能造成颅颌面畸形,因此,又派生出来了许多更细的分类方法。目前只有Marchac 分类法和 Tessier 分类法以及由这些分类法派生出来的分类方法能为现代医学所接受。后天畸形可分为外伤后继发颅颌面畸形和肿瘤引起的颅颌面畸形。这里我们主要讨论先天颅颌面畸形的分类方法。颅缝早闭症使用的是 Marchac 分类法,面裂使用的是Tessier 分类法,分叙如下。

(一)Marchac 分类法

Marchac 将先天颅颌面畸形简单地分为两大类:单纯颅缝早闭症和颅面骨成骨不全症或综合征型颅缝早闭症。

1. 单纯颅缝早闭症

单纯颅缝早闭症是由单一的颅缝闭锁而引起的颅面畸形。因此,按照颅缝不同,单纯颅缝早闭症可分为额缝早闭症、矢状缝早闭症、双侧冠状缝早闭症、单侧冠状缝早闭症、单侧人字缝早闭症及全颅缝早闭症几种类型。

(1)额缝早闭症:额缝过早闭合引起,临床表现为三角头畸形,前额突起,眼眶内收,伴有眶距过窄症状(图 7-2)。

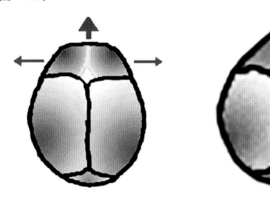

图 7-2　额缝早闭症

(2)矢状缝早闭症:矢状缝过早闭合引起,临床表现为头呈船形,故又称为舟状头畸形,颅部前后径增长,颅穹窿中央部凹陷,左右径短(图 7-3)。

(3)双侧冠状缝早闭症:双侧冠状缝过早闭合引起,临床表现为短头畸形,呈现前额后缩,同时颅腔横向扩张,颞窝膨大(图 7-4)。

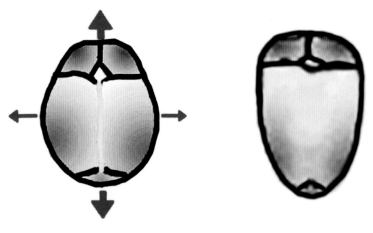

图 7-3　矢状缝早闭症

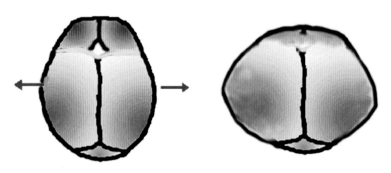

图 7-4　双侧冠状缝早闭症

（4）单侧冠状缝早闭症：单侧冠状缝过早闭合引起，临床表现为前斜头畸形，患侧的前额后缩，眼眶后缩并且抬高，健侧前额前突，出现鼻根部歪斜（图 7-5）。

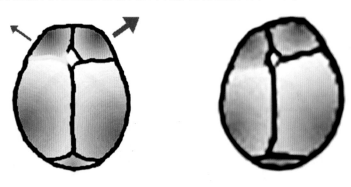

图 7-5　单侧冠状缝早闭症

（5）单侧人字缝早闭症：单侧人字缝过早闭合引起，临床表现为后斜头畸形，患侧枕部后缩，健侧枕部突出，患侧的颅斜径不长，因此，俯视位颅呈菱形（图 7-6）。

（6）全颅缝早闭症：全部颅顶缝过早闭合引起，临床表现为小头畸形。

2. 颅面骨成骨不全症或综合征型颅缝早闭症

此类畸形除颅颌面畸形外，往往还伴有其他畸形。

（1）Apert-Crouzon 综合征：由颅面骨发育不全合并颅缝早闭引起的综合征。如果出现

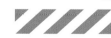

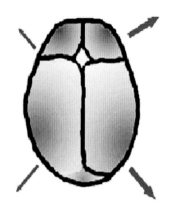
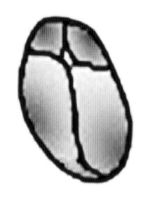

图 7-6　单侧人字缝早闭症

手的并指畸形,就是 Apert 综合征。

(2)其他:如 Pfeiffer 综合征、Carpenter 综合征、Cohen 综合征、Edward 综合征、Morquio 综合征、Turner 综合征、Zellweger 综合征等都是颅面骨成骨不全引起的。

(二)Tessier 的面裂分类法

Tessier 根据胚胎发育过程,以眼眶为中心对面部畸形进行分类,于 1967 年提出了面裂的分类法,这种分类方法一直应用至今。他以颅面裂的临床表现和胚胎发育为基础设计了分类原则,把颅面裂分为 0~14 号。从上唇正中线开始,以眼眶为中心,顺时针或逆时针地(指左右两侧)向前额部中线旋转面在面部各个部位形成各种类型的先天性裂隙畸形(图 7-7)。例如,一般的面斜裂属于 4 号畸形,最常见的面横裂属于 7 号畸形。如为 0 号和 14 号畸形,就形成和出现眶距增宽症。所以发生在单侧或双侧的面部裂隙也就形成了各种面部畸形。

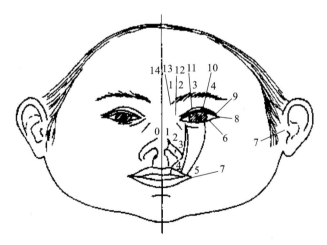

图 7-7　Tessier 的面裂分类法

(三)其他分类法

1. van der Meulen 分类法

除以上两种分类法外,文献上还有很多分类法,如 van der Meulen 等所提出的分类法是在胚胎学基础上进行的。该分类法从脑、面、颅的发育角度对颅面裂进行了分类。该分类法以发育不良来替代裂隙,因为有些畸形实际上并不出现裂隙。该分类法将畸形归因于某一发育部位(或几个部位)的发育异常或停止,正是由于这些部位在出现正常融合或骨化开始以前,产生异常变化,从而导致各种畸形。这大概发生在胚胎期。人类胚胎面部发育顺序如下:脑形成,前脑、眼、面中线结构发育,面突融合,内胚层细胞分化(面肌发育,骨中心形成),缝连接形成。按此发育顺序,颅面裂可分为脑颅发育不全、脑面发育不全、颅面发育不全以及其他起源的颅面发育不全。

2. AACPR 分类法

1962 年,Aorkins 等以面部的表面解剖形态为基础,提出了一个已为美国腭裂修复协会(American Association of Cleft Palate Rehabilitation,AACPR)认可的分类方法,即将面裂分为以下四类:

(1)下颌突裂(包括下唇、下颌骨和唇红裂)。

(2)鼻眼裂(从鼻翼到内眦)。

(3)口眼裂(从唇裂到睑裂),即口内眦裂与口外眦裂(包括从外眦到颞部的裂)。

(4)口耳裂(从口角向耳部方向的裂)。

该分类法没有包括上颌正中裂。Boo-Chai(1970)对其中的口眼裂做了进一步的研究,建议再分成 2 型。Ⅰ型为眶下孔内侧的裂,即裂隙从唇经鼻唇沟至内眦或下睑,并可延伸至前额的颞部。在颌骨上的裂发生于侧切牙和尖牙之间。Ⅱ型是裂在近口角处至下眼睑中部或近外眦部。在颌骨上的裂是始于尖牙和第一双尖牙之间。此型极为罕见。

3. Karfik 分类法

此法为广泛的面裂分类方法。

第 1 组:鼻额发育障碍,典型的唇裂属于本组。

第 2 组:鳃弓发育不全,下唇裂及下颌正中裂属于本组。

第 3 组:眼眶发育障碍。

4. 唐晓军分类法

该分类法是以 Tessier 的面裂分类法为基础,再加上对图形的理解设计出来的,更直观和便于理解(图 7-8)。图 7-8 中 1~14 为 Tessier 分类的 1~14 号面裂,U 为上睑,L 为下睑,F 为额骨,Z 为颧弓,M 为上颌骨,N 是鼻,LS 为泪道系统。

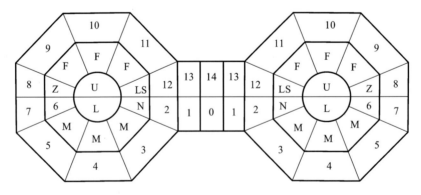

图 7-8 唐晓军分类法

图 7-9 为一个病例,显示畸形程度及部位,该患儿有双侧 4 号面裂,双下睑缺损,双上颌骨缺损,双侧泪道系统异常,左鼻翼缺损,作为示例来说明唐晓军分类法较为直观、方便。

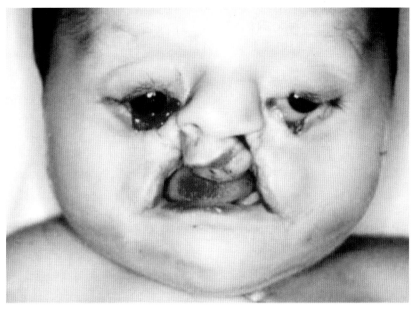

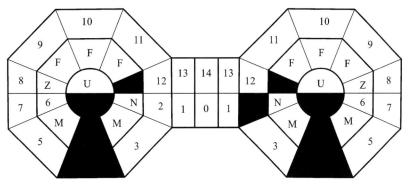

图 7-9 唐晓军分类法示例

5. Gougoutas 的 OMENS 分类系统

此分类系统是专门针对半侧颜面发育不全而设计的分类方法,特点是较系统、全面、直观地反映出了畸形部位和畸形特点,在病例书写中应用较为合适(图 7-10)。

我们通过图示可以准确确定畸形的部位和程度,最后得出综合诊断是左侧或是右侧的 OMENS 畸形。如果是左 O3M1E1N1S2 畸形,我们就可以得出畸形为左眼眶大小和位置都发生异常,下颌骨有小下颌伴有关节窝小和下颌水平支短,轻度杯状耳,面神经颞支和颧支受累,面部中等软组织缺损。

6. Perlyn 的先天性头皮和颅盖畸形分类

颅骨和颅盖的畸形分类是一个挑战,Perlyn 通过研究先天性头皮与颅骨缺损的原因,依据缺陷类型,提出了一种类似于系统肿瘤-节点-转移分类法的分类方法,把缺陷定位、缺陷大小和程度作为关键的参考变量。这种分类方法可以作为治疗的依据。

Ⅰ型:头皮开放性缺损。

A.缺损直径小于 2 cm。

B.缺损直径在 2~5 cm。

C.缺损直径大于 5 cm。

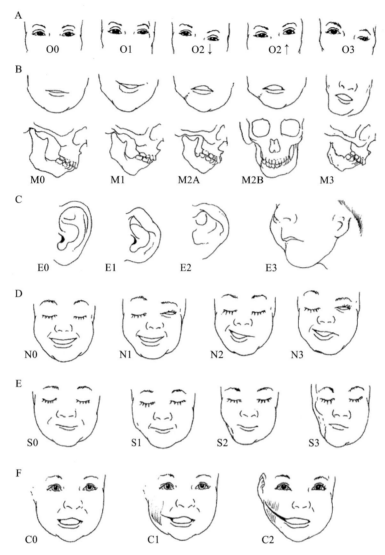

图 7-10 Gougoutas 的 OMENS 分类系统

A. 眶；O0 是正常的眶位置；O1 眼眶大小有异常；O2↓眶位置下移；O2↑眶位置上移；O3 大小和位置都发生异常。B. 下颌骨；M0 正常下颌骨；M1 小下颌伴有关节窝小和下颌水平支短；M2A 出现形态异常和下颌水平支短（可参考对侧颞下颌关节的位置）；M2B 出现形态异常和下颌支上中前都有严重的异常；M3 没有下颌关节。C. 耳畸形；E0 正常耳；E1 轻度杯状耳，但有耳的结构；E2 杯状耳但无耳的结构；E3 小耳畸形和其他的耳畸形。D. 神经方面；N0 正常；N1 颞支和颧支受累；N2 夹支、下颌缘支和颈支都受累；N3 所有支都受累。E. 软组织；S0 正常；S1 微小的缺损；S2 中等软组织缺损，介于 S1 和 S3 之间的；S3 严重的软组织缺损。F. 面横裂；C0 正常；C1 面横裂在口角和咬肌前缘；C2 面横裂从口角一直裂过咬肌前缘

Ⅱ型：单纯颅骨缺损。

  A. 缺损直径小于 2 cm。

  B. 缺损直径在 2～5 cm。

  C. 缺损直径大于 5 cm。

  可分为：

  （＋）硬脑膜/中枢神经组织有缺损。

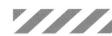

（一）硬脑膜/中枢神经组织没有缺损。

Ⅲ型:颅骨和头皮均有缺损。

  A.缺损直径小于 2 cm。

  B.缺损直径在 2～5 cm。

  C.缺损直径大于 5 cm。

  可分为:

  （＋）硬脑膜/中枢神经组织有缺损。

  （一）硬脑膜/中枢神经组织没有缺损。

Perlyn 的分类方法可以很直观地诊断先天性头皮缺损和颅盖畸形。Perlyn 的分类方法可以指导临床进行正确治疗。

7. Hayashi 的 Treacher Collins 综合征分级系统

Hayashi 对 Treacher Collins 综合征患儿的畸形进行了归类,分出 A～H 类的畸形,并将畸形按点数来进行计算,根据总点数进行分级。

A. 颧骨畸形

点数:0 没有畸形

  1 仅颧弓缺损

  2 眶侧壁畸形/发育不良

  3 眶侧壁缺损

B. 下睑畸形

点数:0 没有畸形

  1 闭眼时只有很小的巩膜外露

  2 闭眼时有明显的巩膜外露

C. 下颌骨畸形

点数:0 没有畸形

  1 下颌骨有临床症状但没有 CT 改变

  2 下颌骨升支和体部有明显的 CT 改变

  5 有髁突的缺损

D. 耳的畸形

点数:0 没有畸形

  1 有耳廓的畸形,如杯状耳、附耳等

  2 小耳畸形

E. 腭裂

点数:0 没有

  1 有

F. 鼻根部畸形

点数:0 没有

  1 有凸起,无鼻额角

G. 有无合并其他畸形

点数:0 无

　　　　1 有

H. 综合征 1 基因（*TCOF1*）的突变

点数：0 无

　　　　1 有

Hayashi 通过将 Treacher Collins 综合征患儿的畸形归类后，把该类畸形分为三级。点数大于 8 为Ⅰ级，大于 12 为Ⅱ级，大于 16 为Ⅲ级（表 7-1）。

表 7-1　Treacher Collins 综合征分级

畸形类别	A	B	C	D	E	F	G	H	总点数	分级
点数	2	2	3	1	0	0	0	＋	8(＋)	Ⅰ
点数	2	3	3	2	1	1	0	＋	12(＋)	Ⅱ
点数	3	3	5	2	1	1	1	＋	16(＋)	Ⅲ

 参考文献

[1] Persing J A. Immediate correction of sagittal synostosis[J]. J Neurosurg,2007,107(5 Suppl):426.

[2] Jiang X,Iseki S,Maxson R E,et al. Tissue origins and interactions in the mammalian skull vault[J]. Dev Biol,2002,241(1):106-116.

[3] D. 马尔夏克,D. 勒尼埃. 颅狭症的颅面部手术治疗[M]. 姚德成,译. 北京:人民卫生出版社,1984.

[4] Tessier P. Anatomical classification facial,cranio-facial and latero-facial clefts[J]. J Maxillofac Surg,1976,4(2):69-92.

[5] van der Meulen J C,Mazzola R,Vermey-Keers C,et al. A morphogenetic classification of craniofacial malformations[J]. Plast Reconstr Surg,1983,71(4):560-572.

[6] Tang X J,Gui L,Zhang Z Y,et al. A spectacle frame classification for rare craniofacial clefts[J]. Plast Reconstr Surg,2012,129 (1):195e-197e.

[7] Gougoutas A J,Singh D J,Low D W,et al. Hemifacial microsomia: clinical features and pictographic representations of the OMENS classification system [J]. Plast Reconstr Surg,2007,120(7):112e-113e.

[8] Perlyn C A,Schmelzer R,Govier D,et al. Congenital scalp and calvarial deficiencies: principles for classification and surgical management[J]. Plast Reconstr Surg,2005,115(4):1129-1141.

[9] Hayashi T,Sasaki S,Oyama A,et al. New grading system for patients with Treacher Collins syndrome[J]. J Craniofac Surg,2007,18(1):113-119.

（沈卫民　崔杰）

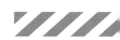

第二节　精准智能化诊断

随着CT的发展,三维CT的出现使得人们可以看到现实生活中的立体实物的像,可以看到机体内部立体的器官和组织,这大大提高了疾病诊断的准确性。三维CT是相对于二维CT来说的,其使原来平面的图像变得立体起来,图像立体感强、结构关系清晰。

一、三维CT

三维图像的产生是通过几何信息模型来实现的,是CT仿真一直探讨的关键问题,样本几何信息描述手段有两种,即几何模型定义语言和CAD软件辅助建模。几何模型定义语言在早期的样本模型中使用,它事先定义了诸如椭圆体、圆柱体、立方体、锥体等几种基本几何形状,同时定义它们之间的拓扑关系和位置、方向等信息,通过这些基本模型的布尔运算,组合成所需的检测样本。用几何模型定义语言来定义样本几何信息的建模方法简单、仿真计算速度快,可以有效地验证各种图像重建算法的正确性,因此,在医学研究中得到普遍的应用。而CAD软件辅助进行样本的几何建模,更适合机械和建筑行业。CAD样本模型可描述非常复杂的三维实体,能够快速、高精度地生成样本的表面三角面片网格模型。将CAD软件辅助建模用在三维CT仿真中可以大大提高三维CT仿真的应用水平。运用这些软件可以实现对物体的测量。三维CT测量,顾名思义就是用CT对被测物进行全方位测量,确定被测物的三维坐标测量数据。其测量原理分为测距、角位移、扫描、定向四个方面。而把这些软件运用到医学中就可实现对因疾病改变的机体的测量。因此,运用三维CT测量,可以使得许多疾病的诊断,尤其是颅颌面疾病的诊断有更精准的图像基础和测量标准。

二、三维CT在先天颅颌面畸形精准智能化诊断中的应用

（一）对颅缝早闭症的诊断

1.颅缝早闭症在三维CT上的表现

（1）单纯颅缝早闭症的三维CT表现:在三维CT上可以直接看到闭合的缝和存在的颅缝,图7-11可见正常颅缝和闭锁颅缝的三维图像。

①矢状缝早闭症的三维CT表现:可在CT图像上看到颅骨矢状缝闭合,颅骨呈舟状畸形。②双侧冠状缝早闭症的三维CT表现:CT影像特点为双侧冠状缝融合闭合,颅骨呈短头畸形,有时有高颅或塔颅表现。③单侧冠状缝早闭症的三维CT表现:可在CT图像上看到颅骨的一侧冠状缝闭合,同时出现前额部的偏颅畸形。④单侧人字缝早闭症的三维CT表现:可在CT图像上看到颅骨的一侧人字缝闭合,同时出现后枕部的偏颅畸形。⑤颞鳞缝早闭症的三维CT表现:可在CT图像上看到颅骨的一侧颞鳞缝闭合,同时出现前额部的偏颅畸形。

（2）综合征型颅缝早闭症的三维CT表现:我们要了解的是常见的综合征。①Crouzon综合征的三维CT表现:分为颅部畸形和面部畸形。颅部三维CT可见早闭的双侧冠状缝,头型尖,短头。有时在颅中央部可出现纵向骨嵴,向下直至鼻根部,额部有时也有突出的骨嵴。面部三维CT可见中面部扁平,有时为凹陷的盘形脸,颧骨及眶顶部发育不全,眶穴极

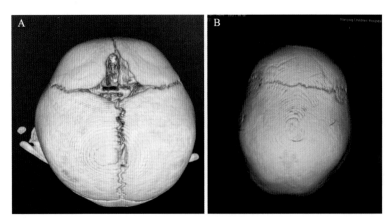

图 7-11　正常颅缝和闭锁颅缝的三维 CT 图像
A. 正常颅缝；B. 闭锁矢状缝

小而不能容纳眼球。②Apert 综合征的三维 CT 表现：分为颅部畸形和面部畸形。颅部三维 CT 可见早闭的双侧冠状缝，头型尖，短头。婴儿时期，前额部可见明显的颅骨扁平部后倾，前囟门膨凸，枕部颅骨扁平无正常突起。中面部三维 CT 示轻度突眼，有中度的眶距增宽症，且眼眶水平轴线的外侧向下倾斜（突眼畸形）。中面部骨凹陷，同时三维 CT 检查可示并指畸形。③Pfeiffer 综合征的三维 CT 表现：颅缝过早闭合，三维 CT 可见双侧冠状缝和矢状缝早闭。从三维 CT 上可见尖头畸形，颅狭小，颅呈锥体形或异常尖，两眶距离过远。手的三维 CT 可见第 2 及第 3 并指畸形。④Muenke 综合征的三维 CT 表现：双侧冠状缝早闭，但因闭合时间不一而出现斜头畸形，眼球突出，短头畸形，眼距过宽，扁平颞突，有时有巨头畸形和脑积水。足的三维 CT 示短足，跗骨骨性连合，腕骨骨性融合，短掌，锥形骨骺。临床上有感音神经性耳聋和上睑下垂。⑤苜蓿叶样综合征的三维 CT 表现：双侧冠状缝早闭，颞鳞缝早闭。

2. 各种颅缝早闭症的三维 CT 诊断标准

(1) 单纯颅缝早闭症的诊断标准：①矢状缝早闭症的诊断标准：三维 CT 示矢状缝完全或部分闭合。头颅形状为舟状。②双侧冠状缝早闭症的诊断标准：三维 CT 示双侧冠状缝完全或部分闭合。头颅形状为短头。③单侧冠状缝早闭症的诊断标准：三维 CT 示单侧冠状缝完全或部分闭合。头颅形状为前斜头。④单侧人字缝早闭症的诊断标准：三维 CT 示半侧人字缝完全或部分闭合。头颅形状为后斜头。⑤颞鳞缝早闭症的诊断标准：三维 CT 示单侧颞鳞缝完全或部分闭合。头颅形状为前斜头。

(2) 综合征型颅缝早闭症的诊断标准：一般是病史体检和三维 CT 就可确诊。Crouzon 综合征、Apert 综合征、Pfeiffer 综合征、Muenke 综合征、苜蓿叶状样综合征的三维 CT 符合上面的标准就可确诊。

(二)对先天性颅骨缺损的诊断

1. 三维 CT 表现

通过三维 CT 可以重建出各部分颅骨的外形，同时可以显示各部分颅骨是否有缺损（图 7-12）。

2. 三维 CT 诊断和鉴别诊断

三维 CT 直观看到组成颅腔的各部位颅骨缺少，就可诊断颅骨缺损，而出生就有颅骨缺

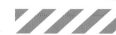

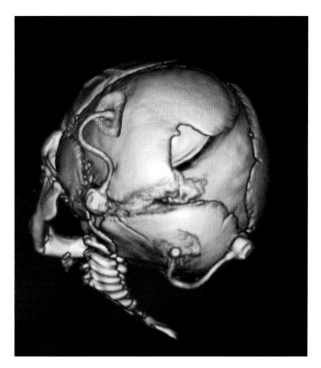

图 7-12　先天性颅骨缺损的三维 CT 图像

损的为先天性颅骨缺损,但需要与未闭合的颅缝和囟门相鉴别。

(三)对面裂畸形的诊断

1. 三维 CT 表现

面裂的三维 CT 表现有两种:一种是软组织的三维 CT 可见 0~14 型面裂的直观表现,另一种是颅面骨的三维 CT 可见上颌骨和颅骨的缺损。

2. 三维 CT 诊断

软组织的三维 CT 在 0~14 型面裂部位有软组织缺损可确诊,部分病例颅面骨的三维 CT 在相应部位有骨缺损也可确诊(图 7-13)。

(四)对颌骨畸形的诊断

1. 三维 CT 表现

三维 CT 图像可以直接看出两侧上颌骨是否对称,结构有无异常,有无骨缺损和移位,可见下颌骨是否对称,骨结构是否异常,同时也可以看出下颌骨位置有无后移等。

2. 三维 CT 诊断

通过上述的三维 CT 表现可以直接诊断面型的 Crouzon 综合征、半侧颜面短小综合征、Treacher Collins 综合征、Goldenhar 综合征、Pierre Robin 综合征等。

三、三维 CT 在术后随访评估中的应用

1. 三维 CT 在颅缝早闭症术后随访评估中的应用

通过三维 CT 可以直接进行颅缝早闭症术前术后脑容量的对比。Lee 等通过对矢状缝早闭症患儿术后和未手术的脑容量进行对比发现,术前平均颅内腔体积和平均脑组织体积的大小均与年龄有关。未手术的男性矢状缝早闭症患儿(6 月龄)的脑容量小于对照组(672.63 ml

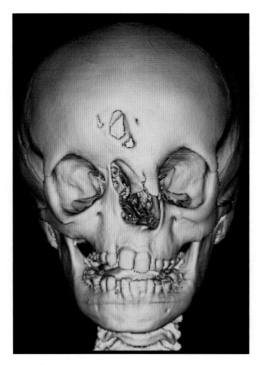

图 7-13　12 型面裂导致的眶距增宽症

vs. 716.14 ml)。而 7～12 月龄和 12～30 月龄组患儿的脑组织体积与对照组大致相等。然而,在较长时间没有治疗的情况下,矢状缝早闭症患儿的脑容量再次低于对照组(31～60 月龄,分别为 1050.6 ml 和 1291.51 ml)。未手术的男性矢状缝早闭症患儿(6 月龄)平均颅内腔体积小于对照组(706.6 ml vs. 757.76 ml)。然而,长期未经治疗的矢状缝早闭症患儿(31～60 月龄)的颅内腔体积较小(1206.3 ml vs. 1311.37 ml)。

还有 Heller 等也得出了类似结论。Zhank 等认为颅缝早闭症术前术后脑容量是变化的。Posnick 对额缝早闭症和矢状缝早闭症患儿的脑容量进行测量,Posnick 得出与 Zhank 相同的结论。有学者通过对术前术后的形态进行对比来了解术后形态和脑发育的情况,从而评估手术的效果,还可以长期随访评估形态和脑发育情况。

2. 三维 CT 在先天性颅骨缺损术后随访评估中的应用

通过三维 CT 可以直接进行先天性颅骨缺损的术前术后缺损大小的对比,也可以通过术前术后的形态对比来了解术后钛板和人工材料固定的情况,从而评估手术效果。Dutra 等和 Ribuffo 等的研究表明,三维 CT 还可以长期随访评估形态和脑发育情况。

3. 三维 CT 在面裂畸形术后随访评估中的应用

通过三维 CT 可以直接进行面裂畸形的术前术后裂隙大小和形态的对比,也可以通过术前术后的形态对比来了解术后钛板和人工材料固定的情况。Galante 等通过术前设计和 CT 检查,特别强调了轴位 CT 的作用,以确定骨裂从犬齿远端到眶下孔外侧的眶缘。三维 CT 可以提供更准确的诊断和分类依据以及用于术后随访。Budihardja 等认为,面斜裂的中长期随访离不开三维 CT 和激光照相。

4. 三维 CT 在颌骨畸形术后随访评估中的应用

通过三维 CT 可以直接进行颌骨畸形的术前术后对比,也可以通过术前术后的形态对

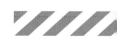

比来了解术后钛板和人工材料固定的情况和植骨的情况。Steinbacher 等对 Treacher Collins 综合征患儿进行了术前术后形态的 CT 三维测量,认为 Treacher Collins 综合征患儿的水平升支夹角是 148.40°～154.40°,小婴儿角度偏大。而对照组只有 111.75°～119.36°。手术后患儿的角度向正常值靠拢,但达不到正常值。Chung 等研究 Pierre Robin 综合征患儿和 Treacher Collins 综合征患儿的三维 CT 发现,Pierre Robin 综合征患儿的下颌体长度显著短于 Treacher Collins 综合征患儿,而且升支高,Treacher Collins 综合征患儿的升支显著短于 Pierre Robin 综合征患儿。这导致了明显不同的升支高度与下颌体长比值。此外,与对照组相比,Pierre Robin 综合征组和 Treacher Collins 综合征组患儿的下颌角更钝。Pierre Robin 综合征和 Treacher Collins 综合征患儿的下颌三维形态测量分析表明,两者下颌发育不全的模式有明显不同。这都是随访和手术中要注意的问题。

▶▶ 参考文献

[1]　Lee S S,Duncan C C,Knoll B I,et al. Intracranial compartment volume changes in sagittal craniosynostosis patients:influence of comprehensive cranioplasty[J]. Plast Reconstr Surg,2010,126(1):187-196.

[2]　Heller J B,Heller M M,Knoll B,et al. Intracranial volume and cephalic index outcomes for total calvarial reconstruction among nonsyndromic sagittal synostosis patients[J]. Plast Reconstr Surg,2008,121(1):187-195.

[3]　Zhank L,Thomas K M,Davidson M,et al. MR quantitation of volume and diffusion changes in the developing brain[J]. Am J Neuroradiol,2005,26:45-49.

[4]　Posnick J C,Armstrong D,Bite U. Metopic and sagittal synostosis:intracranial volume measurements prior to and after cranio-orbital reshaping in childhood[J]. Plast Reconstr Surg,1995,96(2):299-309;discussion 310-315.

[5]　Dutra L B,Pereira M D,Kreniski T M,et al. Aplasia cutis congenita:management of a large skull defect with acrania[J]. J Craniofac Surg,2009,20(4):1288-1292.

[6]　Ribuffo D,Costantini M,Gullo P,et al. Aplasia cutis congenita of the scalp,the skull,and the dura[J]. Scand J Plast Reconstr Surg Hand Surg,2003,37(3):176-180.

[7]　Galante G,Dado D V. The Tessier number 5 cleft:a report of two cases and a review of the literature[J]. Plast Reconstr Surg,1991,88(1):131-135.

[8]　Budihardja A S,Lutfianto B,Liman N P,et al. Rare facial cleft:surgical treatment and middle-term follow-up during charity operation[J]. Craniomaxillofac Trauma Reconstr,2020,13(2):138-142.

[9]　Steinbacher D M,Bartlett S P. Relation of the mandibular body and ramus in Treacher Collins syndrome[J]. J Craniofac Surg,2011,22(1):302-305.

[10]　Chung M T,Levi B,Hyun J S,et al. Pierre Robin sequence and Treacher Collins hypoplastic mandible comparison using three-dimensional morphometric analysis [J]. J Craniofac Surg,2012,23(7 Suppl 1):1959-1963.

（沈卫民　崔杰）

第三节　精准智能化术前规划

　　颅颌面精准数字化三维手术设计是在医学影像学、计算机科学、临床医学、通信工程、机械工程学及材料学相互融合下逐步发展起来的新兴技术,始于 20 世纪 90 年代末期,经过 20 多年的发展,已经成为当代颅颌面临床精准治疗不可或缺的组成部分之一。

　　颅颌面精准数字化手术设计包括影像数据采集、数据处理、手术规划、手术模拟、导板设计及植入物制作、术中精准导航、术后校验等基本步骤。数字化手术设计所需的影像数据可以是多模来源的,包括但不限于螺旋 CT、锥形线束 CT(CBCT)、薄层磁共振成像(薄层 MRI)、三维全景扫描、三维光栅扫描、三维 B 超等,只要数据源能够提供足够精度的空间影像信息,同时兼容 DICOM(当前通用 3.0 版本)数据记录格式,就能够用于常规的数字化手术设计。鉴于颅颌面部骨结构手术对数字化设计的要求较高,临床需求较大,而且技术实现也最为现实可行,故当前较常用的患者影像数据来源是螺旋 CT 与锥形线束 CT,而精度要求最高的咬合面数据则来源于口腔全景扫描或取牙模后三维表面扫描,这两种扫描得到的数据的精度已经可以达到 0.05 mm,同时可以通过 MRI 提供软组织肿瘤的相关定位信息,通过增强螺旋 CT 提供主要血管的空间信息,多模数据融合后可以得到颅颌面数字化手术设计所必需的初始患者影像数据。

　　早期,相关数据体积较大、计算较烦琐,需要专门的影像学工作站进行影像重建处理。随着计算机技术以及图形处理技术的不断发展,医学影像的处理已经全面转向个人电脑甚至智能便携设备,相关处理软件也从早期的工作站专用影像服务软件逐步转向通用工业软件、医学影像设计软件以及最新的云端服务系统,多模融合更加便捷,智能化水平不断提高,软件操作更加简便,并可与云端专家、服务团队直接交流,现在已经超出了单纯的医学数字化影像处理的范畴,形成集设计、输出、实现、反馈于一体的颅颌面临床精准治疗解决方案,充分体现了科技进步对医疗健康领域的巨大推动作用。

　　当然,无论软件技术如何进步,精准颅颌面手术设计与输出的基本流程(图 7-14)并没有根本性的变化。本节将以颅颌面手术设计、手术导板设计及客制化植入假体设计为例,简要介绍相关技术流程与要点。

　　通过多模数据获得患者的骨骼数据影像后,首先利用软件平台对手术相关的目标数据进行三维重建,获得对患者治疗目标的第一印象,拟订初步的治疗方案。之后,调整重建数据的空间基准坐标,用统一之后所需的精准设计语言描述。通常我们会选用传统的人类学测量方法建立重建模型的基础坐标系,选择法兰克福平面作为水平面,选择一侧耳门上点或一侧眶下点作为坐标原点,选择过鼻根点-枕骨大孔后缘中点且垂直于法兰克福平面的矢状面作为正中矢状面,以利于后续描述骨移位或施行镜像操作等设计。在颅颌面畸形的患者中,正中矢状面的选取有时候是相当困难的,尤其在Ⅲ型半面短小畸形患者中,眶平面、颌平面、面中线、脊柱均扭曲而不相互平行或垂直,应当根据初步的治疗方案,基于手术中将保持稳定不变的主要解剖标志点,结合临床经验调整空间坐标系的设定,不宜强行套用正常人群的设定方法(图 7-15)。

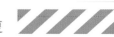

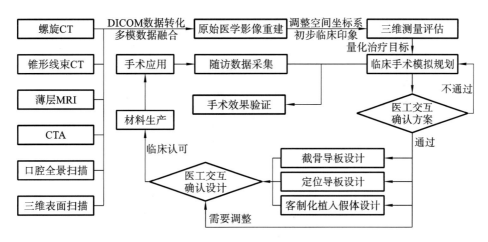

图 7-14　精准颅颌面手术设计与输出的基本流程

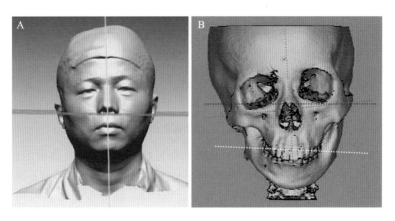

图 7-15　空间基准坐标系的确定

A. 正常人；B. Ⅲ型半面短小畸形患者

建立空间坐标系后，即可进行三维骨骼测量评估(图 7-16)，根据颅颌面部主要解剖标志点之间的相对位置关系，量化颅颌面畸形发生的实际部位及严重程度。当手术设计以恢复对称性为主要目的时，可以将测量简化为患侧与健侧镜像数据之间相对应的点、面测量，这样会更具有临床针对性。

三维测量评估的最终目的是评价颅颌面畸形的实际情况，从而为制订临床治疗方案提供充分的参考依据，通过三维测量评估可以了解所需治疗的颅颌面畸形的类型，了解治疗的目标骨骼是失去对称性，还是发生了与正常结构之间的空间移位，又或者是骨量不足或缺损。对于失去对称性的骨骼，可以根据健侧镜像的重建数据，量化治疗目标，选择截骨移位或充填的治疗方案。对于发生了与正常结构之间的空间移位的骨骼，通常选择截骨移位的治疗方法，这在正颌治疗的设计过程中尤其常见。而对于骨量不足或缺损的情况，自体或异体材料充填是合适的选择。明确了量化的畸形情况，确定了所需的临床治疗目标以后，根据畸形类型选择适当的临床治疗方案，便可以在软件模拟平台上制订出精准的颅颌面临床治疗策略。

单纯在软件模拟平台上制订临床治疗策略，只能帮助外科医生熟悉手术操作流程，更重要的工作在于将软件模拟平台上设计的治疗流程精准地转移到临床实际手术操作过程当

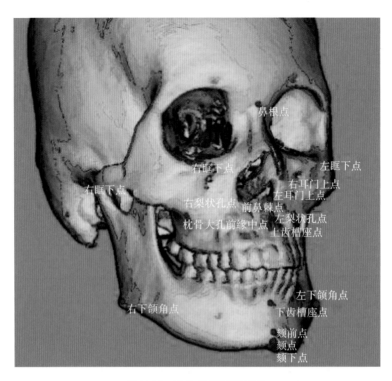

图 7-16　三维骨骼测量评估

中。为了打通这最后"一公里"，我们可以采用三维定位仪，基于光学或磁定位的术中导航、术中 CT 或磁共振辅助定位、手术导板及客制化植入假体设计等方法，综合考量各种方法的精确性、操作的便利程度、相关的设备投入及耗材经济性，研究发现手术导板及客制化植入假体设计是目前颅颌面外科临床广泛使用的精准转化策略。

　　手术导板及客制化植入假体设计是在 21 世纪初逐步发展起来的新兴交叉学科技术，通常采用柔性制造技术生产，包括数控机床技术、四轴铸造机技术、三维激光切割机技术及快速成型制造技术等，可以快速、准确、相对低成本地实现术前设计方案的转化，其中快速成型制造技术已经成为当今的生产主流，针对不同的材料主要采用了光固化成型（SLA）技术、熔融沉积成型（FDM）技术、选择性激光烧结（SLS）技术、电子束熔融成型（EBM）技术等。手术导板通常选用尼龙、聚乙烯、聚四氟乙烯以及钛合金等材料，客制化植入假体则常选用钛合金网或钛合金板材、高密度多孔聚乙烯、生物陶瓷、聚醚醚酮等能够采用柔性生产技术制造的生物相容性材料（表 7-2）。

表 7-2　常用客制化植入假体材料的比较

常用客制化植入假体材料	生产工艺	临床优势	缺点	推荐临床用途
钛合金网	多轴铸造/EBM 打印	引流效果佳，感染概率低	表面不平滑	节段性骨缺损修复，或混合自体干细胞或自体骨应用

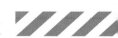

续表

常用客制化 植入假体材料	生产工艺	临床优势	缺点	推荐临床用途
钛合金板材	多轴铸造/ 数控切削	强度高	过重,过硬,有应力遮挡现象,导热性太好,塑形能力有限	颅颌面承重骨缺损的修复
高密度多孔聚乙烯	数控制模铸造	质量轻,术中调整方便,包膜挛缩发生率低	强度较差	颅颌面非承重骨缺损的修复,颅颌面骨表面充填
生物陶瓷	数控制模铸造/ 三维打印	有脆性陶瓷和高强度陶瓷两大类,耐磨性佳,质量轻,骨相容性佳	脆性陶瓷操作不当易碎裂,高强度陶瓷大体积高精度制造仍有困难	脆性陶瓷多用于颅颌面骨表面充填,高强度陶瓷可用于关节及牙替代
聚醚醚酮	三维激光切削/ SLS打印	性质稳定,强度、耐磨性俱佳,X线下弱显影不影响对骨骼疾病的检查	费用较为昂贵,骨整合能力较弱	颅颌面非承重骨缺损的修复,颅颌面骨表面充填,骨肿瘤切除后修复

　　与基于实际空间定位的诸多转化方案不同,手术导板及客制化植入假体是根据颅颌面骨骼表面复杂的几何形状变化与材料的骨接触面之间的相互匹配来实现术中精确定位的,因此骨接触面的选择对这一方法的精度有重要的影响,这是转化方案设计流程中较重要的工作之一。根据所能提供的定位精度的不同,骨接触面选择的优先次序依次为殆面、不规则的骨边缘、形状快速变化的牙根表面骨骼以及颧突眶缘等可重复性较低的骨骼表面解剖标志。所选择的骨接触面应当避免损伤重要的解剖结构,如三叉神经分支、视神经、固定殆等,保证临床手术实际操作中可达,并且充分避免阻挡实际术中的操作视野,因此相关设计必须在与外科医生充分沟通的基础上实现。手术导板在设计过程中还可以细分为截骨导板及定位导板两类。

　　截骨导板的设计目的是转化术前计算机设计中的截骨位置。选择恰当而规则的骨接触面之后,将其向外增厚形成实体,再沿术前设计的截骨线位置及截骨方向开槽,开槽宽度应根据实际术中使用的截骨工具而选择,进一步确定导板的定位钉位置以利于术中导板就位后固定导板。合适的定位钉位置应能确保有足够厚的骨皮质以提供固定强度,应避术后骨固定材料所需的位置并尽可能避开鼻旁窦以免增高感染概率。由此,截骨导板即可完成设计并交付生产(图7-17)。

　　定位导板是在需要进行骨移位操作的案例当中,将截骨导板截下的骨块引导至设计空

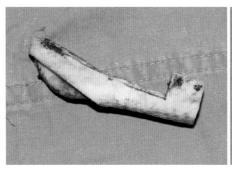
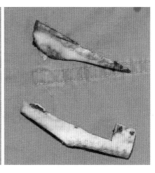

图 7-17 利用快速成型制造技术制造的截骨导板引导精确截除过度发育的下颌角

间位置的导板。定位导板通常需与截骨导板配套设计,设计时可以选择不同的骨接触面,但通常选用相同的定位钉位置以利于实际操作并提供更高的定位精度。定位导板骨接触面的选择应尤其注意避开术后所需的骨固定材料必需的区域,以免影响手术操作(7-18)。

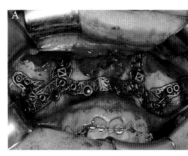
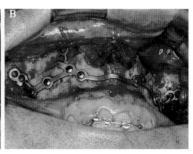

图 7-18 利用快速成型制造技术制造的 Le Fort Ⅰ 术中的截骨导板、定位导板
A. 截骨导板;B. 兼具骨内固定功能的定位导板

　　设计客制化植入假体是实现颅颌面骨缺损修复的重要方案之一,可以有效地提高修复效果、减少术中创伤、缩短手术时间并精确地实现术前设计期望。设计客制化植入假体时应首先设计植入假体的外表面,通常可根据健侧镜像数据选择恰当的外表面范围。对于累及中线或双侧同为畸形的病例,可以选择曲面拟合技术或者引入第三方正常人数据来设计植入假体的外表面,甚至可直接采用正向工程方法设计并加以调整。植入假体的外表面适宜是展现临床手术效果、避免术后并发症发生的主要部分,必须在与外科医生充分沟通交流的基础上实现。针对外表软组织覆盖较为紧张的病例,必须适当缩小植入假体。而对于患侧软组织较健侧菲薄的病例,可以适当地抬高植入假体的外表面。对于对称性难以实现的复杂病例,例如Ⅲ型半面短小畸形,或者非常严重的颅颌面创伤病例等,可优先考虑恢复远离面中线的体表标志形态,如颧突、颧弓、下颌角等,并注意颅颌面形态的整体结构协调。完成外表面设计后,进一步设计植入假体的骨接触面。可以将外表面向内增厚形成实体后与原骨骼数据进行布尔运算,清除碎片后直接得到植入假体草样;也可以手工另行选取恰当的骨接触面之后,将其与外表面拼接构建植入假体草样。对于洞穿性缺损的修复,可根据选用材料强度将外表面向内增厚自动形成内表面,其骨接触面应为洞穿性缺损的骨边缘。进一步调整植入假体草样的骨接触侧缘,避免术后阶梯畸形(图 7-19)。进一步选择并设计固定孔位后,即可完成植入假体的基本设计。固定孔位的选择原则与截骨导板相同,应设计至少三个非一条直线上的固定孔位,对于面积较大的植入假体,为避免固定加压后植入假体翘起变形,需在不同方向的边缘设计更多的固定孔位并保留多余的部分。固定孔位的设计方向必须保证术中实际操作可达。完成后的植入假体设计,经外科医生与患者或其家属讨论认可后,可交付生产并用于临床。

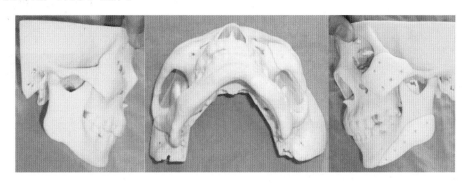

图 7-19 针对半面短小畸形患者设计的左侧颧突、下颌骨客制化羟基磷灰石植入假体

注:由于患者面部软组织萎缩且弹性不足,根据临床医生的要求,增加了颧突假体的高度,缩短了下颌角区假体的长度以避免术后远期材料外露。

精准智能化术前规划的临床实例见图 7-20 至图 7-23。

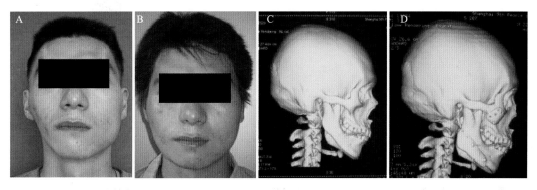

图 7-20 利用客制化植入假体修复先天性半面短小畸形患者面部不对称的临床效果与 CT 影像

A.患者术前正面照;B.患者术后正面照;C.患者术前 CT 影像;D.患者术后 CT 影像

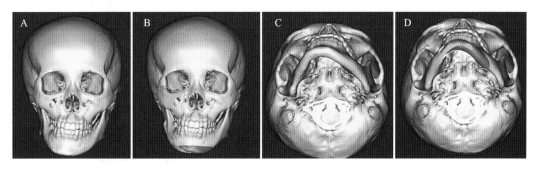

图 7-21 一例中线偏曲的半面短小畸形患者的修复流程

A.术前 CT 重建,中线偏曲镜像面定位困难;B.设计颏部水平截骨平移,重新定义面中线,建立正中矢状面(红色),在此基础上根据新的中线镜像设计右侧颧突、下颌骨植入假体(绿色);C.术前 CT 抬头位;D.术前设计抬头位;E.根据术前设计生产的客制化羟基磷灰石植入假体并打印三维模型供临床验证,结合手术操作需要加入假体并做分块处理;F.患者术前正面照;G.患者术后正面照,对称性明显改善

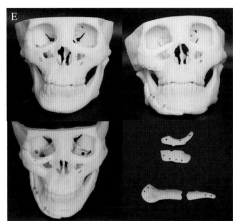
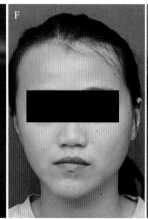
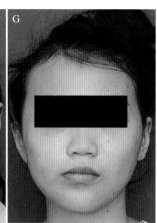

续图 7-21

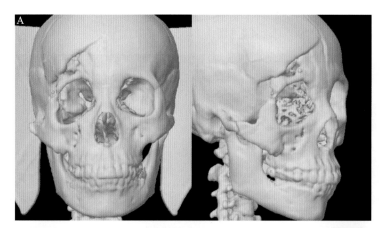

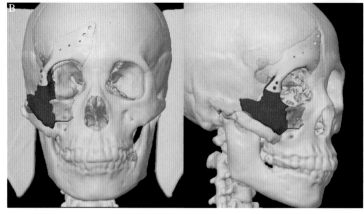

图 7-22 利用客制化植入假体作为定位导板同期修复骨移位及骨缺损

A.患者术前正位和侧位 CT,可见右额骨缺损,右眶颧复合体粉碎性骨折伴移位;B.术前根据患者镜像数据设计右额部客制化植入假体、右眶颧骨截骨复位;C.术中植入聚醚醚酮假体,右颧额缝部位材料处理成卡口,供复位的颧骨定位;D.术后 CT 影像重建,眶下壁、眶颧复合体修复效果满意,右额部聚醚醚酮植入假体在 CT 影像中呈现较低密度影

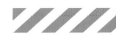

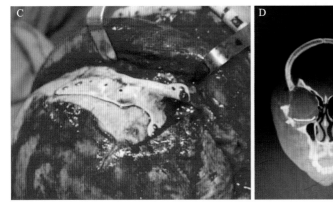
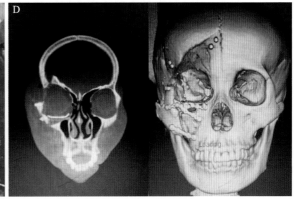

续图 7-22

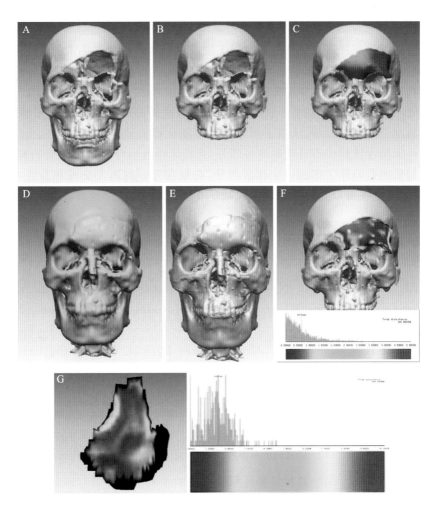

图 7-23 利用客制化植入假体作为定位导板同期修复骨移位及骨缺损的设计与验证

A. 患者术前 CT,可见左侧额骨缺损,左眶颧复合体移位;B. 术前设计,根据患者镜像数据设计左眶颧复合体复位;C. 根据复位后的影像数据设计左侧额部修补客制化植入假体;D. 患者术后 CT 影像;E. 术后 CT 与术前设计影像配准拟合;F. 额部修复假体外表面与术前设计比较,平均误差为 0.6 mm;G. 复位的左眶颧复合体外表面(钛板未擦除)与术前设计比较,平均误差为 1.4 mm

截骨导板、定位导板及客制化植入假体在临床上多结合起来应用。Wong 等利用 EDM 技术生产定制化钛合金板材,直接承担了定位导板的角色并完成骨固定(图 7-17)。笔者所在团队利用三维激光切割制作的聚醚醚酮植入假体承担截骨后定位导板的作用,同步完成截骨后骨定位及骨缺损修复的工作。这些尝试都精确实现了更便捷的数字化设计临床操作转化,是手术导板及植入假体设计和生产的发展趋势。

手术导板与客制化植入假体最常见的也最棘手的术中并发症是定位失效,其原因首先是骨接触面的选择不佳,包括原始影像数据采集后进一步发生了骨移位、原始三维数据骨阈值选择失误、所选接触面过于平滑缺乏排他性等;其次可能是由于骨接触面剥离不充分,多余的肌腱附着或肉芽组织会严重影响骨接触面的贴合;亦可能是由于导板或植入假体的生产、保存或消毒方法不当,造成材料形变而脱离设计方案。临床操作中一旦发生定位失效,多仰仗实际手术医生的经验加以调整,但必然损失设计精度,这会在一定程度上影响治疗效果。如有条件,可采用术中非接触式采样方法,与术前设计数据进行匹配比较,明确问题所在并加以调整。

术中材料遮挡操作视野或定位孔被遮挡无法及时早期开展此类手术的医生经常抱怨的问题,在充分的医工交流并积累足够经验后,可以有效地避免此类问题的发生。

术中材料断裂或损坏是非常罕见但极其严重的不良事件,一旦发生,必须立刻上报医管部门,暂停相关工作并重新审视整个设计制造流程,经医管部门批准后,才能重新开展。

颅颌面精准三维术前设计、三维手术导板及客制化植入假体已经发展成为颅颌面外科精准智能化临床治疗流程中不可或缺的一部分,为临床精准治疗带来了便捷的解决方案,但这一技术本身依然是临床工作的一个组成部分,必须在充分的医工交流和验证中才能提供有效的临床支持,绝不可以为数字化本身而数字化,脱离临床实际操作基础的设计、导板和假体只能是无根之本。

参考文献

[1] Xia J, Ip H H, Samman N, et al. Computer-assisted three-dimensional surgical planning and simulation:3D virtual osteotomy[J]. Int J Oral Maxillofac Surg,2000,29(1):11-17.

[2] Goulart M E,Biegelmeyer T C,Moreira-Souza L,et al. What is the accuracy of the surgical guide in the planning of orthognathic surgeries? A systematic review[J]. Med Oral Patol Oral Cir Bucal,2022,27(2): e125-e134.

[3] Naran S,Steinbacher D M,Taylor J A. Current concepts in orthognathic surgery[J]. Plast Reconstr Surg,2018,141(6):925e-936e.

[4] Lin H H,Lonic D,Lo L J. 3D printing in orthognathic surgery-a literature review[J]. J Formos Med Assoc,2018,117(7):547-558.

[5] Shqaidef A,Ayoub A F,Khambay B S. How accurate are rapid prototyped (RP)final orthognathic surgical wafers? A pilot study[J]. Br J Oral Maxillofac Surg,2014,52(7):609-614.

[6] Uechi J,Tsuji Y,Konno M,et al. Generation of virtual models for planning orthognathic surgery using a modified multimodal image fusion technique[J]. Int J Oral Maxillofac Surg,2015,44(4):462-469.

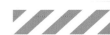

[7]　Lutz J C，Nicolau S，Agnus V，et al. A novel navigation system for maxillary positioning in orthognathic surgery：preclinical evaluation［J］. J Craniomaxillofac Surg，2015，43(9)：1723-1730.

[8]　Stokbro K，Aagaard E，Torkov P，et al. Virtual planning in orthognathic surgery［J］. Int J Oral Maxillofac Surg，2014，43(8)：957-965.

[9]　Ritto F G，Schmitt A R M，Pimentel T，et al. Comparison of the accuracy of maxillary position between conventional model surgery and virtual surgical planning［J］. Int J Oral Maxillofac Surg，2018，47(2)：160-166.

[10]　Williams A，Walker K，Hughes D，et al. Accuracy and cost effectiveness of a waferless osteotomy approach，using patient specific guides and plates in orthognathic surgery：a systematic review［J］. Br J Oral Maxillofac Surg，2022，60(5)：537-546.

[11]　Zinser M J，Sailer H F，Ritter L，et al. A paradigm shift in orthognathic surgery? A comparison of navigation，computer-aided designed/computer-aided manufactured splints，and "classic" intermaxillary splints to surgical transfer of virtual orthognathic planning［J］. J Oral Maxillofac Surg，2013，71(12)：2151.

[12]　Jardini A L，Larosa M A，Macedo M F，et al. Improvement in cranioplasty：advanced prosthesis biomanufacturing［J］. Procedia CIRP，2016，49：203-208.

[13]　Wolford L M. Computer-assisted surgical simulation for concomitant temporomandibular joint custom-fitted total joint reconstruction and orthognathic surgery［J］. Atlas Oral Maxillofac Surg Clin North Am，2016，24(1)：55-66.

[14]　Sun Y，Luebbers H T，Agbaje J O，et al. Validation of anatomical landmarks-based registration for image guided surgery：an in-vitro study［J］. J Craniomaxillofac Surg，2013，41(6)：522-526.

[15]　Suenaga H，Taniguchi A，Yonenaga K，et al. Computer-assisted preoperative simulation for positioning and fixation of plate in 2-stage procedure combining maxillary advancement by distraction technique and mandibular setback surgery［J］. Int J Surg Case Rep，2016，28：246-250.

[16]　Cassetta M，Pandolfi S，Giansanti M. Minimally invasive corticotomy in orthodontics：a new technique using a CAD/CAM surgical template［J］. Int J Oral Maxillofac Surg，2015，44(7)：830-833.

[17]　Li B，Zhang L，Sun H，et al. A novel method of computer aided orthognathic surgery using individual CAD/CAM templates：a combination of osteotomy and repositioning guides［J］. Br J Oral Maxillofac Surg，2013，51(8)：e239-e244.

[18]　Sun Y，Luebbers H T，Agbaje J O，et al. Accuracy of upper jaw positioning with intermediate splint fabrication after virtual planning in bimaxillary orthognathic surgery［J］. J Craniofac Surg，2013，24(6)：1871-1876.

[19]　俞哲元，曹德君，柴岗，等.计算机辅助设计定制化植入体在复杂眶周畸形治疗中的应用［J］.组织工程与修复重建杂志，2014，10(1)：22-25.

[20]　Yu Z，Mu X，Feng S，et al. Flip-registration procedure of three-dimensional laser

surface scanning images on quantitative evaluation of facial asymmetrie[J]. J Craniofac Surg,2009,20(1):157-160.

[21] Wong A,Goonewardene M S,Allan B P,et al. Accuracy of maxillary repositioning surgery using CAD/CAM customized surgical guides and fixation plates[J]. Int J Oral Maxillofac Surg,2021,50(4):494-500.

（俞哲元）

第四节　术前仿真手术

仿真手术的发展历史可以追溯至 1930 年,那时就有术前的模拟手术。3D 打印模型基础上的仿真手术就是在这个基础上逐渐发展起来的。Kazan 等对仿真手术的发展做了统计 (图 7-24),3D 打印模拟仿真在 2014 年才出现。

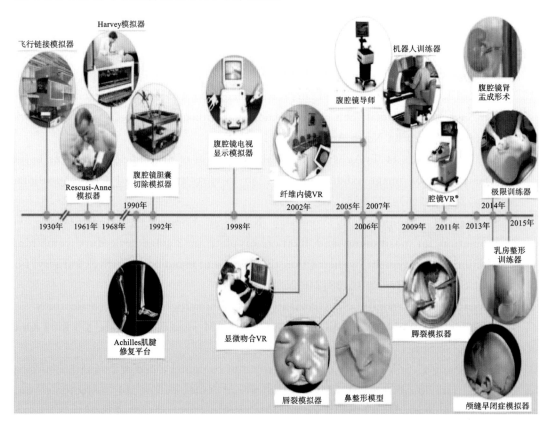

图 7-24　仿真手术的发展史

术前仿真手术分为两种类型:一种是虚拟现实的计算机模拟仿真手术;另一种是打印疾病的 3D 模型,在模型上进行模拟仿真手术。虚拟现实(VR)的计算机模拟仿真手术是模拟我们的手术环境,实现体验者与仿真视觉、触觉和听觉的互动。目前眼科手术仿真机已经越来越流行,主要应用于白内障手术模拟练习。阿拉伯的 Kozak 教授等介绍了包含触感在内

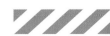

的虚拟现实手术仿真机,该文章于 2014 年 3 月 31 日在 *Clinical Ophthalmology* 发表。一些外科分支中已经有了仿真手术,并用之来评估和训练。手术仿真机成了医学生进入临床前熟悉基本外科手术技能的一个流行的培训工具。目前眼外科在用的仿真机品牌有 EYESi(德国)、PhacoVision(瑞典)和 MicroVisTouch(美国)。其中 EYESi 仿真机使用时间最久,在白内障手术仿真中被证实可实现较多的立体化,感受具有真实性;MicroVisTouch 仿真机虽已开始使用,且技术上没有问题,但还没有用在眼科上,所以在眼科中关于这两种仿真机的文献数量有限。3D 光学断层成像机(OCT)拍摄的图片可以合成一个病患模型,这使之在仿真机中更加接近真实,而高精度的力反馈设备用来提供现实手术中的感觉,镊子的开合由力反馈装置上的压力感受器控制。视网膜的模型从 OCT 影像数据库原文件中合成出来(原材料取自真实的玻璃体视网膜不正常脱落的患者),图像随体位变化而变化,这种模型比传统的模型有更好的体验感。整形外科和颅颌面外科的手术仿真机研究也一直在进行中。2005 年和 2014 年出现了部分疾病的颅颌面外科仿真机。但是许多研究还在进行中。

一、虚拟手术

现代科学技术的发展越来越体现多学科的交叉和渗透。虚拟手术(virtual surgery,VS)作为正在发展的研究方向,是集医学、生物力学、机械学、材料学、计算机图形学、计算机视觉、数学分析、机器人等诸多学科为一体的新型交叉研究领域。其目的是使用计算机技术(主要是计算机图形学与虚拟现实)来模拟、指导医学手术所涉及的各种过程,在时间段上包括术前、术中、术后,在实现的目的上有手术计划制订、手术排练演习、手术教学、手术技能训练、术中引导手术、术后康复等。

(一)医学虚拟现实的概念

虚拟手术这个研究方向目前正在逐步形成之中,与之相关的一些研究方向主要有医学可视化(medical visualization)、医学增强现实(medical augmented reality)、医用机器人、手术模拟(surgery simulation)、图像引导手术(image guided surgery)、计算机辅助手术(computer aided surgery 或 computer assisted surgery)等。笔者认为使用虚拟手术(virtual surgery)这个词更能够充分体现虚拟现实(virtual reality)作为计算机图形学在医学治疗过程中的作用,充分体现人机交互和真实感。国外也有学者称此方向为虚拟手术室(virtual operating room)或医学虚拟现实(medical virtual reality)。虚拟手术是利用各种医学影像数据,利用虚拟现实技术在计算机中建立一个虚拟环境,医生借助虚拟环境中的信息进行手术计划、训练,以及在实际手术过程中引导手术。虚拟手术系统在医学上的应用起源于医务人员对复杂的三维医学解剖数据的可视化需求,进而发展到能对重建的数据进行实时操作,以建立可供手术和术前规划使用的虚拟环境。在手术教学和仿真训练等方面,虚拟手术系统有着令人鼓舞的应用前景。

(二)虚拟现实的计算机模拟仿真手术与传统手术的区别

传统手术过程存在风险高、患者痛苦大、术后效果不理想等缺点,手术效果受医生个人业务水平影响很大。尤其是近年来,外科整复手术成为热点,比如颅骨修补术、鼻梁整形术、颧骨整形术等。利用虚拟手术系统,医生可以在对患者实施复杂手术之前进行练习,把通过成像设备获取的患者图像导入仿真系统,医生可以对实际手术做出相应的规划,或者对病变缺损部位进行较精确的前期测量和估算,从而预见手术的复杂性。运用增强现实技术,医务人员可以沉浸于虚拟的场景内,可以通过视、听、触觉感知并学习各种手术实际操作,体验并学习如何应对临床手术中的实际情况。这样可以节约培训医务人员的费用和时间,使非熟练人员进行手术的风险性大大降低,对提高医学教育与训练的效率和质量以及改善医学手术水平发展不平衡的现状有特殊的意义。随着技术的发展,最初的计算机辅助手术系统已经发展或可以针对不同的外科手术进行辅助计划,由原来的导航、观摩形式,发展成为具有可操作、可交互的虚拟仿真系统。日本及欧美国家一直在虚拟手术领域处于领先地位。早在 1986 年,日本、美国和瑞士几乎同时开发了由交互式 CT 机组成的导航设备,这也是最初的计算机辅助手术系统。国外除了知名研究机构如斯坦福大学和休斯敦国家医疗中心,有非常成熟的虚拟手术器械技术、虚拟显微镜技术以外,目前很多公司也在着手开发成型的模拟手术系统。此外,还有一些研究机构和商业公司也开发了许多辅助软件产品,其中比较著名的有 MIT 公司开发的 3D Slicer 软件以及比利时 Materialise 公司开发的系列软件,它们将多种方式集中于一个系统环境中,可以实现配准、半自动的分割、表面模型生成、三维可视化和定量分析,并且可以实现术前的手术计划和手术过程中的导航,并在临床中得到了成功应用。

国内在计算机辅助手术系统方面的研究主要集中在科研院校和研究所,如清华大学、浙江大学、上海交通大学、中国科学院自动化研究所等都成立了医学影像相关的实验室和研究院。研究方向大多集中在三维仿真、三维绘制以及软组织模拟等。利用图像数据帮助医生合理地制订手术方案,对于选择最佳手术路径、减小手术损伤、减少对邻近组织的损害、提高肿瘤定位精度、执行复杂外科手术和提高手术成功率等具有十分重要的意义。虚拟手术系统可以预演手术的整个过程以便事先发现手术中可能存在的问题。虚拟手术系统能够使医生依靠术前获得的医学影像信息,建立三维模型,在计算机建立的虚拟环境中设计手术过程及进刀的部位、角度,提高手术的成功率。

(三)计算机模拟仿真手术的用途

80%的手术失误是由人为因素引起的,所以手术训练极其重要。医生可在虚拟手术系统上观察专家手术过程,也可重复练习。虚拟手术使得手术培训的时间大为缩短,同时减少了对昂贵的实验对象的需求。由于虚拟手术系统可为操作者提供一个极具真实感和沉浸感的训练环境,力反馈绘制算法能够制造很好的临场感,所以训练过程与真实情况几乎一致,尤其是能够获得在实际手术中的手感。计算机还能给出手术练习的评价。在虚拟环境中进行手术,不会发生严重的意外,能够提高医生的协作能力。

另外,虚拟仿真还可以进行术中导航与术中监护,介入治疗是在手术过程中进行荧光透视、超声、MRI,在图像的引导下进行定位的治疗方式。而虚拟手术的手术导航无须在介入环境下进行,其将计算机处理的三维模型与实际手术进行定位匹配,使得医生看到的图像既有实际图像,又叠加了图形,属于计算机增强现实。若手术使用了第二种成像手段,例如内窥镜,则将实时观测的图像与术前 CT 或 MRI 图像进行匹配定位融合,对齐两个坐标系并显示为图形,引导医生进行手术。

(四)实现仿真手术的路径

实现仿真手术的路径见图 7-25。

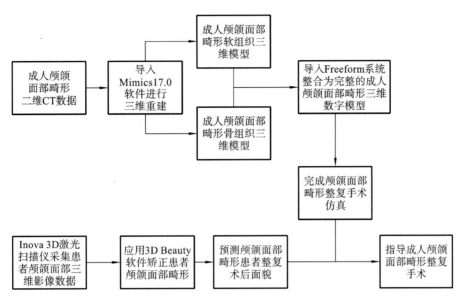

图 7-25　实现仿真手术的路径图

二、模型上的模拟仿真手术

1. 三维模型的产生

采集 CT 数据时，为了保证图像质量，一般选用螺距小的多排螺旋 CT，扫描间距≤1 mm，像素大小为 0.1～0.55 mm，像素矩阵为 512×512。通过三维 CT 对物体进行重建，构建实体 CT 数据模型。先把数据导入图形软件中，再输入 3D 打印机就可 1∶1 打印出原来的物体模型。因此，颅颌面外科畸形都可以通过 3D 技术打印出疾病模型。

2. 模型和真实疾病畸形的对照作用

三维模型可以消毒，消毒后可以在术中与疾病畸形进行对照，从而容易准确地定位和评估手术以及选择入路等。

3. 在模型上进行模拟仿真手术

在颅颌面外科，有了三维模型，就可以在模型上设计手术和模拟截骨。图 7-26 就是一个术前手术设计和模拟截骨的实例，也可以打印颅面骨的骨折模型，在模型上复位，见图 7-27。

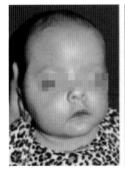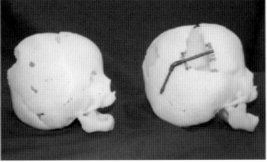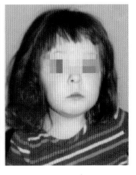

图 7-26　三维模型上的模拟延长

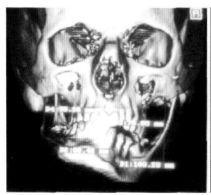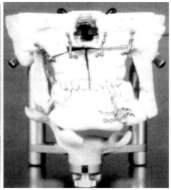

图 7-27　打印出的颅面骨的骨折模型以及在模型上复位固定

参考文献

[1] Kazan R,Cyr S,Hemmerling T M,et al. The evolution of surgical simulation：the current state and future avenues for plastic surgery education[J]. Plast Reconstr Surg,2017,139(2)：533e-543e.

[2] Kozak I,Banerjee P,Luo J,et al. Virtual reality simulator for vitreoretinal surgery using integrated OCT data[J]. Clin Ophthalmol,2014,8：669-672.

[3] 陆声,郭征,裴国献,等.3D打印骨科手术导板技术标准专家共识 [J].中华创伤骨科杂志,2019,21(1)：6-9.

[4] Kristopher M D. Applications of computer technology in complex craniofacial reconstruction[J]. Plast Reconstr Surg Glob Open,2018,6(3)：e1655.

[5] Fuhrmann R A. Three-dimensional cephalometry and three-dimensional skull models in orthodontic/surgical diagnosis and treatment planning[J]. Semin Orthod,2002,8(1)：17-22.

（沈卫民　崔杰）

第五节　精准智能化数字产品在颅颌面手术中的应用

一、概论

数字化产品是指信息、计算机软件、视听娱乐产品等可数字化表示并可用计算机网络传输的产品或劳务。这些产品具体包括电视、音响、数码相机、摄像机、录像机、空调、冰箱、洗衣机、微波炉和电子门锁等。随着网络信息技术的进步和社会信息化程度的不断提高,尤其是电子商务的出现,一个由庞大的网络产业带动,并导致整个经济社会产生巨大变革的数字经济时代已经离我们越来越近,而以数字化产品为代表的数字资产是数字经济时代的基本元素,如何结合现有的资产评估理论,对数字化产品进行准确评估,是整个资产评估行业必

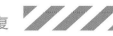

须认真面对的问题。而精准智能化数字产品是指精准的人工智能下的数字化产品,它包括计算机智能软件、计算机参与下的精准的定位系统和3D打印系统、人工机器人等。

而在颅颌面外科中的精准智能化数字产品有各种帮助测量和成型的计算机软件,以及3D打印的疾病模型、术中指导手术的导板和颅面手术机器人等。

二、各论

(一)疾病介绍

1.颅缝早闭症

1)单纯颅缝早闭症　颅缝早闭顾名思义就是儿童的颅缝闭合过早。人的颅缝主要有额缝、矢状缝、冠状缝、人字缝以及一些颅底缝。单纯一条缝的过早闭合就是单纯颅缝早闭症,它包括额缝早闭症、矢状缝早闭症、单侧冠状缝早闭症、单侧人字缝早闭症、双侧冠状缝早闭症、微小缝早闭症。

(1)额缝早闭症。

①病因和临床表现:额缝过早闭合就引起额缝早闭症,额缝早闭症出现的颅面畸形为三角头畸形。曾有一些学者(Anderson 等)认为该畸形可影响大脑发育,但临床上,多数三角头畸形患儿智力发育较正常,这是因为额部大脑发育虽然受限,但其顶枕部大脑可代偿性发育,从而抵消额部的约束作用。这类畸形患者中颅内压增高并不多见。某些迹象表明,这种畸形虽列入颅缝早闭症,但并无颅缝早闭症典型的颅内压增高现象,其病理模式和病因学问题尚待进一步的研究。

由于三角头畸形对脑的发育影响不大,临床上注重其对面容的影响,因此其治疗多在年龄较大的时候进行,但近年来,随着微创技术的开展,额缝早闭症的治疗年龄越来越小。有报道称,一经发现可马上进行弹簧牵引治疗。

②诊断:出生后的病史和体检示额部有三角头畸形,再加上三维 CT 重建片上的典型特征就可明确诊断。在 CT 片上观察,可见额骨呈明显的三角形,同时可测定过狭的眶距。CT片上同时可以直观地看到闭合的额缝和额部的三角头畸形(图 7-28)。

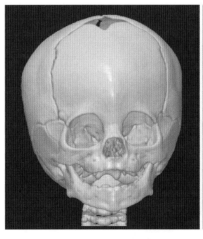
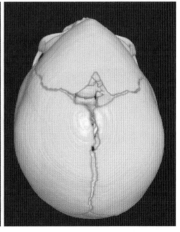

图 7-28　额缝早闭症的三维 CT 表现(额缝闭锁,额部呈现三角头畸形)

(2)矢状缝早闭症。

①病因和临床表现:矢状缝过早闭合引起矢状缝早闭症,其是一种常见的颅部畸形,即

舟状头畸形,病因为矢状缝早闭及前囟早闭。机制尚不完全清楚,目前已经研究到分子、基因水平,学者们普遍认为其与 *FGFR1* 至 *FGFR4* 和 *E731K* 基因的突变有关。

畸形表现为患儿头颅呈舟状,前后径长,左右径狭窄,严重者头颅呈马鞍状,枕极及额极均过度膨出,前额亦高耸突出。颅顶中央部有一道前后向的骨嵴隆起。矢状缝可部分或全部发生早闭。一般来说,舟状头畸形仅见于颅骨的发育异常,而不影响面部外形。但合并其他畸形时会有面部的改变,如舟状头畸形亦可见于 Crouzon 综合征(图 7-29)及 Carpenter 综合征。畸形的程度常有差别,严重病例在婴儿出生时即被发现,但大部分病例是在出生时仅有轻度颅形状异常,以后出现颅骨重叠,随年龄增长而缓慢发展。很少见到颅内压增高,故此种畸形对大脑发育和智力方面的影响不大。

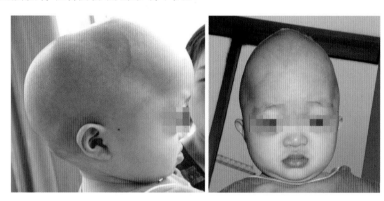

图 7-29　舟状头畸形合并 Crouzon 综合征

在群体发生率方面,国内没有矢状缝早闭症发病率的报道,只有国外的一些报道,如加拿大有一组资料认为舟状头畸形占总出生人数的 0.24/1000,而澳大利亚则为 0.12/1000 (1/8500)。男性多于女性。

②诊断:头颅 CT 骨表面三维重建是诊断矢状缝早闭症引起的舟状头畸形的主要依据。可以从三维 CT 片上直观地看到矢状缝早闭并且隆起(图 7-30)。X 线摄片有助于诊断和了解有无颅内压增高,头颅侧位片上可见到额部前后径明显增长,特别是枕部,颅底部有比正常弧度更为严重的驼背状形态;头颅顶位片可见到明显的矢状缝闭合。有颅内压增高时有明显的指压痕表现。

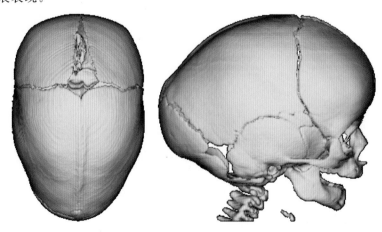

图 7-30　舟状头畸形患者 CT 骨表面三维重建可见矢状缝早闭及隆起的闭合的矢状缝

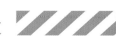

头颅指数（cephalic index），特别是头颅水平指数，有助于诊断舟状头畸形的严重程度以及估计预后。头颅水平指数用下列公式计算：

$$头颅水平指数＝头颅最大横径/头颅最大周径×100\%$$

头颅水平指数基本代表了头颅指数，舟状头畸形患者的头颅指数较正常人低。头颅指数正常值为 76%～80%。在 David 的一组颅缝早闭症病例中，头颅指数为 56.5%～74.0%，平均为 66.1%。手术矫治后畸形得到改善，头颅指数有所上升。

（3）单侧冠状缝早闭症。

①病因和临床表现：单侧冠状缝过早闭合就形成单侧冠状缝早闭症，可导致额部出现前斜头畸形，主要表现为健侧额部突出，眼眶下移，颅面结构和面部器官在三维空间的上下不齐，额两侧前后突度不一和左右位置不对称。前斜头畸形的原因可以是单侧颅缝早闭，也可以是颞鳞缝早闭，本节主要讨论受累颅缝为单侧冠状缝的情况。畸形的早闭颅缝首先发生于冠状缝的额顶部很小的区域内，这种早闭过程继续向上发展，逐渐出现前颅底内侧邻近骨缝的过早骨化和融合，如蝶额缝、蝶筛缝、蝶颞缝和额筛缝等。颅骨和相应面骨的发育出现三维方向的不平衡，进而形成头颅和面部的歪斜和扭曲（图 7-31）。

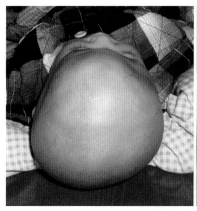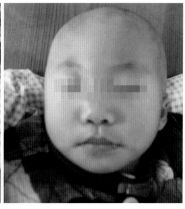

图 7-31　单侧冠状缝早闭症患者头颅外形

单侧冠状缝早闭症的原因尚未明了，多为散发，现在认为其与 *FGFR3* 和 *TWIST1* 基因的突变有关。已经有学者做出了单侧冠状缝早闭症的动物模型。该病发生率为存活婴儿的万分之一，国内尚未见该病发病率的报道。

②诊断：头颅 CT 骨表面三维重建是诊断前斜头畸形的主要依据。在 CT 片上可见两侧额部高低不平，一侧隆起，另一侧塌陷。在额部塌陷的一侧，睑裂的上下径较大，眶上缘和眉毛上提并后移，塌陷的一侧眼眶位置高，而不塌陷的一侧眼眶位置低，同侧耳朵位置较高，鼻骨根部向额扁平侧偏斜；颏部可位于正中，但多数情况下颏部向额扁平的对侧偏斜。从顶部看，耳朵和颞颊部在额扁平侧显得向前而得以显露；枕部较为正常，很少歪斜（图 7-32）。头颅 CT 骨表面三维重建检查后可以给出明确诊断。Tomlinson 等人对单侧冠状缝早闭症患儿的前囟进行研究，认为前囟一侧闭锁会使颅顶出现偏斜。Acarturk 等人对单侧冠状缝早闭症兔的下颌骨对称性进行了研究，Oh 等人则对单侧冠状缝早闭症患儿面部畸形进行了手术前后的比较，认为术前患儿不但有颅上颌的畸形，而且存在着下颌的发育不良。

（4）单侧人字缝早闭症。

①病因和临床表现：人字缝过早闭合就引起人字缝早闭症，人字缝早闭症可分为单侧人

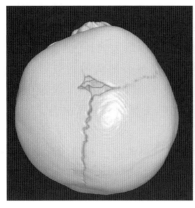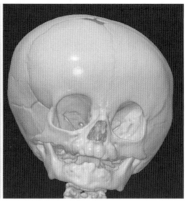

图 7-32　单侧冠状缝早闭症患者的 CT 骨表面三维片

(示单侧冠状缝早闭和前斜头畸形)

字缝早闭症和双侧人字缝早闭症。单侧人字缝早闭症能够引起枕部的后斜头畸形，耳部随发育变得一高一低，颅骨和相应面骨的发育出现三维方向的不平衡，进而形成头颅和面部的歪斜和扭曲，使颅面呈斜菱形(图 7-33)。双侧人字缝早闭症较少见，多与全颅缝早闭症同时出现。

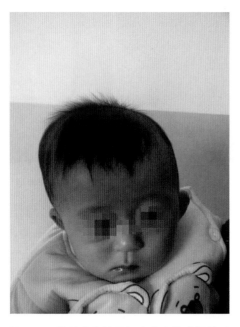

图 7-33　单侧人字缝早闭症患者的头颅外形

②诊断：头颅 CT 骨表面三维重建是诊断人字缝早闭症的主要依据。CT 片上可清晰地看到闭合的人字缝及后颅的菱形畸形(图 7-34)。头颅 X 线平片和侧位片有一定的参考价值。同时在头颅 X 线平片上能清楚地看出有无颅内压增高的征象。Smartt 等人对人字缝早闭症患儿进行了颅底和面部骨骼畸形的研究，其认为人字缝早闭症患儿存在颅底和颌面部的畸形。Ploplys 等人也对人字缝早闭症患儿 CT 图像进行了测量，认为人字缝早闭症患儿不但有颅底的畸形还有整个面部颅部的三维畸形。

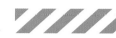

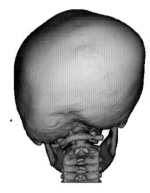
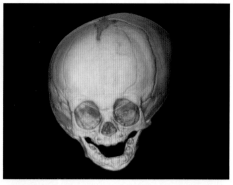

图 7-34　单侧人字缝早闭症患者 CT 骨表面三维片

（5）双侧冠状缝早闭症。

①病因和临床表现：双侧冠状缝过早骨化导致双侧冠状缝早闭症，这也是这个疾病的病因，也就是说，任何原因引起双侧冠状缝过早骨化就会发生双侧冠状缝早闭症。现在 Ko 等人认为 *TWIST1* 基因的突变在双侧冠状缝早闭症患者中高表达，因此其是引起双侧冠状缝过早闭合的主要原因。双侧冠状缝过早闭合造成颅骨的前后径因发育障碍而变短、颅骨的横径代偿性增宽以及颅顶的抬高，形成了明显的短头畸形。在临床上则表现为短头畸形和尖头畸形（图 7-35）。

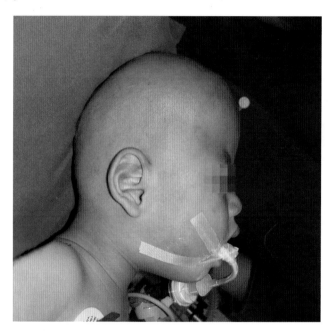

图 7-35　双侧冠状缝早闭症患者表现为短头畸形

②诊断：头颅 CT 骨表面三维重建是诊断短头畸形的主要依据。在 CT 片上可见整个头颅外形高耸，双侧冠状缝闭合，额枕部扁平无突起，甚至有额部后倾。多数患者在 CT 片上可见指压痕，提示存在慢性颅内压增高（图 7-36）。若短头畸形合并其他颅缝早闭症，头颅 CT 骨表面三维重建也可以给出明确诊断。

头颅 X 线侧位片对诊断有参考价值，可以根据指压痕来了解颅内压增高的情况。同时也能直观地看到头颅的前后径短和额顶高耸的畸形表现。

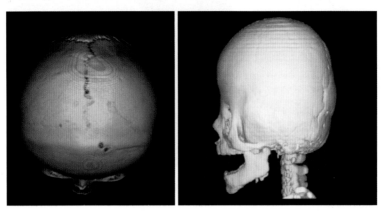

图 7-36　双侧冠状缝早闭症患者头颅 CT 骨表面三维片

(示头颅外形高耸,双侧冠状缝闭合,额枕部扁平无突起,甚至有额部后倾,前后径短)

(6)微小缝早闭症:最常见的为蝶额缝早闭症。下面主要介绍蝶额缝早闭症的病因、临床表现和诊断。

①病因和临床表现:单侧蝶额缝早闭症能引起额部前斜头畸形,主要表现为健侧额颅突出,眼眶并不下移。其前斜头畸形的原因是单侧蝶额缝早闭,受累的颅缝为单侧蝶额缝。畸形首先发生于健侧,由于额骨生长使额部突起,但没有额骨过度向前和下方生长,因而不会出现三维方向的不平衡和歪斜扭曲导致的面骨的发育异常,只是一侧额突出,一侧凹陷,眼眶在一个平面上或稍微有一些高低位(图 7-37)。

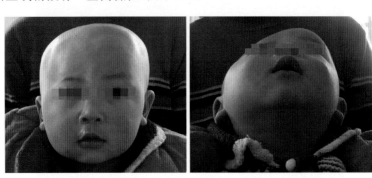

图 7-37　单侧蝶额缝早闭症引起的前斜头畸形

②诊断:头颅 CT 骨表面三维重建是诊断单侧蝶额缝早闭引起的前斜头畸形的主要依据(图 7-38)。CT 片上可见两侧额部高低不平,一侧隆起,另一侧塌陷。在额塌陷的一侧,没有睑裂大小不一畸形,眶上缘和眉毛上提并后移,同侧耳朵位置较高,鼻骨根部向额塌陷侧偏斜;颏部可位于正中,但多数情况下颏部向额塌陷的对侧偏斜。从顶部看,耳朵和颧颊部在额塌陷侧显得向前而得以显露;枕部较为正常,很少歪斜。头颅 CT 骨表面三维重建检查后可以给出明确诊断。

2)综合征型颅缝早闭症

(1)Crouzon 综合征(Crouzon syndrome):颅面综合征中较常见的一种。发病率为 1/25000。部分是遗传引起的,也有基因突变引起的。郭璐等人对 Crouzon 综合征的基因突变进行了

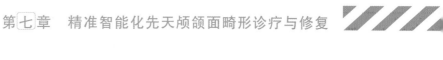

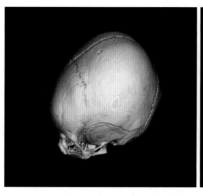
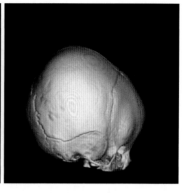

图 7-38　前斜头畸形患者三维 CT 示单侧蝶额缝早闭

检测,也得出了相同的结果。Yacubian-Fernandes 等人和 Aguado 等人对 Crouzon 综合征患儿的智商进行了评估,认为不同的患儿有不同的表现,但他们的临床表现基本一样,其主要畸形发生在中面部,表现为整个上颌骨块严重后陷,出现中面部凹陷,眼球突出。颅骨部分常由于颅缝早闭的部位不同而发生相应部位的改变。但在少数病例中,也可表现为颅部基本正常而面部畸形明显。具体表现如下。

①颅部畸形:前额宽而扁,有时表现为短头、尖头或长头。由于有些病例可涉及多条颅缝的早闭,故可出现尖短头畸形或尖头畸形。有时在颅中央部可出现纵向骨嵴,向下直至鼻根部,若双侧冠状缝全部早闭,亦可出现额部突出的骨嵴。也有长头畸形伴有中面部凹陷、眼球突出的,有时也可出现斜头畸形。

②面部畸形:有两种典型表现。一种是中面部扁平,后缩成凹陷的盘形脸,颧骨及眶顶部发育不良,眶穴极小而不能容纳眼球,导致突眼,貌似青蛙眼。眼部畸形可同时存在斜视。从下面观,可见鼻根平塌,鼻梁及鼻孔宽阔。侧面观则可见鼻尖隆起。而另一种典型表现是严重的反𬌗畸形。颅骨虽较正常,但由于上颌骨严重后缩,故 Crouzon 综合征患者表现为下颌骨的相对前突状态。一般在儿童时期,上、下颌骨的畸形关系并不明显。然而,长大后这种不协调就显得十分突出。牙齿咬合关系不良,排列不齐,呈反咬状(图 7-39)。

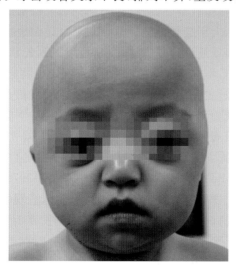

图 7-39　Crouzon 综合征的临床表现

（2）Apert 综合征：又称尖头并指/趾畸形（acrocephalosyndactyly），是一种多颅缝早闭所致的综合征。其发病率为 1/100000，明显低于 Crouzon 综合征，其临床表现和颅面部的症状与 Crouzon 综合征相似，有颅缝早闭所致的头颅畸形、突眼和中面部严重发育不良。有学者认为该病是基因突变引起的，也有认为是遗传的。Apert 综合征患者头颅畸形多为尖头或短头。婴儿时期前额部有明显的扁平部后倾，前囟膨凸，枕部扁平无正常突起。头颅指数明显高于正常值，为 90.8%～95.0%（图 7-40）。中面部可见额部很高。轻度突眼，伴有中度眶距增宽症，且眼眶水平轴线的外侧向下倾斜（巨眼畸形）。中面部凹陷，颅盖高拱，有时有额顶部的突起，也就是塔头，也可有反𬌗畸形。成年患者面部有典型的痤疮。该病的特征性表现是同时有并指（趾）畸形，常发生在第二、第三、第四指（趾）。指（趾）骨融合仅有一个指（趾）甲，手指短（图 7-41）。同时还会出现一些其他表现，如腭部牙弓黏膜下隐裂、动眼神经麻痹、不对称的突眼和上睑下垂等。

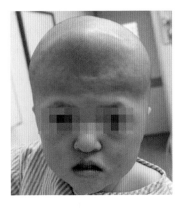

图 7-40　Apert 综合征的临床表现

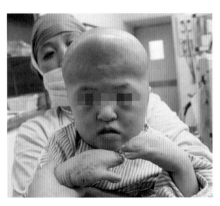

图 7-41　Apert 综合征的手畸形表现

神经系统方面，多数患者有智力发育迟缓，但有些学者报道，患儿的智力处于中等水平，智商接近正常人。Renier 等人认为家庭和社会环境对这类患儿的智商影响很大，环境好的患儿接近正常，环境不好的患儿则智力低下。Cohen 等人认为这类患儿智力低于正常人。

（3）苜蓿叶样综合征（Kleeblattschadel syndrome）：典型的苜蓿叶状颅骨由一个有三个腔的颅骨和颅缝早闭组成，形似苜蓿叶。然而，不同的患儿畸形的严重程度不同，受累的颅缝也不同，可以累及冠状缝、人字缝和额。Cohen 等人详细地描述了该畸形，在有些病例中脑组织可通过矢状缝膨出或通过鳞部骨缝膨出，可以见到矢状缝和鳞部骨缝早闭并伴有脑组织从开放的前囟门膨出，形成三叶的前叶，并和颞部突出共同形成最终的三叶颅骨。有的出生时无颅缝早闭的迹象，之后发展成为三叶颅骨。当苜蓿叶样综合征严重时，耳部朝向肩部并向下移位。患者表现为面中三分之一发育不良和相对下颌前突畸形，还可表现为各种各样的其他脑部异常。该病患者还易并发虹膜缺损、失明、鼻泪管阻塞、后鼻道闭锁、外耳道缺如、小口畸形、巨舌症、面斜裂、唇腭裂、悬雍垂裂、先天性心脏病（图 7-42）。

（4）Muenke 综合征（Muenke syndrome）：Muenke 在 1997 年描述的一种综合征，为 *FGFR1*、*FGFR2*、*FGFR3* 突变引起的一组颅面畸形，其临床表现为双侧冠状缝早闭，短头畸形，没有显著的颅外畸形。有时有轻微眶距增宽症和眼眶发育不良，有时伴有斜头畸形。基因检测示 *FGFR1*、*FGFR2*、*FGFR3* 表达增高，同时有双侧冠状缝早闭就可诊断为 Muenke 综合征（图 7-43）。

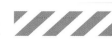

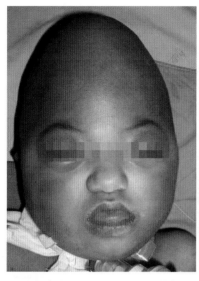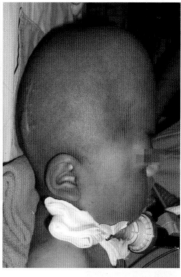

图 7-42　苜蓿叶样综合征的临床表现

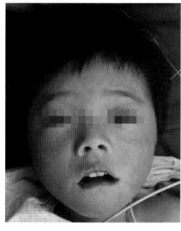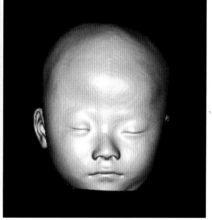

图 7-43　Muenke 综合征的临床表现

2. 面裂

　　面裂是除唇腭裂以外的面部先天性裂，较唇腭裂少见。发生率仅为 0.012%，占全部颅面裂（含唇腭裂）的 9.5%～34%，其中男性发病率高于女性，左侧裂发生率高于右侧，白色人种发病率高于其他人种，75% 的面裂合并有其他畸形。面裂严重者常并发智力低下，易发生流产或死于新生儿期。目前的面裂遗传学研究表明，遗传因素在少见性面裂的发展中所起的作用尚不如在唇腭裂的发展中所起的作用明显，多表现为不典型的散发性病例。面裂属于颅面裂中的一种临床类型，它的分类目前使用的是 Tessier 分类法，分为 0～14 号面裂。

　　1）病因和发病机制　面裂的病因仍属多因素致病因子相互作用。如孕妇受放射线照射，病毒、细菌、真菌感染，母体代谢紊乱，母体服用过药物（抗惊厥药、抗代谢药、类固醇等）或化学制剂（如烷基化物等），均为产生少见的面裂的可疑因素。上唇正中裂：中鼻突间充质组织不足，导致人中和前颌骨、前腭的上颌间组织不足或缺乏。下唇正中裂：下颌突因间充质组织发育不足，两侧不能接触融合所致。面斜裂：上颌突与侧鼻突和中鼻突之间因间充质组织形成不足，而未能覆盖泪管。面横裂：上颌突及下颌突接触融合不良所致。

2)临床表现和诊断

(1)第0、14号面裂(面中裂):常见的面部软组织裂是上唇正中裂和鼻的畸形,以及下唇正中裂。上唇正中裂是指上唇中线裂开或仅有皮肤和黏膜组织相连的隐裂。上唇正中裂有多种临床表现,轻者仅表现为在唇红缘上有裂迹,此多因受到与鼻小柱相连的韧带牵拉所致。上唇全部裂开时,唇系带则分别位于裂的两侧,中切牙间隙过宽,同时可有前颌骨间裂,两个前鼻嵴和前牙向中线倾斜。鼻呈分叉状,鼻小柱较宽,有时鼻孔闭锁,两侧不对称,鼻翼软骨及侧方软骨均向外侧方错位且发育不全,表现为分叉鼻且伴有中央沟。有学者曾解剖发现这是由于在额骨与鼻翼骨间的皮下有一条很厚的纤维肌带,牵拉鼻小柱上仰。鼻骨变宽、变平且厚,鼻中隔增厚,或变为两个,或缺失,上颌骨的发育尚可。下唇正中裂可以仅限于软组织裂,轻者在下唇也仅表现为有一切迹,重者不仅下唇裂开,而且有下颌骨联合处裂,甚至舌骨、甲状软骨和胸骨均有畸形,舌前部分叉等。颅面正中的裂隙畸形,表现为额鼻骨发育不良、Ⅲ度眶距增宽症伴眼眶纵轴的不平行,以及分裂鼻、上唇正中裂、腭盖高拱等。具体见图7-44。

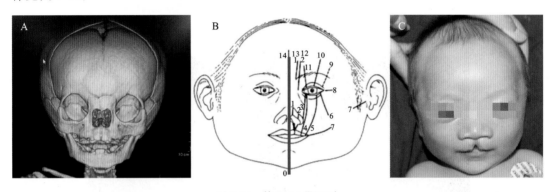

图7-44 第0、14号面裂

A.第14号面裂;B.第0号和14号面裂示意图;C.第0号面裂

(2)第1、13号面裂:多发生于眼眶的内缘偏中线,骨裂隙主要引起单侧眶距增宽症,严重者筛窦迷路的横径增宽,同时嗅沟也增宽;若伴发脑膜脑膨出,可将筛板推向下方,发生严重的眶距增宽症。轻度的第13号面裂仅有软组织畸形,表现为眉毛鼻侧端的断裂或向下方移位。具体见图7-45。

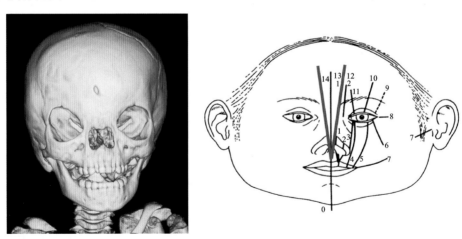

图7-45 第1、13号面裂

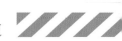

(3)第2、12号面裂:多发生于眼眶的上缘,较第2号面裂向上延伸的是第12号面裂。轻度的第12号面裂仅有软组织畸形,与第13号面裂表现有些相似,表现为眉毛鼻侧端的断裂或向下方移位。具体见图7-46。

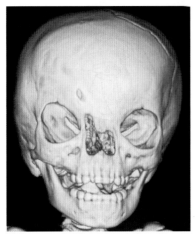
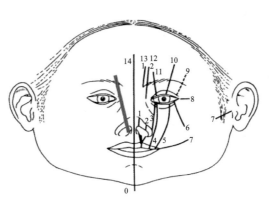

图 7-46 第 2、12 号面裂

(4)第3、4号面裂(面斜裂):第3号颅面畸形中的斜裂,由中鼻突、侧鼻突与上颌突融合后破裂或未融合所致。第3号面裂已达鼻翼,可出现鼻翼的切迹或缺损,眼部畸形明显,同时上达内眦,出现泪道异常、内眦角下移、下眼睑缺失、鼻泪管异常,所以易并发感染。内眦韧带发育不全,且有错位。它可以是单侧或双侧,完全性或不完全性的。其骨性裂往往波及同侧上颌侧切牙与尖牙和梨状孔间。鼻腔与上颌窦无骨性分隔,无上颌骨额突等。在第4号面裂(颊横裂)畸形中,裂隙位于梨状孔与口角之间,唇弓与人中嵴侧方。从鼻翼外侧向颊部裂开,所以鼻翼形态基本正常。但裂隙有时向内眦方向旋转,止于下睑。鼻泪管和泪囊一般无明显异常。内眦韧带的附着点与方向也基本正常。其骨性裂也多位于侧切牙与尖牙之间,但梨状孔完整,上颌骨的裂隙裂至眶下缘和眶底内侧。上颌骨裂向后延伸则形同腭裂。分隔鼻腔与上颌窦的骨板完整。颅面裂依据裂隙发生的位置不同而表现出不同的症状。具体表现见图7-47和图7-48。

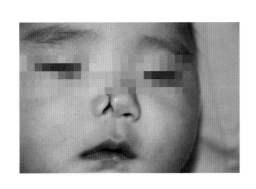
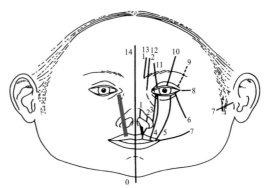

图 7-47 第 3 号面裂

(5)第5号面裂:第5号颅面畸形中的面斜裂,起自口角内侧,波及颊部,止于下睑中1/3。裂隙瘢痕牵上唇向上和使下睑向下移位。骨的裂隙均起自上牙槽的两个前磨牙之间,以及眶下孔外侧和眶下缘和眶底的中1/3,眶内容物可坠入上颌窦内。具体见图7-49。

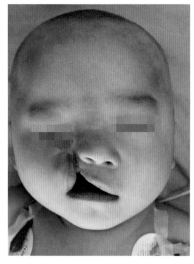
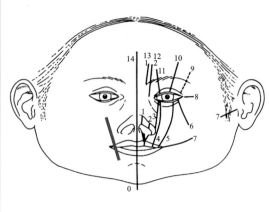

图 7-48　第 4 号面裂

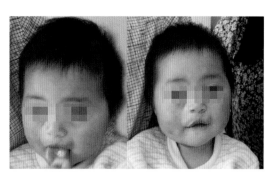
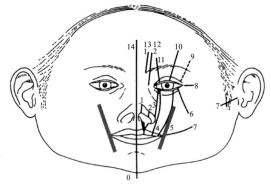

图 7-49　第 5 号面裂

第 4 号面裂的睑缺损位于下睑正中偏内侧，而第 5 号面裂的睑缺损位于下眼睑的中外 1/3；第 4 号面裂稍偏内侧，向上经上颌窦达眶下缘，但梨状孔的形态仍保持正常；如眶下缘的裂隙较大，眼球内容物可嵌入裂开的上颌窦内。

（6）第 6、7、8 号面裂（面横裂）：这些裂发生于眶外侧和颧上颌区，除骨的裂隙缺陷外，最主要的特征是外眦下移、下睑板和睫毛缺失，可有口角至耳前的裂隙畸形，还可伴有中耳发育畸形所引起的传导性耳聋、无腮腺、无外耳道等。Tessier 认为这是一类以颞颧缝为中心的发育异常，实际上就是目前常说的第一、二鳃弓综合征及半面短小症、口耳裂等。第 7 号颅面畸形也称第一鳃弓综合征、单侧颜面发育不全、面侧裂等，是较常见的一类颜面畸形，发生率在 1/5000～1/3000。此病患者有轻度颜面不对称，外耳畸形和下颌骨的形态异常，有时有不明显的耳赘。面部裂隙可以从口角裂至外耳，但一般裂隙不超过咬肌前缘。触诊时可发现颊部皮下有水平位的沟状凹陷至外耳前上方。可以伴有中耳、内耳畸形，下颌骨、上颌骨、颧骨和颞骨等形态异常。同时患侧腮腺或导管可以缺失，第 5 对脑神经和第 7 对脑神经也可受到影响，软腭和舌发育不全，下颌升支、髁状突和颧弓甚至缺失。因上颌骨发育不全和下颌升支的垂直高度不足，致咬合面向头侧倾斜。具体见图 7-50。

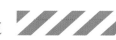

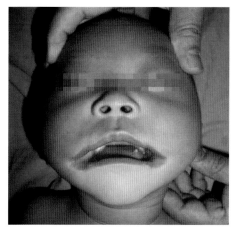
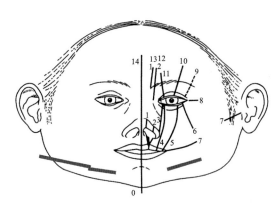

图 7-50　第 7 号面裂

　　临床上较为常见的是第 6、7、8 号合并出现的复合畸形,这种复合畸形与典型的 Treacher Collins 综合征吻合。这样可有意识地提示临床医生在检查面裂畸形时,应相应地检查是否有同一分类中涉及的颅骨部分的畸形。当然面裂中面部软组织畸形与颅骨的畸形表现是多种多样的,二者并不总是并存或有相同的畸形程度,软组织畸形也并不一定总是伴有相应的硬组织结构异常等。第 6、7、8 号面裂复合畸形见图 7-51。

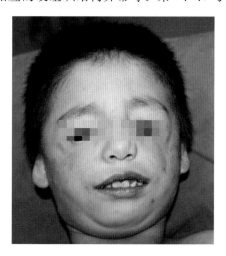
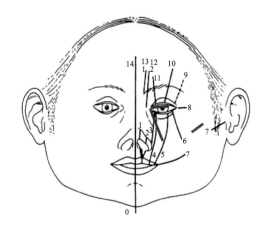

图 7-51　第 6、7、8 号面裂复合畸形

　　(7)多条面裂:有时在患儿身上会同时出现多条面裂畸形,常见的是第 5、6、7 号面裂(图 7-52)和第 5、6、7、8 号面裂等。

3.小下颌畸形

　　小下颌畸形包括许多疾病,更具体地说它是许多疾病的一个症状。常见的有 Treacher Collins 综合征和 Pierre Robin 综合征等。

　　1) Treacher Collins 综合征　Treacher Collins 综合征又称下颌-面发育不良 (mandibulo-facial dysostosis,MFD)征,是一种较少见的先天性颅面畸形综合征。其临床表现为眶外下缘骨的裂隙或缺损、小下颌、外眦角下移呈反眼、睑缘及睫毛的中外 1/3 缺失等。该病主要累及中面部和下面部,轻者存在软组织畸形,重者存在骨结构异常和缺损,该病具有典型的面容特征,易于确认,属于少见病,发病率为 1/50000。

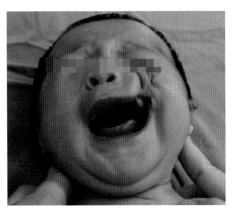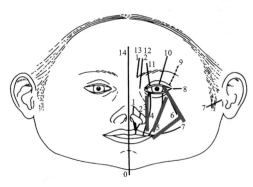

图 7-52　第 5、6、7 号面裂

（1）病因：Treacher Collins 综合征是一种常染色体显性遗传病。其染色体异常的位置位于第 5 号染色体长臂的 5q32-q33.1 范围内。目前多数学者认为这一畸形是 Tessier 面裂的第 6、7、8 号的复合裂，也有许多学者认为其病因是第一、二鳃弓发育畸形，是由第一、二鳃弓在发育过程中出现异常而引起的一组症状。

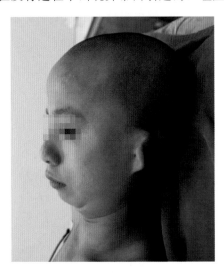

图 7-53　Treacher Collins 综合征病例

（2）临床表现和诊断。

①临床表现：在 Treacher Collins 综合征的病例中，有畸形较轻的，仅表现为软组织的改变、眶骨的发育不良和外眦轻度向外下倾斜；中度的畸形会出现眶外侧壁的发育不良；在严重病例中，眶外下缘和眶侧壁可有骨缺损，缺损形成楔形骨裂隙，颧骨很小，颧弓可以完全缺失或仅留有颞骨颧突残存的骨突起。眶下神经孔侧方的上颌骨颧突亦发育不良，整个眼眶骨架呈向外下倾斜的卵圆形，外侧眶底低下，可有上颌窦发育不良。眶部的畸形表现为外眦低于内眦，眼睛呈下倾型，而面部则出现中面部狭长前突和小下颌畸形（图 7-53）。除上述症状，该综合征还可伴有腭裂、听力丧失、小耳畸形、额鼻角不显或呈鹰钩鼻、下颌体升支部发育不良而呈鸟嘴畸形或小下颌畸形。

②诊断：体格检查触诊时可发现骨缺损有三种形式。颧弓的部分缺失；眶外侧壁部分和颧弓缺失，颧骨细小；缺损在眶下缘，颧弓和颧骨缺失。三维 CT 重建和体格检查一致即可确诊。

2）Pierre Robin 综合征　Pierre Robin 综合征是一种胚胎发育障碍引起的常染色体显性遗传病。新生儿期由于下颌后缩、腭裂而引起气促、青紫、喂养困难。国内报道较少。本病以前多采用对症治疗。牵引成骨技术的出现使得根治 Pierre Robin 综合征成为可能。

（1）病因和临床表现：Pierre Robin 综合征又称小颌腭裂综合征、舌下垂综合征、第一鳃弓综合征，是先天性下颌短小畸形。该病于 1923 年由 Pierre Robin 等人首次报道。主要临床表现为喂养困难、吸气性呼吸困难、阵发性发绀（图 7-54）。

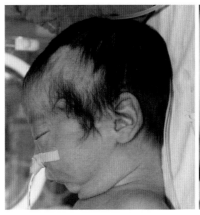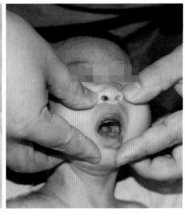

图 7-54　Pierre Robin 综合征的临床表现

　　(2)诊断:临床表现为下颌畸形、舌后坠、腭裂或高腭弓,再加辅助检查中的三维 CT 可以直接了解下颌骨后缩情况和气道狭窄情况,即可确诊。

　　3)Moebius 综合征　Moebius 综合征较少见,为第 6 和第 7 对脑神经同时麻痹伴有小舌和小颌畸形的一组病症(图 7-55)。有的学者还把这一分类放宽至包括累及其他脑神经者。其他异常和畸形包括肢体短缩畸形、胸壁缺陷和反应迟钝等。

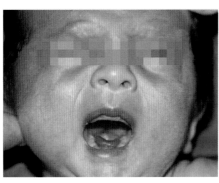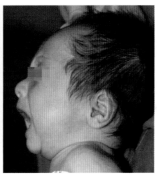

图 7-55　Moebius 综合征的临床表现

　　(1)病因和临床表现:为染色体显性遗传,同代亲属有类似疾病出现。60% 的患儿出现第 6 和第 7 对脑神经同时麻痹,50% 的患儿有小舌和小颌畸形。面貌特殊,有时有面具脸的改变。约 1/4 的患者伴有舌神经麻痹,仅次于第 6、第 7 对脑神经麻痹,表现为所支配的肌肉萎缩和舌发育不全而出现小舌畸形。颌面部其他少见的症状有小口、悬雍垂裂、舌畸形、牙关紧闭、呼吸急促等,语言功能在一定程度上受到影响。动眼神经和三叉神经有时也受影响,表现为眼球水平共轭运动受限,辐辏运动不全,但垂直运动正常;眼部其他少见的症状有斜视、小睑裂、眶距增宽等;近来有泪管闭锁、内眦赘皮、视盘发育不良、白内障、视网膜和脉络膜缺失的报道。许多患者伴有四肢畸形,常见的有指(趾)过短、并指(趾)、缺指(趾)、棒状足,少见的有肢端横断畸形、小指强直、拇指末节外翻、关节弯曲等。有的病例有轻至中度的反应迟钝,也有的病例伴有中至重度智力低下,有的表现为孤独症等。

　　(2)诊断:有部分神经麻痹加上小下颌和小舌畸形就可诊断该综合征。

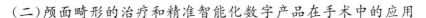

（二）颅面畸形的治疗和精准智能化数字产品在手术中的应用

1. 颅缝早闭症

精准智能化数字产品在颅缝早闭症中的应用仍然集中在术前图形设计软件的应用和3D打印的疾病模型以及术中指导手术的导板。而颅面手术机器人仍然是研究和需要技术攻克的难题。

1）颅缝早闭症的治疗　手术是颅缝早闭症的唯一治疗方法，现有的手术方法有颅缝再造、浮动颅骨瓣和眶前移、牵张成骨技术以及内窥镜辅助颅缝再造和颅骨瓣技术、后颅成形术。

（1）颅缝再造：一种针对闭锁的颅缝，在其闭锁的位置截除一条颅骨，再造出一条没有颅缝的颅骨缺损的手术方式。这种方法最早用于治疗颅缝早闭症。现在已经基本不用或在小婴儿用内窥镜辅助截骨时使用。

（2）双侧冠状缝早闭症的手术方式与方法：治疗的方法都是围绕降低颅高，增加颅腔前后径展开的。

①浮动骨瓣前移手术：手术设计包括三个骨瓣向前推移，即眶额部一个骨瓣和顶部两个骨瓣（图7-56）。手术关键是眶上骨带的重叠和单点固定，以使眶上缘和额骨板可以随额叶大脑的发育而向前移动。采用经口气管插管进行全身麻醉。头皮冠状切口入路，要偏后，注意避开囟门，在帽状腱膜下层分离，显露整个额颅、颞部眶上区。整块截骨取下前额部额骨，再截骨取下眼眶上的额眶条形骨形成眶上骨带，截骨可用超声骨刀，因为超声骨刀截骨的骨损伤小。对取下的颅骨板进行塑形，使其形成弧形突起。将眶额骨带前移，使眶额骨带的下缘固定于眶下缘。眶额骨带和鼻骨连接时要留一个间隙，可植入一块骨，把额颅骨板从中间劈开，旋转90°，降低颅高，将颅骨板与眶额骨带固定。头皮瓣对位缝合（图7-57）。术后患者头颅外形改善明显，但目前认为此方法仅适用于6月龄以上的患儿。

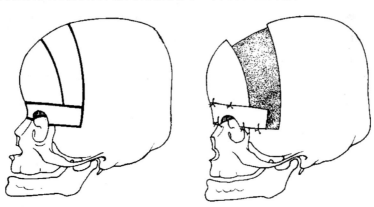

图7-56　浮动骨瓣前移手术

②多骨瓣旋转移位术：如图7-58所示，Kyung等人把颅骨截成多块骨瓣，额骨板旋转90°变为顶骨，把顶骨作为额骨，这样既降低了颅高，又再造了患儿的额眶顶部。

③内窥镜手术加颅动态支具固定：该方法适用于6月龄以下的患儿，Murad等人在内窥镜辅助下，切除双侧冠状缝，在额骨和眶额骨带之间切开，术后戴颅动态支具固定6个月。2011年美国波士顿儿童医院的John等人用同法对9例患儿行内窥镜手术加颅动态支具固定，效果满意。

（3）单侧冠状缝早闭症的手术方式与方法。

①大骨瓣旋转前移手术：Marchac的方法如图7-59所示，取下额骨瓣，截下眶额骨带，将

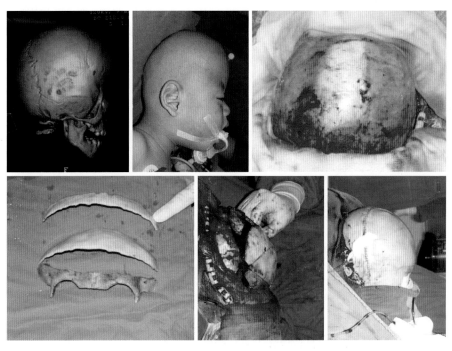

图 7-57 双侧冠状缝早闭症的浮动骨瓣前移手术过程

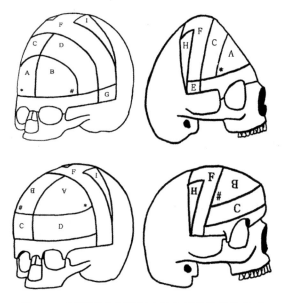

图 7-58 双侧冠状缝早闭症的多骨瓣旋转移位术

患侧眶额骨带前移并与健侧对齐。手术关键是眶上骨带的塑形和固定,以使患侧眶和健侧眶对齐,矫正额部畸形,这样患侧额骨板可以随额叶大脑的发育而向前移动。麻醉选用经口插管全身麻醉。头皮冠状切口入路,应注意避开囟门,在帽状腱膜下层分离,显露整个额颅、颞部眶上区。整块截骨取下前额部额骨,再截骨取下眼眶上的额眶条形骨形成眶上骨带。对取下的颅骨板进行塑形,使之形成弧形突起。把患侧眶额骨带重新塑形成如图 7-59 B 所示的形状并且前移。眶额骨带的下缘固定于眶外侧缘。眶额骨带和鼻骨连接时要留一个间隙，可用一块骨支撑起来，头皮瓣对位缝合。术后患者外形改善明显（图7-60为笔者用大骨瓣旋转前移手术修复的1例患儿）。但目前普遍认为此方法仅适用于10月龄以上的患儿。

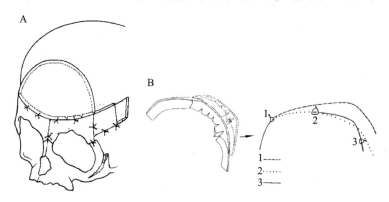

图 7-59 Marchac 的大骨瓣旋转前移手术方法
A.设计截骨线和复位后固定的情况；B.眶额骨带的塑形和向下固定的模式图

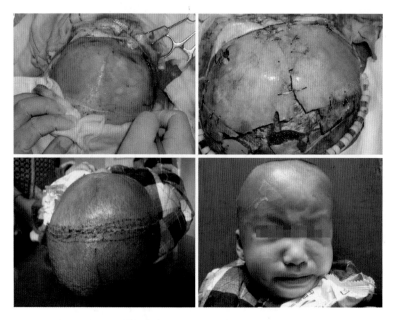

图 7-60 单侧冠状缝早闭症的大骨瓣旋转前移手术过程

②其他骨瓣旋转治疗单侧冠状缝早闭症：西班牙 Muñoz 等人用顶骨替换额骨来矫正颅面畸形，取得了较好的效果，而且可以取得完好的额部外形（图7-61）。美国波士顿儿童医院的 Meara 等人采用多种方法前移眶同时再造额形和斜形截除一块鼻骨来矫正斜头畸形的鼻畸形（图7-62），收到了较好的效果。

③内窥镜辅助手术加颅动态支具固定：美国 Stelnicki 等人对两例前斜头畸形的低龄儿童用了内窥镜辅助手术，取得了与大骨瓣旋转前移手术同样的效果。他们认为该方法适用于10月龄以下的患儿，在内窥镜辅助下，切除单侧冠状缝，把额骨和眶额骨带中间切开，术后一定要戴颅动态支具固定6个月（图7-63）。之后有许多报道如西班牙的 Hinojosa 等人和美国波士顿的 John 等人都很好地应用了这一技术。

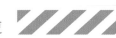

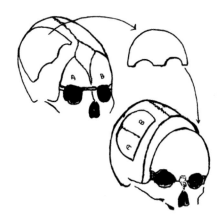

图 7-61　Muñoz 等人的额骨成型方法示意图

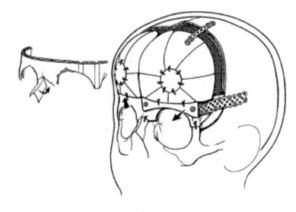

图 7-62　采用多种方法前移眶同时再造额形和斜形截除一块鼻骨来矫正斜头畸形的鼻畸形

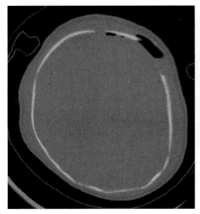

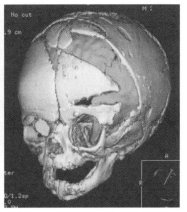

图 7-63　Stelnicki 等人的内窥镜辅助下截骨的范围

　　④颅骨延长术：适用于 1 岁以上的患儿，可像浮动骨瓣一样截骨，但不前移，而是安装延长器后关闭头皮伤口，术后 5 天开始每天延长 0.3 mm，每天延长 2 次，延长至正常位置时停止延长，固定延长器 3 个月后取出延长器，治疗结束。Satoh 等人尝试用镶嵌式手术来进行延长，并取得了成功，也就是用微创手术放入延长器，如果遇到困难则使用手术切开置入延长器，有的也用内窥镜辅助直接安装延长器进行延长，这样也能起到相同的效果，如西班牙的 Tellado 等人（图 7-64）。

　　(4) 蝶额缝早闭症的手术方式与方法：与前斜头畸形的手术方法基本相同，也可分为旋转骨瓣前移手术和内窥镜辅助手术加颅动态支具固定以及颅骨延长术。其手术关键为抬高患侧的额骨使其与健侧一样高。具体操作为选经口插管全身麻醉，头皮冠状切口入路，但要偏后，注意避开囟门，在帽状腱膜下层分离，显露整个额颅、颞部眶上区。整块截骨取下前额部额骨，再截骨取下眼眶上的额眶条形骨形成眶上骨带。对取下的颅骨板进行塑形，使其形成弧形突起。眶额骨带前移。眶额骨带的下缘固定于眶下缘，眶额骨带和鼻骨连接时要留一个间隙，可植入一块骨，把额颅骨板从中间劈开，旋转 90°，降低颅高，颅骨板与眶额骨带固定。头皮瓣对位缝合。术后患者外形改善明显（图 7-65）。美国 Rogers 等人最早报道了这一病症，之后瑞士 de Ribaupierre 等人报道了 5 例，荷兰 Mathijssen 等人也相继报道了这个疾病的治疗方法，但都是用骨瓣旋转来矫正前斜头的外形（图 7-66）。

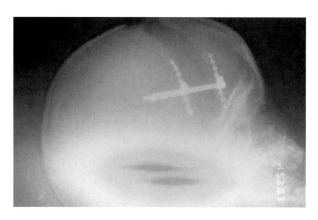

图 7-64　西班牙 Tellado 等人用内窥镜辅助截骨的同时行内延长器延长术

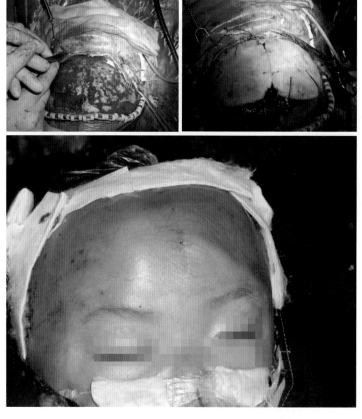

图 7-65　蝶额缝早闭症的手术方法及术后额部形态

（5）矢状缝早闭症的手术方式与方法：传统的方法为颅缝切除术，报道的治疗方法较多，基本围绕着骨瓣法、内窥镜以及 spring 延长术和颅骨延长术来改进。

①浮动骨瓣手术：Marchac 的手术方法如图 7-67 所示，手术关键是暴露整个颅顶部，做全颅盖骨的重新塑形。具体过程为选经口插管全身麻醉，头皮冠状切口入路，但要偏后，在帽状腱膜下层分离，显露整个额、颅顶、枕部。整块截取前额部额骨和眶额骨带，再截骨取下顶骨。对取下的颅骨瓣（图 7-67 中的 B、C、D 瓣）进行塑形，在取 E 瓣时要小心分离窦汇处，避免损伤窦汇，眶额骨带后移。眶额骨带的下缘固定于眶下缘。眶额骨带和鼻骨连接，从前

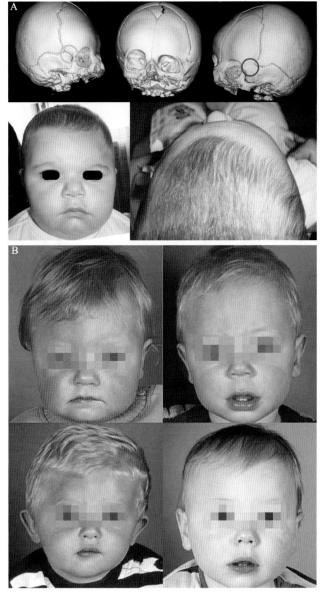

图 7-66　当前报道的蝶额缝早闭症手术方法
A. de Ribaupierre 等人报道的病例；B. Mathijssen 等人报道的病例

方的额带至后方枕骨鳞部基底做全部颅穹窿再造。做额瓣 A 及枕鳞瓣 E 的旋转，中间骨瓣做转位，D 瓣转位和 B 骨瓣对调，此方法适合重建正常的颞窝。调整完成骨瓣后，头皮瓣对位缝合。但目前普遍认为此方法适用于 1 岁以上的患儿。

②其他骨瓣旋转治疗：美国 Amm 等人采用把颅侧壁做成栅状，人字缝处截除一根骨，加压枕部的方法来矫正矢状缝早闭症，效果满意（图 7-68）。瑞典 Guimarães-Ferreira 等人用前后额和枕制成梅花形的方法矫正矢状缝早闭症的效果也不错（图 7-69）。南京医科大学附属儿童医院用梅花瓣法治疗了多例矢状缝早闭症患儿（图 7-70）。新西兰 Mackenzie 等人用可吸收板作为一种阻止矢状缝生长的组织，将其植入矢状缝的位置，也获得了满意的效果（图 7-71）。

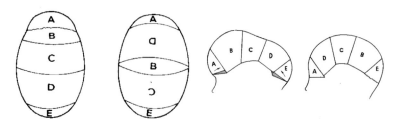

图 7-67　Marchac 的手术方法

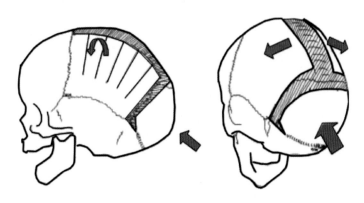

图 7-68　Amm 等人治疗矢状缝早闭症的方法

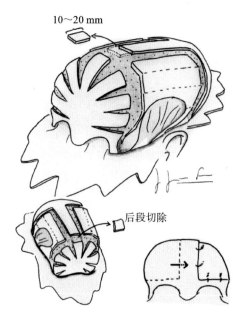

图 7-69　Guimarães-Ferreira 等人治疗矢状缝早闭症的方法

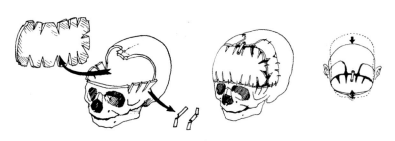

图 7-70　南京医科大学附属儿童医院治疗矢状缝早闭症的方法

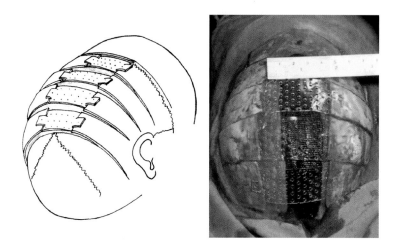

图 7-71　Mackenzie 等人治疗矢状缝早闭症的方法

　　③内窥镜手术加颅动态支具固定：适用于 6 月龄以下的患儿，在内窥镜辅助下，切除早闭的矢状缝，把额骨和眶额骨带中间也切开，同时切开冠状缝，都截除一块骨板，术后戴颅动态支具固定 6 个月，颅动态支具的制作见前文。Kohan 等人比较了截骨和内窥镜辅助手术加颅动态支具固定两种方法，认为 6 月龄以下的矢状缝早闭症患儿做内窥镜辅助手术效果与传统的方式没有差别。美国 Jimenez 和 Barone 也进行了 59 例矢状缝早闭症患儿的内窥镜治疗（图 7-72）。Clayman 等人也使用同样的方法治疗了舟状头畸形。

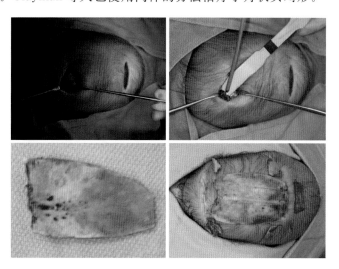

图 7-72　Jimenez 和 Barone 内窥镜治疗矢状缝早闭症

④spring延长术:Lauritzen等人报道spring环已有二十余年,现在已基本肯定其对颅颌面畸形的治疗是有效的。最早使用该术式治疗6月龄以下的患儿,其手术方式较简单,就是在头皮冠状切口入路,把矢状缝切除,在矢状缝切缘的两侧各放两个spring环,牵引3个月后取出,就达到了缩短前后径、增宽左右径的目的。美国Taylor等人用该术式治疗了7例矢状缝早闭症的患儿,效果肯定(图7-73)。另外,非舟状头畸形的矢状缝早闭症也可以用这种方法治疗。

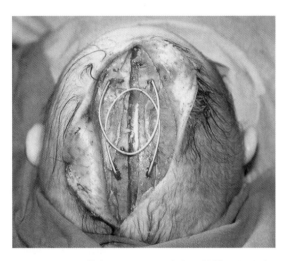

图7-73 Taylor等人用spring环治疗矢状缝早闭症患儿

⑤颅骨延长术:适用于1岁以上的患儿。像矢状缝再造一样进行截骨,安装延长器后关闭伤口,术后5天开始每天延长0.3 mm,每天延长2次,延长至正常位置时停止延长,固定延长器3个月后取出延长器,治疗结束。

(6)额缝早闭症的治疗:手术治疗的目的主要是改善颅面前额部的外形。有些学者认为减轻颅骨对额叶大脑的压迫在临床上没有多大的指导意义,因而,认为手术应选择损伤小的术式,外形好的术式,这样患儿可以获得最大的收益。这一点在手术前与患儿家属的谈话中应明确说明。

目前有四种手术方法可供选择。

①再造骨缝法:Matson(1960)曾通过切开额缝,截骨缘包以硅胶片来防止骨缝更新愈合。David等人对此法进行改良后效果良好(图7-74),但目前多数学者已不采用此类手术。

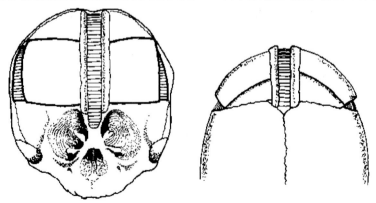

图7-74 David的三角头畸形矫正方法

②骨瓣法：Marchac 等人（1978）介绍了一种额颅骨瓣和眶额骨带同时前移并做骨片成形的手术方法。先将眶额骨带截下，做青枝骨折状骨折塑形后前移固定，骨间隙植入骨使眶额骨带保持前置位，然后将整块额骨前移固定在眶额骨带上，留下额顶部较大的空隙以允许额叶大脑充分向前发育（图 7-75）。Posnick 等人（1994）提出了一种新的手术方法，在矫治三角头畸形的同时，改善眶距过窄和额部狭窄，但手术较为复杂。手术方法如图 7-76 所示。骨膜下分离范围应包括两侧的整个眼眶周围，以及上颌骨上份和颧骨、颧弓、鼻骨、筛骨等。截骨后，眶额骨带中间分开，留下间隙以改善眶距过窄，将眶额骨带及截开的眶架前倾并外移后重新固定，双侧额部截骨块也相应向两侧扩张后重新固定。此法的优点是手术不仅改造了畸形的眶额部，同时也使与三角头畸形有关的眶距过窄和额部狭窄同时得到改善。德国 Rodt 等人（2007）用三个骨瓣重建了额骨，患者术后外形满意（图 7-77）。伊朗 Hormozi 等人（2011）将额骨对称性地塑成多条骨条，再重塑额部，均取得了较好的效果（图 7-78）。Selber 等人评估了额缝早闭症的几种手术，认为传统的骨瓣手术疗效是肯定的。

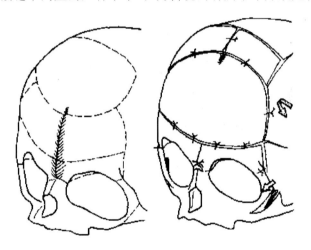

图 7-75　Marchac 的三角头畸形矫正方法

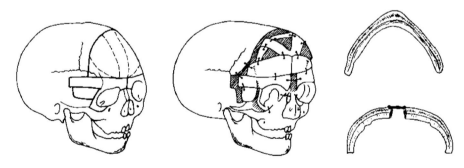

图 7-76　Posnick 等人的三角头畸形矫正方法

③内窥镜辅助额缝切除术：用内窥镜辅助切除额缝，同时戴矫形帽矫形，取得了微创的效果。同时用可吸收板固定，取得了较好的矫正效果，但此法仅适用于低龄儿童的治疗（图 7-79）。

④spring 环治疗法：冠状切口打开头皮，分离出前额部，截除一条额缝骨条，一直到鼻骨上。在截除骨条两边放置两对 spring 环，让其缓慢牵引颅骨，关闭头皮。同样也能起到改善额部外形的作用（图 7-80）。

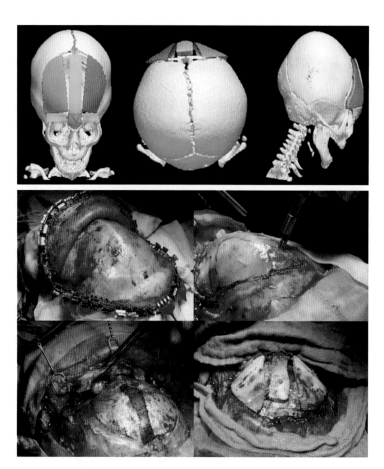

图 7-77　Rodt 等人的三角头畸形矫正方法

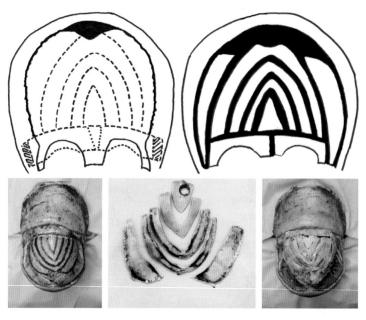

图 7-78　Hormozi 等人的三角头畸形矫正方法

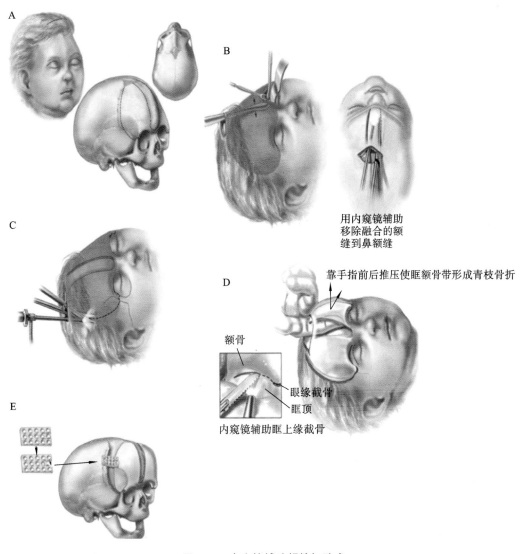

图 7-79　内窥镜辅助额缝切除术

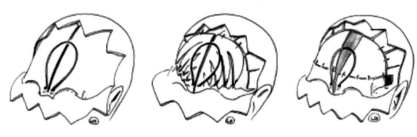

图 7-80　spring 环治疗法矫正额缝早闭症

（7）单侧人字缝早闭症的治疗。

①枕骨瓣旋转后颅成形手术：手术选择全身麻醉，采用气管插管加静脉全身麻醉，术前备血 200 ml，患儿仰卧，头前屈，面向前上方，自两耳屏后的颅顶做大冠状切口，向后掀开皮瓣，前达额骨和双侧额人字缝，后达枕部底部。用铣刀或超声骨刀分别将两侧顶枕骨瓣取下，仅在颅顶枕骨中央留下一条形骨，从颅顶开始向两侧延伸达后颅凹底。后枕部底部切割

成栅栏状,并向后折成青枝骨折,颅顶枕骨中央留下的骨条从顶枕骨联结处截断,把两侧顶枕骨瓣旋转180°对调固定于两侧乳突部及前顶部,截骨和设计如图7-81所示。置橡皮引流管于头皮下,将头皮瓣复位缝合。术中出血150 ml左右。术后患者仰卧,用"快易康"(低温热塑材料)做的头盔固定整个头部,但支点在颈枕部,头盔的颈枕部内面加厚到5 cm,使平仰卧时枕顶部高于颈背部,使头在头盔里是悬空的,以防止浮动骨瓣移位(图7-82)。

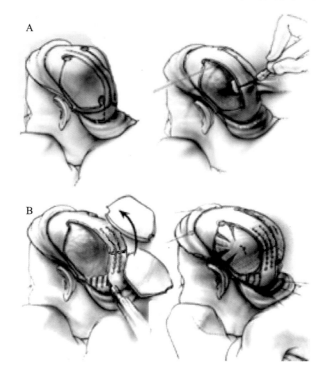

图7-81 枕骨瓣旋转后颅成形手术
A.左右骨瓣和顶枕骨桥被切断时的情形;B.顶枕骨瓣旋转和枕部底部切割成栅栏状及手术完成颅骨固定时的情形

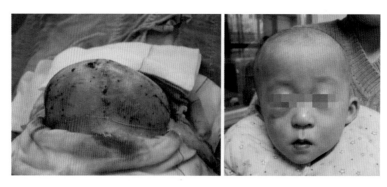

图7-82 枕骨瓣旋转后颅成形手术的术中和术后情况

　　但目前认为此方法仅适用于6月龄以上的患儿。
　　②内窥镜手术加颅动态支具固定:该方法适用于6月龄以下的患儿,在内窥镜辅助下,切除双侧人字缝,在顶枕骨之间切开,在术后戴颅动态支具固定6个月,术中存在危险因素,操作要仔细。如果出现窦汇出血,则立即改为常规手术,切开暴露整个枕部,找出出血部位,压迫或用骨膜缝合止血。

③后颅颅骨牵张成骨技术：在颅骨模型上设计，对综合征型颅缝早闭症的后斜头畸形做如图 7-83 所示的截骨线，同时设计截开颅骨后安装延长器的位置，如图 7-84 所示。一般采用气管插管下全身麻醉，患儿取平卧位，用垫头圈抬高头部。于颅顶正中偏后做 Z 形大冠状切口，切口呈 W 形，切开头皮，于帽状腱膜下疏松结缔组织层分离头皮前至眶耳平面，后至人字缝，再把骨膜剥离开来（图 7-85）。用超声骨刀按截骨线截骨，于双侧颅做截骨，截至耳上平面，双侧颅解除一块颅骨瓣，可插入延长器。再按设计的截骨线由耳上一直截骨到对侧相对的位置。

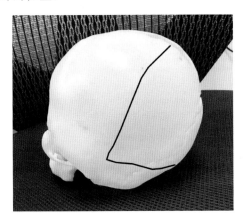
图 7-83　后斜头畸形截骨线设计图

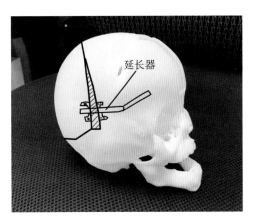
图 7-84　设计安装延长器的位置

延长器安置位置：选用 2 cm 的延长器，安装在双侧颅已经截骨的位置。

延长器固定方法：将延长器的前、后脚金属板折成 Z 形，放在骨间隙内，前、后脚直接顶住颅骨缘上、下面，以保证术后延长时前、后脚不移位和滑动。

人字缝的固定：在与延长器平面相同的位置，在人字缝上各放置一枚 4 孔钛板，用 2 mm 的钛钉固定在人字缝两侧，使截下的颅骨和枕骨形成一块完整的颅骨（图 7-86）。缝合骨膜后，帽状腱膜下放置负压引流管，关闭头皮切口。

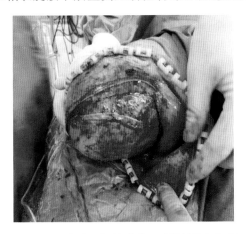
**图 7-85　手术中于帽状腱膜下疏松结缔组织层
分离头皮前至眶耳平面，后至人字缝**

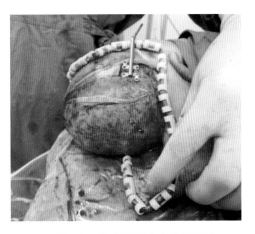
图 7-86　钛板固定人字缝的情况

术后处理：术后转入 ICU 监护 1～2 天，平稳后转入普通病房。常规应用三代头孢 7～10 天，术后 5 天开始进行牵张。正向牵张为每天顺时针旋转延长 2 次，每天 0.4 mm；反向牵张为每天逆时针旋转延长 1 次，每天 0.6 mm，获得满意的头颅形状和影像学上有改观后可停止延长。一共 10～15 天的延长期，6 个月的固定期后行二次手术拆除延长器。

(8)综合征型颅缝早闭症的治疗。

①截骨前移加植骨术：颅外法 Le Fort Ⅲ 型截骨和前移术（自身稳定型的 Tessier Ⅲ 型截骨术），冠状切口径路。切开头皮后，在帽状腱膜层分离，两侧至颞浅筋膜下、颞肌之上；向前到额眶缘上 1.5 cm 处，切开额部颅骨膜，然后在骨膜下剥离，于眶外侧缘、眶耳平面水平切开颅骨膜和颞肌浅层，止血后用剥离子钝性分离，向两侧达颧骨颧弓表面，剥除颧弓上附着的肌肉组织。在骨膜下完全剥离眼眶的外侧壁、内侧壁，注意凿开眶上孔以显露眶上神经血管束，并游离之。用骨膜剥离子从眼眶的内、外两侧向眶底和眶下缘剥离，并交通眶下缘的内、外侧。中部在骨膜下剥离至鼻根部或鼻侧软骨处。如此整个眼眶、颧弓和上颌骨的骨膜已完全剥离开。彻底止血后，用亚甲蓝或着色笔在骨面上设计截骨线（图 7-87）。

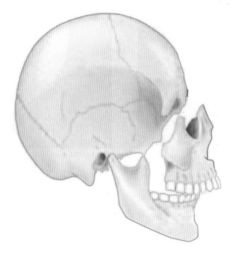

图 7-87　Le Fort Ⅲ 型截骨和前移术

用铣刀或超声骨刀按鼻根、眶外侧缘、眶内下缘及颧弓的顺序进行截骨。截骨完成后用 Kawamoto 骨凿（弯头长骨凿）插入口内的上颌结节后方，凿开上颌结节和翼板的联结。然后用 Rowe 双头钳插入双鼻孔和上腭之间，夹持整个上颌骨和中面部，并上下、左右摇动整块中面部骨块，使之完全松动后向前拉出，使中面部骨块前移后达到正常的咬合关系。在上下牙列间置入咬合垫，用颌间结扎法固定上颌中面部骨块，固定时应呈轻度前移以防术后骨块后缩。最后，在中面部骨块截骨前移后的骨间隙内植骨，即眶外侧缘、眶上缘、颧弓、鼻根部及上颌结节后诸间隙内植入自体髂骨或肋骨。植骨后骨块间须行钢丝结扎或微型钛板固定。应注意的是，上颌结节后的植骨较难固定，有时骨块可滑至咽后壁的咽旁间隙中，而达不到骨固定作用，为此 Wolfe 建议，在上颌结节植入的骨块上固定一根牵引线，植骨后将牵引线缝扎于前方牙槽骨上，一旦骨块滑脱，可提起固定线，拉起移植骨块。这不失为一种简单、有效的骨固定方法。

②颅内-外联合前移、额眶部 Monobloc 截骨术：小儿病例（6 岁以下）可用 Marchac 额眶前移法扩大颅腔、前移眶顶部。颅内压增高较为明显，或伴短头、塔头畸形，或额窦发育很差者，可行颅内-外联合前移、额眶部 Monobloc 截骨术。切口及分离方法与前文手术相同。额眶面截骨，形成额颅块、眶带块及上颌块三大块后向前移动，因而也有人称此法为三块法前移，也就是分段 Monobloc 截骨术。此法设计图如图 7-88 所示。前移骨块间分块固定，在额颅、眶两侧、额眶带两端及颧弓断开处分别植骨，固定。使头皮瓣复位，分层缝合。

分段 Monobloc 截骨术一次性前移颅眶及上颌部，有效地增加了前颅底长度，增大了眼

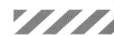

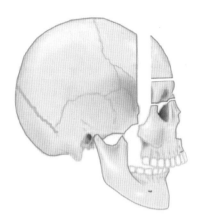

图 7-88　分段 Monobloc 截骨术的设计图

眶体积,同时改善了颅部的外形,是较为彻底和有效的手术方法。但由于此法将颅面及颌等部的联结打断,尤其是额眶面前移后存在较大的额鼻间隙,使颅前窝(颅内)与鼻筛部(颅外)交通,致患者易发生感染和鼻漏,所以术后要倍加小心以防感染。

一期手术行额眶面前移,进行此种联合手术,由于手术减少了额鼻间隙的无效腔,故可以降低颅内感染和骨吸收的发生率。但应注意以下几点:第一,眶额骨带要弯曲形成良好的弧度,最大限度地减少额鼻无效腔,可用颅骨膜关闭鼻筛部的黏膜缺损以隔开颅内外交通;第二,双鼻孔插入鼻通气管 3～5 天,让空气能自由进出以免气体由筛部缺损进入颅内;第三,术后不使用脱水剂,使大脑能充分膨胀,以充满额鼻间的无效腔。

③截骨加牵张成骨术。

a. 颅外法 Le Fort Ⅲ型截骨加外延长术:先进行 Le Fort Ⅲ型截骨,截骨之后安装外延长器,可用 blue 延长器或 red 延长器进行延长。一般术后第 3 天开始延长,每天延长 3 次,每次 0.4～0.5 mm,一般总延长 1.5～3 cm,固定 3 个月后拆除。

b. Monobloc 截骨加外延长术:进行传统的 Monobloc 截骨之后安装 blue 延长器或 red 延长器,术后第 3 天开始延长,每天延长 3 次,每次 0.4～0.5 mm,一般延长至上颌和下颌位置正常。一般总延长 1.5～3 cm,固定 3 个月后拆除(图 7-89)。

④Monobloc 截骨加内延长术:同样先进行 Monobloc 截骨,然后放置延长器,使用内延长器进行延长,开始延长的时间和每天每次延长的距离与外延长术是一样的(图 7-90)。

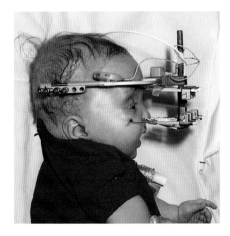

图 7-89　Monobloc 截骨加外延长术后 21 天时的情况

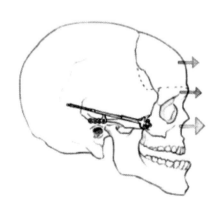

图 7-90　Monobloc 截骨加内延长术示意图

⑤Monobloc截骨后内延长加外延长术：南京医科大学附属儿童医院使用内、外延长结合的方法进行延长，效果肯定，值得进行进一步研究。此法可以达到向前向下延长的效果（图7-91）。

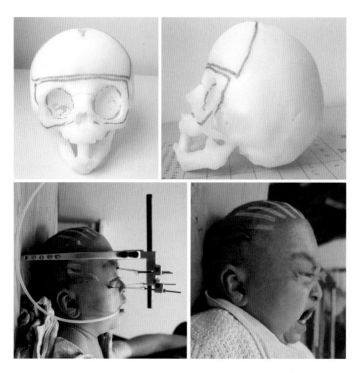

图7-91　Monobloc截骨后内延长加外延长术后情况

⑥其他部位畸形的治疗：对于手畸形，多指可切除，并指可行并指分离，宽拇指（趾）较难处理，可用超声骨刀进行部分截骨缩小指骨，短指可在6岁以后行指骨延长术进行矫正。

2）精准智能化数字产品在颅缝早闭症手术中的应用

（1）精准智能化数字产品在单纯颅缝早闭症手术中的应用。

①术前规划和设计（3D模型的建立）：运用精准智能化数字产品可以产生颅缝早闭症的3D模型。近年来，随着3D重建技术和3D打印技术的兴起，对疾病进行3D模型打印已经成为常态，但计算机辅助设计还在研究中。这对手术前利用数字化技术进行科学规划，设计出最优的手术方案，起到了明显的辅助作用，可让医生在术前便做到心中有数，从而极大提高颅颌面手术的精准度和手术效率，目前此法已成为颅颌面手术前常规准备。各类颅颌面畸形的术前模型在许多文献中被报道，Mantilla-Rivas等人报道了矢状缝早闭症的术前模型，Al-Shaqsi等人报道了额缝早闭症的术前模型，Narro-Donate等人报道了单侧冠状缝早闭症的术前模型，Raposo-Amaral等人报道了综合征型颅缝早闭症的术前模型，笔者也制作了大量术前模型并作为手术前的常规准备（图7-92）。

通过数字化术前打印模型，我们可以直接了解病变的部位和畸形的特点，从而有利于进行手术规划，克服外科医生的视觉局限，使数据测量更加精准，诊断更加精确，手术更加精准、更加高效。

②术前仿真手术：目前还局限在一些有条件的医院，因为必须有软件才能实现，但这是颅颌面外科发展的趋势。目前术前仿真手术主要是计算机上的虚拟仿真手术和在3D打印

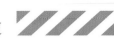

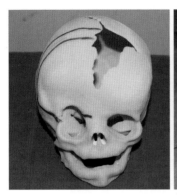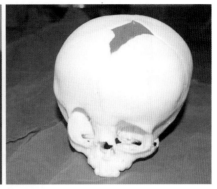

图 7-92　单纯颅缝早闭症的 3D 模型

模型上的仿真手术。

　　首先是计算机上的虚拟仿真手术，这种虚拟仿真手术有多种形式。一是通过正常脑体积推算后颅牵张成骨的量，Kamel 等人就是通过计算机计算正常脑体积模拟后颅牵张成骨术后形式（图 7-93）。Hariri 等人也进行了计算机模拟并将实际的延长之后的脑容量和计算机计算的脑容量进行了对比，结果是没有显著性差异。二是通过计算机进行手术设计，模拟手术过程，使手术更精准。Li 等人对矢状缝早闭症病例进行术前的模拟截骨（图 7-94），他们通过模拟设计手术的截骨线和截骨之后骨瓣的转移和拼接情况，使手术更精准。Bertrand 等人也对不同的颅缝早闭症患者进行了术前设计和模拟手术截骨并与术后进行对比，他们认为术前模拟可以使手术达到精准的效果。图 7-95 至图 7-99 为不同单纯颅缝早闭症的模拟截骨线设计和模拟截骨效果。虽然这些学者使用的虚拟现实的设计软件各不相同，但都能很好地达到术前虚拟设计的效果。

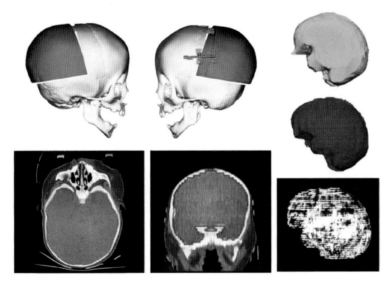

图 7-93　通过计算机计算正常脑容量模拟后颅牵张成骨术后的容量

　　其次是在 3D 打印模型上的仿真手术，这种仿真手术在单纯颅缝早闭症的治疗上使用较多。Coelho 等人在 2014 年报道了颅缝早闭症的仿真手术（图 7-100）。

　　这种仿真手术为培训年轻医生和术前模拟提供了更好的途径。

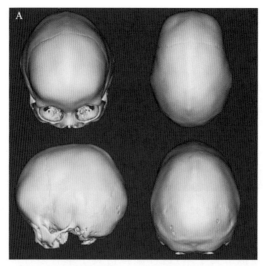

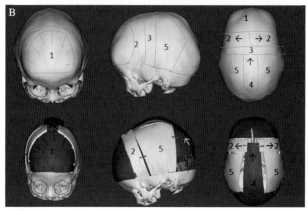

图 7-94　Li 等人对矢状缝早闭症的模拟截骨和手术模拟设计

A. 术前 3D 模型；B. 设计的截骨线和模拟截骨旋转骨瓣之后的情况

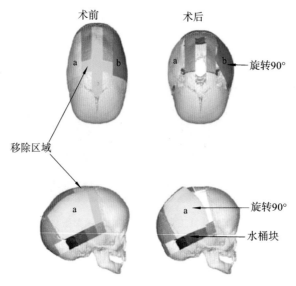

图 7-95　矢状缝早闭症的术前设计和模拟截骨

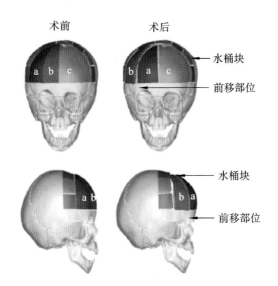

图 7-96 单侧冠状缝早闭症的术前设计和模拟截骨

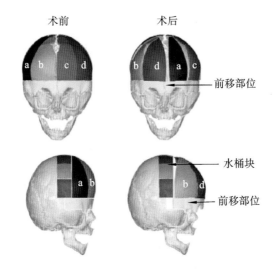

图 7-97 双侧冠状缝早闭症的术前设计和模拟截骨

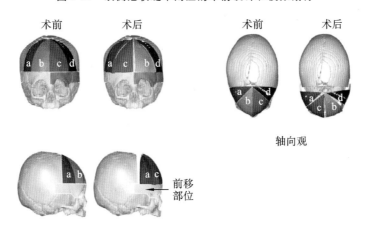

图 7-98 额缝早闭症的术前设计和模拟截骨

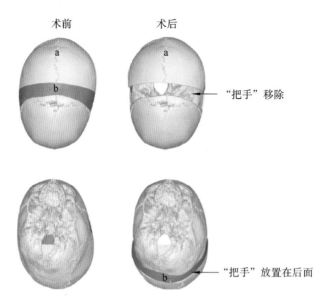

术前　　　　术后

a

b

"把手"移除

b

"把手"放置在后面

图 7-99　单侧人字缝早闭症的术前设计和模拟截骨

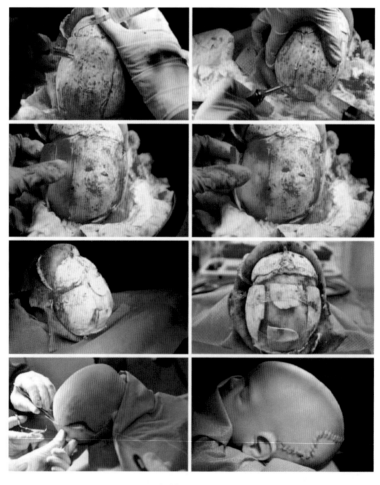

图 7-100　颅缝早闭症的仿真手术

③数字化手术导板在手术中指导定位和进行导航：随着数字化技术的不断发展，许多产品可以直接应用到手术中。数字化手术导板就是其中的一种类型。用计算机辅助设计和3D打印出用于手术定位和截骨线设计的导板，就是数字化手术导板。在颅缝早闭症的治疗中，人们设计了许多用于定位和截骨的导板。如 Mardini 等人在颅缝早闭症手术中，通过术前在计算机上设计截骨线，在截骨线周围设计辅助板材，再通过 3D 打印机打印出手术导板。图 7-101 是矢状缝早闭症的手术截骨线导板和指导截骨后固定的导板。图 7-102 为额缝早闭症的手术截骨线导板。

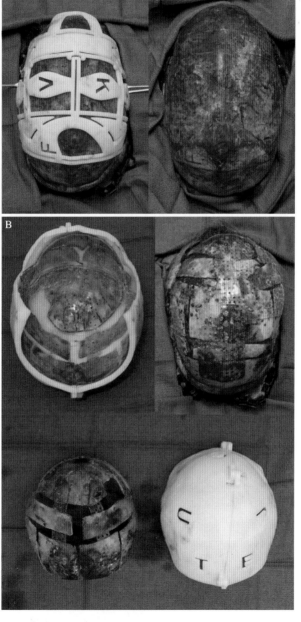

图 7-101 矢状缝早闭症的手术截骨线导板和指导截骨后固定的导板

A. 手术截骨线导板；B. 指导截骨后固定的导板

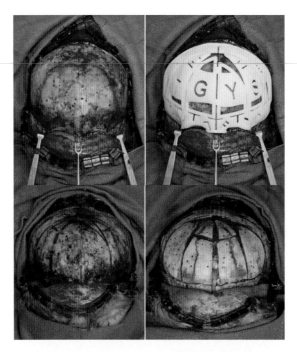

图 7-102　额缝早闭症的手术截骨线导板

　　Laurea 等人也报道了他们设计的数字化手术截骨线导板,也比较实用。他们设计的截骨线导板可以用于各类颅缝早闭症的截骨线设计。图 7-103 为单侧冠状缝早闭症的截骨线手术导板和手术后固定导板。图 7-104 为双侧冠状缝早闭症(尖头畸形)的截骨线导板和术中骨瓣固定导板。

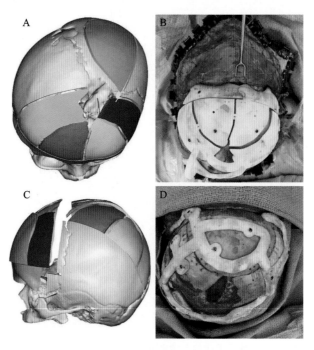

图 7-103　单侧冠状缝早闭症的截骨线手术导板和手术后固定导板

A、B. 截骨线手术导板;C、D. 手术后固定导板

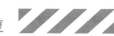

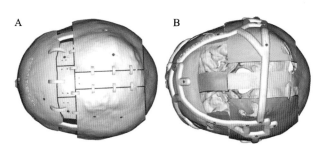

图 7-104　双侧冠状缝早闭症的截骨线导板和术中骨瓣固定导板

A. 截骨线导板；B. 术中骨瓣固定导板

　　而另一类产品就是手术导航。手术导航需要用软件、设备才能完成。1873 年，Dittmar 第一次使用立体定向手术，从患者延髓组织中获得样本。1908 年，Horsley 和 Clarke 发明了一种神经外科的手术导航方法，即通过使用一种与框架相结合的立体定向导航技术定位颅内结构。1947 年，Spiegel 等人首次使用头部框架进行手术定位，并在人体上进行了临床试验。20 世纪 70 年代后期，计算机断层扫描（computed tomography，CT）技术和 3D 影像技术的发展为计算机辅助外科手术导航奠定了基础。手术导航一般分为以下几个部分：计算机工作站、红外线定位装置、手术导航系统软件、导航定位工具及配件（参考架、探针）、手术器械适配器、联结组件、成像标志物、脚踏开关、一次性反光球等。现在手术导航在腹部外科、神经外科使用较多。而在颅颌面外科上只有用手术导航治疗眶距增宽症的报道。柴刚教授团队使用了这种方法，它的参考架是咬合夹板，使用了计算机工作站和手术导航系统软件。通过额部显示器引导术者进行手术，按术前设计在术中可以显示截骨范围（图7-105）。

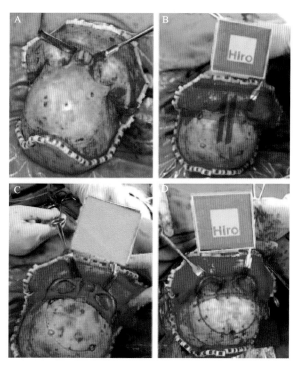

图 7-105　眶距增宽症的手术导航

④手术机器人：目前颅颌面外科的手术机器人还在试验阶段。上海交通大学医学院附属第九人民医院沈国芳教授团队使用机械手臂进行了上颌手术。但手术机器人辅助的颅缝早闭症手术目前还未见真正在临床应用。

（2）精准智能化数字产品在综合征型颅缝早闭症手术中的应用：与单纯颅缝早闭症的治疗一样，综合征型颅缝早闭症采用的精准智能化数字产品也是术前模型、术前仿真手术、数字化手术导板和手术机器人等，此处不再赘述。

2. 面裂

1）面裂的治疗

（1）第14、13、12号面裂的治疗：其实就是眶距增宽症的治疗。目前眶距增宽症的治疗术式有颅内-外联合径路矫正眶距增宽症（O形截骨术）、颅外径路截骨手术两种。颅外径路截骨手术有眶内侧壁截断及内移手术和U形截骨术。

①颅内-外联合径路矫正眶距增宽症（O形截骨术）：选用横颅冠状切口，皮下注入肿胀液（1∶10000肾上腺素），切开皮下至帽状腱膜下分离额部，暴露额骨，在眶上1.5 cm处，切开骨膜，暴露额骨。在骨膜下完全剥离眼眶的外侧壁、内侧壁，注意凿开眶上孔以显露眶上神经血管束，并游离侧面（在耳前由颞肌膜表面分离至眶侧壁）。暴露整个要手术操作的颅骨部位。暴露眼眶骨骼：沿眶外侧壁切开颞肌膜，并使之附着在眶外侧缘。沿眶外侧骨膜下剥离眶周软组织。同法分离眶中间部分时，要向下切开部分额肌腱膜，这样才能暴露鼻骨和眶内侧下缘。眶侧和下缘截骨：用亚甲蓝或着色笔在眶侧壁骨面上设计截骨线（图7-106）。用骨膜剥离子从眼眶的内、外两侧向眶底和眶下缘剥离，并交通眶下缘的内、外侧，用来复锯锯开侧壁，用骨凿凿开眶下缘。前额开窗和眶额桥的制备：彻底止血后，用亚甲蓝或着色笔在额骨面上和眶中间设计截骨线，画出眶额桥。按测量的距离设计眶中间的截除部分（图7-107），在额部额骨做半圆形开窗，暴露眶顶。按设计线截骨制备出前额眶上骨桥，也就是眶额桥。眶间距缩短的截骨手术：沿着眶中间部分暴露的鼻骨，在中部，在骨膜下剥离至鼻侧软骨处。保护好鼻泪管，分离鼻中间增宽部分，把软骨从鼻骨处分离下来。保留鼻中隔的黏膜和筛板黏膜。如此，整个眼眶的骨膜已完全剥离开。游离眶周骨性结构。眶中间部分的处理有两种方式，一种是在眶正中间截除一个骨块来缩小眶间距（图7-108），另一种是保留中间的嗅丝部分的骨骼和部分筛骨正中板的旁正中截骨术，就是在正中的两旁各去掉一块骨板，再把眶向中间靠拢，缩小眶间距。现在较多选用保留鼻骨中央和部分筛骨正中板的旁正中截骨术，它包括双侧眼眶周壁及眶底的截骨术，但应保留鼻骨中央一条与眶上额带的完整鼻额骨，即中面部截骨形成两个游离的眶架和中央骨条的三个骨块（图7-109）。在眶架后方截断眶壁时，截骨术必须在眶顶部的眶上裂部位距蝶骨嵴8～10 mm处进行。用铣刀或超声骨刀进行鼻根、眶外侧缘、眶内下缘的截骨。截下眼眶，把截断的眼眶向中央靠拢，固定在眶额骨带和中间的鼻骨上，最后在眶外侧植骨，用自体肋骨填充眼眶内移后的空隙，两眼眶内移后用钢丝固定。最后把骨窗的骨瓣复位、固定。鼻背、鼻尖的整复：去除增厚的鼻软骨，注意勿弄破鼻黏膜，鼻子成形可用自体肋骨隆鼻，形成鼻背和鼻尖。一般取一半软骨和一半肋骨，将肋骨用钛钉固定在眶间骨上，固定好肋骨后开始使头皮软组织复位、缝合。放置两根负压引流条。

②颅外径路的U形截骨术：可选用冠状切口，在眶内侧壁、眶外侧壁、眶下缘和眶底进行截骨，截下的骨块呈U形，同时截除中央部过宽的鼻根部及筛窦组织，将眶下部向中央靠拢，结扎固定，并在两侧的眶外缘截骨间隙中进行植骨。手术沿眶周外下区进行切开，这样

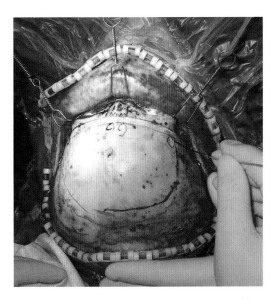

图 7-106　眶距增宽症的手术设计（术中画线的情况）

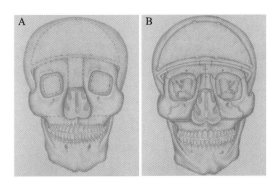

图 7-107　眶距增宽症的眶间截骨术的截骨线设计图

A. 设计的图；B. 截骨后固定的示意图

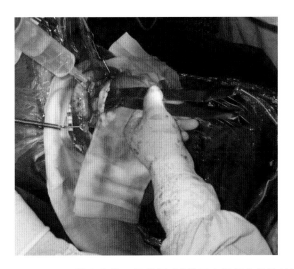

图 7-108　眶距增宽症的眶间截骨术（截下中间部分的情况）

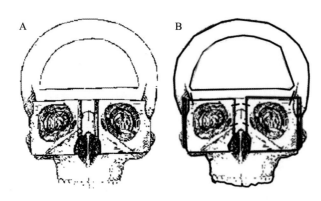

图7-109 保留鼻骨中央和部分筛骨正中板的眶距增宽症眶间截骨术的截骨线设计图
A.设计的图;B.截骨后固定的示意图

术后瘢痕较少(图7-110)。术中进行眶架下缘截骨时,有损伤牙胚的风险,故 Tessier 建议水平截骨面应在眶下孔血管神经束以上的部位进行离断。这个位置相当于恒牙单尖齿和儿童时期的高位上颌窦。上颌窦的最后发育下降要等到恒牙萌出后才开始。U 形截骨术可以缩短内眶距约 10 mm,故适用于内眶距小于 40 mm 的病例,即本术式适用于轻中度眶距增宽症。

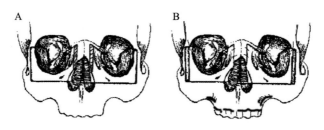

图7-110 U形截骨术的截骨线设计图
A.设计的图;B.截骨后固定的示意图

③C 形截骨术:在气管插管全身麻醉下施行,颅外径路。手术过程:a.取鼻正中切口,切开皮肤至鼻尖,分离至鼻额骨,切开骨膜。b.显露眼眶骨骼:沿骨膜下剥离鼻额骨及眶周软组织,保护视神经和鼻泪管。c.眶周截骨:截除眶间骨性增宽部分,保留鼻中隔的黏膜和筛板黏膜,从额骨鼻骨呈 C 形截下眶内侧壁骨性结构(图7-111)。d.两眼眶内壁内移 5 mm,尼龙线固定,内眦用钢丝缝合。用自体肋骨填充眼眶内移后的空隙。e.用自体肋骨隆鼻,形成鼻背和鼻尖。

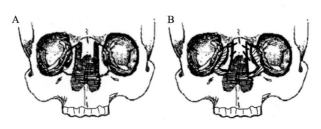

图7-111 C形截骨术的截骨线设计图
A.设计的图;B.截骨后固定的示意图

④倒 U 形截骨术:手术仍选用冠状切口,在帽状腱膜下分离。在眶内侧壁、眶外侧壁、眶上缘进行截骨,截下骨块呈倒 U 形,同时截除中央部过宽的鼻根部及筛窦组织,将倒 U 形

眶向中央靠拢,结扎固定,并在两侧的眶外缘截骨间隙中进行植骨。术中可以避免眶下缘截骨。倒 U 形截骨术适用于中度至重度眶距增宽症。

　　⑤目前针对眶距增宽症伴有的其他畸形的几种术式:由于眶距增宽症同时合并有面部不对称和额眶面宽大畸形,因此人们又开始了对其的研究和治疗。针对额眶面宽大畸形,人们采用两块旋转法矫正,而针对面部不对称,则采用患侧加高法来矫正。两块旋转法是从正中将上颌连着眶截开,截除眶间增宽的骨块,将两个上颌骨旋转,向中间靠拢、固定(图7-112)。之后为了保留嗅丝,Marchac 等人改良了两块旋转法,其在中间保留一根骨条,而在其旁分别截除两根骨条,最后将两块骨向中间靠拢,固定在中间的骨块和上面的额骨瓣上(图 7-113)。Panchal 等人对传统的术式进行了术后评估,其认为传统的术式可以很好地解决骨性眶距增宽问题,但存在着眶间软组织多的缺点。Posnick 等人用 3D 测量对行两块旋转法眶距增宽症矫正术后的患者情况进行了追踪评价,其认为两块旋转法可以很好地矫正眶距增宽症,但创伤较大。在我国,顾清、韦敏、穆雄铮、沈卫民等都进行了眶距增宽症矫正术,但仍处在和国际接轨阶段,并无改进之处。

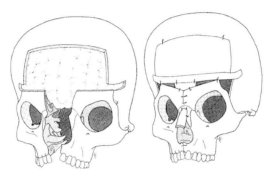

图 7-112　Ortiz Monasterio 等人的两块旋转法眶距增宽症矫正术示意图

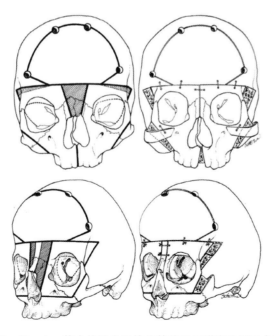

图 7-113　Marchac 等人的改良两块旋转法眶距增宽症矫正术示意图

(2)第3、4号面裂的治疗。

①Z成形术:适用于不完全性面斜裂。可以沿内眦至鼻翼外侧缘设计Z形切口,同时切除上唇至鼻翼外侧缘的裂隙组织,用颊部皮瓣修复缺损。伴有下眼睑缺损时,沿外翻的结膜缘做V形切开,创缘相对缝合。伴有内眦明显下移时,还可以在内眦上方做一小的旋转皮瓣予以矫正,同时在实际应用中,还需根据具体病例的裂隙状况,设计1个或多个旋转皮瓣进行修复(图7-114、图7-115)。

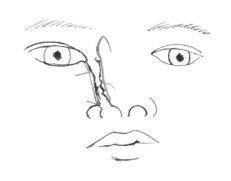

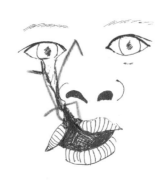

图7-114　第3号面裂的皮瓣设计　　　　图7-115　第4号面裂的皮瓣设计

②额部扩张皮瓣旋转成形术:一期在额部埋入扩张器,进行皮肤扩张。成功后行二期扩张皮瓣转移术。沿裂隙两侧做切口,并将裂缘皮肤翻转向口腔侧进行相对缝合作为衬里。将额部扩张后的皮瓣带蒂转移到面部,旋转覆盖裂隙区创面(图7-116)。

③面斜裂的植骨成形术:当裂隙范围较大,眶底骨壁缺损较多,骨缺损涉及眶下孔、上颌骨前壁,眼球向裂隙移位坠入时,应实行植骨成形术。植骨范围包括齿槽突裂至眶下板区,同时配以额部扩张皮瓣修复(图7-117)。

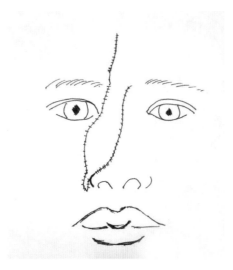
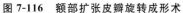

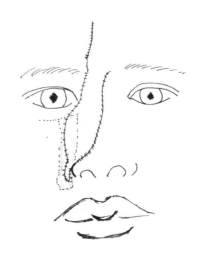

图7-116　额部扩张皮瓣旋转成形术　　　　图7-117　面斜裂的植骨成形术

(3)面横裂(第6、7号面裂)的治疗:对其软组织和横裂进行矫正。

①横裂的矫正。

a.Z形修复术:传统术式。手术时,要先将口角定位,单侧口角裂可以健侧口角为标准,

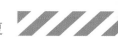

双侧口角裂或面横裂,可将睑裂中三分之一交界处向下作垂线与口裂水平线相交处定为口角,也可按黏膜色泽来定位(颊黏膜较唇黏膜色泽稍淡)。自该点沿裂隙上、下缘皮肤黏膜交界处做切口,切开皮肤和肌肉,直达黏膜下层,将黏膜翻转相对缝合作为口腔黏膜,按层缝合肌层和皮肤(图 7-118)。如裂隙较长,可在切口中段各做一个三角形皮瓣,按 Z 成形术的原则缝合皮肤以防形成直线形瘢痕牵拉口角。

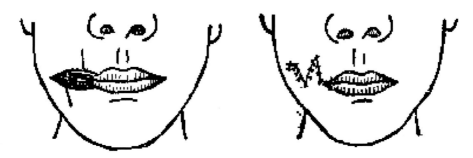

图 7-118　面横裂 Z 形修复术示意图

b.矩形肌黏膜瓣修复术:日本 Eguchi 等人设计了一种口角的肌黏膜瓣,对口角肌肉进行修复。按图 7-119 所示的设计,在口角形成两个矩形的肌黏膜瓣,转移缝合,面部设计成多个 W 形的皮瓣,交错缝合。这种方法做成的口角更加似椭圆,外形更接近正常。

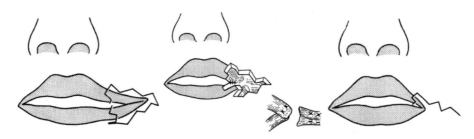

图 7-119　Eguchi 等人设计的一种口角肌黏膜瓣修复面横裂

②软组织的矫正:可采用自体脂肪移植术和局部脂肪筋膜瓣转移充填术。

a.自体脂肪移植术:可从腹部或臀部抽吸脂肪,再注射移植到较小的一侧面部。

b.局部脂肪筋膜瓣转移充填术:可设计用颞筋膜瓣,转移充填到较小的一侧面部。此法的不足之处是在颞区可形成较大的瘢痕,但头发可遮盖瘢痕。

2)精准智能化数字产品在面裂手术中的应用　面裂手术应用的精准智能化数字产品有术前模型、术前仿真手术、数字导板、手术导航和手术机器人。

(1)数字智能化术前模型:医生遇到一些复杂手术之前需要做手术规划,通过规划制订适合患者的手术方案,模型是最好的设计物体,可以进行多次手术前的模拟演练,来提早应对手术中可能出现的状况,缩短手术时间,从而提高手术成功率。面裂手术的难点在于定位和重建之后的情况评估。

数字智能化手术规划克服了整形外科医生的视觉局限,使数据测量更加精准,诊断更加精确,手术更加精准、更加高效。目前,面裂手术没有特殊的术前规划软件,常用的提供给颅颌面外科的软件均能进行手术设计。如 Wang 等人对面斜裂患者的骨性结构做了模型,并以模型为基础做了缺少不同形态和大小骨的模型(图 7-120)。

(2)术前仿真手术:可以采用计算机模拟和模型模拟进行术前仿真手术。计算机模拟仿

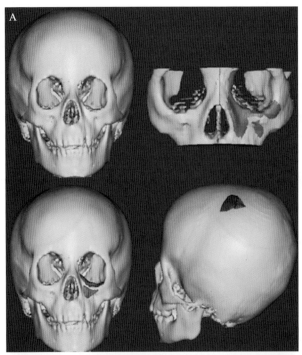

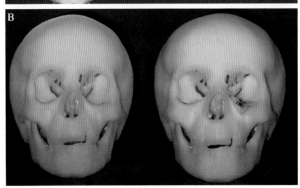

图7-120 面斜裂的手术设计和模型

A.计算机设计；B.模型模拟

真手术基本可以用一些软件完成,常用的软件有 GE、Philips、Siemens 等 CT 制造公司的专业配套软件和 Mimics、Simpleware、Geomagic 等通用商业软件。这些软件可以模拟设计和重现手术场景。也有许多仿真机出现,如 Ueda 等人设计的仿真模型机是分层的,有骨骼和软组织模型,可以在模型上随意设计切取皮瓣和行骨骼再造来治疗模型上的面中裂(图7-121)。Mitsuno 等人还报道,既可以用实物模型进行仿真手术,同时又可以在虚拟的计算机上进行各种面裂手术练习,也就是进行虚拟的模型仿真手术(图7-122)。

(3)数字智能化手术过程:使用数字导板和手术导航。

在手术中能够使用的仍然是数字导板和手术导航。文献中暂未找到数字导板的报道,这也是我们面对这些疾病可以发明创造的内容。手术导航有几篇报道,都是利用咬合夹板做对照注册的。图7-123示第1、3号面裂的手术导航图和第4号面裂的手术导航图。

(4)手术机器人:目前颅颌面外科的手术机器人还在试验阶段。未见完整的手术机器人的报道。

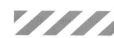

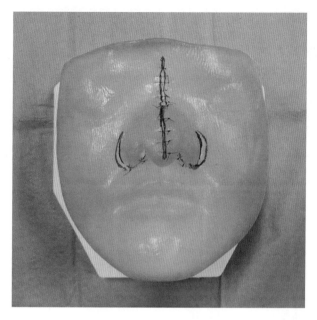

图 7-121　Ueda 等人的仿真模型

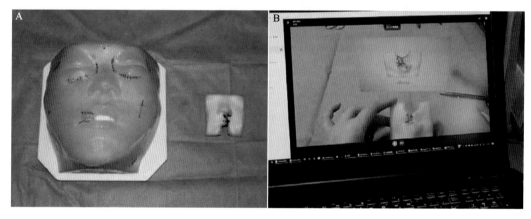

图 7-122　Mitsuno 等人虚拟和现实的模型仿真机
A.实物模型仿真手术；B.虚拟计算机仿真手术训练

3. 小下颌畸形的治疗

1）Treacher Collins 综合征的治疗

（1）手术治疗：对该综合征的治疗都是对症治疗。哪个部位有畸形就修复哪个部位，故手术治疗分为睑缘修复、眶外侧壁修复、颧弓和软组织缺损的修复。

①治疗年龄：澳大利亚颅面外科中心针对此综合征的治疗分三个时期。第一个时期是1岁以内，这一时期又分新生儿时期、29天到3个月及4个月到1岁这三个阶段来治疗。第二个时期是2～12岁，这一时期分两个阶段，即2～5岁和6～12岁。第三个时期就是13岁及以上。第一个时期主要做下颌延长和气道管理，第二个时期主要做软组织的修复，第三个时期则进行美容整形矫正。

a.睑缘修复：可在1岁以内进行，眼睑的再造可以在4～10岁进行。

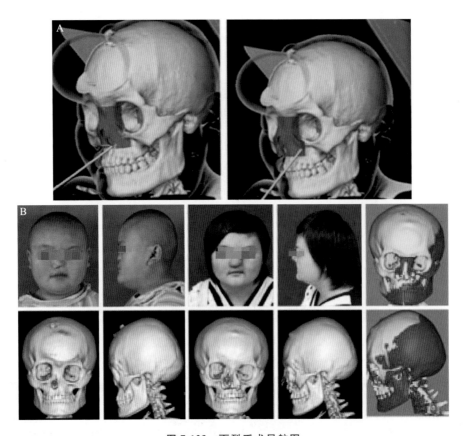

图 7-123　面裂手术导航图

A. 第 1、3 号面裂的手术导航图；B. 第 4 号面裂的手术导航图

b. 中面部截骨、颧弓的重建和眼眶骨的重建可在 3 岁以上进行。颅骨手术也可以在 3～10 岁进行，也可以在颌骨发育完成以后进行。外耳成形和一般耳再造时间是一样的，一般在 6 岁以后进行，以获得足够的软骨支架。

②治疗方法：现在基本是按美国 Fan 等人的方法进行治疗。

a. 下睑缘发育不良的修复：目的是修复下睑缘的全层缺损。可设计用上睑皮肤以外眦为蒂的转移皮瓣转移修复下睑（Z 形皮瓣），该皮瓣能修复全层的下睑外侧缺损，同时可将外眦角上移。也可设计在外眦进行重新固定，同时矫正外眦下移的反眼畸形，也就是外眦低于内眦，眼睛呈下倾型（图 7-124）。

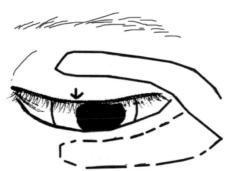

图 7-124　下睑缘发育不良的手术示意图

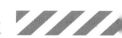

　　上睑皮瓣可沿双重睑的切口来进行设计,按下睑缺损多少来设计皮瓣大小,皮瓣掀起时应稍厚,带部分眼轮匝肌,以充填下睑全层的组织缺损。该上睑 Z 形皮瓣的外上缘应相当于再造后的外眦角部位,或可较正常外眦角水平高 2~3 mm,以起到矫正之效。上眼睑带蒂皮瓣转移的同时,应做外眦韧带固定,即在皮瓣切口内分离出外眦韧带束,可用钢丝将其直接固定于眶外侧、额颧缘残存的骨壁上(在眶外缘骨壁上钻孔固定),使外侧睑裂位于正常位置。

　　b.眶颧部分缺损的重建:一般原则是在颧骨缺损区植入分层叠加的肋骨片。常规取冠状切口,也可选择下睑缘的局部入路。下睑中外侧缘切开后可向下分离,跨过眶隔脂肪直达眶下缘壁,向侧面分离直到眶侧壁和颧弓。两种切口应该依畸形的严重程度进行选择,对于轻、中度眶颌缺损和畸形,主要是颧和眶下缘发育不全的,可选下睑缘切口,对于重度眶颌缺损和畸形,应该选择冠状切口。切口打开后分离导骨膜,切开骨膜。下睑缘切口是向外侧剥离至颧骨,向上分离到额部眉弓,显露眶外侧缘直到眶额处。如此分离出的眶外侧和上颌部的骨缺损均可显露在术野中。冠状切口和经典的方式一样,就是向下分离直到暴露眶外侧和上颌部的骨缺损,切取 3~4 条自体肋骨(长 6~10 cm)待用。把肋骨做成 L 形,轻、中度的可经下睑缘进行植骨,即插入 L 形的眶外下缘骨架,然后将骨架的上端固定于眶外缘蝶额缝处即可。重度的可在冠状切口下充分暴露,分(切)开骨膜,以松开眶周组织,分离出一个腔隙用于给植骨预留合适的空间,但注意不要误伤眶下神经。植骨时须同时矫正外部向外下的倾斜。将肋骨用钛钉固定在眶外侧和颧弓上(图 7-125)。

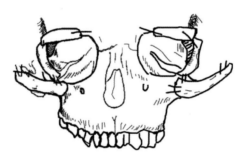

图 7-125　眶颧部分缺损用肋骨重建的示意图

　　用自体肋骨片移植,塑形较为方便,但也有其缺点,如远期骨吸收较多、每次取骨量大而用量小、骨源不足给二期修复带来困难等。故目前许多学者采用颅骨外板进行眶颧部的骨结构重建。

　　c.带颅骨膜蒂的颅骨外板眶颧部重建术:设计大冠状切口,切开头皮,切开帽状腱膜,在颅骨膜外分离、暴露整个前额,在额顶部做如图 7-126 所示的切口,切开骨膜。截除一块 L 形的颅骨瓣,蒂向下。截骨后带骨膜蒂转移颅骨到眶外侧和上颌部。一般在额顶部取颅骨板,颅骨膜蒂向下延伸,与颞浅筋膜相连,尽量保持蒂宽一些。

　　d.medpor 充填术:上颌和眶外侧壁的缺损也可用各种材料来充填,常用的是 medpor 材料。充填 medpor 材料代替骨移植可以弥补骨量不足、雕塑外形不佳等缺陷。由于 Treacher Collins 综合征患者的额眶上颌部发育不良,所以用 medpor 材料来代替骨组织,可使充填的组织更充分一些,同时无术后吸收的并发症发生。手术方法与前述相同,只是在放入 medpor 材料时要注意勿损伤眶下神经(图 7-127)。

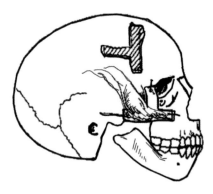

图 7-126　带颅骨膜蒂的颅骨外板眶颧部重建术

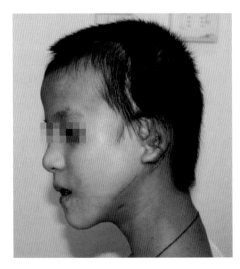

图 7-127　medpor 充填术后

e. 小下颌畸形的矫正：对于轻度畸形患者，主要是改善颜面外形，可以做下颌体部的植骨（丰满双侧下颌部）。对于较严重的病例，由于在出生后就产生呼吸困难和喂养困难，故在考虑外形修复的同时，应扩大咽腔以减轻呼吸阻塞和喂养困难。术式可选择下颌骨倒 L 形截骨延长术或行矢状劈下颌骨前移术，也可做牵张成骨延长术。

在 Treacher Collins 综合征的治疗中，要注意以下四个问题。

第一，麻醉中气管插管问题。大多数患者口鼻腔和咽腔较狭小，不易插管，麻醉的难度较高。术后患者尚未清醒时，呼吸阻塞的发生率也较高，故应重视术中和术后监护。对于不易插管的患者，可用纤维喉镜辅助插管，如仍插不进去，可选用喉罩，如果用喉罩，则手术操作需要仔细，避免活动头部引起喉罩脱落。

第二，上颌骨处理与否的问题。对于 Treacher Collins 综合征的上颌骨发育不良，在不影响呼吸的情况下，一般主张不进行矫正。只有明显影响呼吸时考虑进行上下颌同时手术治疗。可采用 Le Fort Ⅲ 型截骨，同时做眶外侧壁的重建，治疗过程中需要大量的骨移植。因此，对不同类型的患者应合理计划取骨的数量，应考虑到多数患者可能因骨吸收或颅面进一步发育后，还须行二期植骨术，因而自体骨移植的取骨量有限时，也可用其他材料代替植骨。

第三，术中植入物的内固定。对于低龄儿童植骨的固定，可用可吸收板和螺丝固定，或用尼龙线固定。对于高龄儿童，可采用钢丝、微型钛板和螺钉固定。

第四，眶外形不理想的术中和二期修复问题。可以在本次手术中使用自体脂肪充填，来改变由于用骨或充填材料矫正引起的外形不美观，也可在二期或三期使用自体脂肪充填，多数患者可从腹部或臀部吸取脂肪组织。由于 Treacher Collins 综合征可伴有颌面部软组织的发育不足、颞浅筋膜过薄等情况，因此，使用游离脂肪多次注射移植来改善面部软组织的外形可以收到较好的效果。

（2）精准智能化数字产品在 Treacher Collins 综合征手术中的应用。

①术前设计（3D 模型的建立）：对 Treacher Collins 综合征的手术设计都是针对骨性结构矫正进行的。手术设计可分为两种，一种是运用设计软件如 Mimics，医生可以在手术前

设计截骨方法和确定固定延长器的位置及钛钉的位置。可提前设计出来以应对手术中可能出现的状况，缩短手术时间，从而提高手术成功率。软件设计多与数字导板相关联，后续内容会讲到。

还有就是利用 3D 重建技术、3D 打印技术、计算机辅助设计打印出术中 1∶1 的下颌骨模型。在手术前利用数字化技术进行科学规划，设计出最优的手术方案，达到精准设计的目的，为更好地治疗提供保障。笔者也打印过这类疾病的模型供手术中使用(图 7-128)。

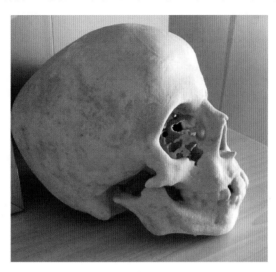

图 7-128　Treacher Collins 综合征的 3D 模型

②术前仿真手术：同样存在两种术前仿真手术，即计算机模拟仿真手术和模型模拟仿真手术。Treacher Collins 综合征的仿真机目前还未有报道，因此，还有进一步研究的可能。我们可以采用模型模拟仿真手术。3D 打印将 3D 可视化图像向更贴近人体真实器官的立体物理模型转化，实现了空间维度的跨越式转变。因此我们可以在模型上设计，并模拟进行截骨仿真手术。

③数字导板在手术过程中的应用：目前，Treacher Collins 综合征的畸形主要是颧弓和眶外侧壁缺损。可以通过计算机设计正常的颧弓，再把两个颧弓合成一块骨瓣，按这块骨瓣相同的弧度在颅骨上选取材料。这样可以设计出颅骨的截骨线导板和颧弓的形状，用于颧弓的再造手术，而剩下的颅骨仍然可以用于修补颅骨缺损(图 7-129)。Day 等人和 Laurea 等人使用该方法进行治疗，他们设计的植入物偏大。这样颧弓的外形突出更明显(图 7-130、图7-131)。

④手术导航：虽然没有文献报道用手术导航直接进行 Treacher Collins 综合征的治疗，但已有计算机导航下进行下颌手术和眶壁手术的报道。Lee 等人使用一种新的标记器对下颌进行导航手术(图 7-132)，而 García-Cano 等人使用外眦定位标记注册对眶外侧壁和眶下壁进行了导航手术(图 7-133)。因此，如果病例选择合适，是可以进行计算机导航下的Treacher Collins 综合征矫治手术的。

⑤手术机器人：目前颅颌面外科的手术机器人还在试验阶段。所以机器人辅助下的Treacher Collins 综合征手术目前还未真正在临床应用。

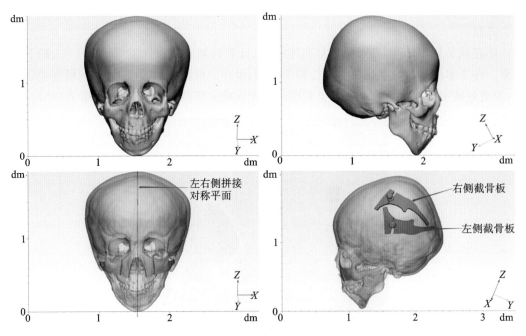

图 7-129　Treacher Collins 综合征的畸形数据导板的设计

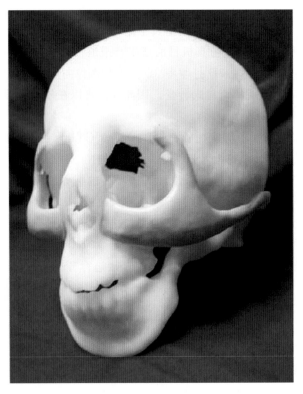

图 7-130　Day 等人的方法

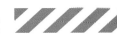

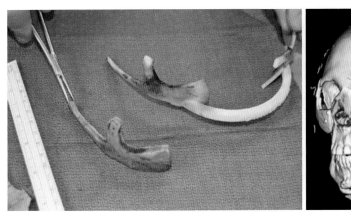
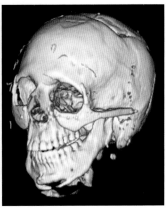

图 7-131　Laurea 等人的方法

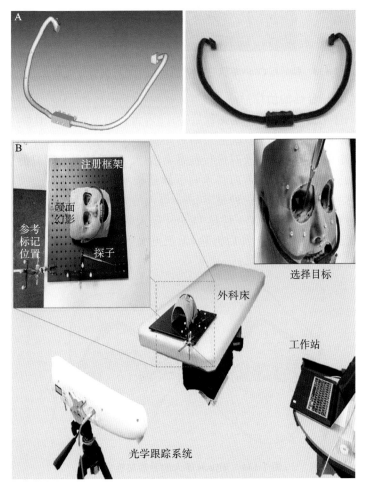

图 7-132　Lee 等人的下颌骨导航手术

A. 标记注册装置；B. 导航设置步骤

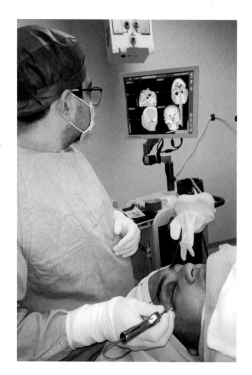

图 7-133 García-Cano 等人在计算机导航下进行眶骨骨折复位手术

2）Pierre Robin 综合征的治疗

（1）保守治疗：①患者取俯卧位，避免舌后坠；②若舌根阻塞致呼吸困难，宜用纱布将舌牵出，若用通气喉罩则更方便、有效；③新生儿期可用鼻饲管喂养，防止喂养困难而导致营养不良；④有吸入性肺炎等并发症时，应及时进行抗感染治疗。严重的患儿则只能行气管切开术。

（2）手术治疗：有舌唇粘连术、舌前移术和下颌延长术。

①舌唇粘连术：有两种方法。一种是 Bijnen 等人的方法，把舌下和口唇各翻一个瓣缝合固定，二期再切开（图 7-134）。还有一种是 Denny 等人的方法，直接由舌底缝合后从下唇下穿出，用一纽扣固定在下唇下，1 个月后拆除，无须再次手术（图 7-135）。

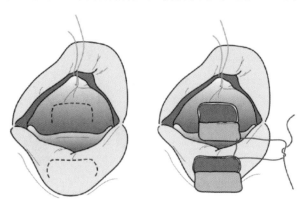

图 7-134 Bijnen 等人的舌唇粘连方法

②舌前移术：Abramowicz 等人提出前移舌可以治疗 Pierre Robin 综合征。他们把舌底和体舌尖前移后固定在下颌骨和下唇上，前移了舌体部，此手术可以使轻、中度 Pierre Robin 综合征患者得到较好的治疗（图 7-136、图 7-137）。

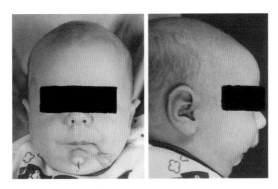

图 7-135　Denny 等人的舌唇粘连方法

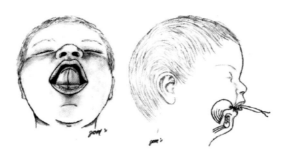

图 7-136　Abramowicz 等人的舌前移术一

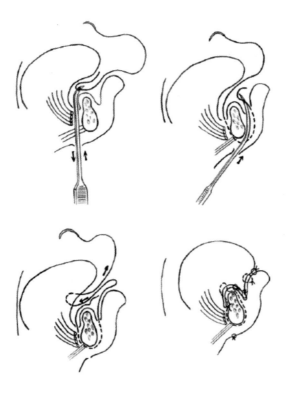

图 7-137　Abramowicz 等人的舌前移术二

③下颌延长术。

a.延长距离的计算：

$$a = \sqrt{b^2 + c^2}$$

式中，a 为下颌需要前移的距离，b 为上、下颌骨水平面之间的距离，c 为患儿与正常新生儿下颌骨升支相差的距离。

通过 CT 可以测量出 b 的距离，正常新生儿下颌骨升支长可通过 X 线测量侧位前颅底长（sn）再由公式"下颌骨升支长 $= \dfrac{5}{7} \times \dfrac{20}{21} \times$ sn"计算得出。这样就可以计算出延长器需要前移的距离，也就是下颌需要延长的距离。

b.手术：采用全身麻醉，用气管插管或喉罩置管，采用口外下颌骨下区切口，沿下颌骨下缘约 2 cm 切开皮肤皮下组织颈阔肌翻瓣向上，暴露下颌水平支，切开骨膜，剥离骨膜，沿骨膜下向后分离出下颌角，再向上分出升支，设计截骨线（图 7-138），为斜形截骨线或倒 L 形截骨线。以下颌升支长轴偏前下方为牵引方向，定好口内置式延长器位置，注意避开牙根、恒牙胚和下齿槽神经管，然后取出延长器，用超声骨刀或气动微动力锯切开下颌骨内外侧骨皮质骨松质，薄刃骨凿打开颌骨，保留颌骨深面骨膜和翼内肌附着以使颌骨断端有较好血供。在骨折线两端安置下颌骨延长器，用自攻螺纹钛钉固定，每侧 2 个钛钉。将延长器末端从耳垂下穿出皮肤至口外（图 7-139）。目前，多数学者采用下颌延长术来矫正小下颌畸形，有 L 形截骨线、C 形截骨线和斜形截骨线，均收到了较好的效果。也有学者认为，下颌延长术要选择好适应证。轻、中度患者宜采用舌唇粘连术，重度患者宜采用下颌延长术。

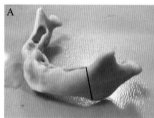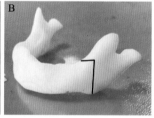

图 7-138　设计截骨线

A.斜形截骨线；B.倒 L 形截骨线

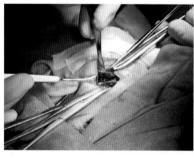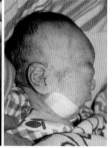

图 7-139　下颌延长术术中和术后的情况

术后处理及二次手术：根据上述公式计算的下颌骨所需长度来确定牵引延长的长度。术后第 1 天开始牵引，每天牵引 3 次，每次 0.4 mm，每天牵引 1.2 mm。到延长至需要的长度为止，一般 2 周左右。术后患者均采用侧卧位，鼻饲管母乳喂养 5 天后改经口母乳喂养，由少量到大量逐渐增加，同时进行静脉营养支持治疗。牵引结束后经过 8 周到 3 个月稳定

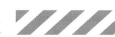

期(图 7-140),再拍摄头颅侧位片,可见牵引间隙内有高密度骨质影(图 7-141),此时可进行第二次手术拆除延长器,从原切口进入,分离瘢痕组织,暴露延长器及钛钉,旋出钛钉。移除延长器,逐层缝合。7 天后拆线。

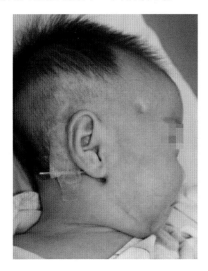

图 7-140　术后固定 3 个月时的情况

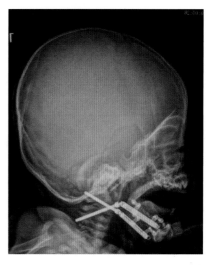

图 7-141　拆除延长器时摄 X 线示牵引间隙内有高密度骨质影

(3)精准智能化数字产品在 Pierre Robin 综合征手术中的应用。

①术前规划和设计(3D 模型的建立):仍然是运用设计软件如 Mimics,可以在手术前设计截骨方式和确定固定延长器的位置及钛钉的位置。可提前设计出来以应对手术中可能出现的状况,缩短手术时间,从而提高手术成功率。

还有就是用 3D 重建技术加计算机辅助技术设计再 3D 打印出手术中可用的 1∶1 的下颌骨模型,利用此模型可在手术前进行模拟手术。图 7-142 为 1∶1 打印的小下颌 3D 模型。

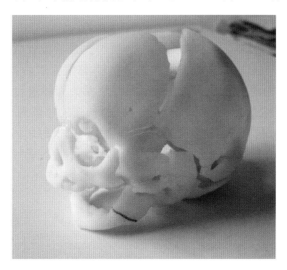

图 7-142　小下颌 3D 模型

②术前仿真手术:仍然是计算机虚拟仿真手术和模型模拟仿真手术。Pierre Robin 综合征的计算机虚拟仿真手术目前报道不多,但模型模拟仿真手术一直在研究中(图 7-143)。

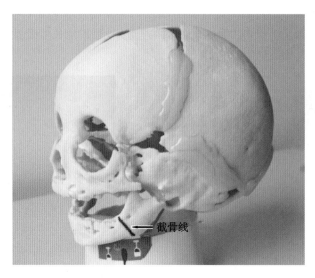

图 7-143 小下颌 3D 模型仿真手术

③数字导板在小下颌畸形手术中的应用：目前用于颌骨的数字导板较多，设计原理不尽相同，都是以设计截骨线为目的的导板。首先患儿术前均行颅面部三维 CT 检查，将 5％水合氯醛（1 ml/kg）通过胃管注入或口服镇静。患儿在睡眠状态下取仰卧位（如有插管，则在给氧和监护下进行），眶耳平面与水平面垂直。扫描参数：层厚 1 mm，重建厚度 1 mm，螺距 0.296，球管电压 100 kV，电流 130 mA，矩阵 512×512。然后将 CT 数据以 DICOM 格式导入 3D slicer 软件（开源软件）中，灰度值调整为骨骼灰度值（普通成人 CT 为 226～3071 HU，婴儿根据出生天数确定骨骼灰度值范围），选定骨骼灰度值范围后分别进行骨组织、下颌神经管和骨髓腔的阈值分割，进行颅颌面下颌骨 3D 重建。对图像进行 3D 重建得到下颌骨，下颌骨为实质部位的，可标为钛钉进入点（图 7-144A）。然后设计截骨线，截骨线位于下颌升支和水平支内侧交汇点到下颌角前 0.5～1 cm 的位置，以便留出延长器后脚固定钛钉的位置，可根据患儿下颌骨升支自身特点适当前后调整，但一定要有足够的宽度，避免在延长时钛钉受前方咬肌的反作用力而切割升支（图 7-144B）。最后设计数字化截骨导板，在重建的模型上，对下颌骨 3D 重建模型进行修复和光滑处理，修复完成后，将下颌骨向外侧调整增厚1 mm；再将上述得到的固定脚定点和下颌截骨线增厚的壳体进行挖空，然后根据手术切口大小，将导板切割至合适尺寸，下颌下缘要按下颌缘的弧度包绕到下颌骨内侧。根据人体解剖对称结构，将上述得到的固定脚定点和下颌截骨线镜像投射到另一侧，按照上述步骤制作另一侧导板模型。设计时注意避开牙根、恒牙胚和下齿槽神经管（图 7-144C）。

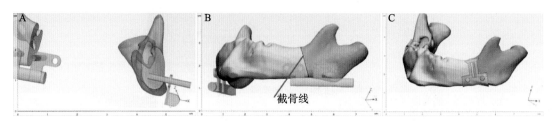

图 7-144 3D slicer 软件辅助治疗新生儿 Pierre Robin 综合征
A.下颌骨皮质和实质区；B.截骨线；C.数字化截骨导板

④数字化截骨导板制作：将下颌骨模型和制作好的截骨定位导板数据以 STL 格式导入 Formware 3D slicer（国产免费）软件中进行打印前处理（加支撑、摆放、切片等过程），其中下颌骨 3D 模型导入树脂 3D 打印机中进行打印，成型尺寸为 600 mm×600 mm×400 mm；将下颌骨截骨定位导板导入金属 3D 打印机中，使用钛合金粉进行打印，成型仓为圆柱形，成型尺寸为直径 150 mm、高 120 mm。通过打印出的下颌骨实体模型和截骨导板，进行术前观察、手术模拟及钛板预弯，确定截骨线位置及钛钉进入点位置。

⑤手术导航：目前在 Pierre Robin 综合征的治疗中没有使用手术导航。Cai 等人通过在延长器上带成像标志物来达到手术导航的目的（图 7-145）。

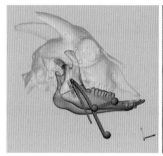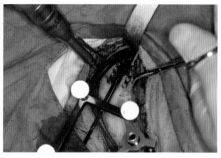

图 7-145 下颌延长术的手术导航动物实验

3）Moebius 综合征的治疗

（1）手术治疗：仍是对症治疗，可进行下颌延长治疗小颌畸形。方法同 Pierre Robin 综合征。目前还没有办法治疗小舌畸形。有学者用双侧带神经的股薄肌瓣和双侧第Ⅺ对脊神经吻合治疗面具脸，取得了较好的效果。如果发生咀嚼困难，也可做矢状劈截骨前移术和牵张成骨延长术同时加功能锻炼。

（2）精准智能化数字产品在 Moebius 综合征手术中的应用：仍然与其他下颌畸形的数字产品一样。可以使用术前模型、术前仿真手术和数字导板以及手术导航来进行治疗。这里不再赘述。

▶▶ 参考文献

[1] Jimenez D F，Barone M. Early treatment of anterior calvarial craniosynostosis using endoscopic-assisted minimally invasive techniques［J］. Childs Nerv Syst，2007，23 (12):1411-1419.

[2] Ko J M，Jeong S Y，Yang J A，et al. Molecular genetic analysis of *TWIST1* and *FGFR3* genes in Korean patients with coronal synostosis:identification of three novel *TWIST1* mutations［J］. Plast Reconstr Surg,2012,129(5):814e-821e.

[3] Tomlinson J K，Breidahl A F. Anterior fontanelle morphology in unilateral coronal synostosis:a clear clinical (nonradiographic) sign for the diagnosis of frontal plagiocephaly［J］. Plast Reconstr Surg,2007,119(6):1882-1888.

[4] Acarturk T O，Azari K，Mooney M，et al. Correction of unilateral coronal synostosis leads to resolution of mandibular asymmetry in rabbits［J］. Plast Reconstr Surg, 2005,115(1):172-182.

[5] Oh A K, Wong J, Ohta E, et al. Facial asymmetry in unilateral coronal synostosis: long-term results after fronto-orbital advancement[J]. Plast Reconstr Surg, 2008, 121 (2): 555-562.

[6] Smartt J M Jr, Elliott R M, Reid R R, et al. Analysis of differences in the cranial base and facial skeleton of patients with lambdoid synostosis and deformational plagiocephaly[J]. Plast Reconstr Surg, 2011, 127(1): 303-312.

[7] Ploplys E A, Hopper R A, Muzaffar A R, et al. Comparison of computed tomographic imaging measurements with clinical findings in children with unilateral lambdoid synostosis[J]. Plast Reconstr Surg, 2009, 123(1): 300-309.

[8] Mignone F, Chiappo G, Licata D, et al. Crouzon's syndrome. Classification and description of a familial case[J]. Minerva Pediatr, 1976, 28(40): 2471-2486.

[9] 郭璐, 赖燕妮, 李连喜. Crouzon 综合征基因突变检测[J]. 中华医学遗传学杂志, 2008, 25(2): 218-220.

[10] Yacubian-Fernandes A, Ducati L G, Silva M V, et al. Crouzon syndrome: factors related to the neuropsychological development and to the quality of life[J]. Arq Neuropsiquiatr, 2007, 65(2B): 467-471.

[11] Aguado A M, Lobo-Rodríguez B, Blanco-Menéndez R, et al. Neuropsychological implications of Crouzon syndrome: a case report[J]. Rev Neurol, 1999, 29(11): 1040-1044.

[12] Kreiborg S. Craniofacial growth in plagiocephaly and Crouzon syndrome[J]. Scand J Plast Reconstr Surg, 1981, 15(3): 187-197.

[13] 代礼, 李娜娜, 袁玉梅, 等. 一例 Apert 综合征患者的 *FGFR2* 基因突变分析[J]. 中华医学遗传学杂志, 2010, 27(6): 682-684.

[14] Cohen M M Jr, Kreiborg S. Skeletal abnormalities in the Apert syndrome[J]. Am J Med Genet, 1993, 47(5): 624-632.

[15] Cohen M M Jr, Kreiborg S. Agenesis of the corpus callosum. Its associated anomalies and syndromes with special reference to the Apert syndrome[J]. Neurosurg Clin N Am, 1991, 2(3): 565-568.

[16] Yacubian-Fernandes A, Palhares A, Giglio A, et al. Apert syndrome: factors involved in the cognitive development[J]. Arq Neuropsiquiatr, 2005, 63(4): 963-968.

[17] Campis L B. Children with Apert syndrome: developmental and psychologic considerations[J]. Clin Plast Surg, 1991, 18(2): 409-416.

[18] Renier D, Arnaud E, Cinalli G. Prognosis for mental function in Apert's syndrome[J]. J Neurosurg, 1996, 85(1): 66-72.

[19] Cohen M M Jr, Kreiborg S. The central nervous system in the Apert syndrome[J]. Am J Med Genet, 1990, 35(1): 36-45.

[20] Lodge M L, Moore M H, Hanieh A, et al. The cloverleaf skull anomaly: managing extreme cranio-orbitofaciostenosis[J]. Plast Reconstr Surg, 1993, 91(1): 1-9; discussion 10-14.

[21] Kress W, Schropp C, Lieb G, et al. Saethre-Chotzen syndrome caused by TWIST 1

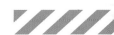
gene mutations:functional differentiation from Muenke coronal synostosis syndrome [J]. Eur J Hum Genet,2006,14(1):39-48.

[22] Muenke M,Gripp K W,McDonald-McGinn D M,et al. A unique point mutation in the fibroblast growth factor receptor 3 gene (*FGFR3*)defines a new craniosynostosis syndrome[J]. Am J Hum Genet,1997,60(3):555-564.

[23] Gorlin R J,Cohen M M,Levin L S,et al. Syndromes of head and neck[M]. 4th ed. New York:Oxford Univ Press,2001.

[24] Dixon M J,Dixon J,Houseal T,et al. Narrowing the position of the Treacher Collins syndrome locus to a small interval between three new microsatellite markers at 5q32-33. 1[J]. Am J Hum Genet,1993,52(5):907-914.

[25] Hayashi T,Sasaki S,Oyama A,et al. New grading system for patients with Treacher Collins syndrome[J]. J Craniofac Surg,2007,18(1):113-119.

[26] Robin P. Backward lowering of the root of the tongue causing respiratory disturbances[J]. Bull Acad Med,1923,89(2):37-41.

[27] Kulkarni A,Madhavi M R,Nagasudha M,et al. A rare case of Moebius sequence[J]. Indian J Ophthalmol,2012,60(6):558-560.

[28] Bianchi B,Ferri A,Brevi B,et al. Orthognathic surgery for the complete rehabilitation of Moebius patients:principles, timing and our experience [J]. J Craniomaxillofac Surg,2013,41(1):e1-e4.

[29] Losito L,Gennaro L,Cacudi M,et al. Moebius syndrome and hydrosyringomyelia: description of a new association[J]. J Child Neurol,2013,28(6):801-804.

[30] Magli A,Bonavolontà P,Forte R,et al. Lower eyelid surgery for lagophthalmos in Möbius and Poland-Möbius syndromes[J]. J Craniofac Surg,2011,22(6):e53-e54.

[31] Krueger J,Michael J. Gestural coupling and social cognition:Möbius syndrome as a case study[J]. Front Hum Neurosci,2012,6:81.

[32] Abbas R,Qureshi A U,Ahmad T M,et al. A neonate with Poland-Mobius syndrome [J]. J Coll Physicians Surg Pak,2011,21(10):640-641.

[33] Thomas S,Matthieu V,Blandine R C,et al. Isolated bilateral coronal synostosis: early treatment by peri fronto-orbital craniectomy[J]. J Craniofac Surg,2008,19(1): 40-44.

[34] Kyung S K,Min H K,Seong C Y,et al. Treatment of nonsyndromic bilateral coronal synostosis using a multiple bone flap rotation-reposition technique[J]. J Craniofac Surg,2004,15(4):603-608.

[35] Murad G J,Clayman M,Seagle M B,et al. Endoscopic-assisted repair of craniosynostosis[J]. Neurosurg Focus,2005,19 (6):E6.

[36] Berry-Cardelario J,Ridgnay E B,Grondin R T,et al. Endoscope-assisted strip craniectomy and postoperative helmet therapy for treatment of craniosynostosis[J]. Neurosurg Focus,2011,31 (2):E5.

[37] Muñoz M J,Esparza J,Hinojosa J,et al. Fronto-orbital remodeling without orbito-naso-frontal bandeau[J]. Childs Nerv Syst,2003,19(5-6):353-358.

[38] Meara J G,Burvin R,Bartlett R A,et al. Anthropometric study of synostotic frontal plagiocephaly:before and after fronto-orbital advancement with correction of nasal angulation[J]. Plast Reconstr Surg,2003,112(3):731-738.

[39] Stelnicki E, Heger I, Brooks C J, et al. Endoscopic release of unicoronal craniosynostosis[J]. J Craniofac Surg,2009,20(1):93-97.

[40] Hinojosa J,Esparza J,Muñoz M J. Endoscopic-assisted osteotomies for the treatment of craniosynostosis[J]. Childs Nerv Syst,2007,23(12):1421-1430.

[41] Satoh K,Mitsukawa N,Hayashi R,et al. Hybrid of distraction osteogenesis unilateral frontal distraction and supraorbital reshaping in correction of unilateral coronal synostosis[J]. J Craniofac Surg,2004,15(6):953-959.

[42] Tellado M G, Lema A. Coronal suturectomy through minimal incisions and distraction osteogenesis are enough without other craniotomies for the treatment of plagiocephaly due to coronal synostosis [J]. J Craniofac Surg, 2009, 19 (6): 1975-1977.

[43] Rogers G F,Proctor M R,Mulliken J B. Unilateral fusion of the frontosphenoidal suture:a rare cause of synostotic frontal plagiocephaly[J]. Plast Reconstr Surg, 2002,110(4):1011-1021.

[44] de Ribaupierre S,Czorny A,Pittet B,et al. Frontosphenoidal synostosis:a rare cause of unilateral anterior plagiocephaly[J]. Childs Nerv Syst,2007,23(12):1431-1438.

[45] Mathijssen I M,van der Meulen J J,van Adrichem L N,et al. The frontosphenoidal suture:fetal development and phenotype of its synostosis[J]. Pediatr Radiol,2008, 38(4):431-437.

[46] Murray D J,Kelleher M O,McGillivary A,et al. Sagittal synostosis:a review of 53 cases of sagittal suturectomy in one unit[J]. Br J Plast Surg,2007,60(9):991-997.

[47] Amm C A,Denny A D. Correction of sagittal synostosis using foreshortening and lateral expansion of the cranium activated by gravity:surgical technique and postoperative evolution[J]. Plast Reconstr Surg,2005,116(3):723-735.

[48] Guimarães- Ferreira J, Gewalli F, David L, et al. Spring-mediated cranioplasty compared with the modified pi-plasty for sagittal synostosis[J]. Scand J Plast Reconstr Surg Hand Surg,2003,37(4):208-215.

[49] 沈卫民,王刚,吴玉新,等. 矢状缝早闭（舟状头）全颅成形术[J]. 中华整形外科杂志, 2006,22(3):172-174.

[50] Mackenzie K A,Davis C,Yang A,et al. Evolution of surgery for sagittal synostosis: the role of new technologies[J]. J Craniofac Surg,2009,20(1):129-133.

[51] Kohan E,Wexler A,Cahan L,et al. Sagittal synostotic twins:reverse pi procedure for scaphocephaly correction gives superior result compared to endoscopic repair followed by helmet therapy[J]. J Craniofac Surg,2009,19(6):1453-1458.

[52] Jimenez D F, Barone C M. Endoscopy-assisted wide-vertex craniectomy, "barrel-stave" osteotomies, and postoperative helmet molding therapy in the early management of sagittal suture craniosynostosis [J]. Neurosurg Focus, 2000, 9

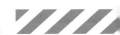

(3):e2.

[53] Lauritzen C,Sugawara Y,Kocabalkan O,et al. Spring mediated dynamic craniofacial reshaping. Case report[J]. Scand J Plast Reconstr Surg Hand Surg,1998,32(3):331-338.

[54] Taylor J A,Maugans T A. Comparison of spring-mediated cranioplasty to minimally invasive strip craniectomy and barrel staving for early treatment of sagittal craniosynostosis[J]. J Craniofac Surg,2011,22(4):1225-1229.

[55] Clayman M A,Murad G J,Steele M H,et al. History of craniosynostosis surgery and the evolution of minimally invasive endoscopic techniques:the University of Florida experience[J]. Ann Plast Surg,2007,58(3):285-287.

[56] Morritt D G,Yeh F J,Wall S A,et al. Management of isolated sagittal synostosis in the absence of scaphocephaly:a series of eight cases[J]. Plast Reconstr Surg,2010,126(2):572-580.

[57] Posnick J C,Lin K Y,Chen P,et al. Metopic synostosis:quantitative assessment of presenting deformity and surgical results based on CT scans[J]. Plast Reconstr Surg,1994,93(1):16-24.

[58] Rodt T,Schlesinger A,Schramm A,et al. 3D visualization and simulation of frontoorbital advancement in metopic synostosis[J]. Childs Nerv Syst,2007,23(11):1313-1317.

[59] Hormozi A K,Shahverdiani R,Mohammadi A R,et al. Surgical treatment of metopic synostosis[J]. J Craniofac Surg,2011,22(1):261-265.

[60] Selber J,Reid R R,Gershman B,et al. Evolution of operative techniques for the treatment of single-suture metopic synostosis[J]. Ann Plast Surg,2007,59(1):6-13.

[61] Keshavarzi S,Hayden M G,Ben-Haim S,et al. Variations of endoscopic and open repair of metopic craniosynostosis[J]. J Craniofac Surg,2009,20(5):1439-1444.

[62] Davis C,Lauritzen C G. Frontobasal suture distraction corrects hypotelorism in metopic synostosis[J]. J Craniofac Surg,2009,20(1):121-124.

[63] Maltese G,Tarnow P,Lauritzen C G. Spring-assisted correction of hypotelorism in metopic synostosis[J]. Plast Reconstr Surg,2007,119(3):977-984.

[64] Witherow H,Dunaway D,Evans R,et al. Functional outcomes in monobloc advancement by distraction using the rigid external distractor device[J]. Plast Reconstr Surg,2008,121(4):1311-1322.

[65] 穆雄铮,俞哲元,韦敏,等. 中面部外置式牵引成骨治疗 Crouzon 综合征[J]. 中华整形外科杂志,2007,23(4):277-280.

[66] Nishimoto S,Oyama T,Shimizu F,et al. Fronto-facial monobloc advancement with rigid external distraction (RED-Ⅱ)system[J]. J Craniofac Surg,2004,15(1):54-59.

[67] Phillips J H,George A K,Tompson B. Le Fort Ⅲ osteotomy or distraction osteogenesis imperfecta:your choice[J]. Plast Reconstr Surg,2006,117(4):1255-1260.

[68] Satoh K,Mitsukawa N,Hosaka Y. Dual midfacial distraction osteogenesis:Le Fort

Ⅲ minus Ⅰ and Le Fort Ⅰ for syndromic craniosynostosis[J]. Plast Reconstr Surg, 2003,111(3):1019-1028.

［69］ Meling T R, Hans-Erik H, Per S, et al. Le Fort Ⅲ distraction osteogenesis in syndromal craniosynostosis[J]. J Craniofac Surg,2006,17(1):28-39.

［70］ Holmes A D, Wright G W, Meara J G, et al. Le Fort Ⅲ internal distraction in syndromic craniosynostosis[J]. J Craniofac Surg,2002,13(2):262-272.

［71］ Mathijssen I, Arnaud E, Marchac D, et al. Respiratory outcome of mid-face advancement with distraction: a comparison between Le Fort Ⅲ and frontofacial monobloc[J]. J Craniofac Surg,2006,17(5):880-882.

［72］ Cruz A A, Akaishi P M, Arnaud E, et al. Exorbitism correction of faciocraniosynostoses by monobloc frontofacial advancement with distraction osteogenesis[J]. J Craniofac Surg,2007,18(2):355-360.

［73］ Meling T R, Due-Tønessen B J, Høgevold H E, et al. Monobloc distraction osteogenesis in pediatric patients with severe syndromal craniosynostosis[J]. J Craniofac Surg,2004,15(6):990-1001.

［74］ Witherow H, Dunaway D, Ponniah A, et al. Monobloc distraction in an infant, using the rigid external distractor: problems and solutionsd—a case report[J]. J Craniomaxillofac Surg,2008,36(1):15-20.

［75］ 沈卫民,崔杰,陈建兵. Monobloc 分段截骨双向牵引治疗婴儿 Crouzon 综合征[J]. 中华整形外科杂志,2011,27(5):327-331.

［76］ Mantilla-Rivas E, Tu L, Goldrich A, et al. Occult scaphocephaly: a forme fruste phenotype of sagittal craniosynostosis[J]. J Craniofac Surg,2020,31(5): 1270-1273.

［77］ Al-Shaqsi S Z, Rai A, Forrest C, et al. Public perception of a normal head shape in children with sagittal craniosynostosis[J]. J Craniofac Surg,2020,31(4): 940-944.

［78］ Narro-Donate J M, Méndez-Román P, Huete-Allut A, et al. Anterior unilateral plagiocephaly in patient with Alagille syndrome: case report[J]. World Neurosurg, 2018,114:37-42.

［79］ Raposo-Amaral C E, Denadai R, de Oliveira Y M, et al. Apert syndrome management:changing treatment algorithm[J]. J Craniofac Surg, 2020, 31 (3): 648-652.

［80］ Kamel G N, Carbulido M K, McKee R M, et al. Analysis of actual versus predicated intracranial volume changes for distraction osteogenesis using virtual surgical planning in patients with craniosynostosis[J]. Ann Plast Surg,2021,86(5S Suppl 3): S374-S378.

［81］ Hariri F, Zainudin N A A, Anuar A M S, et al. Optic canal analysis in syndromic craniosynostosis: volumetric and surface area validation study using different measurement modalities[J]. J Craniofac Surg,2021,32(1): 355-359.

［82］ Li X, Zhu W, He J, et al. Application of computer assisted three-dimensional simulation operation and biomechanics analysis in the treatment of sagittal Craniosynostosis[J]. J Clin Neurosci,2017,44:323-329.

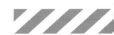

[83] Bertrand A A，Hu A C，Lee J C. Planning and osteotomy designs in the correction of single-suture craniosynostosis[J]. Ann Plast Surg，2021，86(2)：226-232.

[84] Coelho G，Warf B，Lyra M，et al. Anatomical pediatric model for craniosynostosis surgical training[J]. Childs Nerv Syst，2014，30(12)：2009-2014.

[85] Mardini S，Alsubaie S，Cayci C，et al. Three-dimensional preoperative virtual planning and template use for surgical correction of craniosynostosis[J]. J Plast Reconstr Aesthet Surg，2014，67(3)，336-343.

[86] Laurea B，Louisya A，Joly A，et al. Virtual 3D planning of osteotomies for craniosynostoses and complex craniofacial malformations[J]. Neurochirurgie，2019，65(5)：269-278.

[87] Zhu M，Chai G，Lin L，et al. Effectiveness of a novel augmented reality-based navigation system in treatment of orbital hypertelorism[J]. Ann Plast Surg，2016，77(16)：662-668.

[88] Ortiz Monasterio F，Medina O，Musolas A. Geometrical planning for the correction of orbital hypertelorism[J]. Plast Reconstr Surg，1990，86(4)：650-657.

[89] Marchac D，Sati S，Renier D，et al. Hypertelorism correction：what happens with growth? Evaluation of a series of 95 surgical cases[J]. Plast Reconstr Surg，2012，129(3)：713-727.

[90] Panchal J，Kim Y O，Stelnicki E，et al. Quantitative assessment of osseous，ocular，and periocular changes after hypertelorism surgery[J]. Plast Reconstr Surg，1999，104(1)：16-18.

[91] Posnick J C，Waitzman A，Armstrong D，et al. Monobloc and facial bipartition osteoteotomies ：quantitative assessment of presenting deformity and surgical results based on computed tomography scans[J]. J Oral Maxillofac Surg ，1995 ，53(4)：358-367.

[92] Whitaker L A，Vander Kolk C. Orbital reconstruction in hypertelorism [J]. Otolaryngol Clin North Am，1988，21(1)：199-214.

[93] 顾清，穆雄铮.眶距增宽症的诊断和分类标准及手术治疗[J].组织工程与重建外科杂志，2009，5(2)：117-120.

[94] 韦敏，穆雄铮，冯胜之，等.眶距增宽症鼻成形术[J].中华整形外科杂志，2001，17(2)：102-104.

[95] 穆雄铮，韦敏，张如鸿，等.眶缘眶壁分层截骨术治疗眼眶及眶周畸形[J].中华眼科杂志，2003，39(9)：524-527.

[96] 沈卫民，崔杰，王顺荣，等.颅外径路手术矫正眶距增宽症二例[J].中华整形外科杂志，2005，21(5)：399-400.

[97] Eguchi T，Asato P H，Takushima A，et al. Surgical repair for congenital macrostomia：vermilion square flap method[J]. Ann Plast Surg，2001，47(6)：629-635.

[98] Wang J，Liu J F，Liu W，et al. Application of computer techniques in repair of oblique

facial clefts with outer-table calvarial bone grafts[J]. J Craniofac Surg,2013,24(3):957-960.

[99] Ueda K,Kino H,Katayama M,et al. Simulation surgery using 3D 3-layer models for congenital anomaly[J]. Plast Reconstr Surg Glob Open,2020,8(8):e3072.

[100] Mitsuno D,Hirota Y,Akamatsu J, et al. Telementoring demonstration in craniofacial surgery with hololens, skype, and three-layer facial models[J]. J Craniofac Surg,2019,30(1):28-32.

[101] Li D,Bai S,Yu Z,et al. Surgery navigation in treating congenital midfacial dysplasia of patients with facial cleft[J]. J Craniofac Surg,2017,28(6):1492-1494.

[102] Gui H,Zhang S,Luan N,et al. A novel system for navigation and robot-assisted craniofacial surgery:establishment of the principle prototype[J]. J Craniofac Surg,2015,26(8):e746-e749.

[103] Posnick J C,Ruiz R L. Treacher Collins syndrome: current evaluation,treatment, and future directions[J]. Cleft Palate Craniofac J,2000,37(5):434.

[104] Thompson J T,Anderson P J,David J D. Treacher Collins syndrome: protocol management from birth to maturity[J]. J Craniofac Surg,2009,20(6):2028-2035.

[105] Fan K L,Federico C,Kawamoto H K,et al. Optimizing the timing and technique of Treacher Collins orbital malar reconstruction[J]. J Craniofac Surg,2012,23(7 Suppl 1):2033-2037.

[106] Day K M,Gabrick K S,Sargent L A,et al. Applications of computer technology in complex craniofacial reconstruction[J]. Plast Reconstr Surg Glob Open,2018,6(3):e1655.

[107] Lee J,Mekuria K,Son T,et al. A novel noninvasive patient-specific navigation method for orbital reconstructive surgery:a phantom study using patient data[J]. Plast Reconstr Surg,2019,143(3):602e-612e.

[108] García-Cano E,Malagón-Hidalgo H O,Gónzalez-Magaña F,et al. Assesing intraoperative virtual navigation on my craniofacial surgery fellowship for orbital fractures repair:is it useful? [J]. J Craniofac Surg,2021,32(1):238-241.

[109] Bijnen C L,Don Griot P J,Mulder W J,et al. Tongue-lip adhesion in the treatment of pierre robin sequence[J]. J Craniofac Surg,2009,20(2):315-320.

[110] Denny A D,Amm C A,Schaefer R B. Outcomes of tongue-lip adhesion for neonatal respiratory distress caused by pierre robin sequence[J]. J Craniofac Surg,2004,15(5):819-823.

[111] Abramowicz S,Bacic J D,Mulliken J B,et al. Validation of the GILLS score for tongue-lip adhesion in Robin sequence patients[J]. J Craniofac Surg,2012,23(2):382-386.

[112] Evans A K,Rahbar R,Rogers G F,et al. Robin sequence: a retrospective review of 115 patients[J]. Int J Pediatr Otolaryngol,2006,70(6):973-980.

[113] 滕利,孙晓梅,吴国平,等.下颌骨牵引成骨术治疗儿童小下颌畸形伴阻塞性睡眠呼

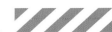

吸暂停综合征[J].中华整形外科杂志,2005,21(4):248-251.

[114] Denny A,Kalantarian B. Mandibular distraction in neonates:a strategy to avoid tracheostomy[J]. Plast Reconstr Surg,2001,109(3):896-904.

[115] Tibesar R J,Price D L,Moore E J. Mandibular distraction osteogenesis to relieve Pierre Robin airway obstruction[J]. Am J Otolaryngol,2006,27(6):436-439.

[116] 潘朝斌,杨朝晖,张彬,等.牵引成骨术治疗青少年小下颌骨畸形的应用[J].中山大学学报,2006,27(6):686-689.

[117] Roy S,Patel P K. Mandibular lengthening in micrognathic infants with the internal distraction device[J]. Arch Facial Plast Surg,2006,8(1):60-64.

[118] Burstein F D. Resorbable distraction of the mandible:technical evolution and clinical experience[J]. J Craniofac Surg,2008,19(3):637-643.

[119] Wittenborn W,Panchal J,Marsh J L,et al. Neonatal distraction surgery for micrognathia reduces obstructive apnea and the need for tracheotomy[J]. J Craniofac Surg,2004,15(4):623-630.

[120] 令孤清溪,唐友盛,卢晓峰,等.牵引成骨技术对颌骨畸形伴发 OSAS 未成年患者疗效评价[J].临床口腔医学杂志,2007,23(4):218-219.

[121] 杨朝晖,潘朝斌,张彬,等.骨牵引技术治疗 TMJ 强直小下颌畸形伴阻塞性睡眠呼吸暂停低通气综合征[J].口腔医学研究,2006,22(6):675-677.

[122] Rubio-Bueno P,Naval L,Rodriguez-Campo F,et al. Internal distraction osteogenesis with a unidirectional device for reconstruction of mandibular segmental defects[J]. J Oral Maxillofac Surg,2005,63(5):598-608.

[123] Dauria D,Marsh J L. Mandibular distraction osteogenesis for Pierre Robin sequence:what percentage of neonates need it? [J]. J Craniofac Surg,2008,19(5):1234-1243.

[124] Schaefer R B,Stadler J A 3rd,Gosain A K. To distract or not to distract:an algorithm for airway management in isolated Pierre Robin sequence[J]. Plast Reconstr Surg,2004,113(4):1113-1125.

[125] Cai M,Chen Y,Lu X,et al. Application of a newly designed mandibular distraction device for navigation surgery in goats[J]. J Craniomaxillofac Surg,2017,45(10):1704-1709.

[126] Lu J C,Chuang D C. One-stage reconstruction for bilateral Möbius syndrome:simultaneous use of bilateral spinal accessory nerves to innervate 2 free muscles for facial reanimation[J]. Ann Plast Surg,2013,70(2):180-186.

[127] Cai M,Shen G,Fang B,et al. Treatment of severe skeletal open bite deformity in patients with Möbius syndrome:a report of 3 cases[J]. J Oral Maxillofac Surg,2012,70(6):e389-e399.

（沈卫民　崔杰）

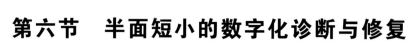

第六节 半面短小的数字化诊断与修复

一、半面短小的胚胎发育与形成

半侧颜面短小畸形（半面短小）是涉及一系列颅面结构畸形的先天性疾病，这些畸形起源于第一和第二鳃弓，或与之密切相关的结构，如下颌、上颌、外耳和内耳、眼眶、颧骨、面部软组织和肌肉，以及面神经。这些畸形会导致面部外观的异常，以及进食、听力、气道解剖、面部表情、言语和眼球保护方面的各种功能障碍。鉴于临床表现的严重性，半面短小患者的治疗应在一个多学科的颅颌面团队中进行，其中应包括整形外科医生、颅面外科医生、显微外科医生、耳鼻喉科医生、眼科医生、儿科医生、喂养专家、心理学家、语言治疗师和护理人员等。

（一）发病率

半面短小是头颈部常见先天畸形。半面短小的发病率估计在 1/26000 到 1/642 之间。大多数半面短小病例是散发的，然而，半面短小的世代存在现象提示其可能存在多种遗传方式。半面短小可以是单侧或双侧发病。虽然有 5％～30％ 的病例存在双侧发育不良，但通常是不对称的，被诊断为单侧受累的患者通常有对侧耳、下颌或眼眶的微小异常。近年来的文献综述表明，双侧受累的比例有所增高，这可能是因为对侧细微的软组织异常（如巨口畸形、面颊发育不良、耳前皮赘等）被越来越多地认识或记录。虽然许多研究表明右侧和男性发病较多，但也有其他研究表明其发病没有侧别和性别的区别。

（二）相关结构的胚胎发育

颅面结构主要来源于脑神经嵴细胞和中胚层细胞，它们通过精心编排的相互作用，形成复合组织，包括骨骼、肌肉、结缔组织和头部特有的特化上皮。原肠胚和神经胚都参与了被动细胞移位和主动细胞迁移，为颅面发育奠定了基础。细胞迁移时间、速度或程度被干扰通常会导致颅面缺陷。颅面结构通过一系列相互作用同步发育。然而，在头部，这些相互作用发生在神经性和非神经性外胚层之间，外胚层和内胚层之间，以及外胚层、内胚层和中胚层之间。

新形成的受精卵反复分裂，形成桑葚状的固体细胞团，称为桑葚胚。在这个阶段，桑葚胚穿过输卵管进入子宫。随着细胞的进一步分裂，桑葚胚变成囊胚，囊胚有两个组成部分。第一个组成部分是滋养层细胞，其滋养和支持发育中的胚胎的胎盘结构的形成；第二个组成部分是分化为胚胎本身的胚胎母细胞。原肠的形成在人类生命的第 3 周开始，仅限于胚胎母细胞，当可以看到横跨人类胚胎长度的凹陷时，原肠的形成就开始了。这种凹陷被称为原条。细胞从外胚层流进这种凹陷，从头端到尾端形成梯度。当它们经过原条的最尾部时，这些细胞会经过一个名为亨森结的解剖标志。正是在这个时刻，细胞暴露在化学成形素中，这将影响它们的最终行为。

原肠胚形成了三层胚层——外胚层、中胚层和内胚层，而神经形成了第四层胚层，即神经嵴。在神经形成过程中，扁平的神经板转变为神经管。这种转变对面部发育有重要影响，因为神经板的内侧区域成为神经管的腹面，而神经板的外侧区域构成神经管的背面。控制

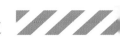

颅面发育的一些最重要的信号通路实际上涉及特定神经板的内侧和外侧区域。

在神经形成过程中,一群新的神经嵴细胞形成折叠神经管的背部区域,特别是来自一个称为神经褶的区域,这个神经褶定义了神经性和非神经性外胚层之间的边界。当柱状外胚层细胞分离并转化为细长的间充质细胞时,在此边界区域产生神经嵴细胞。这一过程被称为上皮向间充质转化,是正常神经嵴细胞的独特特征。

神经嵴细胞的产生也与分泌蛋白的 Wnt 途径密切相关。Wnt 蛋白首先在神经褶中表达;如果 Wnt 信号在这个阶段被阻断,那么神经嵴细胞就无法生成。Wnt 信号反过来驱动一些转录因子的表达。对这些神经嵴转录因子的干扰,导致一系列严重的先天性缺陷。受到特定调控后,脑神经嵴细胞开始从背侧神经管向腹侧的鳃弓广泛迁移。迁移完成后,神经嵴细胞就进行增殖,然后分化。神经嵴细胞分化形成的细胞类型非常多样。

神经嵴鳃弓是面部发育的起始物质。鳃弓由鳃裂隔开,每个鳃裂形成不同的结构。第一鳃裂形成耳道和中耳,部分鼓膜。第二鳃裂形成部分中耳和腭扁桃体,第三鳃裂形成下甲状旁腺和胸腺细胞。第四鳃裂帮助形成上甲状旁腺和胸腺,并与第六鳃裂一起形成喉的肌肉和软骨。鳃弓呈从前向后的次序:第一鳃弓出现在第 22 天;第二鳃弓和第三鳃弓依次出现在第 24 天;第四至第六鳃弓依次出现在第 29 天。

第一鳃弓(下颌弓)发育成上颌骨、下颌骨、颧骨、三叉神经、咀嚼肌、面部结缔组织,以及小部分外耳(耳屏、耳轮脚、耳轮上部)。第二鳃弓(舌弓)发育成砧骨、镫骨、茎突、部分舌骨、面神经、面部肌肉和大部分外耳(耳轮下部、对耳轮、对耳屏和耳垂)。在妊娠早期,所有鳃弓都有各自的从主动脉弓发出的动脉。第一主动脉分支供应第一鳃弓,第二主动脉分支供应第二鳃弓。在妊娠第 3 周,颈内动脉和颈外动脉由第三鳃弓发育而成,而第一和第二主动脉弓的必要性减弱。镫骨动脉是第二主动脉弓的残留,在妊娠第 4 周形成颈内动脉和颈外动脉之间的吻合。在这一周内,镫骨动脉是第一鳃弓和第二鳃弓的主要供血来源。在第 5 周,镫骨动脉萎缩并消失,在妊娠 40 天左右,颈外动脉为第一鳃弓和第二鳃弓提供血液。

(三)病因

半面短小的病因尚不明确,但很有可能在不同个体间是异质的,因为外源性因素和内源性因素对半面短小患者的影响程度各不相同。半面短小被认为主要与血管紊乱、致畸因素暴露、神经嵴异常或三者的组合有关。

第一个提出的假说涉及第一鳃弓和第二鳃弓在妊娠期前 6 周血管发育紊乱。Poswillo 通过给予致畸原(三嗪类药物)在小鼠身上复制了一些半面短小的异常表型,这些致畸原导致镫骨动脉的血肿,并导致局部坏死。因此最终出现的各种面部畸形被认为是由血管损伤、后续的组织坏死并无法再生引起的。作为第二鳃弓的衍生物,镫骨动脉出血的病因学假说很有吸引力,但出血和畸形之间的因果关系没有建立起来。出血发生在注射致畸原后 14 天,出血与相关的表型畸形之间没有明显的时间关系。当小鼠在发育后期(妊娠 10 天)暴露于三嗪类药物时,所有的新生小鼠都出现了畸形;然而,只有 1/3 的小鼠显示出血肿的证据。该研究的作者得出结论,三嗪类药物有直接的致畸作用,而镫骨动脉的发现仅仅是一种不良反应。与 Poswillo 描述的动物相比,这些动物表现出更多的双侧畸形和内耳异常。此外,暴露于维 A 酸衍生物阿维 A 酯的大鼠,表现出与第一、二鳃弓综合征相当的畸形。这一发现与神经嵴细胞表达大量维 A 酸结合蛋白的发现是一致的。此外,当在发育早期使用维 A 酸时,它会干扰细胞迁移。然而,当在妊娠后期给予维 A 酸时,它会杀死神经节原基细胞,导致出现类似于下颌面部发育不良的畸形(Treacher Collins 综合征)。

另一方面,在妊娠晚期,间歇性阻断羊胚胎的颈内动脉会导致外观上类似于半面短小的畸形。因此,不能完全排除镫骨动脉血肿假说。

为了评估与半面短小相关的不同畸形表型之间的相关性,Tuin 等人进行了研究,并揭示了眼眶、下颌和软组织畸形之间存在显著相关性。神经受累和耳畸形、神经受累和软组织缺损均显著相关。个别 OMENS 成分畸形程度较严重的情况下表现出下颌骨、眼眶和软组织与巨口畸形的存在有关。因此,他们假设半面短小中涉及的结构的胚胎学起源可以解释这项研究中的发现。来自第一鳃弓的不同结构的畸形之间显著相关。这些第一鳃弓畸形包括眼眶畸形(因为眼眶下缘是由颧骨和上颌骨形成的)、下颌畸形和巨口畸形,这些畸形是由第一鳃弓的下颌和上颌突融合不良造成的。然而,面神经和大部分外耳(85%)是从第二鳃弓发育而来的。他们的发现表明,这些主要来自第二鳃弓的结构也与半面短小相关的不同畸形表型之间有显著的相关性。此外,面神经受累的程度以及耳朵畸形的严重程度也与此相关。

研究表明,在一些患者中,遗传物质起着基础性作用。在具有半面短小特征的家系中表现出了常染色体显性和隐性遗传模式,并在大量病例中观察到 50% 的阳性家族史。这种病因学的异质性,以及外显率和表达的差异性,可以解释半面短小的广泛表型。在小鼠身上的研究表明,$Edn1$、$Ednra$、$Dlx5$、$Dlx6$、GSC、$Pitx1$ 和 $Gbx2$ 基因失活或等位基因减少,都导致发育中的下颌或中外耳的缺损,这也是半面短小的特征。半面短小的遗传病因学得到了动物实验和人类试验的支持。一种对小鼠 10 号染色体上 Hfm 基因进行编辑的半面短小转基因小鼠模型已经被报道,其遗传方式为常染色体显性遗传,外显率为 25%。患病动物表现为耳朵低位、单侧小耳和下颌不对称,而没有中耳异常的迹象。

几项人类遗传学研究记录了 32 名先证者中 9.4%、57 名先证者中 21%、88 名先证者中 26%、82 名先证者中 44% 的患者有阳性家族史。Kaye 等人对 74 个患有半面短小的先证者家庭进行了分析,并驳斥了遗传不是致病因素的假设。他们的证据支持常染色体显性遗传,但是并不能区分出隐性和多基因遗传模式。尽管该研究提示常染色体显性遗传,但他们发现一级亲属的总复发率只有 2%~3%。

对双胞胎颌面异常的发生和表现的研究有助于探究半面短小的病因。Mulliken 等人研究了存在有半面短小的 10 对双胞胎,只有一对同卵双胞胎的异常程度一致,其他同卵双胞胎中半面短小的程度高度不一致。

综上所述,半面短小的确切病因仍然是一个有争议的问题,可能涉及多个因素,包括内源性改变导致的遗传物质异常,以及致畸药物或血管发育异常等外源性因素。

(四)临床表现

1. 眼眶异常

同侧颧眶区的各种异常很常见。眼眶可能出现尺寸较小和(或)位置异常。这些异常有时会导致眼眶异位。此外,眼周异常的程度可从外眼角和(或)睑裂轻度下移到小眼球或无眼球。在极少数情况下,可观察到虹膜或上眼睑的缺损并且缺少睫毛。

2. 下颌骨畸形

下颌骨一直被认为是半面短小的"基石",并在一定程度上受累。下颌骨发育不良的程度从髁突头部轻度发育不良或扁平到髁突、升支和关节窝完全发育不全。各种颞下颌关节异常是由不同程度的下颌发育不良引起的,导致畸形程度从轻度错位和异常的颅底关节到完全闭锁不等。下颌骨体部可能在各方位均减小,常伴随着下颌角度的增大。Steinbacher

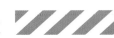

等人对下颌骨体积进行了评估。随着 Pruzansky-Kaban 分型严重程度的增加，半边下颌骨和近端下颌骨节段的体积减小。半面部齿列区也被证实明显缩小，与近侧体积丢失的程度一致。

3. 上颌骨畸形

人们普遍认为，上颌发育不良与下颌缺陷经常会导致咬合异常，并且根据发育缺陷的程度，会出现偏向患侧向上的咬合平面。Wink 等人在评估同一患者患侧和健侧骨结构之间的体积差异和进行线性测量时发现，下颌和上颌畸形之间几乎没有关系，他们指出，观察到的上颌斜度是病理性小下颌对垂直生长抑制的继发性表现。这些发现得到了 Song 等人的证实：咬合异常是由牙槽和牙齿的异常所致，在上颌形状和体积方面，患侧和健侧之间没有发现差异。

4. 耳部畸形

外耳/中耳和下颌的部分部位具有共同的胚胎起源，因此耳廓和（或）耳前畸形也常是这种综合征的基本特征。当作为孤立的临床表现出现时，耳廓畸形（如小耳）或耳前畸形（如皮赘或窦道）可能代表最轻微的半面短小。半面短小中所见的耳廓畸形与其他表型的畸形一样表现多样。与半面短小相关的耳畸形可分为外耳畸形（如小耳畸形）、中耳畸形和闭锁，以及鳃裂残留物和窦道的存在。虽然孤立的鳃裂残留物通常不被认为是半面短小临床表现的一部分，但孤立的小耳畸形的存在通常被认为是半面短小的一个组成部分，因为两者的危险因素和受影响的组织都是相似的。

外耳发育不良程度可从耳廓结构轻度消失到完全性耳廓发育不全和外耳道闭锁不等。在严重的情况下，外耳发育的唯一可观察证据是位于尾部和腹侧的原始耳廓残留物，而在非常罕见的情况下，没有也可能没有可见的残留物。不同程度的中耳结构发育不良也是一个常见的特征。外耳和中耳发育不良可能导致高达 75％的患者听力损失，主要是传导性的。外耳畸形的严重程度可以用于预测中耳受累的程度。

5. 神经系统异常

半面短小可存在多种脑部异常，包括同侧脑发育不良、胼胝体发育不良、交通性和梗阻性脑积水、颅内脂肪瘤以及脑干和小脑发育不良与畸形。其他相关异常包括认知延迟、癫痫和提示癫痫的脑电图表现。

脑神经异常在半面短小患者中很常见，可包括以下异常：单侧和双侧型的无嗅脑，单侧视神经发育不全和发育不良伴外侧膝状体和视皮层继发改变，先天性眼肌麻痹和 Duane 回缩综合征，滑车和外展神经核与神经发育不良，先天性三叉神经麻醉，三叉神经、运动和感觉神经核发育不全。最常见的脑神经异常是颞骨面神经不发育或颅内部分面神经、脑干内面神经核发育不全所致的面瘫。不同类型的半面短小均可不同程度地累及面神经。在极少数情况下，舌下神经和三叉神经也会受到影响。

6. 软组织缺陷

面部软组织的不同程度缺陷占半面短小表型的很大部分。这些缺陷可能涉及皮肤、皮下脂肪和神经肌肉组织，主要表现在面部的颧骨和咀嚼肌区域以及外耳、眼眶和颞区。缺乏软组织会导致颧部扁平和颞部凹陷。此外，包括颞肌、咬肌、内侧和外侧翼状突肌在内的咀嚼肌发育不良可能会加重面部外观不对称，也会导致患侧咀嚼肌功能受损。

7. 巨口畸形

巨口畸形，或经口角颅面裂（Tessier 第 7 号颅面裂），以及腮腺发育不良也可能出现。

这可能是一种轻微的畸形,终止于咬肌的内侧至前缘,也可能是贯穿所有结构的严重颅面裂,并终止于外耳道。

8.颅底异常

研究发现,颅底异常和面部不对称之间有显著的相关性,几位学者研究得出颅底不对称会造成面部不对称的结论。这种联系是基于这样一个事实,即颅底的前颅窝和中颅窝与面部连接,因此可能影响面部形态的变化,或受到面部形态变化的影响。Paliga 等人采用颅骨测量方法对半面短小患者的前颅窝和中颅窝内颅骨形态进行了表征。他们的研究结果表明,半面短小患者的前颅底角度没有或有轻微偏差,没有或有轻微的颅内不对称。

9.舌部异常

半面短小患者的舌部畸形,虽然通常是轻微的,但经常被忽视。舌部畸形可从轻度不对称到严重发育不良,可能会导致这类患者遇到进食和言语困难。Chen 等人的研究指出,舌头、软组织和下颌畸形之间存在正相关关系,这表明妊娠早期胚胎发育的共同错误或相邻生长中心会相互影响。

10.腭部异常

半面短小患者中已发现同侧腭部异常表现,包括软腭无力或瘫痪。如果受到严重影响,可能会导致腭咽闭合不全,需要手术(咽部成形术)才能获得正常的言语功能。一项研究发现,50%的半面短小患者患有半腭部瘫痪,14%的患者有明显的腭咽闭合不全。

11.颅外异常

半面短小文献已经报道了大量相关的颅外畸形,包括骨骼、心脏、肾脏、胃肠和肺畸形。例如,半面部发育不全、眼球上脂肪皮样增生和脊椎畸形(包括融合和(或)半椎体)的集合定义了半面短小的一个子集,即 Goldenhar 综合征。Goldenhar 综合征曾经被认为是半面短小的一种变体,现在被广泛认为是半面短小的一部分延续。

(五)半面短小的疾病发展

半面短小中发现的畸形是进行性的还是静止性的,目前尚不清楚。由 Kaban 等人进行的纵向临床研究表明,下颌骨生长受限在同侧和对侧颅面骨骼的进行性发展中都有一定的作用。相反,Polley 等人和 Kusnoto 等人研究得出结论,患侧下颌骨的生长与健侧的生长是平行的,包括升支高度和体部长度。

Ongkosuwito 等人完成了一项全面的纵向研究,评估了半面短小患者的生长情况。他们比较了单侧半面短小(非手术下颌骨)儿童和荷兰正常人群的下颌骨升支高度生长曲线。他们比较了 84 例单侧半面短小患者的正位片(OPT)和 329 名健康人(对照组)的 2260 张 OPT,确定了下颌骨的正常升支高度。结果显示,半面短小患者(患侧和非患侧)与对照组之间存在明显的升支高度差异;然而,随着时间的推移,两组的高度增长是相同的。这一显著的差异也发生在半面短小患者患侧和健侧之间。此外,他们的研究结果显示,随着时间的推移也有类似的持续增长,但在"轻度"和"重度"半面短小患者之间这一高度存在明显差异。

二、半面短小的数字化测量与诊断分类

1.半面短小患者头面部三维 CT 重建与测量

(1)于法兰克福平面(切片厚度 1 mm)进行全颅面三维 CT,扫描范围包括颅骨和面部骨骼。将影像保存为 DICOM 格式文件。

（2）将 DICOM 格式文件导入 Mimics 软件，构建三维图像。使用阈值设置排除软组织、选定需要的组织结构；使用"编辑蒙版"和"区域生长"功能选择颅骨、下颌骨、上颌骨、颅底等不同部分；使用蒙版菜单中"布尔运算"和"三维运算"获得三维图像（图 7-146、图 7-147）。

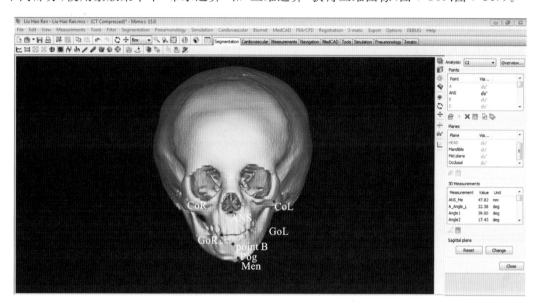

图 7-146　标有测量点的三维 CT 头部测量图像

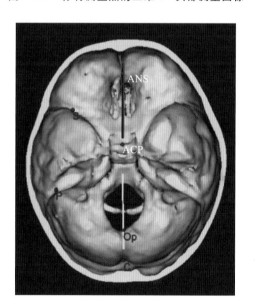

图 7-147　标有测量点的颅底三维 CT 图像

（3）定位表 7-3 中的三维 CT 头部测量参考点。

表 7-3　三维 CT 头部测量参考点

三维 CT 头部测量参考点	定义
前鼻棘（anterior nasal spine，ANS）	鼻棘最高点
左髁突（condylar left，CoL）	左侧下颌骨髁状突的最后、上点

三维 CT 头部测量参考点	定义
右髁突(condylar right，CoR)	右侧下颌骨髁状突的最后、上点
左下颌角点(gonion left，GoL)	左侧下颌体部与升支间弧线的最后、下点
右下颌角点(gonion right，GoR)	右侧下颌体部与升支间弧线的最后、下点
颏下点(menton，Men)	颏部最下点
颏前点(pogonion，Pog)	颏部最突点
下颌牙槽座点(point B)	下颌牙槽骨最凹点
鸡冠(crista galli，Cr)	颅前窝鸡冠最高缘
前床突(anterior clinoid process，ACP)	前床突之间的中点
岩骨嵴(petrous ridge，P)	颞骨岩部上嵴与顶骨内表面的交界处
蝶骨(sphenoid，S)	蝶骨小翼后缘的最前点
枕后点(opisthion，Op)	枕骨大孔后弓的中点

(4)定义两个平面:由鸡冠、前床突和盲孔定义的平面1,由前床突、后牙突和枕骨突起定义的平面2。

(5)通过使用"测量和分析"功能,测量下颌骨的相关数值(表7-4)。

表 7-4　下颌骨测量数值

序号	测量值	定义
1	ANS-Men/mm	前鼻棘至颏下点的距离,即面前下高度
2	CoL-CoR/mm	左右髁突间的直线距离,即双侧颞颌关节间距
3	CoL-GoL/mm	左侧下颌髁突至下颌角点距离,即左下颌升支高度
4	CoR-GoR/mm	右侧下颌髁突至下颌角点距离,即右下颌升支高度
5	GoL-GoR/mm	左右下颌角点间距,即下颌骨宽度
6	GoL-Pog/mm	左下颌角点至颏前点距离,即左下颌体部长度
7	GoR-Pog/mm	右下颌角点至颏前点距离,即右下颌体部长度
8	左侧下颌角角度/(°)	左髁突、左下颌角点、颏前点三点形成的角度
9	右侧下颌角角度/(°)	右髁突、右下颌角点、颏前点三点形成的角度
10	健患侧下颌骨体积比	$\dfrac{\text{健侧下颌骨体积}-\text{患侧下颌骨体积}}{\text{患侧下颌骨体积}}$

(6)测量颅底的以下角度:前颅底角(∠Cr-ACP-S)、中颅底角(∠S-ACP-P)、后颅底角(∠P-ACP-Op)、平面1和平面2之间的夹角(intersection angle，IA)。

测量长度:Cr-S、ACP-S、ACP-P、S-P、P-Op(两点间连线长度)。

测量距离:从视神经管、颈动脉、圆孔、卵圆孔、内耳道、舌下神经管到平面2的距离。

(7)除两个平面之间的夹角外,其余所有测量由两位训练有素的专业外科医生于不同日完成,取平均值。

(8)术前,对患者进行多位面摄影(图7-148)。

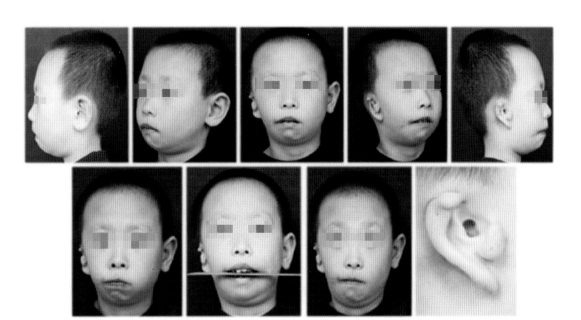

图 7-148　术前多位面摄影

2. 半面短小的诊断与分类

半面短小的诊断和分类沿用 OMENS 分型以及 Pruzansky-Kaban 分型，见表 7-5 和表 7-6。

表 7-5　OMENS 分型

部位	分级	症状
眼眶（orbit）	O_0	正常
	O_1	大小异常
	O_2	位置异常
	O_3	大小和位置均异常
下颌骨（mandible）	M_0	正常
	M_1	下颌骨、颞颌下关节窝发育不良
	M_2	下颌骨短小、升支短小，但颞颌关节形态正常
	M_{2a}	下颌骨升支短小，髁状突与关节窝结构尚存但形态异常，髁状突位置基本正常
	M_{2b}	下颌骨升支短小，形态异常，髁状突严重发育不良，关节窝向下、内、前移位
	M_3	下颌骨升支与关节窝完全缺如，无颞颌关节结构
耳（ear）	E_0	正常
	E_1	轻度发育不全及杯状耳
	E_2	外耳道闭锁，耳甲腔不同程度发育不良
	E_3	无耳廓形态、耳垂移位，残耳耳垂位置偏下、靠前
	E_4	耳廓遗迹完全缺失、局部无任何解剖痕迹，或仅有小的皮赘或隆起

续表

部位	分级	症状
神经(nerve)	N_0	正常
	N_1	面神经颞支或颧支受累
	N_2	面神经颊支、下颌缘支或颈支受累
	N_3	面神经所有分支受累
软组织(soft tissue)	S_0	无明显不足
	S_1	轻度不足
	S_2	中度不足
	S_3	重度不足
巨口畸形(macrostomia,Tessier 7 裂口)	C_0	无
	C_1	裂隙在咬肌前缘内侧
	C_2	裂隙在咬肌前缘外侧,超过咬肌前缘
其他		包括但不限于神经系统畸形、心血管系统畸形、呼吸系统畸形、泌尿系统畸形、消化系统畸形、全身骨骼畸形等 Goldenhar 综合征(半侧颜面短小＋眼球皮样囊肿＋椎体融合或半侧椎体)

表 7-6　Pruzansky-Kaban 分型

分级	症状
Ⅰ	颞下颌关节形成较好,下颌骨升支存在,较正常侧短小
ⅡA	下颌骨升支短小,髁状突与关节窝连接尚存,颞下颌关节功能尚存
ⅡB	髁状突明显移位,双侧颞下颌关节无法平衡
Ⅲ	颞下颌关节结构缺失

并依据上述两个诊断标准,做出半面短小严重程度的划分,见表 7-7。

表 7-7　半面短小严重程度分类

严重程度	OMENS 分型	Pruzansky-Kaban 分型
轻度	O_0M_1	Ⅰ
中度	$O_1M_1,O_0M_{2a},O_1M_{2a}$	ⅡA
重度	$O_2M_{2a},O_3M_{2a},O_0M_{2b},O_1M_{2b},$ $O_2M_{2b},O_3M_{2b},O_1M_3,O_3M_3$	ⅡB,Ⅲ

中度和重度半面短小患者除分类标准中提到的畸形外,还存在各种颅底测量值的异常。

另外,依据健患侧下颌骨体积比,进行临床治疗手段的选择:健患侧下颌骨体积比≤0.10的患者,可先接受正畸治疗;健患侧下颌骨体积比>0.10的患者,应行手术治疗。

三、半面短小的数字化术前规划

目前,半面短小的治疗以外科手术为主。治疗的最主要目标是提升面部对称性,恢复颞下颌关节的功能性活动以及改善咬合关系。而上下颌骨作为面中下部的骨骼支撑、咬合功能的实现工具,是手术的关键部位。从 McCarthy 等人报道第一例下颌牵引成骨术(distraction osteogenesis,DO)病例开始,下颌牵引成骨术技术、牵引器和牵引策略有了长足发展。但在此过程中,也陆续有相关并发症被报道,如下牙槽神经和面神经损伤,以及儿童患者的牙胚损伤。

因此,为了精确控制口内牵引器,必须保证截骨线的准确和足够的骨量,截骨线的定位是牵引成功的关键。

下颌骨牵引术前三维设计过程如下。

通过 Mimics 模拟手术过程、预测手术结果。半面短小患者患侧下颌骨的牵引向量以上颌咬合面(maxillary occlusal plane,MOP)为基准设置。在软件中添加假定截骨线,然后重复运行牵引过程进行模拟,预测牵引结果。测量值沿用表 7-4 的指标。模拟手术过程的其中一个目标是根据模拟的牵引结果来衡量手术预计结果的准确性。

(1)将三维 CT 图像以 DICOM 格式导入软件,该软件使用 STL 文件扩展名运行数据,文件导入时会同时排列图像的方向(顶部、底部、左、右、前、后)。首先选择精确的阈值以分割出骨骼结构,然后使用"编辑蒙版""布尔运算""三维运算"完成模型各结构的划分。

(2)使用三维模拟、数据测量和分析来指导手术过程。以健侧下颌骨髁突作为轴点(图7-149),反复运行手术模拟过程直到获得满意的结果。

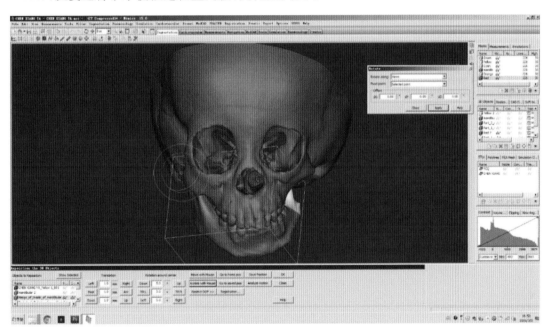

图 7-149 Mimics 中模拟手术过程(正面观)

注:轴点为未受影响的髁突,黄色紫色区域交界线即模拟截骨线。

(3)如图 7-150 所示,在软件中模拟患侧下颌骨沿截骨线被离断,并将离断端(黄色区域)拖移至通过中线或矢状线的位置,从而达到将下颌骨复位至颏前点的目的,此时,咬合平面完全接近正常值。对复位后的下颌骨再次进行表 7-4 中数据的测量和分析。

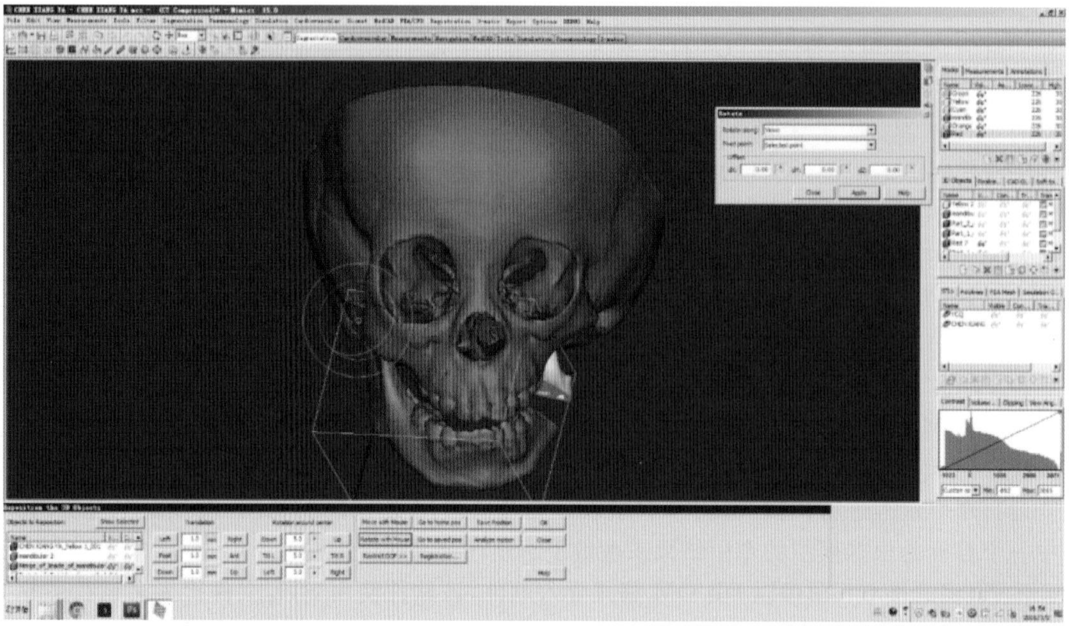

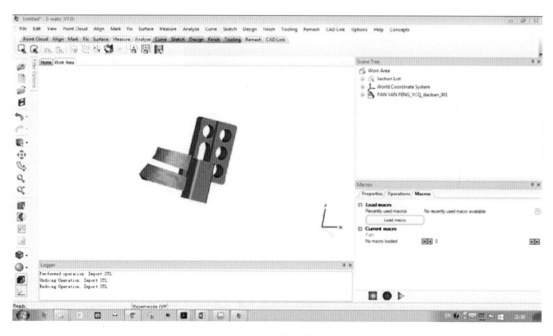

图 7-150　Mimics 模拟手术中下颌骨离断过程(正面观)

　　(4)数字化技术在术中指导截骨线手术导板和口内牵引器的放置,需要依靠计算机辅助设计(CAD)或计算机辅助制造(CAM)软件进行(图 7-151、图 7-152)。其中,手术导板由快速成型(RP)技术或 3D 打印机打印,并在手术中即时应用。3D 打印下颌骨模型、手术导板和牵引器并装配的模拟过程如图 7-153 所示。

图 7-151　术前导板设计

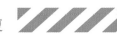

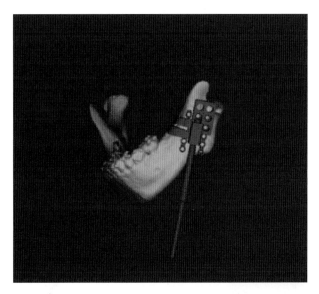

图 7-152　软件模拟术中导板应用

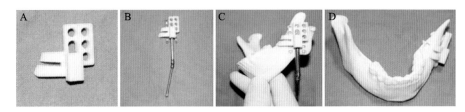

图 7-153　3D 打印手术导板及下颌骨模型

A. 3D 打印手术导板用于定位下颌骨截骨线；B. 带有牵引装置的手术导板，用于术前复测；C. 带有手术导板的牵引装置，放置在用于模拟的下颌骨 3D 打印模型上；D. 手术导板与下颌骨 3D 打印模型固定后效果

四、数字化导航技术在半面短小手术中的应用

基于增强现实(augmented reality，AR)的手术导航技术可以在虚拟环境中显示下颌骨截骨手术切割平面的三维图像，并精准指示截骨线和螺丝位置。

(1)对患者进行颅颌面术前 CT。然后将获得的 DICOM 格式图像数据导入 Mimics CAD/CAM 软件生成颅骨及相关软组织的三维图像。通过三维数字模型呈现清晰的下颌骨、关键神经、软组织的虚拟图像后，根据半面短小的不同类型更准确和个性化地设计口内牵引器的切割平面和位置。

(2)制作带标记的咬合夹板(occlusal splint with marker，OSM)并获取扫描数据，然后为每位患者准备下颌牙模(图 7-154A)，根据牙模两侧中切牙和侧切牙的位置，使用自聚合丙烯酸树脂制作咬合夹板。咬合夹板固定在标记(图 7-154B)上作为支点，以确认标记在下颌骨上的位置。标记和下颌骨的位置将在整个手术过程中保持不变(图 7-154C)。

(3)将 OSM 固定在牙模上后扫描以获得它们整体的三维图像(图 7-155A)。之后，将 OSM 和下颌骨的图像数据(图 7-155B)导入软件并整合(图 7-155C)。在整合过程中，从预先在牙模上点出的尖端中，选择三四个尖端作为标记点。整合后的虚拟图像包括咬合夹板、标记和截骨平面。

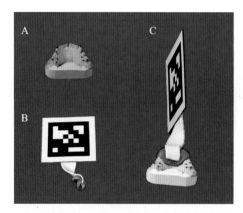

图 7-154　牙模和 OSM 示意图

A. 牙模；B. OSM；C. 牙模和 OSM 连接

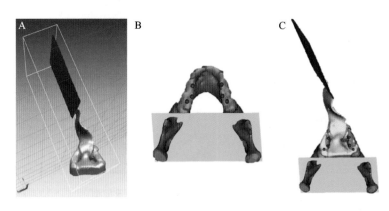

图 7-155　三维重建下颌骨和 OSM 连接模型

A. 扫描连接后的牙模和咬合夹板的数字图像；B. 显示切割平面的下颌骨三维图像；C. 下颌骨和 OSM 的集成虚拟图像

注：红点表示连接点。

（4）术前配准和术中导航均需利用 AR Toolkit 软件，在识别标记后将解剖结构的三维图像直接投影到现实中的手术部位。虚拟图像以标记的中心点位基准生成投影，通过一个视频跟踪系统，3Dmax 软件可以调整虚拟图像的位置和方向以获得更加精准的效果（图 7-156、图 7-157）。

半面短小的牵引成骨术治疗过程分为三个步骤：截骨手术、下颌骨牵引阶段以及牵引器取出手术。

（1）截骨手术：在全身麻醉下进行。从下颊侧口内切开从第一磨牙到上牙和下牙之间的咬合线；切口前注射 1% 利多卡因与 1：100000 肾上腺素；释放骨膜（下颌骨的内侧和外侧），并进行止血以尽量减少此过程中的失血量。然后在内窥镜的辅助下，将手术导板放置于下颌骨升支上以标记截骨线（图 7-158、图 7-159），从内侧和外侧切开下颌骨外皮层。对下牙槽神经做好保护后，于口腔内放置牵引器，并在牵引器的近端和远端分别放置六个和三个螺钉用于固定。插入引流管后，使用可吸收 vicryl 5-0 缝线缝合口腔黏膜。

（2）下颌骨牵引阶段：截骨手术后 5～7 天开始牵引，此段时间被称为潜伏期。潜伏期后，开始大约 3 周的牵引期（牵张速率为每天 1.4 mm）和 6 个月的巩固期。用生物胶体分散液对器械外露部分进行清洁消毒，每天 2 次。从术后第 7 天开始至牵引完成，每天旋转螺纹

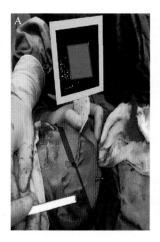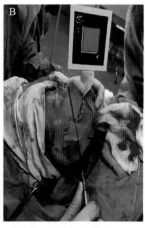

图 7-156　手术过程中拍摄的口外切口照片

A.将三维图像投影到术部位；B.根据投影显示的切割平面放置手术器械

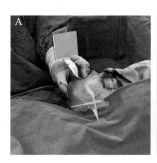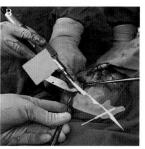

图 7-157　口内切口手术体表投影照片

A.调整投影图像的位置和方向；B.根据投影显示的切割平面放置手术器械

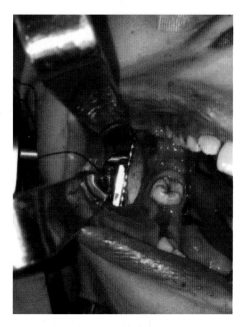

图 7-158　术中于口内放置手术导板(肉眼观)

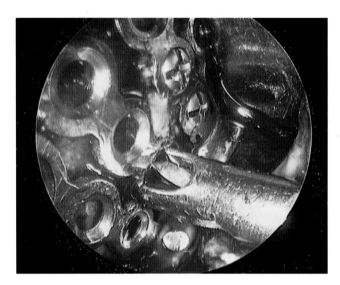

图 7-159　内窥镜辅助口内入路术中导板及螺钉放置

棒 4 次(上午 2 次,晚上 2 次,每转 0.35 mm)。每隔一两周对幼儿进行头部正位、侧位和全景 X 线拍摄(图 7-160),评估牵引成骨进展。确认下颌骨中线被牵引至超过矢状面之后,牵引过程结束。

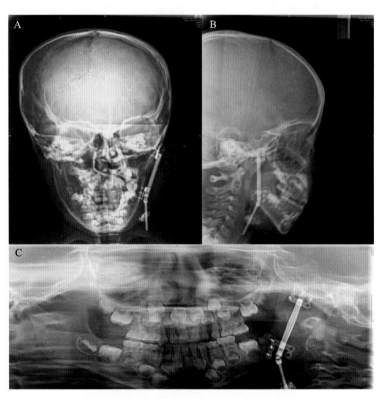

图 7-160　牵引过程结束时的 X 线片

A.患侧下颌骨的牵引过程结束时的后前位投影图;B.患侧下颌骨的牵引过程结束时的
侧位投影图;C.全景 X 线片中可见牵引结束时的咬合平面

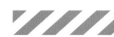

（3）牵引器取出手术：牵引完成后取出牵引器，并通过 X 线检查（后前位和侧位 X 线片）确认骨形成。手术切口位于下颊从白齿到咬合线之间，切口局部给予 1% 利多卡因和1∶100000肾上腺素。于牵引器中切开骨膜，暴露包括螺钉在内的整个牵引器；取出牵引器后进行止血，避免术后血肿和出血；检查下颌骨骨皮质以验证牵引阶段骨生长完全；插入引流管后，切口用可吸收 vicryl 4-0 和 5-0 缝线双层缝合。

五、半面短小的数字化辅助治疗

下面主要探讨数字化产品在半面短小牵引成骨延长期及术后的辅助治疗中的应用：弹性牵引辅助正畸治疗和咀嚼肌康复治疗。

1. 弹性牵引辅助正畸治疗

1992 年，文献首次报道下颌牵引成骨术（DO）在治疗半面短小中的应用。自此，下颌牵引成骨术成为治疗半面短小的重要手段。1999 年和 2004 年的文献报道了多例半面短小患者下颌牵引成骨术，与传统植骨方式相比，该方法在延长下颌骨升支生长的新骨时，患侧软组织、骨周肌，骨内的血管、神经同步延长。下颌牵引成骨术既避免了供骨区的骨缺损和功能障碍，也避免了不同的骨吸收率所致的术后治疗效果不稳定情况的发生。2004 年，28 例半面短小患者在生长期（3～15 岁）内行下颌牵引成骨术，并在术后立即进行正畸治疗，术后进行 2 年随访的结果提示，牵引成骨的正畸治疗在一定程度上辅助下颌骨按照医生所设计的长度和方向生长新骨，使原本发育不全的下颌骨升支得以延长，同时也为上颌骨的生长创造了空间。

在 20 世纪初，弹性乳胶圈作为弹性牵引装置在正畸治疗领域首次被应用，它能调节上颌、下颌、牙咬合的关系，闭合间隙，牵拉尖牙远移。弹性乳胶圈用作牵引器具有安装简单、成本低的优点。弹性乳胶圈的这些优点使其迅速在世界范围内得到推广，并成为临床正畸治疗的主要动力源。1999 年，Hanson 等人最早在 6 例半面短小患者中将弹性乳胶圈与下颌牵引成骨术牵引器配合使用。Kim 等人发表于 2012 年的病例报告提到在临床工作中使用弹性乳胶圈辅助下颌牵引成骨术治疗 20 例半面短小患者，结果表明，该方法对下颌骨水平调节及开颌大小、咬合平面整平均有良好效果。现在临床上使用的弹性牵引器，多为 3.5盎司（OZ）（约 99.2 g）和 2.0 盎司（约 56.7 g），产生轻柔的弹性，当弹性拉力太大时，可能会出现牙齿松动、牙槽骨吸收不良等不良反应，就会导致治疗效果不佳。由于患者需要长期佩戴弹性正畸乳胶圈，为了保证弹性正畸力的持久和稳定，患者需要每 24～48 h 更换正畸乳胶圈。透明压膜器外挂有弹性正畸乳胶圈，其更换乳胶圈操作简便，患者痛苦少。为灵活调整，患者需要定期到矫形科调整乳胶圈的型号、牵引方向。为解决患侧下颌骨升支垂直有效延长不足的问题，上海交通大学医学院附属第九人民医院采用弹性乳胶圈在下颌牵引成骨术活动期进行弹性牵引，在正畸治疗中可持续、柔和地进行矫治，结果提示弹性乳胶圈可灵活地调节牵引力和方向，稳定颞下颌关节和牙弓，将下颌骨调整到较优的位置与受力方向，采用正畸乳胶圈辅助半面短小下颌牵引成骨术具有临床应用潜力。

2. 咀嚼肌康复治疗

目前，治疗半面短小软组织发育不全的主要方法有微血管游离组织移植、自体脂肪移植和外源植入物植入等。这些方法可以在一定程度上改善患者面部不对称性情况，但不能改善肌肉功能。

运动疗法（exercise therapy）是在常规的医学监督下，单纯通过宣传教育加强患侧肌肉的主动运动以改善两侧肌肉功能,运动疗法在多医疗领域里已有所应用。但是这种康复训练依赖于患者的主动配合,而半面短小患者年龄小,参与程度低,且患侧咀嚼肌功能受累,自主运动更加困难,目前仍无确切的研究报道其临床疗效。使用神经肌肉电刺激(NMES)技术来刺激咬肌使其被动运动,有望改善上述问题。NMES 能够通过低频脉冲电刺激肌肉收缩,改善肌肉功能,抑制大面积肌肉萎缩并运用于多临床领域。近年来,关于 NMES 应用于咀嚼肌康复的研究较少。2015 年,Wang 等人应用 NMES 进行咀嚼肌康复训练,肌电图(EMG)测量表明 NMES 显著改善了患者咀嚼肌活动。上海交通大学医学院附属第九人民医院采用 NMES 辅助半面短小患者咬肌功能性重建,结果提示治疗后半面短小患者动作电位不对称性较对照组提高 1.15 倍,具有临床应用潜力。

六、半面短小的数字化评估技术与早期延长策略

1. 数字化评估技术

所有前述测量数据都是通过线性评估和体积评估两种方法进行分析的。数据分为三个时期:术前牵张成骨期(T1),虚拟手术计划期(T2),去除口内牵引器后 2 周(T3)。

(1)线性评估。线性评估方法是一种二维数据测量方法,在每组下颌骨体积比分类内,对髁间距离、下颌骨升支垂直距离(下颌骨升支高度)、下颌骨体部水平距离(下颌骨体部长度)、下颌骨宽度、患侧下颌骨角度等参数,进行 T1、T2 和 T3 三个时期的比较。髁间距离、下颌骨升支垂直距离、下颌骨体部水平距离和下颌骨宽度将以毫米(mm)为单位进行测量。患侧下颌骨角度将以度数(°)为单位进行测量。牵引成骨术的结果可以通过公式"牵引成骨术结果=术后参数值-术前参数值"得出。虚拟手术规划牵引成骨术的准确性可以通过公式"$准确性 = \dfrac{T3 \text{结果}}{T2 \text{结果}} \times 100\%$"计算得出。

(2)体积评估。测量下颌牵引成骨术前后的体积,通过术前下颌骨体积减去术后下颌骨体积来计算应用虚拟手术规划牵引成骨术后的体积变化。分析时,下颌骨被分为健侧和患侧两个对象,以三个解剖标志点——point B、Pog 和 Men 构成的下颌骨中线平面划分,如图 7-161 所示。

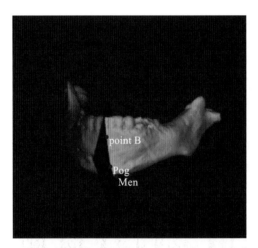

图 7-161　体积测量的解剖标志点——point B、Pog 和 Men

注:粉红色区域表示下颌骨健侧,蓝色区域表示患侧,红色平面为下颌骨中线平面。

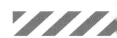

2. 早期延长策略

目前,半面短小(Pruzansky-Kaban 分型Ⅱ型)的一般治疗通常分为两个步骤:在上颌骨和下颌骨发育完全的情况下,在幼儿时期进行下颌牵引成骨术和在 16～18 岁进行正颌手术。然而,随着时间的推移,半面短小的畸形程度加深,下颌牵引成骨术后存在复发问题。早期(1～3 岁)进行矫正干预可以缓解下颌骨发育不全和继发畸形的进展,而且能够获得更好的上颌骨代偿性生长,以填补骨间隙,减少复发。

(1)根据 Ilizarov 原则,下颌牵引的最终目的是延长发育不全的下颌骨,使咬合平面达到水平。然而考虑到患侧下颌骨本身生长速度较健侧慢,应对下颌骨进行过度矫正,从而增加长期对称性。过度矫正即牵引至下颌骨中线超过矢状面两颗牙的距离或 30 mm 距离(牵引器的最大限制)时,巩固期才开始。

(2)巩固期结束后进行牵引器取出手术,术后每隔 1 周进行 2 次数字化评估随访,记录平均值。牵引器取出后的主要评价指标为患侧与健侧上颌骨体积增量百分比之差,即下颌牵引成骨术导致患侧代偿性生长的程度。与之前叙述的评估方法相同,使用 Mimics 软件生成颅颌面三维图像后,由正中矢状面将上颌骨分成两个部分。通过软件中的"属性"功能得到体积数值并用下述公式计算出体积增量百分比之差:

$$\Delta IP = AIP - UIP = \frac{M' - M}{M} \times 100\% - \frac{m' - m}{m} \times 100\%$$

式中,ΔIP 为体积增量百分比之差,AIP 为患侧上颌骨体积增量百分比,UIP 为健侧上颌骨体积增量百分比,M' 为牵引器取出术后 CT 计算得到的患侧上颌骨体积,M 为牵引器植入前 CT 计算得到的患侧上颌骨体积,m' 为牵引器取出术后 CT 计算得到的健侧上颌骨体积,m 为牵引器植入前 CT 计算得到的健侧上颌骨体积。

次要评价指标为上颌对称性。Mimics 可以自动测量表 7-8 中指标到正中矢状面和法兰克福平面的距离,取它们的平均值并用下述公式计算对称性:

$$S = \frac{G}{K} \times 100\%$$

式中,S 代表对称性,G 和 K 分别为两侧的测量值,标记较大的测量值为 G。S 越接近 100%,上颌骨就越对称。

表 7-8　CT 测量对称性参考点

参考点	定义
INM	鼻上颌缝最低点
LPA	外侧梨状孔外缘
Or	眶下缘最低点
SNM	鼻上颌缝最高点
SOF	眶下孔上缘中点
SPC	上犬齿牙槽中点
SPM	上磨牙牙槽中点
ZM	颧颌缝合线最低点
ZOM	眶颧颌缝最高点

七、半面短小的数字化赝复体修复

半面短小患者常伴小耳畸形。小耳畸形的外科治疗方案有肋骨种植耳再造及生物材料耳再造等,然而对学龄前儿童来说,由于胸围发育、肋骨体积不足,造耳皮量不足等问题,外科方案无法顺利实施;存在潜在的颅脑畸形的患者,或伴有其他先天疾病,如心脑疾病、代谢障碍、局部感染患者,也难以接受手术造耳。这些情景下,可以选择小耳畸形数字化赝复体修复(digital prosthesis rehabilitation for microtia,DPRM),即采用数字化手段,对小耳畸形患者赝复体形态、颜色以及透明度进行参数设定,使用人体硅胶制作耳廓赝复体(义耳),然后将耳廓赝复体附着在颞部,从而为患者修复耳廓缺损,获得满意的视觉效果。随着数字化概念的引入,假体的透明度更容易精确把控。现在,赝复体的发展也进入了数字化时代,逆向工程贯穿赝复体设计与制作的整个流程,计算机模拟雕刻完成了赝复体形态的数字化进步;对皮肤颜色、透明度的模拟,也发展到了数字化阶段。

数字化耳廓赝复体制作流程包括采模配色、建立数字模型、模型的结构塑造、模具设计及打印、灌制义耳。

(1)采模配色:对于单侧小耳畸形患者,其健侧耳是参照对象。通过 CT 获取参照对象的耳廓形态。配色主要是对赝复体附着部位的皮肤进行颜色匹配,将永久色粉颜料加入 A、B 双组分室温固化人体硅胶。通过 CIELab 色彩系统中的色轴来调制肤色,其中 L^* 代表明度,取值为 0～100;a^* 代表从绿色到红色的量化值,取值为 -128～127;b^* 代表从蓝色到黄色的量化值,取值为 -128～127。使用精密色差仪来探测耳屏前区皮肤的颜色,在 Lab 系统数字化标定所需要验配的颜色后,开启全自动调色机,将 A、B 双组分室温固化人体硅胶调配成相应颜色,静置备用。

(2)建立数字模型:以 DICOM 格式保存双侧耳廓 CT 的文件,将其数据导入 Mimics 软件后,选择"动态区域增长"功能。为获取完好三维模型,该功能中偏差值须设定为不小于300 HU,且要求模具能还原耳廓表面细节。最终获得的三维耳廓模型如图 7-162 所示。

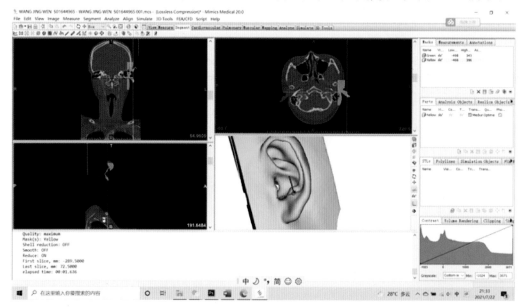

图 7-162　Mimics 中三维重建得到的耳廓模型

（3）模型的结构塑造：对健侧耳廓模型进行镜像处理，获得患侧应该具有的健康形态，然后使用"布尔运算"，以健侧耳廓的三维模型减去患侧残耳的三维模型，即可得出残耳缺少的结构。使用形态设计软件 Zbrush 和 Geomagic，在计算机中不断调整耳廓赝复体形态，使之与残耳结合，补足患侧缺少的解剖结构，最终形成新的耳廓亚结构（图 7-163）。

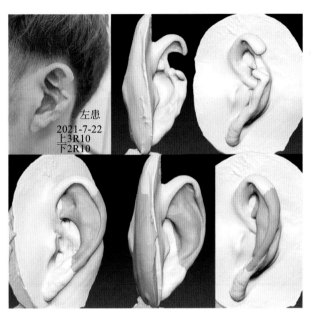

图 7-163　耳廓赝复体的布尔运算及虚拟雕刻

具体做法如下：加高对耳轮脚，形成高三角窝隐藏残耳软骨突出；延长耳轮脚以掩盖残耳下部；制作向后倾倒的耳屏，同时加高对耳屏，使耳屏间切迹深陷，形成视觉暗部，模拟外耳道口等。在健侧耳廓镜像的基础上，耳廓赝复体还需适当修改耳后形态，以增加粘贴面积，使得耳廓赝复体牢固附着。

（4）模具设计及打印：获得满意的耳廓赝复体形态后，使用 UG 软件为其设计相应的模具（图 7-164），数字化模具采用三片印模法。设计时需要兼顾模具材料性能、模具扣合方式等。设计完成后，3D 打印耳廓赝复体模具。

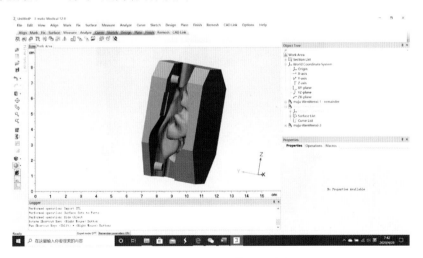

图 7-164　耳廓赝复体模具设计过程

(5)灌制义耳:使用全自动调色机对液态人体硅胶进行数控调色,反复在不同光线下打样,以校对自动调色剂的偏差,并使用高浓度遮光剂,获得高反光率的人体硅胶以模仿正常人耳的高光部位。然后,将人体硅胶灌注入耳廓赝复体模具,结合人体硅胶的凝固特性以及模具形态特点,按照部位先后顺序分别灌注。目前采用较多的是20D硬度的仿真人体硅胶,根据患者年龄、性别的不同,调整硅胶硬度,以模仿出不同耳廓质地。完成人体硅胶的灌注后,加压模具,挤出多余硅胶,在60℃温箱内保持4~6 h,获得成型的耳廓赝复体。修剪并抛光处理表面后,根据患者佩戴的效果,可多次调整颜色,修改模具,直至佩戴效果完美(图7-165)。

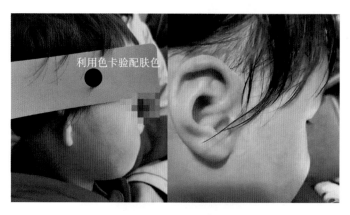

图7-165 小耳畸形患者耳廓赝复体佩戴效果

数字化赝复技术不仅可以应用于小耳畸形,也能对其他颅颌面结构进行赝复。颅颌面赝复体对于颅颌面骨骼缺损病例,具有手术计划指导以及植入体预成型意义。目前临床上已经成功的上颌窦骨切除术后眶底修复赝复体的数字化设计(图7-166),为未来半面短小的数字化修复方案提供了更多思路。

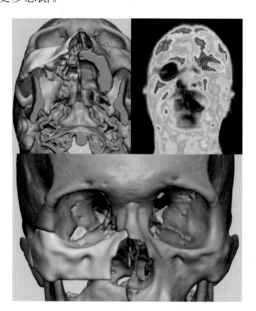

图7-166 颅颌面赝复体的数字化设计

注:浅黄色部分表示赝复体。

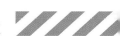

参考文献

[1] Gougoutas A J，Singh D J，Low D W，et al. Hemifacial microsomia：clinical features and pictographic representations of the OMENS classification system［J］. Plast Reconstr Surg，2007，120(7)：112e-113e.

[2] Chen X，Zin A M，Lin L，et al. Three-dimensional analysis of cranial base morphology in patients with hemifacial microsomia［J］. J Craniomaxillofac Surg，2018，46(2)：362-367.

[3] Tan A，Chai Y，Mooi W，et al. Computer-assisted surgery in therapeutic strategy distraction osteogenesis of hemifacial microsomia：accuracy and predictability［J］. J Craniomaxillofac Surg，2019，47(2)：204-218.

[4] Tan A.计算机辅助的个性化下颌骨延长器植入术在半面短小综合征治疗中的应用研究［D］.上海：上海交通大学，2016.

[5] Qu M，Hou Y，Xu Y，et al. Precise positioning of an intraoral distractor using augmented reality in patients with hemifacial microsomia［J］. J Craniomaxillofac Surg，2015，43 (1)：106-112.

[6] 赵沁园，刘磊，章一新，等.手术导板应用于下颌骨精确截骨的前瞻性随机对照研究［J］.中国美容整形外科杂志，2018，29 (9)：524-526，541.

[7] Zhang W，Wang C，Shen G，et al. A novel device for preoperative registration and automatic tracking in cranio-maxillofacial image guided surgery［J］. Comput Aided Surg，2012，17 (5)：259-267.

[8] Dec W，Peltomaki T，Warren S M，et al. The importance of vector selection in preoperative planning of unilateral mandibular distraction［J］. Plast Reconstr Surg，2008，121 (6)：2084-2092.

[9] Hanson P R，Melugin M B. Orthodontic management of the patient undergoing mandibular distraction osteogenesis［J］. Semin Orthod，1999，5(1)：25-34.

[10] Ren Y，Maltha J C，Van't Hof M A，et al. Optimum force magnitude for orthodontic tooth movement：a mathematic model［J］. Am J Orthod Dentofacial Orthop，2004，125(1)：71-77.

[11] Kong Q，Zhai C，Guan B，et al. Mathematic modeling for optimum conditions on aflatoxin B_1 degradation by the aerobic bacterium Rhodococcus erythropolis［J］. Toxins (Basel)，2012，4(11)：1181-1195.

[12] Kim S，Seo Y J，Choi T H，et al. New approach for the surgico orthodontic treatment of hemifacial microsomia［J］. J Craniofac Surg，2012，23(4)：957-963.

[13] Tanna N，Broer P N，Roostaeian J，et al. Soft tissue correction of craniofacial microsomia and progressive hemifacial atrophy［J］. J Craniofac Surg，2012，23 (7 Suppl 1)：2024-2027.

[14] Dekker J，de Rooij M，van der Leeden M. Exercise and comorbidity：the i3-S strategy for developing comorbidity-related adaptations to exercise therapy［J］. Disabil

Rehabil,2016,38(9):905-909.

[15] Wang J S,Lee J H,Kim N J. Effects of neuromuscular electrical stimulation on masticatory muscles in elderly stroke patients[J]. J Phys Ther Sci,2015,27(9): 2767-2770.

[16] Chen X,Yang X,Gu S,et al. Early hemi-mandibular lengthening by distraction osteogenesis contributes to compensatory maxillary growth[J]. J Craniomaxillofac Surg,2020,48(4):357-364.

[17] Suh J,Choi T H,Baek S H,et al. Mandibular distraction in unilateral craniofacial microsomia:longitudinal results until the completion of growth[J]. Plast Reconstr Surg,2013,132(5):1244-1252.

[18] Wang X,Feng S,Tang X,et al. Incidents of mandibular distraction osteogenesis for hemifacial microsomia[J]. Plast Reconstr Surg,2018,142(4):1002-1008.

[19] Shibazaki-Yorozuya R,Yamada A,Nagata S,et al. Three-dimensional longitudinal changes in craniofacial growth in untreated hemifacial microsomia patients with cone-beam computed tomography[J]. Am J Orthod Dentofacial Orthop,2014,145 (5):579-594.

[20] Pluijmers B I,Caron C J,Dunaway D J,et al. Mandibular reconstruction in the growing patient with unilateral craniofacial microsomia:a systematic review[J]. Int J Oral Maxillofac Surg,2014,43(3):286-295.

[21] Goldstein R Y,Jordan C J,Mclaurin T M,et al. The evolution of the Ilizarov technique:part 2:the principles of distraction osteosynthesis[J]. Bull Hosp Jt Dis (2013),2013,71(1):96-103.

[22] 王凯,董明敏.仿真材料的赝复法修复耳郭部分缺损[J].中国组织工程研究与临床康复,2011,15(16):3029-3032.

[23] 王凯,陈欢欢,张婷,等.基于BAHA3一期种植体的无支架耳种植两例[J].中华耳科学杂志,2016,14(2):313-315.

[24] 王凯.义耳种植方法及进展[J].中国医学文摘(耳鼻咽喉科学),2017,32(1):18-23.

(柴岗)

第七节　先天畸形的产前数字化与智能化诊断

大数据已经渗透到人类生活的方方面面,对各行各业的发展都产生了深远的影响甚至颠覆性的改变。作为守卫广大人民群众身心健康的医学领域,尤其如此。其中,发展最为迅速的当属人工智能在医学中的应用。从1956年计算机科学家在Dartmouth会议上提出人工智能(artificial intelligence,AI)概念以来,人工智能的内涵和外延正在发生变化。人工智能、机器学习和深度学习这些方向,均是实现数字化和智能化的方向。人工智能在医学领域中涵盖重复性、云计算、定式精确操作、不适合人类现场操作的工作场景、复杂运算和仿真模拟,学科的交叉产生出智慧的结晶,这些先进技术的应用必将逐步提高我国医疗服务水平。

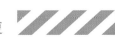

先天畸形是指在胚胎发育时期就已形成的胎儿结构性缺陷,是一种严重影响人口素质和身心健康的疾病,先天畸形患儿出生后给家庭和社会带来沉重负担。孕期宫内早期发现有利于为父母遗传咨询做好充足的时间准备,评估预后并制订后续的治疗流程。产前诊断在早期检测胎儿结构畸形、筛查基因突变和准确监测孕期胎儿生长发育等方面非常重要。通过AI 更加精准地诊断胎儿结构有无畸形,提高产前诊断的精确率和敏感度,在临床工作中同样非常重要,是对医学专家工作的有效补充和完善。AI 与产前先天畸形影像诊断的结合,是未来发展的方向,有着无限广阔的应用前景。本节重点介绍和回顾 AI 在产前诊断中的数字化和智能化进展。

一、先天畸形产前诊断的发展历史

最早在 20 世纪 50 年代,医学界已开始在孕期应用超声诊断技术筛查胎儿结构畸形。20 世纪 70 年代出现了实时动态灰阶影像技术,此技术提高了产前诊断的准确性,可以在孕早期评估妊娠状态。产科胎儿超声检查的目的是核算孕周、胎儿数目,评估结构畸形,检测胎儿生长发育状况、胎儿附属结构(胎盘、脐带、羊水量)等。最初的影像为二维切面,超声医生需要借助丰富的经验来分析和判断胎儿结构是否存在畸形。随着检查仪器的进步,逐渐出现三维、四维实时动态超声检查,这极大地提高了诊断的分辨率和准确率。彩色多普勒超声诊断系统是最常用的产前影像学检查系统。在进行超声检查时,孕妇一般取仰卧位,常规扫描胎儿颅脑、颈部、面部、胸部、腹部、心脏、脊柱、四肢、脐带及羊水、胎盘等,准确测量其生长发育参数,如双顶径、头围、腹围、股骨长、胫骨长等。当应用四维超声进行面部成像时,先观察面部二维结构,当胎儿面部前方无遮挡,且有羊水时,再转换成四维容积采样框,把探头移到感兴趣区,选表面光滑模式,启动三维、四维模式,调整 X、Y、Z 轴后采集图像,当屏幕上有动态图像出现后,便可使探头缓慢移动,最终得到比较满意且清晰的胎儿实时立体图像。并观察胎盘、四肢结构及颈、胸等,从四腔心切面、左心室流出道切面、右心室流出道切面、三血管切面观察胎儿的心脏,当检查过程中发现可疑病变后,应用系统超声进行多切面扫描,转诊到产前诊断中心进行专家会诊,多学科讨论。目前超声诊断科、产科、遗传咨询科及相关临床科室均会组成多学科专家团队为怀疑胎儿结构异常的父母提供咨询。图 7-167 至图7-170 为不同孕周胎儿二维、三维及四维超声影像。

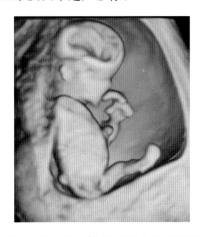

图 7-167　孕 12^{+3} W 胎儿全身三维图

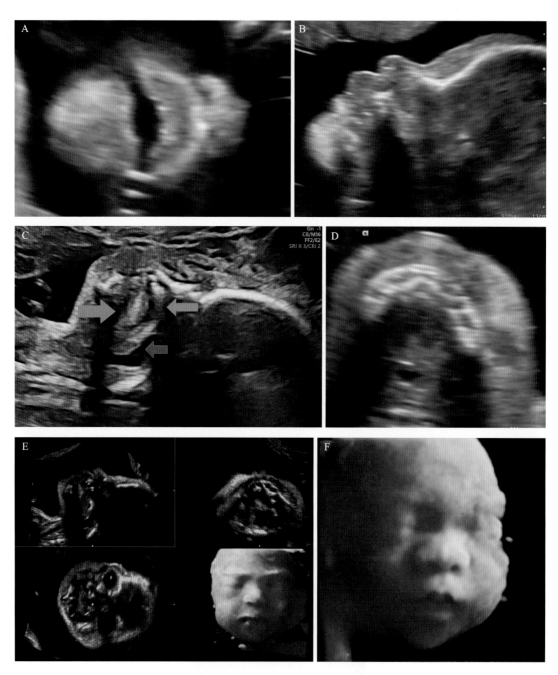

图 7-168　不同孕周不同切面二维、三维超声影像

A. 孕 26^{+4} W 二维面部横切面(示鼻子、上唇、下唇);B. 孕 26^{+4} W 二维面部矢状切面(示鼻骨、上唇、上颌、下唇、下颌);C. 孕 23^{+4} W 二维面部斜矢状切面(示硬腭(细蓝色箭头)、软腭(红色箭头)、舌头(粗蓝色箭头));D. 孕 23^{+4} W 面部二维冠状切面(示上牙槽突);E. 孕 27 W,三个相交切面合成的面部三维超声影像(左上为矢状切面,右上为冠状切面,左下为横切面,右下为面部三维超声影像);F. 孕 27 W 面部三维超声影像

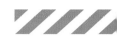

视频 7-1　孕 37 W 三维面部影像

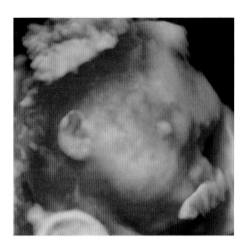

图 7-169　孕 22⁺³ W 三维右耳影像

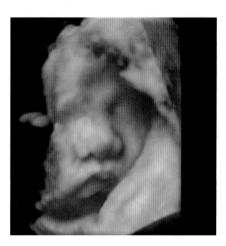

图 7-170　孕 37 W 三维面部影像

二、人工智能的发展历史

以"人工智能"和"产前诊断"为关键词搜索中文文献,以"artificial intelligence"和"prenatal diagnosis"为关键词搜索英文文献,截至本书成稿日期,已有数以十万计的中文文献和英文文献发表。如此数量巨大的文献表明 AI 已成为研究热点。AI 是计算机科学的分支,其含义非常丰富且发展迅速。AI 的出现旨在模拟人类独特的思维过程、深度学习的能力和进行知识储备的行为。AI 的亚学科专业包括机器学习、深度学习、专家系统、自然语言处理、计算机视觉、临床智能决策支持系统和机器人学科等领域,这些领域均为人类科学向高水平方向发展的佐证。AI 是否能够战胜人类和超越人类思维的学说和论战也成为历史的特征,无论这一争论在将来是否会成为现实,各行各业对 AI 的依赖越来越凸显。

早期 AI 在医学中的应用是将数字技术通过计算机用于辅助医学诊断,并为医生提供数据方面的分析,可提出鉴别诊断相关的定量方法,协助评估最佳替代诊疗方案;定期记录和评估个体生理规范,以更敏感地确定个体相对于疾病预防的健康趋势。然而,在不同的时代,计算机的发展受限于算法模型和处理器性能的不足,早期诊断需要获得每种疾病的概率(即患者群体中患有每种疾病的人口比例)和给定疾病的每种症状子集的概率(即患有疾病的人也具有症状组合子集的比例),以此为基础预估计算机正确诊断的后验概率。随着计算机技术的发展,算法的进步是 AI 进步的巨大支持动力。尤其是数据存储、数据矩阵的细化,使得计算机辅助诊断的准确性仍在不断提高。关于 AI 系统本身的完善和发展是计算机学科亚专业重要的研究阵地。

三、人工智能在产前诊断中的应用

传统的产前诊断、分子诊断等产前筛查遵循的原则是在 Wilson 和 Junger 提出的筛查十大原则基础上完善而成的。对目标疾病而言,所筛查疾病应具有重要的临床意义,且定义明确,对公共健康和公共卫生资源具有重要的影响;对寿命或生存质量影响显著;自然病史中存在无症状期,使发现疾病成为可能;通过在无症状期识别或治疗疾病,结局能够得到改善。对筛查性检测而言,其本身应当安全、可被接受;足够敏感和特异,能够检出疾病并使假阳性率降至最低;效价比高。对被筛查的人群而言,目标疾病的患病率应足够高;所有人能够公平地得到检测和治疗;检出的患者愿意接受进一步的诊断或治疗。基于上述原则,产前筛查的目标疾病从最初的开放性神经管缺陷(neural tube defect,NTD),到胎儿常见染色体非整倍体、单基因病,至今已历经40余年的发展。从最初的母体血清学唐氏综合征筛查到结合孕妇年龄、血清学、孕早期超声检查胎儿颈后透明层厚度(nuchal translucency,NT)的一站式唐氏综合征产前检查,再到母体血清无创DNA检测,胎儿常见染色体非整倍体(如21-三体、13-三体、18-三体等)诊断率明显增高,诊断时间提前到孕早期。孕早期超声诊断水平不断提高,可以更早更精准地诊断开放性神经管缺陷,如无脑儿、开放性脊柱裂等。产前超声筛查在胎儿结构性畸形诊断中起到举足轻重的作用,因X线、CT对胎儿有一定影响,MRI在产前影像中是超声检查的重要补充。

　　胎儿结构畸形超声检查分为三个重要的排畸时期。①孕早期系统超声检查:时间为孕11~13^{+6} W,有经验的产前诊断中心团队可以在孕早期检查50%严重多发结构畸形。包括中枢神经系统畸形(无脑儿、脑膜膨出、前脑无裂畸形、开放性脊柱裂等)、心血管畸形(以四腔心不对称、大动脉不对称为主,如单心室、单一动脉等)、肢体畸形(在孕早期有优势,肢体缺如、并肢畸形等)、泌尿系统畸形(巨膀胱、尿道闭锁)、腹壁缺损、脏器外翻(脐膨出、腹裂畸形、泄殖腔外翻等)、多胎妊娠中严重畸形(联体双胎、双胎反向脐动脉灌注序列征(TRAPS)等)、严重多发畸形(体蒂异常等)。②孕中期系统超声检查:时间为孕18~24 W,此时期胎儿已发育成熟,羊水量适中,是胎儿结构畸形排查的黄金时期,各系统结构畸形在此时期大多能表现出来。包括中枢神经系统异常(如脑积水、小脑发育不良、胼胝体发育不良等,孕早期颅脑有些结构尚没有发育成熟,孕中期因超声影像发现脑室过大、小脑蚓部或胼胝体发育不良或缺如而能诊断)、大多数心血管结构畸形(如法洛四联症、右心室双出口、先天性血管环等)、面部畸形(如唇腭裂、耳畸形、面裂等)、泌尿和生殖系统畸形(如多囊肾、马蹄肾、重复肾、肾积水等)、呼吸系统畸形(如膈疝、肺隔离症、肺囊腺瘤、高位气道阻塞综合征等)、消化系统畸形(如食道闭锁、肠闭锁、肠重复畸形等)。③孕中、晚期系统超声检查:时间为孕28~32 W,是对孕中期结构畸形的补充,有些畸形到孕晚期才表现出来,如脑积水、神经元移行障碍、肾积水、胎儿肿瘤等。图7-171至图7-181为不同孕周不同系统畸形超声影像及引产后标本。

视频7-2　孕
13 W无脑儿

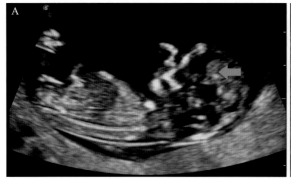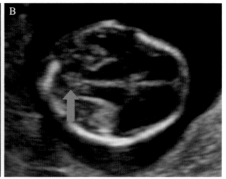

图7-171　孕13 W正常胎儿颅脑与无脑儿颅脑超声影像及无脑儿引产后标本

　　A.孕13 W正常胎儿正中矢状切面,头臀长,颅骨光环(蓝色箭头所示);B.孕13 W正常胎儿颅脑横切面,外面强回声为颅骨光环,中间为脑中线(蓝色箭头);C.孕13 W无脑儿矢状切面未见颅骨光环;D.孕13 W无脑儿冠状切面未见颅骨光环;E.孕13 W无脑儿横切面未见颅骨光环;F.孕13 W无脑儿三维成像;G.孕13 W引产后无脑儿标本正面;H.孕13 W引产后无脑儿标本背面

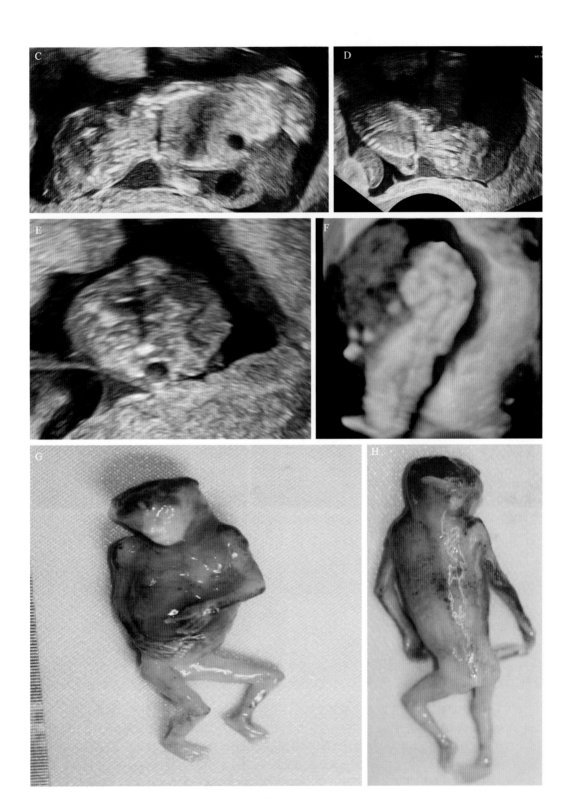

续图 7-171

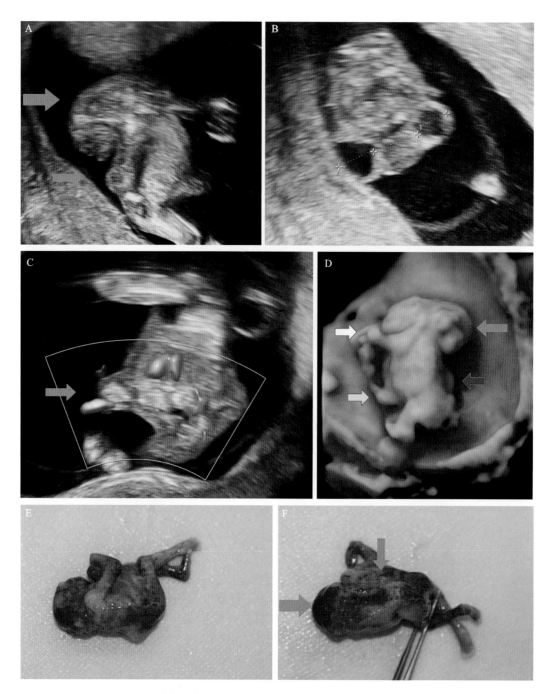

图 7-172 孕 13^{+6} W 多发畸形无脑儿伴开放性脊柱裂超声影像及引产后标本

　　A. 孕 13^{+6} W 无脑儿伴开放性脊柱裂二维超声影像(粗蓝色箭头为无脑儿,细蓝色箭头为开放性脊柱裂);
B. 孕13^{+6} W 颅面横切面示无脑儿双眼(测量键所示),前方无颅骨光环及脑组织;C. 孕 13^{+6} W 脐部有少许肠管突
起(蓝色箭头所示);D. 孕13^{+6} W 三维超声示无脑儿(蓝色箭头)、开放性脊柱裂(红色箭头)、双手姿势异常(白色
箭头)、脐部突起(黄色箭头);E. 孕13^{+6} W 引产后大体标本侧面观(示无脑儿、开放性脊柱裂、脊柱侧弯、双手垂
腕);F. 孕 13^{+6} W 引产后大体标本背面观(示无脑儿(粗蓝色箭头)、开放性脊柱裂(细蓝色箭头)、脊柱侧弯)

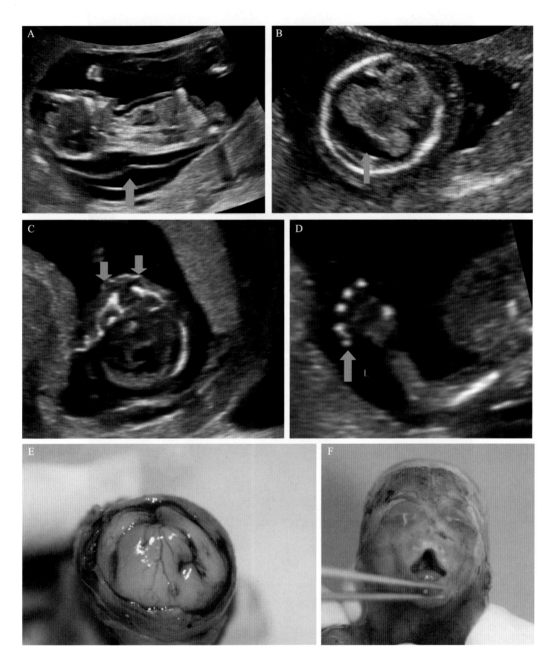

图 7-173 孕 13^{+2} W 前脑无裂畸形颅脑及面部畸形超声影像,引产后标本

A. 孕 13^{+2} W 前脑无裂畸形矢状切面,颈后皮肤透明层增厚(蓝色箭头所示),无鼻骨;B. 孕 13^{+2} W 前脑无裂畸形颅脑横切面,无脑中线,双侧脑室融合成单一脑室(蓝色箭头所示);C. 孕 13^{+2} W 前脑无裂畸形面部斜冠状切面,中央性唇腭裂(箭头所示);D. 孕 13^{+2} W 前脑无裂畸形左手六指(箭头所示);E. 孕 13^{+2} W 引产后前脑无裂畸形,融合的单一脑室;F. 孕 13^{+2} W 引产后前脑无裂畸形,中央性唇腭裂标本

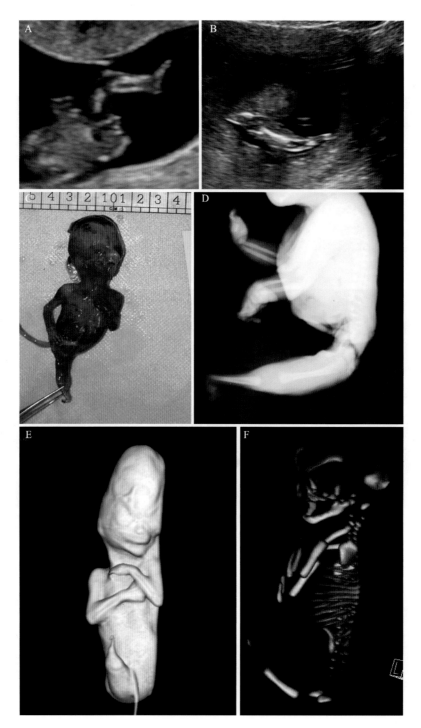

图 7-174 孕早期正常下肢及并肢畸形超声影像,引产后标本,X光片及 CT 影像

A. 孕 13 W 胎儿正常右下肢(股骨,胫、腓骨和足板,左、右下肢分开);B. 孕 13^{+5} W 经腹部超声示双腿合并,仅有一根股骨,小腿小,细小的足;C. 孕 13^{+5} W 并肢畸形引产后大体标本;D. 孕 13^{+5} W 引产后大体标本X光检查示双腿合并仅有一根股骨,小腿仅一根骨头,足部为一细窄软组织光带;E. 孕 13^{+5} W 引产后大体标本 CT 检查;F. 孕 13^{+5} W 引产后大体标本骨性 CT 检查

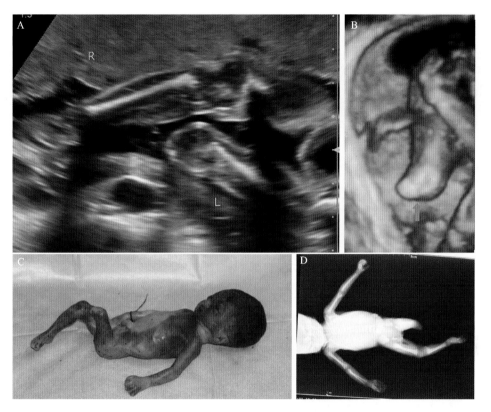

图 7-175 孕 25⁺³ W 左侧肢体部分小腿及足缺如二维、三维超声影像,引产后标本,X 光影像

A. 孕 25⁺³ W 左侧肢体部分小腿及足缺如,R 为右侧下肢,L 为左侧下肢;B. 孕 25⁺³ W 左侧肢体部分小腿及足缺如(蓝色箭头所示);C. 孕 25⁺³ W 左侧肢体部分小腿及足缺如大体标本;D. 孕 25⁺³ W 左侧肢体部分小腿及足缺如大体标本 X 光检查

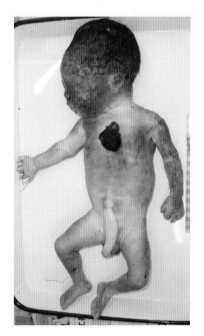

图 7-176 孕 20 W 体外心引产后大体标本

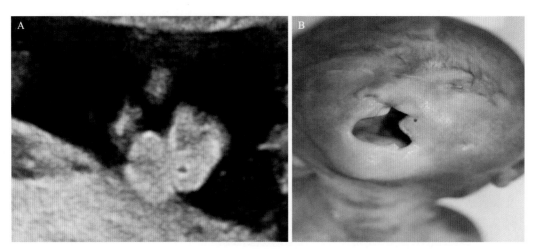

图 7-177　孕 23^{+4} W 左侧完全性唇腭裂超声影像及引产后标本

A.孕 23^{+4} W 左侧完全性唇腭裂二维超声图像;B.孕 23^{+4} W 完全性唇腭裂引产后病理标本

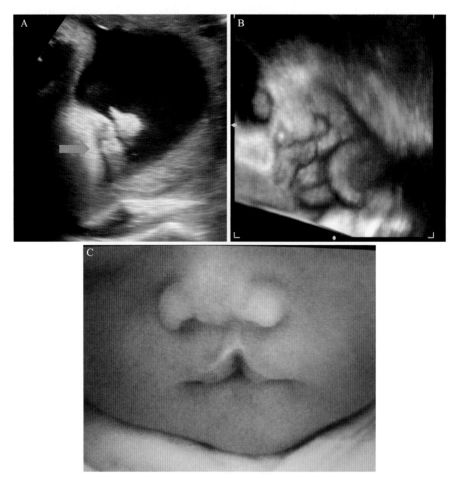

图 7-178　孕 32^{+3} WⅠ度唇裂产前二维、三维超声影像及出生后照片

A.孕 32^{+3} W 左侧小唇裂(蓝色箭头所示)二维超声图像;B.孕 32^{+3} W 小唇裂三维超声图像;C.生后第 3 天新生儿Ⅰ度唇裂

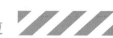

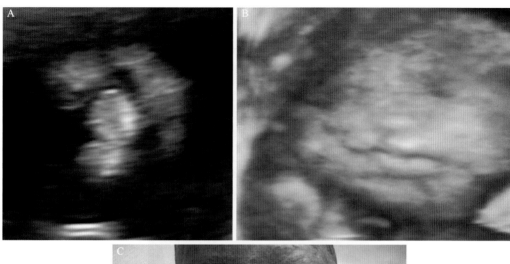

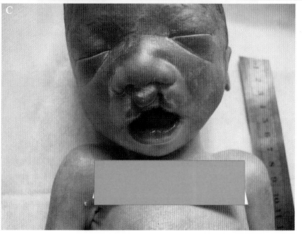

图 7-179　孕 28^{+3} W 双侧唇裂产前二维、三维超声影像及引产后标本

A. 孕 28^{+3} W 双侧唇裂二维照片；B. 孕 28^{+3} W 双侧唇裂三维照片；C. 孕 28^{+3} W 引产后双侧唇裂标本

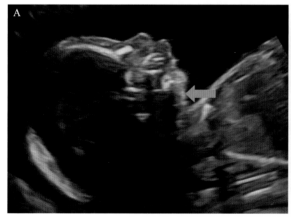

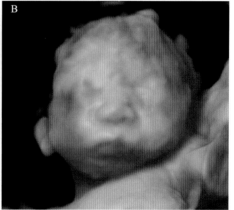

视频 7-7　孕 22^{+3} W 小下颌

图 7-180　孕 22^{+3} W 小下颌二维、三维、MRI 影像

A. 孕 22^{+3} W 下颌短小内收（蓝色箭头处）；B. 孕 22^{+3} W 面部表面三维超声显示下颌短小内收；C. 孕 22^{+3} W，MRI显示下颌短小内收，舌后坠

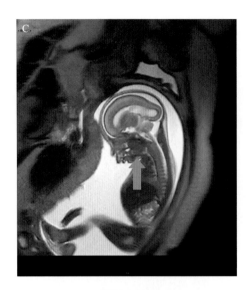

续图 7-180

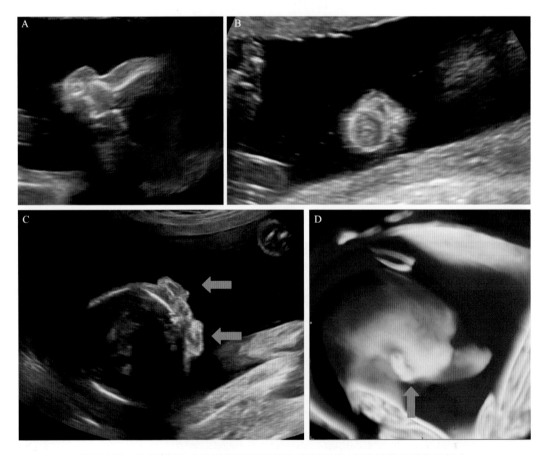

图 7-181　孕 23^{+5} W 多发面部畸形无下颌,颊耳二维、三维影像及引产后标本

A.孕 23^{+5} W 面部矢状切面示无下颌;B.孕 23^{+5} W 面部横切面示无口;C.孕 23^{+5} W 面部横切面示颊耳(蓝色箭头);D.孕 23^{+5} W 面部横切面示颊耳(蓝色箭头);E.孕 23^{+5} W 面部多发畸形引产后标本

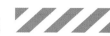

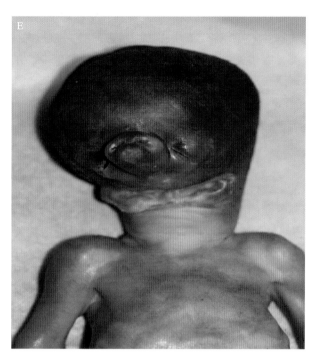

视频 7-8 孕 23⁺⁵W 面部矢状切面无下颌

视频 7-9 孕 23⁺⁵W 面部横切面颊耳

续图 7-181

四、人工智能在影像学数字化中的应用

影像学和辅助诊断是 AI 必然要涉及的领域。通过深度学习,AI 可以在一定的培训周期后积累和学习人类医学专家多年的经验并进行相应的再学习,可以显著提高诊断率和精确度。超声因无痛、无创、无电离辐射、简便、快捷、可实时成像、重复性好等优势已广泛应用于肝脏、心脏、血管、甲状腺、乳房、肌肉等内脏器官及浅表结构的检查与诊断中。但超声检查具有一定的主观差异性,且一名合格的超声医生需长期、大量的培训与学习。相比之下,AI 与超声影像结合可简化操作步骤、避免主观差异性、节约医生资源、缩短报告时间、提高诊断效率。在医疗行业中,绝大部分数据来源依靠医学影像,而每一项数据都离不开人工分析,这导致医生资源的浪费,也不可避免地造成医生主观判断的失误。智能化的超声影像可弥补人力不足及人为失误,提高疾病诊断的准确率。但超声大数据的获取常依赖于医生的操作,这给超声图像识别提取特征提出了更高要求,即在获得需要的基本图像之后,应制订出一个医生与算法工程师共同协调、愿意接受的图像感兴趣区域(ROI)的标准。另外,对于获得的超声图像,可建立一个量化的标准,增加行业的统一性。在进行超声检查时,利用 AI 技术,图像可进行自动化分类并保证图像获取的连续性及完整性。

五、人工智能在胎儿颜面部产前智能化诊断中的应用

胎儿颜面部超声标准切面(fetal facial ultrasound standard plane,FFUSP)在胎儿颜面部结构畸形筛查与诊断中发挥重要作用。近年来,利用 AI 实现了 FFUSP 的自动识别,但 AI 在超声图像质量控制及医生培训方面的应用尚需进一步研究证实和提高效率。医生在超声检查中对 FFUSP 的准确识别对胎儿颜面部畸形筛查起到决定性作用,但不同经验的医生对 FFUSP 的识别能力存在差异。经过产科超声系统培训的中级医生对 FFUSP 的识别

与分类能力明显优于未经系统培训的初级医生。对超声医生进行规范化的专科培训和质量控制能够明显提高超声医生对FFUSP的识别能力,进而提高超声医生的检查水平。AI是计算机程序执行与人类智能相关行为(如推理、学习、适应、感知和交互)的能力。近年来,AI技术逐渐应用于医学影像自动识别及疾病辅助诊断,并实现FFUSP的识别与分类。有研究利用AI对FFUSP进行识别分类以进行超声图像质量控制评价,采用基于传统手工特征串联加主流分类器的方法构建FFUSP识别分类模型。这一方法克服了卷积神经网络模型训练过程复杂、运算速度慢等问题,节省了时间、空间资源。有研究结果表明,AI分辨FFUSP各切面的准确率达90%以上,尤其正中矢状面(MSP)、鼻唇冠状面(NCP)达95%以上,与专家分类相比均有极强的一致性。当AI具有较高水准的分辨超声图像能力时,可辅助超声医生优化超声图像并提高诊断的准确性。利用AI辅助教学能够提高超声医生整体素质。AI对FFUSP的分类能力明显优于初级医生和中级医生,尤其对于结构复杂的MSP,初级医生与中级医生的识别能力均较低,而AI经过标准化训练后对该切面的识别能力明显高于前两者。AI在效率上明显高于人工,对实验集的分类用时不到20 min,平均每张图像识别时间为0.21 s;而专家对同一实验集图像分类效率为每张图片2.73 s。实际工作中进行大规模胎儿超声图像采集和质量控制的工作量远大于本实验集内所包含的图像,这对人工操作人员的体力和脑力均是极大的挑战,因此AI辅助具有重要现实意义。有研究表明,胎儿面部形态与脑部功能密切相关,故胎儿颅面部畸形的精确诊断应为产前影像学辅助检查的重点内容。AI通过大数据学习和实践反复培训,在面部畸形检查时,其在标准体位的获得、辅助参数的设定、获得数据的深度分析和预测方面可给超声医生提供巨大的帮助。颅面部另外一种产前超声不易诊断的先天畸形为腭裂。因为胎儿体位的影响和骨骼的遮挡,腭裂的诊断率不高。AI帮助选定不同的时间和体位,通过不同角度的影像分析,可提供更为精确和敏感的诊断。

六、人工智能和先天性心脏病的诊断

先天性心脏病(CHD)是指出生时即存在的心脏结构性缺损,为最常见的先天心脏畸形疾病,占所有先天畸形疾病的三分之一以上。van der Linde等使用固定效应模型分析了近100年CHD的发病趋势,发现随着时间的推移,CHD发病率越来越高,如果包括最轻微的室间隔缺损,那么所有类型的CHD的发病率为75/1000。与颅颌面畸形一样,CHD已经成为影响人口健康和质量的关键因素,对公共卫生是一项巨大的挑战。AI技术在心血管系统疾病的诊疗中发挥着巨大的作用,至少包括以下几个方面:

①计算机算法优化流程和决策;

②提高诊治的准确率和降低错误率;

③识别疾病模式和关联新的表型特征。

智能化诊断在CHD的诊断方面的应用包括如下内容。

1. 产前胎儿识别诊断

有学者设计了一种从非侵入性胎儿心电图信号中检测胎儿峰值的算法,该算法能从临床遇到的各种不同形态和强度的信号中很好地检测出胎儿QRS波的位置,可以帮助临床医生在孕妇分娩过程中做出更合适的决策方案。Yeo等人报道了一种利用智能导航技术对9种标准胎儿超声心动图图像进行可视化的新方法,该方法可标记包括胎儿心脏在内的七个

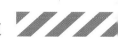

解剖结构,简化获取超声心动图可视图所需的步骤,更少地依赖于操作人员,同时简化了对胎儿心脏的检查流程。通过超声智能导航检查胎儿心脏和无创胎儿心电图可以简化操作流程,使用较少的步骤即可得到需要的结果,极大地提高了诊断的效率,优化了资源。

2.心脏杂音识别诊断

上述方法的诊断准确性不及影像学,但可作为一种初筛的手段用于推广普及至各个医院和诊所。隐马尔可夫模型(hidden Markov model,HMM)作为 NLP 应用程序中最常使用的统计模型,对于心脏杂音的识别,其总体分类正确率可达 96%,特异度达 98%,该模型可快速筛选并进行特异性缺陷检测。Thompson 等人运用心脏听诊记录数据库选择病理性杂音、功能性杂音和无杂音的病例,对基于 AI 的心脏杂音检测算法进行全面客观评估,加入算法确定性、患者年龄、心率、杂音强度、胸部记录位置和病理诊断等特征,准确率可达 88%(95%CI 为 85%~91%)。这是首次利用大型数据库进行心脏杂音检测的全面评估,高敏感度和特异性使其可成为 CHD 潜在有用的筛选工具,并解释了此类技术对于临床的实用性。

七、人工智能在产前诊断中的未来发展和伦理要求

AI 经过深度学习,经过设计的不断完善,是否会取代医生进行影像学诊断,是一个值得关注的问题。AI 进行独立的影像学检查,包含两个方面的任务,分别是检查和阅读影像,做出诊断。现阶段的研究更多地集中于影像的读取,即根据已有的影像学结果,进行诊断分析。AI 的进一步发展,则需要模拟超声医生的拍摄场景,根据计算机控制,选择机械臂的位置和角度,选择不同的标准切面进行扫查,并且根据患者特点的不同进行选择。Pluym 等人对一项前瞻性观察研究中涉及孕 $18\sim22^{+6}$W 的共 143 位孕妇进行胎儿的头部参数测量。AI 对自动生成的三维图像和手动获取的图像进行分析,发现自动三维重建的效果基本达到预期指标。但仍需继续优化自动化技术来使之变得更加智能化,全面提高检测的准确性。有学者提出降低先天畸形的出生率的方法即发现胎儿先天畸形后,依据胎儿畸形严重程度与其父母进行多学科咨询、讨论。严重多发畸形可选择终止妊娠;部分先天畸形如唇腭裂等,出生后经过多学科会诊治疗,可以获得较为理想的矫正效果,在产前发现畸形后可选择继续妊娠并接受生后治疗。现在高龄产妇较多,出现先天畸形胎儿的概率随之增加,然而,要告知孕妇及其家庭在选择终止妊娠后对孕妇身体的影响,选择终止妊娠对于家庭的影响和发展是否一定比不终止妊娠存在优势则需深刻思考和讨论。需要伦理学家、超声诊断科、遗传咨询科等多学科专家商讨必要的诊疗规范,避免一味为降低先天畸形的出生率而无限制地实施终止妊娠。

八、总结

计算机技术的进步,人类认知的进步,多学科交叉发展,是 AI 如此兴旺发展的根基。然而,其中关于算法的限制、认知的局限是导致 AI 继续发展的瓶颈。我国人口基数大,医疗资源紧缺,且医疗资源的需求逐步增加。AI 具有其自身的优势,比如数据处理能力,可极大地缓解医生的压力。然而,存在的潜在风险同样不容忽视,比如出现错误时,如何能快速识别,减少对疾病的误诊和提高诊断的准确率,是医疗环节中需要重点考虑的问题。故需要建立统一的、规范的操作标准和流程来指导和权衡利弊。计算机技术的发展是 AI 发展的基础,计算机技术的不断发展和进步势必不断推动先天畸形的智能化和数字化诊断的进步。

参考文献

[1] 王晨阳,潘习龙,吴曼琪,等. 人工智能在医学领域应用浅析[J]. 中华医院管理杂志, 2020,36(1):50-52.

[2] 刘蓬然,霍彤彤,陆林,等. 人工智能在医学中的应用现状与展望[J]. 中华医学杂志, 2021,101(44):3677-3683.

[3] Carlson L M, Vora N L. Prenatal diagnosis: screening and diagnostic tools[J]. Obstet Gynecol Clin North Am,2017,44(2):245-256.

[4] 王弈,李传富. 人工智能方法在医学图像处理中的研究新进展[J]. 中国医学物理学杂志,2013,30(3):4138-4143.

[5] Miyagi Y, Hata T, Bouno S, et al. Recognition of facial expression of fetuses by artificial intelligence (AI)[J]. J Perinat Med,2021,49(5):596-603.

[6] He F, Wang Y, Xiu Y, et al. Artificial intelligence in prenatal ultrasound diagnosis [J]. Front Med (Lausanne),2021,8:729978.

[7] Pluym I D, Afshar Y, Holliman K, et al. Accuracy of automated three-dimensional ultrasound imaging technique for fetal head biometry[J]. Ultrasound Obstet Gynecol, 2021,57(5):798-803.

[8] Arnaout R, Curran L, Zhao Y, et al. An ensemble of neural networks provides expert-level prenatal detection of complex congenital heart disease[J]. Nat Med,2021,27(5):882-891.

[9] 谢稳,姚泽阳,邱海龙,等. 人工智能在先天性心脏病学中的应用[J]. 中国胸心血管外科临床杂志,2020,27(3):343-353.

[10] Burgos-Artizzu X P, Coronado-Gutiérrez D, Valenzuela-Alcaraz B, et al. Analysis of maturation features in fetal brain ultrasound via artificial intelligence for the estimation of gestational age[J]. Am J Obstet Gynecol MFM,2021,3(6):100462.

[11] 张愉,徐来,房梦雅,等. 人工智能与医学影像学的应用发展[J]. 交通医学,2021,35(1):32-36.

[12] 刘中华,王小莉,吕国荣,等. 人工智能自动识别胎儿颜面部超声标准切面的研究[J]. 中国医学物理学杂志,2021,38(12):1575-1578.

[13] 李金城,李强,王婧荟,等. 眼部相关全身疾病的人工智能诊断[J]. 眼科学报,2022,37(3):222-229.

[14] Reddy C D, van den Eynde J, Kutty S. Artificial intelligence in perinatal diagnosis and management of congenital heart disease[J]. Semin Perinatol,2022,46(4):151588.

[15] Pluym I D, Afshar Y, Holliman K, et al. Accuracy of automated three-dimensional ultrasound imaging technique for fetal head biometry[J]. Ultrasound Obstet Gynecol,2021,57(5):798-803.

[16] AboEllail M A M, Hata T. Fetal face as important indicator of fetal brain function [J]. J Perinat Med,2017,45(6):729-736.

[17] Ahn K H, Lee K S. Artificial intelligence in obstetrics[J]. Obstet Gynecol Sci,2022,

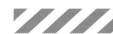

65(2):113-124.

［18］ 戚庆炜,周希亚,蒋宇林,等.分子时代产前筛查和产前诊断技术和理念的变迁及发展 ［J］.中国科学(生命科学),2021,51(8):997-1006.

［19］ 张莉,张耀.先天畸形的发生情况、诊断及妊娠结局分析［J］.中国优生与遗传杂志, 2018,26(9):78-79,110.

［20］ 宁刚,邵剑波,李欣.胎儿 MRI 30 年:从规范走向精准［J］.中华放射学杂志,2022,56 (5):471-475.

［21］ Meshaka R,Gaunt T,Shelmerdine S C. Artificial intelligence applied to fetal MRI:a scoping review of current research［J］. Br J Radiol,2022,18:20211205.

［22］ SFR-IA Group,CERF,French Radiology Community. Artificial intelligence and medical imaging 2018:French Radiology Community white paper［J］. Diagn Interv Imaging,2018,99(11):727-742.

［23］ Barragán-Montero A,Javaid U,Valdés G,et al. Artificial intelligence and machine learning for medical imaging:a technology review［J］. Phys Med,2021,83:242-256.

［24］ Hendriks S,Grady C,Wasserman D,et al. A new ethical framework to determine acceptable risks in fetal therapy trials［J］. Prenat Diagn,2022,42(8):962-969.

［25］ Haining C M,Keogh L A,Savulescu J. The unethical Texas heartbeat law［J］. Prenat Diagn,2022,42(5):535-541.

（杨小红）

第八章
精准智能化鼻整形手术

第一节　鼻的解剖与三维形态

一、亚洲人鼻外形的特征

亚洲人鼻外形的特征如下：低鼻梁、鼻头肥大、鼻部皮肤较厚、皮下组织较丰富，尤其是鼻尖皮肤最厚，有一组织丰富的纤维脂肪垫，韧性强，可塑性较差是造成鼻头肥大的主要因素，鼻软骨发育薄弱而小，鼻小柱退缩，鼻孔扁而圆。

亚洲人鼻外形特征的临床意义：

（1）皮肤厚，皮下组织丰富，术后肿胀和瘢痕增生较薄皮肤更为明显，恢复时间更长。

（2）对鼻整形来说，厚皮肤比薄皮肤更不容易分辨术后遗留的细小不规则与不对称。

（3）鼻软骨发育薄弱，鼻整形手术需要做加法，须使用植入物增加鼻背的高度和鼻尖的支撑结构以达到较理想的手术效果，以结构式鼻整形为主。

二、鼻子的被覆组织

鼻子的被覆组织由皮肤、浅表脂肪层、纤维肌肉层、深脂肪层、骨膜或软骨膜组成（图8-1）。鼻部的软组织在鼻根处最厚，鼻骨点（软骨和鼻骨的接合部位）最薄，到鼻尖和鼻翼又逐渐增厚。鼻部的浅表肌腱膜系统（superficial musculoaponeurotic system，SMAS）由浅表脂肪层和纤维肌肉层构成，与脸部肌肉、额肌、颈阔肌连接在一起。

鼻子的被覆组织的临床意义：

（1）鼻术后容易增生的部位，也是发生软组织挛缩的主要部位。

（2）鼻部的主要血管和神经都经过筋膜层和脂肪层，施行鼻整形手术时应在深脂肪层和软骨膜之间进行剥离，减少对血管、神经及软组织的损伤，减少术中出血，以达到更清晰的手术视野。

（3）皮肤相对较薄的人，术后更容易看到或摸到移植物，移植物轮廓感较明显，故手术时移植物边缘要雕刻柔和，过渡自然，必要时以筋膜覆盖，以达到更自然真实的术后效果。

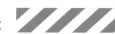

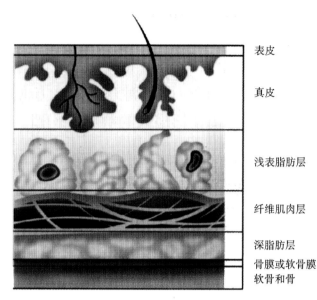

表皮

真皮

浅表脂肪层

纤维肌肉层

深脂肪层
骨膜或软骨膜
软骨和骨

图 8-1　鼻子的被覆组织

三、鼻部肌肉

（一）皱眉肌

皱眉肌位于眼轮匝肌眶部及额肌的深面，两侧眉弓之间，起自额骨鼻部，肌纤维斜向外上，止于眉部皮肤。此肌收缩时，牵拉眉向内下，使鼻根部皮肤产生纵沟。

（二）降眉肌

降眉肌为额肌的延续部分，起自鼻骨下部的鼻背筋膜和鼻背板的上部，于中线两侧向上，止于眉间部皮肤，收缩时鼻部产生横纹，抬高鼻背，缩短鼻部长度，鼻孔开大。

（三）鼻肌

（1）鼻肌横部：鼻肌最大的肌束，位于外鼻下部的两侧皮下，起自上颌骨切牙窝外上方，在提上唇肌深面，止于鼻背，此肌收缩使鼻孔缩小。

（2）鼻肌翼部：又称鼻孔开大肌，位于横部内侧，向上外方走行，止于鼻孔缘或鼻翼软骨外侧面及鼻翼皮肤，鼻翼的主要扩张肌，此肌收缩可使鼻翼外展，鼻孔开大。

（四）降鼻中隔肌

降鼻中隔肌连接着口轮匝肌和鼻翼软骨的内侧角，做表情时下拉鼻尖，缩短上唇，鼻整形手术在必要时切断此肌。降鼻中隔肌分 3 种类型：Ⅰ型，起自内侧角踏板处和同起自此处的口轮匝肌完全交错融合；Ⅱ型，止于骨膜，很少或没有与口轮匝肌形成交错；Ⅲ型，发育不完全的降鼻中隔肌。

（五）提上唇鼻翼肌

提上唇鼻翼肌是最重要的扩张肌，位于眶下部，肌束止于上唇、鼻唇沟及鼻翼皮肤。

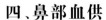

四、鼻部血供

(一)鼻部动脉分布

外鼻的血供在临床上与外科皮瓣设计、鼻整形手术和面部填充注射等密切相关。鼻部主要血供来自颈外动脉的分支面动脉和颈内动脉的分支眼动脉,是头颈部唯一由颈内动脉、颈外动脉联合供血的部位,血供丰富。

(1)面动脉:移行为内眦动脉,内眦动脉分出侧鼻动脉供应外鼻的下外侧部分。侧鼻动脉约在鼻翼角水平发出鼻底支供应鼻底皮肤和鼻黏膜。而后其主干继续向上约在鼻骨与鼻软骨交界处发出鼻翼支供应鼻部皮肤并与来自对侧的分支相交通,该分支沿途发出许多细小的分支分别供应鼻软骨部的皮肤和鼻黏膜,是鼻软骨部皮肤血供的主要来源。

(2)眼动脉鼻背支:眼动脉主要的血管是鼻背动脉(也称筛前动脉或眼动脉终末支),从眶内侧发出,沿鼻骨前面向鼻尖方向走行,与内眦动脉形成侧支循环,主要分布在鼻上部。

(3)上唇动脉的鼻小柱支:鼻小柱动脉由上唇动脉发出,沿鼻小柱走行至穹隆间部位,侧鼻动脉和鼻小柱动脉在鼻背区汇合,形成沿外侧角头侧缘走行的鼻翼弓,此动脉弓走行于肌肉筋膜层浅面。

(二)鼻尖的血供

鼻尖部血液主要由侧鼻动脉和鼻背动脉供应,鼻尖主要血供有 4 种类型:第一,从同侧的侧鼻动脉;第二,从同侧的鼻背动脉;第三,从对侧的侧鼻动脉;第四,从对侧的鼻背动脉。

(三)鼻中隔动脉

鼻中隔动脉为上颌动脉的分支,在翼腭窝内分出,达鼻中隔后部发出分支分布于鼻中隔的大部分。鼻中隔动脉分 2 支:升支起自上唇动脉,该支是在口角处由面动脉发出的上唇动脉在人中部位向上发出的 2~3 条较粗大的分支,上行至鼻小柱基底部鼻翼软骨内侧角基板下方转向前行,走行于皮下组织深层至鼻尖,与鼻翼动脉吻合;降支为鼻外侧动脉和鼻翼动脉在鼻端吻合后,自吻合段向下发出的分支,两侧均有一条,沿鼻翼软骨中间角的浅面行向后下,至中间角和内侧角交界处,止于鼻前庭穹隆内壁的皮下。

(四)鼻部静脉

外鼻的静脉与同名动脉伴行,这些静脉通过面静脉及翼静脉丛,经眼静脉进入海绵窦,最终进入颈内静脉。

(五)临床意义

(1)鼻的血管大部分走行在 SMAS 层或其浅表层内,手术时在 SMAS 层下剥离较为安全,出血量少。

(2)鼻整形手术外入路鼻小柱横切口时,切断上唇动脉的鼻小柱支,有学者担心鼻小柱切口可能会影响鼻尖血供,其实只要保留双侧侧鼻动脉,则可通过侧鼻动脉来完成鼻尖的血供。

(3)鼻翼沟和侧鼻动脉之间的距离是(4.0±1.9)mm,鼻翼宽大的求美者在做鼻翼缩小手术时,鼻翼沟上部的切除可能会引起侧鼻动脉的损伤,导致供血障碍。

五、鼻部神经支配

外鼻的神经主要由支配鼻肌运动的面神经分支和支配感觉的三叉神经(眼神经和上颌

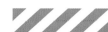

神经)分支组成。

（一）面神经分支

鼻肌的运动主要由面神经的上、下两个颊支支配。

（二）三叉神经分支

(1)滑车上神经：支配鼻根部皮肤、额中线两侧皮肤、上睑内 1/3 的皮肤。

(2)滑车下神经：支配鼻根部皮肤和内眦部皮肤。

(3)筛前神经：支配鼻背下部、鼻尖和鼻翼的皮肤，其鼻外支在鼻整形手术中经常被切断，引起术后鼻尖的麻木感，一般术后 3 个月可恢复。

(4)眶下神经：鼻外支支配鼻外侧皮肤，鼻内支支配鼻前庭皮肤。

六、鼻骨

鼻拱是鼻的主要基础结构，由一对鼻骨和上颌骨额突构成，两侧鼻骨在面部正中线相接合，上厚下薄，上窄下宽，鼻骨间的结合上端紧密，下端稍微分开，向上与额骨的鼻突相接，两侧与上颌骨额突相接，向后与筛骨垂直板相接，向下和上外侧与软骨相接，与西方人相比，东方人的鼻骨有短、小、宽的特征，鼻骨的下缘和上颌骨额突的边缘形成梨状孔。

鼻骨的临床意义：

(1)临床上可以通过截骨的方法缩窄鼻骨，矫正宽鼻、歪鼻畸形，鼻背驼峰去除后修复顶板开放畸形，上颌骨额突从梨状孔沿鼻腔外侧壁向鼻根走行的较薄移行区进行截骨。

(2)上额骨额突的背侧和泪骨共同形成泪沟，内有鼻泪管经过，鼻颌沟到鼻泪管的距离为(3.4±1.2) mm，说明边缘截骨手术时，眼眶的内下侧是最容易受损的部位，距此部位 1 cm 左右的鼻泪管得不到泪骨的保护，截骨时一定要注意。

(3)内眦韧带附着在从眼眶的内侧缘一直上升到(3.9±1.1) cm 的内侧为止。眼眶内壁和鼻颌沟之间大约有 3.4 mm 的扁平部位，截骨手术时要保持与眼眶内壁至少 3 mm 的距离，才能预防鼻泪管和内眦韧带的损伤，紧贴眼眶内侧进行边缘截骨术是比较危险的(图 8-2)。

(4)鼻颌沟到鼻泪管之间的距离：鼻顶部为 3.5 mm，中部为 5 mm，底部为 5.5 mm，鼻隆起的地方和下鼻甲的起点是一致的。鼻截骨术时，下鼻甲的附着部位到眼眶的下内侧留下 3 mm 左右，顺着鼻颌沟进行，到鼻根点下边与内外侧截骨线相会，鼻根点与上颌隆起部基本一致，所以鼻根点以上的截骨术没有意义(图 8-3)。

(5)附着在内眦韧带的前泪顶腺连接的内眦间线是鼻骨最窄的部位。

七、鼻软骨

鼻软骨包括一对上外侧软骨、一对下外侧软骨(鼻翼软骨)及一个鼻中隔软骨。

（一）上外侧软骨

上外侧软骨前面观呈三角形，平均长度为 16.4 mm，宽度为 8.7 mm，平均厚度为 0.4 mm(图 8-4)。

1. 键石区

上外侧软骨与鼻骨和鼻中隔的交界处为键石区，呈 T 形，对鼻梁支撑起着重要作用。键

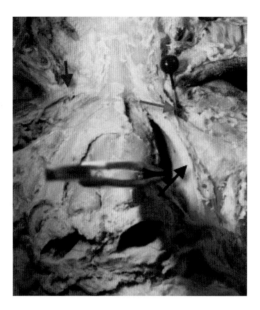

图 8-2　内眦韧带与鼻背的关系

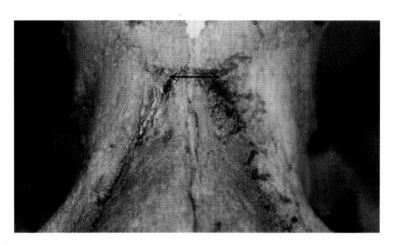

图 8-3　鼻根点与上颌隆起部基本一致

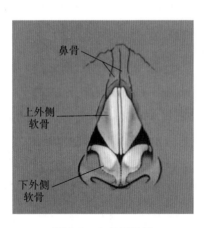

图 8-4　上外侧软骨

石区是骨性鼻中隔和软骨性鼻中隔相接合的部位，是鼻骨尾侧端与上外侧软骨重叠的部分，可以增加此处的支撑力，与西方人相比，亚洲人的键石区重叠很少，为 6~8 mm。

键石区的临床意义：

（1）驼峰鼻矫正时，过度切除会损伤键石区，导致中鼻拱的塌陷畸形。

（2）预防倒 V 畸形：驼峰鼻矫正术中切除过多软骨，应使用鼻中隔撑开移植物，以防截骨后出现倒 V 畸形。

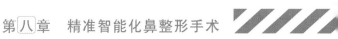

2.内鼻阀

上外侧软骨的尾侧缘与鼻中隔的连接处形成
的鼻阀角为内鼻阀,其角度通常为 $10°\sim15°$,是鼻腔内横截面积最小的部位,也是鼻气道最窄的部分,对鼻通气起着重要作用,吸气时内鼻阀角度增大,有利于通气(图 8-5)。

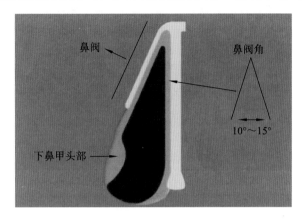

图 8-5　内鼻阀

内鼻阀的临床意义:

(1)手术破坏内鼻阀角度将导致通过内鼻阀的气流减少,在进行鼻整形手术时必须注意保留和(或)重建。

(2)在鼻整形手术中降低鼻背高度,损伤或破坏键石区,上外侧软骨去除过量,支撑力变弱,会导致鼻阀角处瘢痕性缩窄,气流量减少,影响气道通气功能。

(3)如果内鼻阀角度畸形并影响鼻通气功能,应用软骨扩展移植物、截骨术、缝合等技术来增大内鼻阀横截面积,可以同时改善鼻通气功能和外观形态。

(4)行鼻外侧截骨术时,要保留梨状孔上小的三角形骨性结构(Webster 三角),截骨的起点要略高于下鼻甲的基底部,防止下鼻甲向内侧移位,避免内鼻阀横截面积减小。

3.外鼻阀

外鼻阀由下外侧软骨外侧角尾侧端、鼻翼软组织、膜性鼻中隔和鼻槛共同构成,位于内鼻阀尾侧鼻孔开口处。

外鼻阀的临床意义:鼻整形手术后,由于鼻翼软骨切除过多导致支撑力不稳定、鼻外侧壁塌陷及下外侧软骨形状异变,前庭狭窄,主要表现为外鼻阀功能不全、鼻尖夹捏畸形、鼻翼过于夹紧所引起的鼻阻塞,应采用鼻翼板条移植物加固鼻外侧壁,从而增大内鼻阀横截面积,改善鼻通气功能和外观形态。

(二)下外侧软骨

(1)下外侧软骨又称鼻翼软骨或大翼软骨,是支撑鼻尖形态的主要软骨,与鼻中隔软骨共同构成鼻尖的支架形态,包括外侧角、内侧角、中间角三个部分,是形成鼻尖的主要解剖结构,中间角包括穹窿部(顶部)和小叶部,内侧角包括鼻小柱部及踏板部(角部),两侧鼻翼软骨形成穹窿顶间角,约为 $60°$,两侧外侧角构成鼻尖的上小叶,两侧中间角构成鼻尖的穹窿部和下小叶,两侧内侧角则为鼻小柱的支架,两侧内侧角下端距离较远,向上逐渐靠拢,在中部相连处最为接近,再向上向两侧分开。

(2)鼻尖的支撑由下外侧软骨、鼻中隔前角、上外侧软骨、梨状孔、鼻中隔尾侧端和前上颌骨之间的纤维联结共同决定,鼻尖表现为两个点,称鼻尖表现点,鼻尖表现点由两边中间角的顶部和鼻尖上点、鼻尖下点构成,鼻尖上点在侧面看是鼻翼软骨和侧鼻软骨交界产生的,这个点既是鼻梁的下缘又是鼻尖的起点。

(3)亚洲人鼻翼软骨的外侧角长 18.9 mm,宽 9.5 mm,厚 0.5 mm 左右。临床意义:在行大鼻头整形手术时,鼻翼软骨的外侧角上部切除时,最少要保留 5 mm。

(4)侧鼻软骨弓:通过鼻中隔的鼻嵴,贴在鼻中隔的内侧角、外侧角,附加软骨,鼻内肌,连接着附加软骨和前鼻嵴的包括纤维组织在内的圆形侧鼻软骨弓,紧紧支撑着鼻下部。

(5)鼻翼软骨外侧角的最外面有几个附加软骨,它们与骨性鼻孔紧紧连接在一起支撑着鼻翼软骨,附加软骨将外侧角与梨状孔连在一起。外侧角和中间角穹窿部与附加软骨连接构成外侧角复合体,形成鼻尖和鼻孔的支撑。

下外侧软骨的临床意义:

①鼻软骨支撑着皮肤和软组织,维持着鼻子的形态。鼻部整形手术后,强有力的软骨支撑能够对抗瘢痕的收缩力,使覆盖在上面的皮肤和软组织层能够维持鼻整形手术后满意的形态。如果鼻软骨支撑力弱,术后软组织的瘢痕收缩会影响鼻形态的美观效果。

②鼻整形手术时,把鼻尖表现点很好地表现出来才能取得自然效果。

③用鼻外切口法行鼻整形手术时,经鼻小柱的切口线在鼻小柱的中间部最窄的部位,以减少术后瘢痕。

(三)鼻中隔软骨

鼻中隔支撑鼻背,将鼻腔分成左、右两个部分,鼻中隔分前端的软骨性鼻中隔和后端的骨性鼻中隔,是一个前软骨后骨性的结构,由鼻中隔软骨、筛骨垂直板、犁骨、上颌骨鼻嵴及腭骨构成,骨性部分由筛骨垂直板和犁骨构成(图 8-6)。

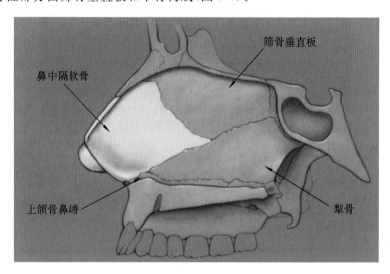

图 8-6 鼻中隔软骨

(1)鼻中隔软骨的三个角称为鼻中隔软骨前角、鼻中隔软骨中间角及鼻中隔软骨后角。鼻中隔最下端与鼻小柱之间没有软骨,称为膜性鼻中隔。

(2)鼻中隔软骨的厚度在与犁骨连接的后部分(SP)为 1.4 mm,下部分为 1.0 mm,前部分为 1.0 mm,上部分为 0.8 mm,鼻中隔软骨的下部分与上颌骨顶部连接的部位厚,向上变薄,厚度不均匀,鼻中隔软骨的厚度在后部分最厚(图 8-7)。

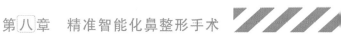

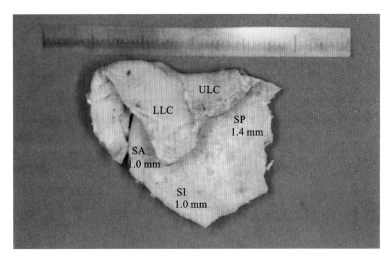

图 8-7　鼻中隔软骨厚度在后部分最厚

注：LLC 为下外侧软骨（lower lateral cartilage），SA 为鼻中隔软骨前角（septum anterior），SI 为鼻中隔软骨中间角（septum inferior），SP 为鼻中隔软骨后角（septum posterior），ULC 为上外侧软骨（upper lateral cartilage）。

鼻中隔软骨的临床意义：

①鼻中隔软骨位于鼻中隔的前部，为一薄的四边形软骨，前方与侧鼻软骨相连，后方伸出一个薄的突起，嵌入筛骨与犁骨之间。虽然东方人的鼻中隔软骨发育较西方人弱，但仍是鼻整形手术中比较重要的软骨供区，采集鼻中隔软骨时要在尾侧和背侧保留 8 mm 的 L 形支架，以保证足够的鼻部支撑。

②鼻中隔黏软骨膜在尾侧端及下端，即与犁骨或上颌骨鼻嵴相接合的部位粘连紧密，在背侧端、头侧端及中心部粘连较疏松，剥离鼻中隔黏软骨膜时，应先剥离疏松的部位，再剥离致密的部位，以减少鼻中隔黏软骨膜的损伤。

③骨性鼻中隔位于鼻中隔后部，筛骨垂直板构成鼻中隔的上 1/3，上方与筛骨筛板相续，前上方与额骨及鼻骨接合，后方与蝶骨嵴接合，后下方连接犁骨，前下方与鼻中隔软骨相连。犁骨位于鼻中隔的后下方，上方与蝶骨体及筛骨垂直板接合，下方与上颌骨鼻嵴及腭骨相接，前缘呈沟状接纳鼻中隔软骨（图 8-8）。

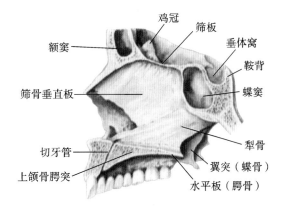

图 8-8　骨性鼻中隔

八、鼻甲

鼻甲是位于鼻腔外侧壁的沿气流方向水平附着的3个突出结构,自上而下称为上鼻甲、中鼻甲及下鼻甲,下鼻甲最大,由骨和黏膜构成,下鼻甲调节吸入空气的湿度和温度。

鼻甲的临床意义:

(1)鼻中隔偏曲时,对侧的下鼻甲代偿性增生肥大。

(2)鼻炎患者的下鼻甲也可见到增大。

(3)当下鼻甲过于肥大或畸形,导致内鼻阀横截面积减小而引起鼻塞症状时,可行下鼻甲术适当增大内鼻阀横截面积,解除鼻塞症状(图8-9)。

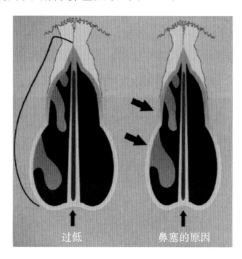

图 8-9　下鼻甲肥大

九、软三角

两边鼻孔的上部为软三角,鼻下部为鼻颌点,下中部稍突出的部位为鼻翼软骨的内侧角,从软三角鼻外皮肤过渡到鼻黏膜的部位,没有软骨支撑,皮肤与皮肤相连得非常紧密。

临床意义:鼻整形手术如切开分离不准确会损伤软三角,术后瘢痕挛缩导致畸形。

十、鼻部三维形态

鼻子位于面部的中心,在面部美学中起着重要的作用。了解鼻部的结构及其与面部其他结构的关联,应该从多个视图中系统地评估,包括正面、侧面和基底面,从不同角度来描述鼻子和周围结构的正常参数,有助于美学评估和鼻部手术设计。

(一)正面视图

(1)面部通常被水平分为三份,鼻子占其中的1/3,被垂直分为五份,鼻子占其中的1/5,以此评估面部的平衡与协调。

(2)鼻翼基底宽度约等于内眦间距,鼻骨宽度为鼻翼基底宽度的80%。为了协助评估对称性,从眉间区到颏下点的直线将鼻背、鼻尖二等分,此直线是评估鼻部是否偏斜的重要指标。

(3)正面观鼻尖有4个表现标志,即两侧的鼻尖表现点、鼻尖上区转折和鼻小柱-小叶角,连接鼻尖表现点、鼻尖上区转折与鼻小柱-小叶角的线条会构成两个等边三角形(图8-10)。

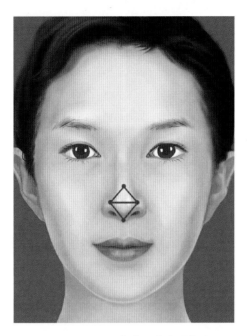

图8-10 正面观鼻尖4个表现标志

(4)鼻翼缘和鼻小柱最低的部分构成的轮廓线就像一只柔和张开翅膀的海鸥,如果线条过分弯曲,则鼻尖下小叶过高,如果线条过平,则鼻小柱显露过少。

(二)侧面90°视图

(1)从侧面90°视图评估鼻尖突出度、旋转和鼻长度。进行评估时,受术者处于面部自然水平位,头部自然放松,眼睛平视前方,从侧面所画水平线所在平面进行评估。

(2)鼻子应该是一个3∶4∶5的直角三角形。理想的鼻长度和鼻尖突出度之比为1∶0.67。鼻尖突出度被定义为它在面部平面前面的投影,从鼻尖到鼻-颊交界处的距离。侧面观从眉间到翼沟画一条线,再绘制一条垂线到尖端最突出的部分,然后绘制斜边以完成一个三角形。在正常人中,鼻翼-鼻尖距离与鼻根-鼻尖距离的比值应为0.55~0.60,此值小于0.55表示投影不足,大于0.60表示尖端过度投影(图8-11)。鼻尖突出度与鼻翼基底宽度相等。如果上唇突出度正常,为评价鼻尖突出度,在上唇最突出的部位画一条垂线,50%~60%的鼻尖应位于此线之前(图8-12)。

(3)确定好鼻尖突出度后再评估鼻背的高度,评估鼻背假体的厚度。

(4)鼻额角为鼻背至额部的角度,测量从眉间点到鼻根点的连线与鼻根点到鼻尖连线之间的角度,这个角度在美观的轮廓中介于135°~140°。鼻额角最深的部分在目光凝视前方时位于上睫毛线和睑板上皱襞之间。

(5)鼻小柱-小叶角由鼻小柱和鼻尖下小叶连接形成,正常为30°~45°。

(6)鼻小柱-上唇角描述了鼻小柱和上唇之间的关系,测量鼻小柱点到鼻小柱基底连线与鼻小柱基底到上唇中点连线的角度,女性正常范围为95°~100°,男性正常范围为90°~95°。鼻唇角与鼻尖旋转密切相关,这是一个重要的美学参考指标。

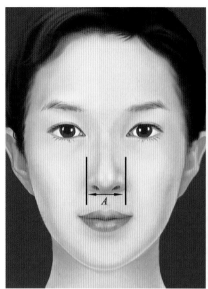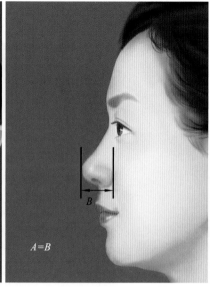

图 8-11　鼻尖突出度

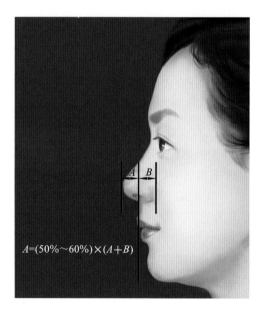

图 8-12　评价鼻尖突出度标准

（三）基底面视图

从这个角度可以评估鼻孔的大小和形状、鼻小柱和鼻翼基底的宽度、鼻小叶高度和轮廓。鼻基底面观为一个以鼻翼为侧边的等边三角形，鼻小柱的长度应该是从鼻棘到鼻尖距离的一半。鼻小柱与鼻小叶的比例为 2 : 1。鼻孔应该是水滴形的、对称的，从上方向下的俯视图可以帮助评估受术者鼻背偏离程度、鼻梁和鼻翼基底宽度、穹窿对称性。

（安阳　甄永环）

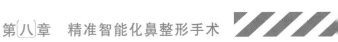

第二节 精准智能化诊断

鼻部整形手术的成功,依赖于术前精准的评估、目标的明确、手术方案的制订和对美学目标的精准传递。以往,这些大多依赖于以主观表述为主的术前沟通、绘画或类似的案例展示。计算机技术普及以来,20世纪80年代开始出现电脑模拟的术后效果并以此作为术前沟通的客观参考,效果更为逼真,也为求美者理解术后效果提供了更为精确的依据。但在过去的很多年,摄影及计算机模拟都仅局限于二维的成像,采用得最多的是侧面、正面以及鼻底的角度。随着3D技术的发展进步,3D成像和3D打印在医学领域已有较为广泛的应用,尤其是在颅颌面外科。在同样以形态学作为疗效指标的整形美容领域,3D技术扮演着越来越重要的角色。而在鼻整形领域,从术后模拟效果的3D展示,到3D打印的各种模具应用于指导鼻整形手术中操作、辅助术后恢复,或者是3D打印的假体植入物,甚至是动物实验性质的植入物的生物打印,3D技术已全方位参与到整个过程,甚至极有可能在未来的鼻整形手术中,成为不可或缺的一部分。

一、3D扫描及重建

外鼻是面部具有立体结构的器官。无论是外鼻深部的支持结构还是外部覆盖软组织之后的形态,通过3D技术获取和还原其结构和形态是第一步。

鼻整形常用的3D成像技术可以分为两个大类:一类是计算机辅助的3D重建技术,另一类是直接的3D成像技术。

计算机辅助的3D重建技术包括:①单镜头摄影:通过单个摄像头,在不同的角度拍摄多张照片,进而合成3D图像。此法针对表面形态的重建,会受光线、拍摄角度、焦距等的影响而降低准确度。②CT:采用断层扫描的方式获取图像,用计算机进行3D重建。此法在面部骨骼结构中应用较多,也更精准,还能用于判断鼻部既往整形的材料和结构,但对于软组织形态重建并无优势,且有放射性。③MRI:无放射性,对于软组织分辨率较高,更适用于软组织病变的诊断,很少用于形态学和结构的重建。④超声:临床应用较多,更适用于内部器官的诊断,或胎儿发育的粗略形态学判断,且由于操作会挤压表面组织,并不适用于表面形态轮廓的重建。⑤X线:与单镜头摄影一样,需拍摄多张不同角度的照片,定点后合成3D图像,显示内部结构和进行角度测量,但过程烦琐,精度低,且不适合软组织显示。另外值得注意的是,CT和MRI采集时求美者均处于卧位,此时的鼻部软组织较直立位会发生一定的移位,因此采集的软组织形态并不准确。尽管近年口腔科常用的锥形线束CT已可以在直立位采集图像,辐射量也明显降低,但其对于软组织的显示仍不能满足整形外科临床需求。综上,计算机辅助的3D重建技术,更适用于鼻深部结构的还原和既往未知整形材料的探测,但不适用于显示外部软组织轮廓形态。

直接的3D成像技术包括:①莫尔条纹技术,借助等高线条的绘制获取立体图像,成本低廉,但精度不高。扫描过程中轻微的位移会造成误差。并且,此法适合较为平滑的表面,对于面部存在较深的沟槽的求美者,其测量精度也会降低。②激光扫描技术,此法相对于前者精度高,但同样要求被测量者保证位置固定,且需要保护眼球。前两种方式仅能对立体轮廓成像,而无法还原皮肤、口唇等面部的色泽。③立体摄影技术,采用两台或更多的摄像机同步摄影并用计算机还原,成像快速,精度较高,能还原面部真实的色彩,应用范围较广。④结构光扫描技术,是目前主流的高精度 3D 测量技术,能够对采集对象的表面形态进行精确还原,被广泛用于设计、制造、医学等领域。缺点同样是无法还原面部真实的色彩,仅能用计算机模拟色彩。

以上 3D 成像技术中,立体摄影技术和激光扫描技术是目前较常用的技术。具有重复性好、测量精度高、无辐射等优点。其中,前者更多用于设计和模拟,也能测量数据。后者更多用于精确测量。无论采用哪种方法,都能为后续的 3D 设计和模拟提供精确的数据。

二、3D 测量与诊断

鼻部的美学测量方式,无论是最初的手工测量,还是照片辅助测量,以及现在普及的 3D 成像和测量,都依赖于标志点的确定。鼻部的美学指标众多,且并不孤立存在,鼻部和面部轮廓的对应关系以及在面部的协调性,很大程度上决定了鼻部美学是否需要优化。因此,包含鼻部在内的面部标志点需要有统一的标准。

文艺复兴时期,达·芬奇对古典美学的面部标志点便有所定义。Farkas 在前人基础上完善了面部测量体系及更为详细的鼻部测量体系(图 8-13、图 8-14 和表 8-1、表 8-2),列出相应指标并标出相应测量标志点,广泛沿用至今,其标志点也为定义鼻部常见的美学指标,如鼻唇角、鼻面角、鼻额角等(表 8-2),给出了测量依据。在其历时 5 年的针对来自 25 个国家的 4 个人种的对比分析中,结论之一是北美白色人种与欧洲白色人种面部具有较高相似度,与黄色人种及黑色人种在诸多参数上有明显差异,而基于前两者制订的美学标准并不适用于后两者。国内许多学者采用同样的标志点,就国内不同地域的人面部和鼻部测量数据进行了统计,并与北美白色人种进行了对比分析,也得出了黄色人种和北美白色人种鼻部特征明显不同的结论。

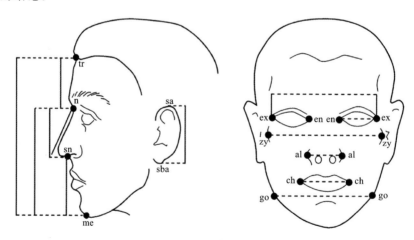

图 8-13　面部测量体系

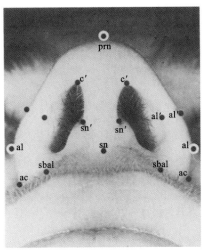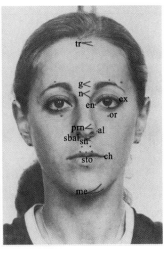

图 8-14　鼻部测量体系

表 8-1　目前常用的面部及鼻部测量标志点

缩写	英文全称	中文名	定义
tr	trichion	发缘点	前额发缘与正中矢状面交点
m	metopion	额中点	左、右侧额结节最高点连线与正中矢状面交点
g	glabella	眉间点	两侧眉弓间隆起部在正中矢状面向前最突出点
or	orbitale	眶下点	眶下缘最低点,常位于眶下缘外 1/3 处
t	tragus	耳屏点	耳屏上缘与前缘相交之点
ft	frontotemporal point	额颞点	额部两侧颞嵴之间距离最近之点
en	endocanthion	内眦点	正常睁眼时,在眼内角处上、下眼睑缘相接之点
ex	exocanthion	外眦点	正常睁眼时,在眼外角处上、下眼睑缘相接之点
zy	zygion	颧点	颧弓上最向外突出点
ju	jugale	颧骨点	颧骨额蝶突后面的垂直缘与颧骨颞突上面的水平缘所组成交角之顶点
zp	zygoma protruding point	颧突点	颧骨体部突出点
zc	zygomatic cheek	颧颊点	颧颊部软组织向前突出点
ls	labrale superius	上唇点	上唇皮肤部与黏膜部交界线与正中矢状面交点
sto	stomion	口裂点	上、下唇正常闭合时,闭合缝与正中矢状面交点
li	labrale inferius	下唇点	下唇黏膜缘下缘与正中矢状面交点
ch	cheilion	口角点	口角上、下唇相会点
sm	supramentale	颏上点	颏唇沟最深处与正中矢状面交点
me	menton	颏下点	颏部在正中矢状面上的最低点

缩写	英文全称	中文名	定义
pog	pogonion	颏前点	侧面观时下颏最突出点
go	gonion	下颌角点	下颌角最向外、向后突出点
mn	midnasale	鼻中点	眼耳平面与鼻背在正中矢状面的交点
prn	pronasale	鼻尖点	鼻尖向前最突出点
sn	subnasale	鼻底点	鼻小柱下缘与上唇皮肤部相连接最深点
sn'	subnasale'	鼻小柱内/外点	用于测量鼻小柱宽度的点
n	nasion	鼻根点	骨性鼻根最低点
s	sellion	鼻背点	鼻上端最凹陷处,鼻额角最低点,有的文献标注为 m (median)或 n'(subnasion),注意,鼻背点总是低于骨性鼻根点 n
c	columella point	鼻小柱点	鼻小柱最高点的中点,与鼻孔最高点处于同一水平
c'	columella point'	鼻孔最高点	鼻底侧所见鼻孔最高点,与鼻小柱最高点处于同一水平
al	alare	鼻翼端	鼻翼基底面曲线的最外侧点
al'	alar rim'	鼻翼内/外点	测量鼻翼厚度的内侧点和外侧点
sbal	subalare	鼻孔基底外侧点	鼻孔基底部位于鼻翼鼻孔交界处,及鼻翼上唇交界处的点
ac	alar crest	鼻翼起点	鼻翼自面颊最靠外侧的起始点
mf	maxillofrontale	上颌额点	眶内侧缘与额颌缝的交点,用于测量鼻根宽度

表 8-2　鼻部常用角度及其与测量标志点的关系

常用角度英文名	常用角度中文名	常用角度与测量标志点的关系
nasolabial angle	鼻唇角	∠c-sn-vertical
nasal bridge inclination	鼻面角	∠prn-n-vertical
nasolfrontal angle	鼻额角	pog-g 与 prn-n 的夹角
columella-lobule angle	鼻小柱-小叶角	∠sn-c-prn
nasal tip angle	鼻尖角	∠sn-prn-n

　　黄色人种与北美白色人种相比,鼻部相关的面部特征中,鼻高度(n-sn)、鼻梁倾斜度(nasal bridge inclination)无明显差异;普遍存在梨状孔周围偏凹陷,上唇骨性或牙性的前突,鼻翼较宽,侧面与白色人种相比略扁平。由于面部审美中,面部尤其是鼻部是非常重要的立体结构,因此,鼻部的增高是亚洲人普遍选择的手术。这一点与白色人种不同,他们更多的是鼻部高度的降低或形态调整,鲜有求美者需要抬高鼻部。

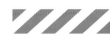

故而,鼻部的美学无法脱离人种的面部特征来设计。而对于鼻部的美学标准,中西方的文献中有着一定的区别,给出来的参考值,也仅是一个区间(表 8-3)。例如:具体到每个人,由于审美的不同和发展,甚至会出现符合美学,但不符合患者个体审美,由此造成鼻部修复手术的情况。因此,我们需要针对个体差异及不同的审美需求,制订不同的方案并加以实施,其中,术前设计和模拟,便显得尤为重要。

表 8-3 中西方不同参考书对于鼻部美学指标的定义

参考书	《达拉斯鼻整形术》	《现代韩国鼻整形术》	《开放入路鼻整形基础》
国别	美国	韩国	中国
鼻唇角	95°～110°/90°～95°	90°～95°(小柱上唇)	80°～110°
鼻额角	—	135°～140°	115°～130°
鼻面角			30°～40°
鼻小柱-小叶角	30°～45°		30°～45°
鼻翼宽度	接近内眦宽度	接近内眦宽度	鼻翼基底接近内眦宽度,但鼻翼最外侧宽度略宽(2～4 mm)
鼻小柱-小叶比	2∶1	2∶1	

(安阳 李任)

第三节 精准智能化术前规划

一、3D 术前设计

在获取精确测量的数据以及 3D 重建面部及鼻部轮廓外形之后,便可依照已有的美学参考及求美者目标进行术前设计。

前文提到,可以用在设计中的鼻部美学标准大多数时候是对照性的,且只是一个范围。术前模拟将术前的沟通,尤其是对于手术目标的沟通变得更为客观、具体且精准。医生们采用较多的是二维照片设计模拟。但面部及鼻部是 3D 的结构,二维的照片会丢失细节,也对摄影者、所采用的器材、环境布光、摄影技巧有较高的要求。3D 成像则克服了上述缺点,且成像更加立体精准,在直观地提供多个观察角度,计算容积、体积等方面有无可比拟的优势。

在采用 3D 技术以后,在以往的长度、宽度、高度、深度、角度的基础上,面部标志点的测量出现了通过建立三维坐标系来精确反映面部突出及凹陷程度的测量研究,引入了鼻基底平面突出度、鼻基底平面与冠状面夹角、上唇与冠状面夹角的概念,并测量了面部各美学标志点的绝对突出度和相对突出度,后者是以眶下点平面作为参照点测量各标志点的矢状位投影距离(图 8-15)。研究指出,需在确保整体面部轮廓比例关系处于正常的前提下,再考量鼻部与面部轮廓的美学关系。这一点,为针对中国人等非白色人种的面部及鼻部轮廓三维数据及其测量、评估和美学设计提供了更为完善的体系,也给出了重要的科学依据。

在应用方面,1997 年开始,有学者采用激光扫描和重建的方式,对鼻再造求美者进行术

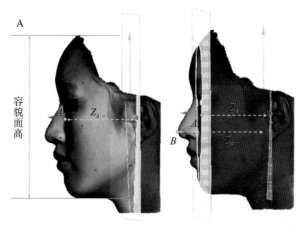

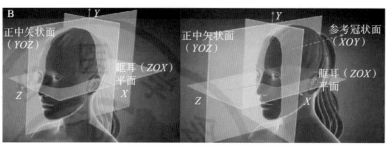

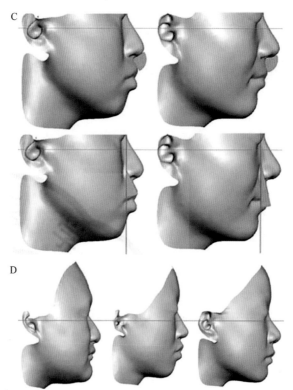

图 8-15 3D 术前设计

A. 以眶下点平面作为参照点测量各标志点的矢状位投影距离;B. 三维坐标系与人体头面部标志点定位坐标平面;C. 鼻-唇关系;D. 鼻-唇-颏-面关系

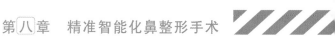

前的模拟和设计。其后陆续有 3D 技术用于鼻再造术前评估，如激光扫描和重建携带扩张器的面部，用于评估扩张皮瓣是否充分，或者通过扫描正常人群，建立鼻外形数据库，在此基础上预估求美者需要重建的鼻外形，3D 打印出该模型及术中指导用的鼻外壳，精准地实现预期目标，同时通过术后的 3D 扫描，精确地评估术后皮瓣的回缩率。

3D 技术的应用，缩短了手术时间，优化了重建的鼻部形态，减轻了患者痛苦。

二、3D 打印模型及假体

3D 术前设计均采用软件模拟，而如何将模拟的效果精准传递，也是整个鼻整形 3D 技术的重要环节。围绕这一环节，除整形医生的技术外，3D 打印是核心环节。

3D 打印技术也称 3D 快速成型技术，可将数字模型，采用不同的材料通过逐层叠加的方式进行还原。3D 打印技术目前在医学领域已经有较为广泛的应用，在鼻整形中，无论是重建患者面部和模拟术后效果的 3D 打印，还是植入材料的 3D 打印，都有利于医患在术前对效果进行充分的沟通，达成一致；也有利于医生实现精准的术后效果。在这些方面，目前报道过的代表性技术有非植入物性质的 3D 打印及植入物性质的 3D 打印。

3D 打印技术在鼻整形的初期，以非植入物性质的应用为主。有报道采用 3D 打印技术模拟术后效果，并用聚乳酸材料打印可消毒灭菌的面部及外鼻轮廓导引模板或用石膏打印参照模型，用来指导术中操作及鼻部塑形（图 8-16）。这种方式目前仍在沿用，毕竟成本较低，有经验的医生也能获取与目标极为相近的结果。后来，逐渐出现了植入物性质的 3D 打印技术。

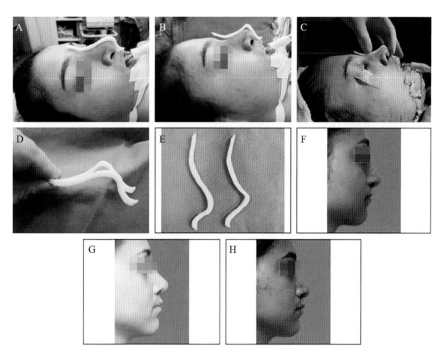

图 8-16　3D 打印模型及假体

A. 术前 3D 打印导板行术前模拟；B. 21 岁女性求美者 3D 打印导板与术前鼻子的差异；C. 3D 打印导板在手术结束时完美匹配；D、E. 3D 打印导板；F. 术前资料；G. 术后 3 个月资料；H. 术后 19 个月资料

　　2018年，国内报道了采用3D扫描术前面部轮廓，并设计术后形态，叠加术前扫描图和设计图，得出差异并据此采用3D打印技术打印出移植物模板，术中采集肋软骨，按照模板进行雕刻并置入鼻部。术后效果与模拟效果对比，基本一致（图8-17）。

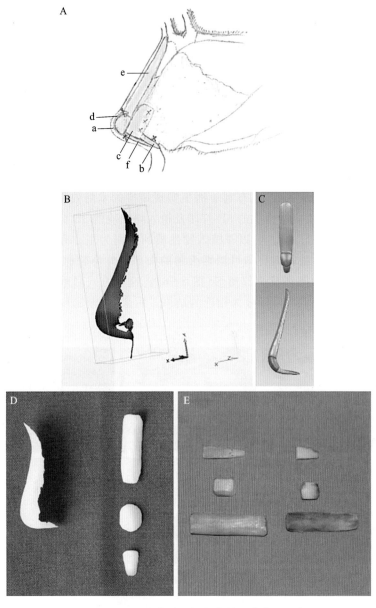

图 8-17　3D 打印术前面部轮廓并设计术后形态

A. 各移植物示意图（图中 a 为帽状移植物，b 为鼻小柱支撑移植物，c 为鼻中隔撑开移植物，d 为软骨膜，e 为鼻背移植物，f 为盾形移植物）；B. 做布尔运算相减后的三维图像；C. 设计的移植物形态；D. 3D 打印的移植物模型；E. 术中雕刻完成的软骨移植物

　　2019年，有学者采用类似的设计方法并用可降解材料聚己内酯（PCL），3D打印出个性化鼻移植物，用脂肪来源的干细胞移植并诱导分化，在动物实验中培育出了具有软骨成分的个性化移植物（图8-18）。同年，Park等人报道了临床试验中，采用3D打印技术的PCL鼻部移植物用于鼻尖支撑塑形，获得了良好而稳定的效果，并且在支架周围观察到了新生软骨。国内有学者将软骨细胞接种于3D打印的聚乙交酯/聚丙交酯支架上，植入裸鼠皮下用

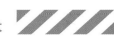

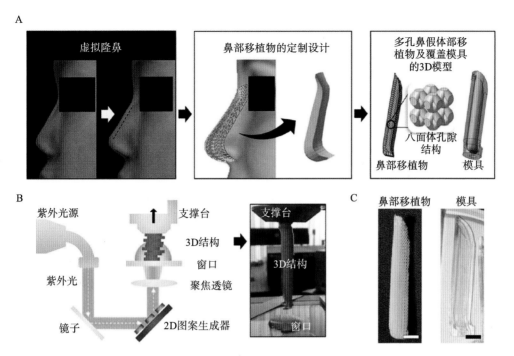

图 8-18 计算机辅助设计和 3D 打印的患者定制的鼻移植物

A. 生成鼻移植物模型的定制设计过程。计算术前和术后鼻外形的差异，然后根据几何差异生成三维实体模型。最后，在鼻假体模型中设计了八面体图案结构，并在鼻假体模型的基础上设计了覆盖模型；B. 说明通过 pMSTL 系统制造 3D 结构原理的示意图；C. 制作的 PCL 鼻移植物的照片和 OrmoComp 覆盖模具与患者的具体设计（比例杆＝5 mm）

以构建鼻翼软骨，结果获得了具备完整形态和组织学结构的软骨支架，且生物力学优于正常人的鼻翼软骨。

综上所述，3D 打印技术在鼻整形方面的应用研究已如火如荼，尽管目前的研究尚处于初级阶段，临床应用较为有限，但随着技术的进步、生物打印技术的逐步成熟，患者满意度的提升，3D 打印技术的推广应用也是指日可待。采用 3D 打印技术后的鼻整形，是获取个性效果的最佳途径，能为医患沟通带来十分客观的依据，有利于减少术后纠纷。不可否认，这将是鼻整形的未来发展方向。

（安阳 李任）

第四节 术前仿真手术

术前仿真手术的目的在于借助计算科学和利用数字仿真技术模拟手术干预手段支持手术中决策和确保手术效果。针对的对象为具体个体，存在解剖特征和审美需求，以及种族、文化的差异。精准医学可以为每个具体患者提供个性化分析、诊疗，以及治疗措施。我们术前仿真手术的工作对象就是个性化的患者面部或者鼻部生物力学模型。建模数据来源于每个患者的医学影像资料，包括 CT、MRI、三维可变人脸模型（3DMM）数据。术前仿真手术的目的是对骨组织、软骨组织、软组织进行分割、重建和配准。

一、鼻部生物力学模型的建立

当施行鼻整形手术时,外科医生需要理解软组织和硬组织的功能,它们对面部形态的影响以及鼻功能。鼻支撑结构系统包括鼻骨和鼻软骨,鼻软骨比较复杂,包含两个鼻翼软骨、一个鼻中隔软骨、两个上外侧软骨(鼻中隔软骨向两侧的延伸),以及一些附属软骨。鼻软骨是鼻整形和面部整形手术最重要的要素。外科医生必须了解鼻解剖结构和面部形态之间的联系、软组织和硬组织的功能以及鼻功能。在鼻整形相关手术中,临床研究主要目标应该包括明确手术目标,明确手术方法的合理性,精确进行个性化手术设计和准备,以及提高医患沟通的便捷性。

计算技术是实现这些目标的一种有效途径。3D成像技术的进步将会推动其在鼻整形手术中的相关应用,包括计算建模技术研究、计算模拟技术、虚拟手术计划、3D打印技术。实施计算技术的工作流程如下:①用成像和建模技术建立精确模型;②用结构力学和流体力学分析和探讨生物力学机制;③使用3D打印和计算机辅助设计(CAD)辅助临床治疗。

3D成像技术构成了模型重建的基础,也是绝大多数计算技术应用于特定患者的基础。鼻部解剖结构精密和准确的3D成像是完成各种后续计算机处理步骤所必需的。骨组织的三维CT成像:利用计算机从不同角度采集的大量X线测量数据的组合,产生人体特定区域的横截面图像,使用户可以获得相应组织的断层图像。CT是评价骨的最佳成像方法,因为骨比软组织具有更高的对比度。CT可用于显示骨特征和定量化生物学相关信息,如骨密度,骨密度是根据骨中羟基磷灰石或磷酸氢二钾浓度计算得出的。

(一)鼻软骨3D成像

与大多数其他软骨系统不同,鼻软骨小而复杂,周围没有液体,只有软组织包围。鼻整形手术前评估和手术模拟的根本困难之一是分辨鼻软骨的位置和形态特征。与被滑液包围的关节软骨不同,鼻软骨被软组织包围,而且关节软骨通常比鼻软骨大。这种差异限制了手术计划和效果预测,这也使得将确定的结构与功能性的结果关联变得很困难。

目前用于鼻软骨3D建模的传统技术包括CT和MRI。同时,还涉及面部肌肉的3D成像,因为更完整的鼻模型也可能包括面部肌肉。软骨不容易在CT上看到,因为它的X线衰减与软组织相似,并且常常需要使用造影剂来显示。对比增强CT是一种CT的扩展形式,它利用碘造影剂(ICM)来评估软组织;CT关节造影是评价关节表面形态的金标准,但它可能不适用于鼻软骨。ICM可能是鼻相关肌肉重建的一条线索。定量CT关节造影可用于确定糖胺聚糖(GAG)含量,这有可能用来分辨鼻软骨。锥形线束CT(cone beam CT,CBCT)也被用于关节造影,具有良好的分辨关节软骨与周围组织的能力。然而,鼻软骨的特点,包括周围组织、大小和形状,使得其难以在CBCT成像显示,限制了该技术在鼻软骨模型重建中的应用。显微CT分辨率远高于普通CT,断面像素尺寸达到微米级,可以提高鼻软骨的定位和形态显示。Visscher等人应用显微CT验证了软骨建模的效果。Wu和Yin将显微CT用于3.75%碘化钾溶液染色的引产婴儿鼻和唇组织标本。虽然主要显示肌肉组织,但也可以看到鼻软骨的大致轮廓(图8-19)。临床CT在特定条件下可以显示鼻软骨的特征,但其效果不如显微CT,不能清晰区分鼻翼软骨和上外侧软骨。显微CT的扫描区域大小有限,尚不能用于正常人的面部扫描,只能扫描组织样本,其临床应用受到限制。

MRI利用核磁共振对身体组织进行成像。与CT相比,MRI在软组织成像中的应用更为广泛。MRI也常被应用于体内软骨的检测和评价。对MRI来说,成像序列非常重要。多

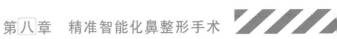

软骨方向（显微CT）

Y轴方向　　　X轴方向　　　Z轴方向

图 8-19　通过显微 CT 获得三个不同角度的鼻翼软骨成像

种不同的成像序列已被用于关节软骨的评估并得到验证。对于鼻软骨，MRI 已广泛应用于疾病的诊断和治疗效果的评价。鼻腔软骨肿瘤在临床上常使用 MRI 诊断。在整形术中植入组织工程软骨的效果也经常通过 MRI 来评估。MRI 最显著的优点是可以用来鉴别不同的软组织，而且由于不同组织的水和有机物含量不同，MRI 也成为鉴别软骨的最有力工具。鼻唇组织 MRI 数据用于鼻软骨重建。它最显著的优点是可以根据每个患者的数据重建每个患者特有的鼻软骨结构。笔者首次应用 MRI 对健康人和单侧唇裂鼻畸形患者的鼻唇部进行扫描，重建鼻软骨结构，并设计了基于软骨结构的手术方案。显微 MRI 也可以用来扫描较小的鼻唇组织成分，从而获得更高分辨率的图像。然而，非常小的扫描范围也限制了其临床应用。

虽然软骨是鼻模型中最重要的部分，但是如果要建立更精确的模型，围绕鼻软骨的面部肌肉也应该包括在内。不同肌肉的图像分割并不像软骨分割那么困难，然而，由于成像系统分辨率有限，它仍然是复杂的，因为软骨周围有许多不同的肌肉，例如鼻前肌、鼻翼提上唇肌，另外，鼻压缩器、鼻扩张器和鼻中隔减压器的形态和方向都不同。特别是对于一些小肌束，很难确定其附着部位。因此，简化有时是不可避免的，研究者在提取图像数据进行研究之前，应该注意简化的方式和内容。

Mazza 和 Barbarino 在研究用于手术模拟的面部软组织三维力学模型时，包括了许多面部肌肉。与鼻软骨有关的肌肉，包括鼻唇提肌、唇腭提肌及其他面部功能肌，都得到了良好重建（图 8-20）。

Mazza 等人报道了一个三维有限元模型，该模型旨在真实呈现如下内容：①面部解剖；②不同组织间的相互力学作用；③所有组织的非线性力-变形特性。该模型是迄今为止可用的最精确的面部数值模型。

（二）模型重建

模型重建可以直接在大多数成像设备附带的后处理工作站中完成，也可以使用一些常用的医学图像处理软件完成，如 Mimics、OSIX、Amira 和 Avizo。国内软件，如 BioVision、ANYTHINK-GVCM 和 Trandomed，也可以很好地处理影像数据。常用的医学图像处理软件往往可以完成大部分的重建工作。如果模型需要进一步修改或设计，则应选择 Geomagic 和 3DMax 等软件，此类软件也可以用于测量。可以使用 CAD 软件（如 Creo Parameteric）组装多个模型。当模型重建是针对患者个体时，其中鼻软骨模型和鼻模型或气道模型的重建是基于患者影像数据的。个性化模型重建过程如下：

（1）DICOM 格式的数据是通过患者鼻唇区 CT 或 MRI 获得的。

（2）将 DICOM 数据导入鼻软组织模型重建软件，以 STL 格式导出实体模型。

（3）如果需要，选择 CAD 软件来设计、修改和测量重建模型，并组装模型以供以后处理。

一些理论研究不需要特定于患者模型。鼻软骨模型可根据经验和解剖学进行重建。这

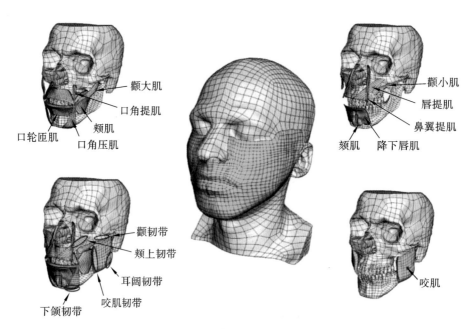

图 8-20　MRI 扫描获取的面部肌肉结构

种非特异性建模过程如下：

（1）DICOM 格式的数据是通过患者鼻唇部 CT 或 MRI 获得的。

（2）将 DICOM 数据导入鼻软组织模型重建软件，以 STL 格式导出实体模型。

（3）根据鼻软骨的解剖结构，利用 CAD 软件重建鼻软骨模型，并以 STL 格式输出。

（4）如果需要，选择适当的软件来设计、修改和测量重建模型，并组装模型供以后处理。

其他的一些理论研究只需要研究结构的影响，可以选择更简化的鼻软骨模型。在这些情况下，CAD 软件直接重建所需的结构，为后续处理做准备。对于从患者成像数据中得到的模型，亮度阈值、区域生长和手动分割是成功建模的关键。对于 MRI，提取软骨等中等亮度组织，或展示不同软组织之间的连接可能需要消耗大量时间。在模型重建过程中，应记住以下几点：①模型来源于影像；②需要用到软件；③使用图像分割工具。

建立有限元生物力学模型，有限元法是结构力学分析和流体力学分析中最常用的方法，需要软件来完成网格生成、预处理、求解和后处理四个步骤。每一步都有一个相应的软件或软件模块，有些软件包含了这四个步骤的模块，可以根据研究需要进行选择。Mimics Ansys Workbench 和 FEBio 可用于鼻软骨和鼻相关研究模型的网格生成和预处理。Hypermesh、Trelis 和 CATIA 用于骨模型的网格生成和预处理，也可以用于鼻软骨。Mimics 除了建模功能方便外，在表面 3D 网格划分上也具有某些优势。Abaqus 广泛应用于有限元分析，例如，Chae 等人在 2001 年分析猪鼻软骨。其优势在于结构力学分析和非线性计算。有限元网格划分是有限元法中最关键的一步。对于形状复杂的组织或器官，网格生成是一个非常困难和复杂的过程，始终离不开人工干预。

四面体网格生成最常用于特定患者建模，因为它可以自动生成。只要模型表面是封闭曲面，使用起来就非常容易。控制自动生成的四面体网格的质量是很困难的，在这一过程中可以辅助应用 Delaunay 三角剖分法、修正八叉树法和推进波前法。计算时间与网格生成器的选择有关。大部分时间将用于从患者的图像中提取信息用于模型重建，而不是网格生成，

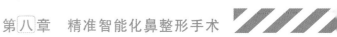

因为在重建良好的模型中生成四面体单元可能只需要几分钟。六面体和六面体主导网格生成也是比较常见的方法,其是一种更精确的方法。应用到特定患者软骨建模时,没有完全自动的适合组织或者器官的六面体网格划分方法。每一个单元都需要操作者的努力才能完成,手动生成六面体单元会消耗大量时间。

结构化和非结构化网格生成是两种类型的网格划分。结构化网格生成基于几何网格细分规则和映射技术。二维分析采用三角形或四边形网格,三维分析采用六面体单元。非结构化网格生成是基于节点之间连接的明确定义形成单元,排除了节点本身的坐标。等几何分析是另一种网格划分方法,它改进了几何有限元多项式表示法的缺点。无网格方法也是一种很有前途的手术模拟工具,在无须预定义网格的情况下进行场变量插值。网格划分方法很多,选择一种可以解决研究问题又符合研究要求的就好。

根据研究目的,进行鼻软骨相关有限元分析的模型重建,并不总是需要重建包括骨头、软骨和软组织在内的整个鼻子。当研究仅针对软骨的一个方面的机械性能时,例如鼻中隔软骨或鼻翼软骨,可能只需要该软骨的模型而不是整个鼻子的模型来实施计算力学测试。当研究软骨变化对整个鼻子产生的影响时,模型构建至少要包含鼻软骨和软组织,因为鼻软骨应被视为一个完整的系统。不同的鼻软骨在人类的鼻系统中是连接在一起的,改变一部分会影响其他部分。因此,选择正确的建模策略是鼻有限元分析成功的关键。结构生物力学有限元分析的边界条件应与实际研究目标一致。本构方程可以设置为非线性、线性或更复杂的系统,但真实人体组织远比这复杂。模型的适当简化是不可避免的,这也是不同研究的边界条件设置不同的原因。计算模拟结果越接近实际,设定的环境条件越丰富,计算过程越复杂。同时,不同组织物理性质设定也很重要。以鼻软骨为例,不同的鼻软骨或同一鼻软骨不同部位的物理力学性能是不同的。对多因素、多条件、复杂结构进行简化,分析单个变量的影响,仍然是鼻软骨有限元分析中最常用的方法,简化方法也多种多样。

二、患者个性化鼻部生物力学模型的建立

与身体的其他部位不同,面部是独特的,并赋予个体身份,它传递我们是谁、我们来自哪里的信息,以及我们的想法或感受。近年来,人们对面部美容和美学的高度重视改变了整形重建外科医生以及口腔颌面部外科医生审视人类面部的方式。对于任何特定的面部,诊断和治疗都是从外到内的,即从软组织表面到硬组织结构。技术进步使得我们可以逐层重建人类面部结构,整合骨、牙齿、皮肤,产生真实患者的一个体积模型。

对于面部形态的图像捕获,当前技术可以再现 3 个主要部分:①面部表面纹理;②头、颈部骨骼结构;③牙齿及其相应的咬合。

(一)三维表面采集技术

传统的照相用于展现未做治疗的面部状况。这种技术作为一种基线信息记录和手术设计规划材料,仔细调整头部方向和控制镜头的放大作用对医生非常重要,但是这些照片只是二维的,尽管通常会拍摄多个角度的视图,但它们仍不能反映结果的三维现实。Kau 等人描述了许多三维表面采集系统,最流行的是立体摄影技术。该技术是一种可以捕获立体物体表面的技术。通常,每侧有两个或两个以上的摄像机作为立体像对工作,并且使用复杂的三角剖分算法,合并获得的图片,创建一个三维图像。采集系统对数据采集速度和报告的几何精度,是否在自然头部位置(NHP)捕获面部等条件有要求。NHP 是头部最自然的生理和解剖方位。表面纹理捕捉的另一个重要组成部分是面部姿势。使用一种技术来捕捉可再现

的姿势是很重要的。先前发表的一项研究表明,面部姿势在 3 天内可重复 0.85 mm。考虑到在两个周期间面部形态可能存在变化,这个可能性是非常显著的了。

（二）锥形线束CT

患者 3dMD 图像与获得的骨骼组织图像、软组织图像相结合就可以创建虚拟患者。共有两种主要的方法获取骨骼组织图像:传统螺旋 CT 和锥形线束 CT(CBCT)。考虑到普通患者担心辐射剂量,选用低辐射剂量发射的设备。

与表面采集系统一样,CBCT 图像在被拍摄时,被摄体处于 NHP。CBCT 不仅可以采集颅骨和牙齿的三维图像,还可以获取软组织表面信息,只是软组织渲染的质量并不理想。扫描范围不包含颅骨或者超过眉间的头影测量点,所以,CBCT 图像需要与立体摄影测量相结合。CBCT 设备与传统扇形 CT 设备相比,具有更加聚焦的、光束更小的辐射扩散,估计辐射剂量为 $60\sim1000~\mu Sv$,扫描时间不到 20 s,其间机器围绕患者头部转动 $1\sim2$ 圈。机器配备一个传统低辐射 X 线管,将射线聚焦到一个平板探测器或者电荷耦合器件上。据估计,CBCT 所涉总辐射剂量相当于常规 CT 的 20%,相当于拍摄全口根尖周片的辐射剂量。原始数据以 DICOM 格式保存。牙齿的数字化建模比较困难。目前可以采用软件直接从 CBCT 创建研究模型。

（三）鼻软骨的 3D 成像

鼻部结构精密和准确的 3D 成像是完成各种后续计算机处理步骤所必需的。3D 成像技术理应成为所有患者特定 3D 模型相关研究和应用的基础,但是鼻软骨小而复杂的结构特点,使其成像比其他类型软骨更困难。目前用于鼻软骨 3D 建模的传统技术包括 CT 和 MRI。

（四）模型重建

软件平台可以将表面纹理与硬组织（CT/CBCT/数字化牙科研究模型）融合,如 3dMDvultus 系统。由于软组织和硬组织图像都是在 NHP 拍摄的,将 CBCT 生成软组织表面与立体摄影图像融合,可以对创建虚拟头部进行完全可视化和操作。在软件中,软组织与硬组织合并步骤如下:

（1）将获取的患者体表图像和 CBCT 结果加载到软件中,并创建体表面分割。

（2）解锁旋转和平移功能后,操作员手动将 CBCT 生成的软组织拟合到 3dMD 表面。

（3）基于表面进行配准图像。操作员选择稳定的解剖结构表面后,再由软件优化初始的手动配准。

（4）表面配准后,就可以用不同的透明度显示体积或切割。

获取数据和创建患者虚拟模型的流程如下:

（1）软组织采集:利用 NHP 中的 3dMD 系统采集软组织表面。

（2）硬组织采集:CBCT 捕获双腭（9 cm×15 cm）或牙颌面部（18.4 cm×20.6 cm）解剖结构。分辨率为 0.2 mm。

（3）表面合并:将 CBCT 表面与 3dMD 表面相对应解剖稳定区域进行面-面融合。

（4）解剖标志:在此阶段识别软组织和硬组织标志。

（5）手术模拟:虚拟切割与真正手术切口相似度很高,并允许医生模仿骨块移动。软件计算出软组织变化,并应用到模型上以方便看到最终结果。

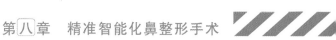

三、仿真手术操作

计算技术是生物医学工程应用于临床研究的一个方面。计算技术有助于探索物理因素的作用,预测结果用于指导临床应用的外部条件。鼻整形相关手术的研究主要探讨手术设计的原则和手术引起的相关物理因素变化(如应力条件,组织的变形和内应力),不同于鼻软骨相关组织工程的基础研究,其需要通过临床手术和术后效果评估来验证。计算技术以其高效率、低成本、能够独立分析和模拟器官与组织成为鼻软骨相关外科手术和临床应用的重要工具。

计算仿真是用计算机来预测一个真实世界或基于数学模型的物理系统的行为。组织和器官的计算机模拟可以帮助研究人员了解不同的复杂因素,如工程学、解剖学、物理学和力学,对特定的生物医学问题的影响,并帮助找到可能的解决方案。计算机模拟技术最大的优点是可以忽略复杂的影响因素,观察单个因素的活动趋势,为临床观察和治疗提供方向性指导。模型仿真技术起源于工程领域。如前所述,物理因素对组织工程实验结果的影响可以通过计算机模拟验证。在临床研究中,手术结果的质量往往需要足够的经济和时间成本来验证。盲目选择或修改手术方法是不可取的。应用计算机仿真技术,可以提前预测手术结果,指导手术实践,并通过手术结果验证仿真结果的有效性,从而形成良性循环,降低成本,进一步提高治疗效果。结构力学分析和流体力学分析是计算机仿真技术在鼻整形相关手术研究中常用的两个领域。结构力学分析侧重于手术对鼻形态的影响,而流体力学分析可用于研究手术对鼻通气等功能的影响。

目前,鼻中隔和鼻中隔 L 形支架是鼻解剖学中常用的简化模型研究部位。使用计算机设计鼻中隔模型和鼻中隔 L 形支架模型,使其尽可能接近实际,而模型不涉及其他软骨或软组织。通过施加一定的外部因素(主要是不同的加载力)或改变模型的边长或角度,可以模拟不同条件下结构的生物力学变化。

Liong 等人通过对临床观察的鼻中隔偏曲相对应的简化鼻中隔模型不同部位施加作用力,得到了三种类型的变形。

Lee 等人通过改变鼻中隔模型的角度和长度等条件,模拟创伤后鼻尖的受力,探讨了应力分布的特点。应用简化的鼻中隔模型还可以分析激光治疗对鼻软骨生物力学性能的影响。

目前已有不少针对鼻中隔 L 形支架简化模型的研究。早在 2007 年,Mau 等人就在一项研究中结合了来自人体标本的鼻中隔 L 形支架受力分析和简化 L 形支架有限元分析。Lee 等人通过改变材料特性和鼻尖支撑,分析了整个 L 形支架的变形和应力分布,并提出了在骨-软骨连接处和鼻踝处保持足够软骨支撑的重要性。这项研究还将其结果与 Mau 等人的研究结果进行了比较。他们进一步应用这一模型分析了稳定鼻中隔的 L 形支架的最小宽度和结构特征,并指出只需要 1 cm 宽度就可达到鼻中隔整个宽度 45% 的支撑力。

鼻翼软骨的简化模型比鼻中隔简化模型要复杂很多,因为鼻翼软骨是一个弯曲结构,支撑着双侧鼻翼和鼻小柱。Oliaei 等人建立了三个不同宽度的鼻翼软骨简化模型,以模拟不同的软骨切除术,提出保持至少 6 mm 宽度鼻翼软骨外侧角,以确保足够的结构支撑,足够宽度可以抵抗术后瘢痕收缩力。在非线性超弹性条件下,有学者采用包含部分软骨和软组织的有限元模型,分析了鼻小柱倒 V 形切口术后瘢痕导致的应力在组织中的分布。

Chang 等人首次测量了鼻软骨在非线性条件下的力学性能,并用有限元法验证了结果。2014 年,Manuel 等人运用 CT 数据进行骨组织建模和 CAD 软件进行鼻中隔和鼻翼软骨建模,首次将骨、软骨和软组织纳入有限元分析,以模拟功能性鼻整形手术中遇到的临床问题,并指出鼻中隔软骨和大部分鼻翼软骨共同支撑鼻尖。根据 Manuel 的模型和研究,Shamouelian 等人进一步研究了支撑鼻尖的两个主要机制,即鼻翼软骨与上外侧软骨的接触以及鼻翼软骨内侧角与鼻中隔的接触,并提出鼻翼软骨内侧角与鼻中隔的接触对鼻尖支撑有更显著影响。Leary 等人分析了不同鼻软骨切除宽度对其强度和稳定性的影响,采用了与 Oliaei 研究相似的模型修改思路。Tjoa 等人利用 Manuel 的模型模拟伤口愈合和手术步骤,探讨它们与倒 V 畸形的关系。Gandy 等人分析了鼻小柱植入物的大小和形状的影响,及其与鼻翼软骨内侧角在鼻尖支撑上的关系。

Manuel 等人的一系列研究表明,通过适当修改模型和改变施加力的方式,同一模型可以模拟不同的临床问题。同时,该模型还可用于分析每个结构的功能。然而,在这一系列的研究中也存在着明显的问题:一是鼻软骨的重建不是基于个别患者的图像数据;二是缺乏实验或临床数据来进一步验证计算机模拟的结果。

国内石冰团队在 2018 年发表了一系列关于鼻软骨在唇裂鼻整形手术中作用的有限元分析论文,也是首次基于个别患者成像数据重建鼻软骨并将结果与临床结果相结合的研究。首先利用有限元分析探讨单侧唇裂鼻畸形发展过程中鼻软骨的力学改变,并结合临床资料验证这些力学改变的主要方向。应用有限元法,对由显微 MRI 数据重建的单侧完全性唇裂鼻模型进行不同鼻翼软骨悬吊式的效果评价,并展示了不同式的特点。然后,探讨了唇裂鼻整形手术中应包含的生物力学作用力。使用了一个继发性单侧唇裂鼻畸形模型来模拟单侧唇裂鼻整形手术中的两种缝合操作,包括被动角间缝合和将鼻翼软骨向上外侧软骨悬吊的缝合。揭示了两种缝合方式对鼻结构的功能性生物力学特性,并用临床数据验证了有限元分析结果。

2005 年 Porro 等人开发了一个从图像采集、手术模拟、计划到计算机指引整形手术的集成系统,可供整形外科医生在复杂手术计划的教学和培训中使用。仿真结果可用于手术室,在提高手术精度、降低手术风险、降低训练成本等方面具有较高的效益。系统功能架构见图 8-21。

四、手术效果(软组织变形)预测

(一)骨骼移位对软组织影响的模拟

预测整形外科手术软组织三维变化是一个非常困难但又非常关键的问题。骨、软骨是刚性的,骨、软骨的重新定位可通过直接的线性变换,转换一些点或线来完成。骨组织由于密度更大,可以更好地预测,但它本身并不能解释最终的审美结果。同骨性结构相比,软组织的模拟较为复杂,它不仅取决于骨块的移动量和移动方向,还要考虑到另外一些因素:软组织与骨之间的联结是否为坚固的骨性联结;软组织的厚度以及被移动骨表面的软组织是否会移动;软组织表面的张力效应;手术相邻区域软组织的厚度和类型;瘢痕的存在与否以及其他软组织畸形是否会改变预测结果等。

(二)基于软组织的交互操作

在整形外科虚拟手术过程中,为了达到真实的手术过程模拟,基于软、硬组织的交互操作是一个关键问题。目前国内在整形外科手术模拟中的常用交互操作(如碰撞检测、切割等)只适用于刚性模型,而实际手术中会有大量基于软组织的操作,因此基于软组织的交互操作是研究的重点。利用有限元法建立面部的三维模型可以比较精确地模拟脸部软组织在

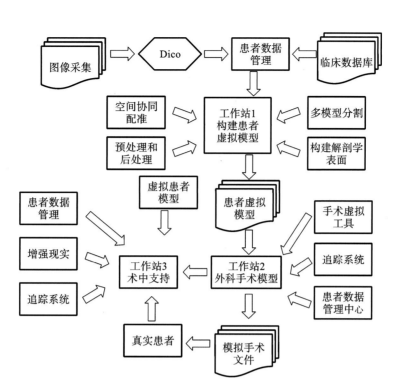

图 8-21 一种整形外科集成支持环境功能架构

交互过程中的弹性形变。软组织预测的准确性取决于两个因素：预测模型本身的准确性（不准确性），手术计划和实际手术操作的匹配度。

Almukhtar 等人描述了与 Le Fort I 手术相关的运动，包括上唇和鼻子周围前向和两侧扩张，以及鼻翼曲度和鼻小柱向上移动，脸颊的变化最小，他们还注意到鼻子变宽，鼻孔前移，鼻尖向上移动，而鼻底点和鼻翼基底的变化很小。Olate 等人指出，许多研究存在选择偏差、研究设计薄弱和混杂因素，因此目前还没有足够的数据可用于确定三维模型中软组织与硬组织的比例。Knoops 等人研究、比较了 Dolphin、ProPlan CMF 和概率有限元法（PFEM）的预测精度。这三个程序用于软组织预测计划和确定 Le Fort I 截骨术后上颌位置，并与术后 CBCT 进行比较。三种方法的软组织预测结果与术后 CBCT 对比的误差均较好；在一定准确度以内，三种方法都可以获得临床有用的三维预测。

Westermark 等人采用患者解剖结构的三维表面模型，结合相应的体积模型发现，模型模拟与术后结果之间有很好的相关性。

Mazza 等人开发的面部三维数值模型，用于模拟面部软组织对物理负荷的反应。建立了外力矢量和内部（肌肉）收缩引起的面部形状变化的模型。精确地呈现解剖要素、解剖要素之间的相互作用、运动学边界条件（韧带固定），以及所有相关组织和器官的非线性和时间相关的力-变形特性。呈现了面部解剖和力-变形特性，如用于模拟人的咀嚼、颅面和颌面部的面容或情感表达，及手术计划，以及用于预测烧伤后重建手术的结果。Mazza 等人还使用了具有内部变量（包括所谓的老化函数）的超弹黏塑性本构方程来模拟重力性下降。

面部有限元模型的生成和验证程序：①使用详细的医学图像来提取与面部力学行为相关的所有软组织的几何信息；②为所有组织指定特定的代表其非线性力-变形特性的力学性质；③计算分布式或局部荷载施加时面部的三维变形；④通过与面部软组织整体和局部力学

特性的实验对比,评价该模型的预测能力。

尽管定量和可靠地预测每个患者手术结果的计算机模型还有很长的路要走,但是今天的数值模拟,实现水平不断提高,旨在为比较不同的手术方法提供客观的标准,改进软组织变形的可视化和预测性,用于手术计划和术中导航,可作为开发整形重建手术的新工具和尸体与临床研究试验的补充。

面部组织重力性下降的计算为该模型的应用提供了一个实例,显示了它的预测能力。有限元模型还可用于模拟面部生理性变形,利用有限元模型对颌面外科手术进行仿真。Barbarino 等人量化了上、下颌骨复位手术中肌肉和浅表层力学模型参数的具体选择对外表面位移计算的影响。这些结果为研发用作手术计划的患者特定的数值模型提供了有用信息。面部的有限元模型提供了基准结果,如果补充真实术前和术后数据,可以验证基于计算机的方法对特定患者手术的模拟。

由于计算技术具有现实性,早期结果显示了此建模技术当前的局限:①预测的面部软组织变形阻力被高估;②所有力学测量均显示面部组织的力学行为有明显时间依赖性效应,而在目前的模型公式中,这些效应被忽略;③肌肉设定为被动的,因此不适合研究肌肉收缩对组织反应的影响或模拟面部表情;④第③点还涉及皱纹形成的模拟,这在目前的网格配置下无法实现。

为了缩短计算时间,必须优化单元公式和数值积分格式。确定患者面部每个软组织的力学建模参数是一项艰巨的任务,这在目前也妨碍了实现患者特定有限元模拟。为此,抽吸实验和弹性成像技术可以提供有用的信息,而且不会伤害到患者。

目前应用的有限元模型包含烦琐耗时程序,来提取和处理解剖数据,用于生成面部细致的有限元网格。这种方法在实际工作中不可能用于建立个体有限元模型来预测特定患者手术结果。比较有前途的替代方法是基于位置相关的材料特性分配,创建非均质组织的有限元网格,而不是直接显示每个器官的几何形态。

目前的研究结果表明,用物理学方法模拟面部软组织变形是可行的,数值模拟技术是美容或重建手术规划或医疗器械研发的有用工具。

整形外科术前规划工具可以通过计算软组织对底层骨骼变化的反应来预测面部 3D 外观。较常见的预测程序是基于质量-弹簧模型(MSM)、基于质量-张量模型(MTM)和基于有限元模型(FEM)。前两种方法将物体离散为团块和弹簧,模拟手术所需的计算时间相对较短,因此适合临床应用。缺点包括缺乏生物力学基础(弹簧常数与材料性能没有直接关系),而且软组织的体积守恒特性无法建模。有限元法也依赖于离散对象,然而,单元代表了数学上定义的连续体问题的细分,其中属性可以分配给每个单元。这些特点使它们的生物力学具有相关性且更准确,但存在大量的计算成本。以往文献中描述的大多数 FEM 采用 MRI 和 CT 成像的高度详细的解剖模型,以提高预测软组织运动的准确性。但目前它们的使用多限于案例研究,而由于其实时处理在时间上具有优势,大多数 MSM 和 MTM 已进入商业软件中,如 Surgicase CMF、Dolphin 3D 和 3dMDvultus 等。尽管在计算模型和计算能力方面取得了进展,但这些软件的临床应用仍然存在争议,颅颌面外科领域尚未达成共识,这可能是由于这些计算预测具有确定性。假设和模型简化,包括材料特性和术前计划的截骨位置和复位量与实际手术结果的不一致,可影响软组织预测的准确性。

Knoops 等人提出了一种预测术后面部软组织变形的概率有限元模型,使用概率有限元

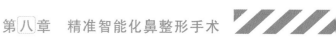

法获得了一系列三维预测,并使用术后 CBCT 数据重建对软组织表面进行了验证,很好地预测了鼻子和上唇区域,包括真实的术后位置,但预测低估了脸颊和下唇的位置。它提供一系列的 3D 预测结果,包括最小值和最大值,这可能有助于患者和医生了解手术对患者面部的影响。

(安阳　张劲)

第五节　精准智能化手术过程

一、精准智能化手术流程

三维(3D)计算机辅助手术越来越普遍,尤其是在骨科手术中。但是,3D 计算机辅助技术尚未常规应用于鼻整形手术。因为鼻整形手术具有多变性,它是面部手术中比较具有挑战性的类型之一。

Willaert 等人提出了一个新的综合工作流程,这一工作流程包括从重建异常底层结构(即"自下而上"规划)开始的计算机辅助规划,借助植入物模板,三维引导超声骨刀截骨结合术中导航。强调术前计算机分析,虚拟计划,并转移到手术室。下面以骨不规则和不对称病例的复杂鼻截骨整形术为例讲解其基本流程。

(一)第一步:先进的成像技术

数字成像技术的进步使增强三维颅骨模型的创建成为可能。调整锥形线束 CT(CBCT)最佳层厚,生成有限的对比噪声比图像,而无须额外的辐射照射。DICOM 格式数据被导入计划中的软件,如 ProPlan,用于创建虚拟颅骨进行三维渲染和详细分析。

(二)第二步:手术规划

软件有助于实施鼻骨虚拟截骨术,并使额外骨移植的需求可视化。分割单独的区域可以在一个或多个层面上精确规划截骨术切口位置。评估骨移植物供区和受区以确定大小、位置和适当的固定技术。虚拟/模拟可帮助了解有关手术技术的可行性,可对治疗结果进行初步评估。此外,三维骨骼模型可以增加立体摄影图片,以在软组织水平评估治疗结果。但是这些虚拟/模拟无法与三维变形技术相比,两者需要不同的解读。结合数字和临床评估制订治疗计划,用于与求美者讨论。数字成像技术和虚拟仿真技术可促进多学科间交流和向求美者解释治疗计划。

(三)第三步:转化

虚拟规划达成一致后,以 STL 格式输出,导入导航软件。这一阶段是至关重要的,因为术前计划只有在仔细执行之后才起作用。两个要素是必不可少的:用于传递计划的准确且兼容的软件和硬件,在现实生活中实施虚拟计划的精确手术工具。手术导航用于根据术前虚拟计划确定皮肤标记的准确位置。对于经皮入路皮肤标记包括关键标记处的穿刺切口,不包括骨膜下通道。追踪装置连接到手术器械上。使用压电超声骨刀进行选择性骨切割的同时可以避免黏膜撕裂,允许精确控制截骨切口,手术期间可以在显示屏上看到压电超声骨刀刀头,使得手术进行时不需要太多的骨膜剥离和有利于减轻术后肿胀。根据术前 3D 评估结果,使用精细刀头可以将精确的测量转化为准确的骨痂和驼峰切除。可以施行任何连续截骨,而且 3D 手术导航还有助于通过一个非常受限的切口进行鼻中隔成形术。另一种将规划转移到外科手术的方法是使用 3D 打印引导物或手术模板,例如,用来塑形自体移植物的导模副本。

(四)第四步:评估

鼻骨缩减效果可通过导航系统进行评估,并显示在监视器上。骨片的任何滑动都可以在此时纠正。

二、3D 打印

系统性全身性治疗方法正在被精准医疗所取代或增强。与传统医疗中的"一刀切"方法不同,精准医疗产生了针对个体求美者或求美者小群体的疗法或措施。3D 打印是一个与精准医疗交叉的领域,可设计具有求美者导向的形状、结构和材料的精确植入物,或用于开发可用于筛选精准疗法的求美者特异性体外模型。3D 打印这种制造技术,可用于构建复杂的几何结构,用作组织工程支架或者求美者特定植入物。3D 打印和相关的生物制造方法提供了一套工具,用于操作生物材料、细胞和分子,以可重复的方式按需定制结构。3D 打印最早发展于 20 世纪 90 年代,经过几十年发展,3D 打印已可以在医学领域实现生物打印。目前 3D 打印的临床应用绝大多数集中于遵循精准医疗原则的求美者特定植入物的制作。

3D 打印可制作基于手术操作数字信息的生物相容性植入物、夹板或治疗导引,还可以制作术前和术后状态的精确复制模型。构建材料,可以作为结构重建的一部分(例如,永久性颅骨植入物或定制钢板),或者用于实现术中截骨术位置或所需结构位置变化(例如,临时切割导板或夹板)。临时切割导板、夹具或夹板通常只在手术中使用,不会永久植入或作为最终重建的一部分。使用多种材料,包括生物相容性、高等级、可消毒的塑料或钛等。快速成型制造,或叠加制造可以帮助生产基于计算机辅助设计文件的制造,包括 3D 打印、立体光刻、选择性激光烧结和直接金属激光烧结。

(一)3D 打印手术模型

(1)Jung 等人使用 3D 打印技术来制作真实大小的面部骨骼模型,其物理特性和纹理与实际骨骼相似。在 3D 打印模型上使用模拟截骨术建立手术方案,有助于精确规划截骨术以矫正外伤所致鼻畸形。

(2)Suszynski 等人将术前基线鼻子和模拟术后鼻子的 3D 图像转换成求美者特定的、真人大小的 3D 打印模型,用于术前咨询。当进行鼻整形手术操作时,3D 打印模型作为并排参考物,有助于了解整个鼻子解剖结构可能的动态变化。3D 打印模型在评估鼻背降低、鼻尖旋转和鼻尖突出度中特别有意义(图 8-22、图 8-23)。

(3)Klosterman 等人结合 3D 摄影和打印制作了真人大小的鼻部模型,用于求美者的评估、术中实时参考和术后效果评估。其认为求美者的反应普遍是积极的。早期外科医生根据经验也表明术中使用 3D 打印模型有益(图 8-24)。

(4)Zeng 等人利用 Mimics 软件将 3D 表面成像和计算机断层扫描数据重建成 3D 模型,模拟骨和软组织变化进行术前模拟。将虚拟模型输出到 3D 打印机中,生成物理模板来指导手术计划。求美者对 3D 表面成像与计算机断层扫描的满意度无显著性差异(图 8-25)。

(5)Choi 等人用基于 3D 模拟的 3D 鼻整形导板将求美者与外科医生联系起来。引导组根据 3D 打印的鼻整形导板进行鼻成形术,对照组根据外科医生的直觉进行鼻成形术。结果证明 3D 打印鼻整形导板在鼻成形术的临床实践中具有实用性(图 8-26 至图 8-28)。

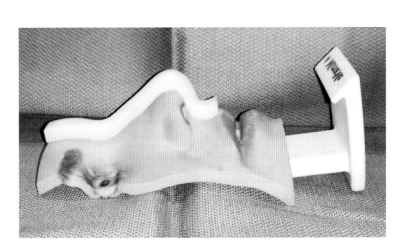

图 8-22　外科医生可在手术区域接触的可消毒 3D 打印模型样品

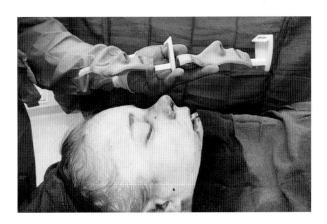

图 8-23　模拟效果 3D 打印模型用作术中近旁指导工具

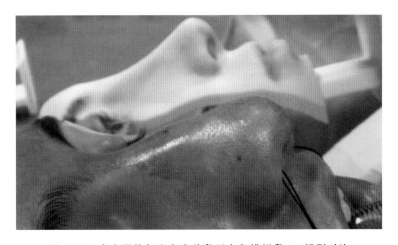

图 8-24　术中照片与患者术前鼻形态和模拟鼻 3D 模型对比

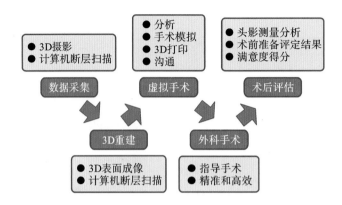

图 8-25　术前计算机模拟结合面部轮廓 3D 打印技术的临床应用流程

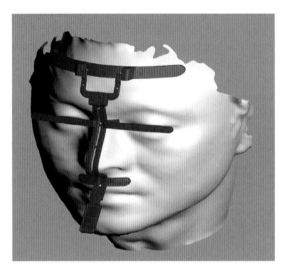

图 8-26　定制化 3D 打印鼻整形导板

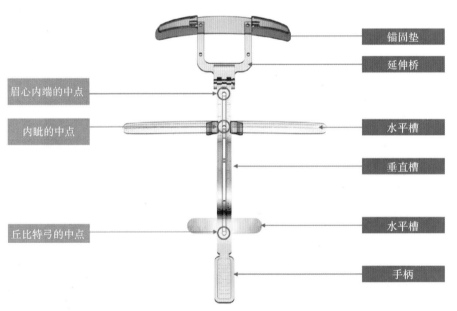

锚固垫

延伸桥

眉心内端的中点

内眦的中点

水平槽

垂直槽

丘比特弓的中点

水平槽

手柄

图 8-27　3D 打印鼻整形导板结构

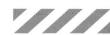

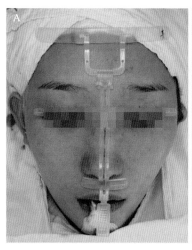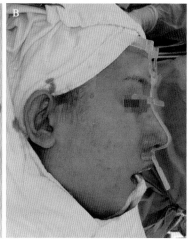

图 8-28　使用定制化 3D 打印鼻整形导板典型案例
A. 正面观；B. 侧面观

（6）Hierl 等人利用光学扫描、3D 头影测量结果进行虚拟手术。使用快速原型制造技术生成手术模板，应用于鼻整形等 4 种面部美容手术。除手术辅助外，3D 打印模型还可以用于与求美者交互讨论治疗计划，将模拟手术与实际结果进行比较和测量。术前可以确定植入物的合适尺寸。

（二）3D 打印植入物

应用于鼻整形手术的重点和核心是鼻软骨组织的重建和塑形。由于中国人鼻解剖结构的先天特点，鼻软骨组织塑形是鼻整形手术的难点。

1. 3D 打印方法

3D 打印方法主要有喷墨法、激光辅助法和挤压法。

（1）喷墨法：在喷嘴上游产生压力变化，以喷射材料液滴。喷墨法的优点是可高速印刷、成本低以及可将细胞封装在材料中。

（2）激光辅助法：不需要喷嘴。在打印过程中，用激光脉冲刺激靶区，使能量吸收层蒸发，形成液滴。

（3）挤压法：最常用的方法，熔化的材料离开喷嘴后在室温下形成连续的结构。挤压法的优点是价格低、速度快，并且能够用多喷嘴打印机同时打印多种材料。

用于组织工程的 3D 打印材料可归纳为四类：聚合物、陶瓷、复合材料和细胞聚集物。

2. 用于鼻软骨领域的 3D 打印的目标

（1）以组织工程为基础，利用 3D 生物打印技术构建支架来再生生物软骨，并将其应用于缺损区或植入缺损区。

（2）3D 打印技术可以直接用于构建生物相容性的支架或植入物来代替软骨，也可以用于制作假体，这样就不需要生物软骨了。

对于第一个鼻软骨目标，随着组织工程的发展，四个要素都得到了发展：细胞、支架、生物活性因子和物理因子。不同的细胞、不同材料的支架、不同的生物活性因子应用于鼻软骨的组织工程，并取得了良好的效果，但与组织工程相关的物理因子在其他类型的软骨中更为常见。然而，鼻软骨的 3D 生物打印仍处于实验阶段，因为它受限于相关生物活性因子的临床应用。这种方法有可能改善软骨工程。Yi 等人描述了一种 3D 打印和组织工程方法制作工程化鼻软骨植入物用于鼻整形手术。植入小鼠皮下的工程化鼻软骨在 12 周内保持了精致的形状和结构，并有显著的软骨组织形成。Kim 等人将植入纤维蛋白/软骨细胞的 3D 打印聚己内酯（PCL）支架通过手术植入兔子的鼻背骨膜下平面。预期的新软骨形成在结构中并不明确。因此，第二个目标是我们目前可以实现的，应用于临床的工作。近年来，鼻假体的 3D 打印工艺如下：①在计算机上完成对特定求美者的设计；②选择合适的 3D 打印材料；③打印求美者特定的鼻假体。

3D 打印鼻植入物或支架可作为鼻软骨的替代物，已逐渐应用于鼻整形手术。在鼻中隔穿孔治疗中，3D 打印技术被用来制作与穿孔大小相匹配的假体，并充当鼻中隔软骨。在鼻中隔偏曲治疗中，通过 3D 打印精确制造了矫正偏曲的支架。3D 打印的多孔钛支架也可以作为鼻软骨，与皮瓣结合用于鼻再造。用于鼻整形的植入物可以根据求美者的需要，计算出所需的形状和大小。植入物可以通过 3D 打印精确制造，并最终在手术中应用，手术结果是可以接受的。Park 等人评估了 3D 打印 PCL 材料作为鼻中隔延伸植入物植入，并与鼻翼软骨缝合进行鼻整形的效果，结果显示植入物结构保持良好的纤维血管生长和最小的炎症反应。利用 3D 打印技术设计的 PCL 植入物可以作为临床上具有生物相容性的颅面重建材料。依据 3D 生物打印的概念在组织工程植入物中添加细胞将推动 3D 打印在未来鼻整形手术中的应用。

三、虚拟现实（VR）、增强现实（AR）技术

虚拟现实和增强现实（VR/AR）是一类混合现实。从严格意义上讲，虚拟现实完全用数字环境取代了现实世界，而增强现实将计算机生成的内容（图形或视频）覆盖在物理环境上。此外，沉浸的程度和与物理环境的对应也可以"增强"虚拟现实。医学被认为是 VR/AR 最有效的应用领域。"虚拟现实"一词由 Jaron Lanier 于 1986 年发明，指的是以下技术设备的集合：能够交互的三维（3D）可视化的计算机、头戴式显示器（HMD）和配备一个或多个位置跟踪器的控制器。虚拟现实技术在医疗领域的首次应用是在 20 世纪 90 年代初，使用虚拟现实技术可以在手术过程中使复杂的医疗数据可视化，并在术前规划手术过程。

计算机处理、运动跟踪传感器和人机交互技术的进步有助于实现空间数据捕获技术、3D 模型或图形的绘制和视觉投影之间复杂的相互作用，这是在外科环境中实现这项技术所必需的。许多 VR/AR 系统使得数字内容可以投射到身体表面，或者通过头戴式显示器（HMD）进行可视化。在混合现实应用程序中使用时，这些虚拟图像和模型可能需要使用解剖标记与物理世界进行配准或对齐。将触觉技术添加到虚拟现实中，通过力反馈触觉设备生成虚拟触觉，从而提供更具沉浸感的模拟。触觉技术通过对用户施加力、振动或运动来重现触觉。

在实际手术中，对手术靶区的解剖结构有一个全面、准确、详细的了解是非常重要的。这一点在整形外科尤其重要，因为整形外科的大部分手术结果与求美者的外表直接相关。随着计算机图形学和传感器技术的发展，VR/AR 技术为整形外科诊断和手术技术的发展带来了新的机遇。尽管 VR/AR 技术不能完全模拟人类的五种现实感，但考虑到 VR/AR 技术和传感器的发展速度，许多障碍将在不久的将来迎刃而解。下面介绍整形外科相关 VR/AR 技术。由于专门与整形外科相关的研究和产品还不多，我们纳入了一些其他外科专业的研究，如骨科和神经外科。

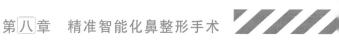

（一）手术计划

手术前期使用求美者 3D 网格模型进行特定求美者手术模拟。模型由计算机断层扫描（CT）和磁共振成像（MRI）等医学图像数据重建。VR/AR 设备用于处理复杂形状骨骼的矫形术，如颅颌面骨骼。大多数应用虚拟现实做神经外科手术计划的研究使用触觉设备来平移和旋转 3D 网格模型，并在骨骼切割、钻孔和打磨模拟中提供触觉。

对于颅颌面外科手术，Fushima 和 Kobayashi 提出了一种使用牙齿石膏模型和 3D 颜面网格模型的混合现实系统。该系统同步了现实中牙齿石膏模型和求美者的虚拟 3D 移动。随着牙齿石膏模型的变形，移动 3D 模型进行正颌手术模拟。

在面部轮廓手术中，Tsai 等人使用一种触觉装置进行手术模拟颧骨突出度降低和下颏植入物插入，还使用基于 VR 的系统进行下颌角减小模拟。Woo 等人利用计算机模拟进行了 3D 虚拟规划下颌骨重建手术。

Olsson 等人利用一个带有沉浸式工作台和 3D 眼镜的装置进行了针对颅颌面重建的手术。工作台由一个半透明的镜子、一个显示器和一个触觉装置组成，以提高外科医生在手术规划期间的沉浸感。所开发的系统是按照真实的外科手术程序设计的，使得外科医生能够使用求美者 3D 网格模型模拟下颌骨截骨和腓骨移植到下颌骨缺损部位，还允许外科医生测试并找到血管和进行皮肤蒂的设计。Schendel 等人模拟唇裂修复手术进行手术规划，使用触觉装置在求美者 3D 皮肤模型中进行切口和闭合唇裂。利用求美者 3D 网格模型对颅颌面复杂骨折复位手术进行的研究都使用了触觉装置来操纵骨骼碎片，Olsson 的研究中还使用了沉浸式工作台和 3D 眼镜。

对于骨科骨折复位手术，Shen 等人在一项研究中提出了一种手术钢板预弯系统。他们使用了一个 AR 系统，该系统由一个摄像头、一个标记器和一个显示设备组成。外科医生根据显示屏上显示的内容设计 3D 植入物模型来定位真实的植入物，并将其弯曲成计划的形状。对于矫形手术，有学者在一项骨骼矫形磨削模拟的研究中使用了触觉装置在求美者 3D 骨骼网格模型中进行模拟磨削。Luciano 等人专注于脊柱固定模拟，使用了 ImmersiveTouch（该模拟器包括触觉装置和 3D 眼镜的工作台仿真系统，专门用于神经外科）。

（二）手术导航

VR/AR 技术可用于显示求美者解剖信息、手术计划、手术工具位置等，用于外科医生支持。基于 AR 的技术已用于正颌外科、面部轮廓、骨肿瘤切除和神经外科。大多数研究涉及从 CT 或 MRI 数据重建的求美者 3D 网格模型。系统将这些模型叠加到实时流媒体视频图像上，为外科医生提供术前计划和解剖信息。

Badiali 等人使用 HMD 显示重叠图像，以便外科医生在颌面部截骨术后重新定位求美者骨骼时遵循虚拟手术计划。Zinser 等人和 Mischkowski 等人使用带有摄像头的交互式便携式显示器在其上显示覆盖图像，以便在手术期间轻松操控该系统（图 8-29）。

AR 技术也用在面部轮廓手术中。Lin 等人开发了一种基于 AR 的下颌角截骨术系统，通过 HMD 将求美者下颌骨 3D 模型和虚拟计划 3D 手术导引模型覆盖在真实手术视图上，帮助外科医生使用手术计划定位器准确执行截骨术。

Wang 等人提出了基于无标记 AR 的技术，以广泛支持口腔颌面外科手术。将求美者牙齿 3D 模型与实时视频图像中求美者的真实牙齿相匹配，以跟踪求美者的位置。它还重叠了其他 3D 解剖模型，如颌面骨、神经和血管（图 8-30、图 8-31）。

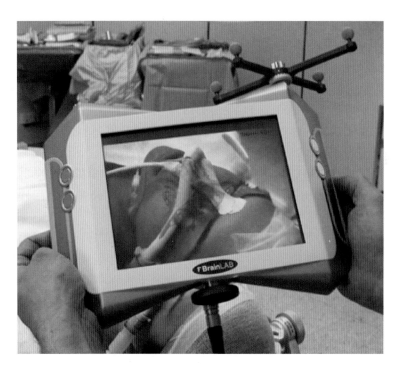

图 8-29　基于 AR 的显示器用于正颌手术

注：在 AR 环境中，外科医生视野里呈现分割后的虚拟上颌骨。

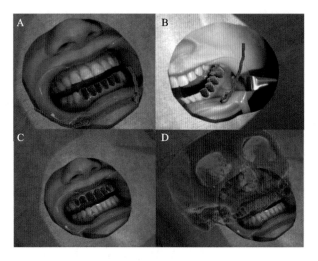

图 8-30　外科可视化的求美者模型增强融合

注：A 和 B 为使用下前齿和下左磨牙模型配准图像的结果，神经管叠加至图像进行外科可视化；
C 和 D 为使用上前齿模型和颌面模型结合摄像头视频产生的增强融合进行配准的结果，进行外科可
视化效果。

　　Choi 等人开发了一种基于 AR 的手术导航系统，使用平板电脑和嵌入式摄像头进行骨
盆区域的骨肿瘤切除。他们在真实的手术视图上叠加并提供了一个患者肿瘤 3D 模型和计
划切除的边界信息。在基于 AR 的显示图像中，用户很难分辨基于深度的信息。Choi 等人

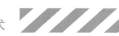

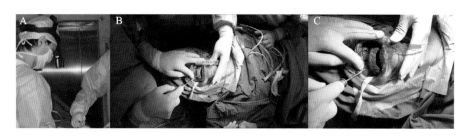

图8-31　基于AR的无标记口腔颌面外科系统

A.外科医生穿戴4K摄像头;B.通过临床数据验证;C.牙齿跟踪和视频透视增强现实

尝试通过切换AR和VR显示图像,并提供关于真实手术工具和求美者3D网格模型的最近距离信息来克服这一困难,还将其应用于脊柱手术中。

（三）外科训练

VR/AR技术可进行手术技能培训或处理非求美者特定数据以进行手术模拟。触觉设备主要用于技能培训,如骨骼钻孔、磨削和切割。Wu等人和Lin等人开发了一种具有触觉装置的沉浸式工作台系统,用于训练正颌、颌面部手术。这两项研究特别关注Le Fort Ⅰ手术。外科医生能够接受外科手术训练,系统提供了带触觉力反馈的锯骨、钻孔和钢板固定功能（图8-32）。

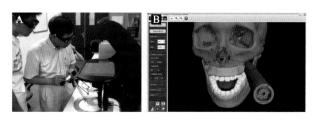

图8-32　颌面外科虚拟训练系统

A.使用模拟器评估外科医生;B.相同的截骨术可尝试6次

对于骨折复位手术,有使用VR的钢丝训练模拟器。Seah等人使用触觉装置和3D骨骼网格模型训练桡骨远端骨折复位手术中定位克氏针。Thomas等人提出了一种基于混合现实的钢针导航模拟器,它由真实的钻头、塑料骨骼模型和3D骨骼模型组成。这可用于股骨转子间骨折。Traumavision是一种商业产品,用于使用触觉装置模拟骨科创伤手术。此外,它还提供了虚拟荧光透视图像和3D网格模型,进行骨折复位和植入物放置训练（图8-33）。

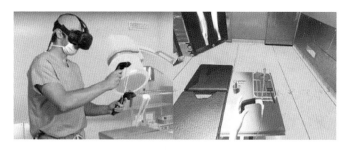

图8-33　基于VR的正颌外科训练

外科医生自然地用手与虚拟世界互动。在骨科手术中,大多数基于VR的提高手术技能训练研究,如骨钻孔和磨削,都使用了触觉装置来为外科医生提供触觉体验。在神经外科领域,Lemole等人和Alaraj等人在神经外科教育中使用ImmersiveTouch。Sutherland等人提出了一种基于AR的脊柱针插入触觉训练模拟器。Tsai和Hsieh还开发了一种使用触觉装置的脊柱手术系统,但他们的模拟器专门用于磨削。NeuroVR是一种具有触觉装置的沉浸式工作台。它不包含3D眼镜,但通过固定在工作台上的立体显微镜提供3D视图。外科医生可以模拟从颅骨开口到内窥镜脑手术的各种场景。

混合现实是物理世界和数字世界的融合,整形和重建外科领域为混合现实提供了独特的应用机会。结合视觉和触觉反馈以提高技术熟练度的手术模拟已在许多外科领域得到应用。新的创新使得人们更容易利用混合现实,通过更稳健的术前规划和术中3D模型投影来改善手术效果。

VR/AR技术在整形外科中很有优势,VR/AR技术以自然对象相同的方式对所有人类感官呈现虚拟对象,由放射学数据模拟3D重建器官提供更自然的求美者外观和解剖结构的视图。术前手术计划提供更真实的预后预测,尤其是在颅面和美容手术中。计算机化人体解剖学、生理学和病理学3D图谱可以为整形和重建外科提供更好的学习和培训系统。术中导航降低了主要并发症的可能性,并增加了获得最佳手术结果的可能性。VR/AR技术可以在远程医疗中发挥重要作用,包括从远程诊断到复杂的远程干预。VR/AR应用于手术的另一个领域是远程在位手术。使用主、从机器人,外科医生将能够借助先进的VR/AR技术远程执行手术。尽管VR/AR技术尚未在整形外科中得到广泛应用,但它在外科规划、导航和培训领域具有巨大潜力。考虑到VR/AR技术在软硬件方面的发展速度,许多成功的整形外科应用必将在不久的将来帮助外科医生以高效率获得更好的手术效果。

(安阳　张劲)

第六节　手术评估

一、3D扫描及3D模拟

目前在整形外科的临床工作中,主要以鼻美学理论制订外鼻形态为诊疗目标。对求美者进行更加客观、全面的指标比较分析,并可在3D图形软件辅助下,通过对外鼻本身、鼻周、鼻面关系的分析寻找出差异最小的理想对照模板,设定预期的治疗效果,进行直观且精准的术前设计,初步制订备选治疗方案。

另外,这些面部形态学特征参考值也为术后评估提供了参考依据,便于客观、定量地比较不同方案的治疗效果。术前设计时,需在确保整体面部轮廓比例关系趋于正常的前提下,考量各个部位(如外鼻、唇、颏等)的绝对突出度。在确保某个部位的绝对突出度在正常范围后,以其作为参考的相对关系才有意义。如对于外观呈现唇部相对突出而鼻周相对凹陷的求美者,是应该调整颌骨位置还是填充中面部,需要先考虑两个部位的绝对突出度。而对于那些多数指标基本接近健康人群平均值的求美者,整形手术的目的就不应只是更加接近平均值,而是将各指标的参考范围换成对美貌人群的统计结果,同时更多地考虑鼻与鼻周、外

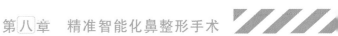

鼻局部的相对突出度,进行外鼻及鼻周形态的精细设计和调整。现今的 3D 扫描方法(如激光扫描)较以往更为简便、精确。虽然现在的激光 3D 技术已有所进步,但我们发现扫描求美者面部时仍然存在各种影响扫描完整度以及精确度的因素。因为面部不是一个简单的平面,而是由许多起伏不定的曲面所构成的。鼻部的曲面看似单一,实际上相当复杂,各亚单位本身以及各亚单位之间的凹陷起伏极多,常会影响激光光束的准确性,出现数据盲区。鼻部较易出现盲区的区域为双侧鼻翼外侧缘与面部结合处,以及双侧鼻翼外侧角、鼻小柱根部等与面部的交会处。除了扫描时调整求美者面部的位置外,可增加扫描的角度、注意扫描阴影部位、剃除扫描部位的毛发、嘱咐求美者扫描时减少移动等,尽量获得较多的扫描平面,使激光光束能够均匀地打在面部,再将多个扫描平面进行结合,来获得完整的轮廓。在了解并掌握了面部 3D 扫描仪器以及软件的操作后,需要参考众多学者总结出的鼻部美学数据,搜集健康人群外鼻数据。利用计算机扫描模拟求美者鼻部,先在特定的部位设定数个测量点后,直接运用计算机自带的软件对头面部的线距、角度、体积等在 3D 图像上进行测量和设计,客观并系统化地获得包含面部曲面在内的各项数据。另外,在鼻再造手术中,通过 3D 术前模拟,在模拟切除设计范围内的皮瓣后,评估剩余的扩张皮瓣是否足够覆盖供区,避免因供区张力过高或无法覆盖而需额外取皮植皮而增加创面和术后瘢痕,且保证再造鼻皮瓣的来源。

二、3D 打印鼻部模型

术前设计时,运用 3D 打印模拟外鼻,计算出外鼻标准形态,计算覆盖范围,再换算成二维覆盖于扩张皮瓣上的轮廓,达到皮瓣设计的目的。此方法虽然先进,但因打印 3D 模型费用较高,许多求美者无法承担,故其在临床较难普及与广泛应用。

当然,利用铝箔纸覆盖模拟皮瓣的 3D 测量数据(鼻根宽、鼻中部宽、鼻孔宽高、鼻小柱长、鼻尖到双侧鼻翼外角长等),术中描绘皮瓣轮廓,较为经济简便,求美者接受度较高,容易实际应用于临床,可作为替代方案。

鼻再造或者其他外鼻手术前,应用一切可能的办法和工具与求美者交流,并针对可能的手术效果达成共识是非常重要的,这可以增加求美者信心,提升其对手术效果的认可程度。3D 扫描设计能在术前谈话时帮助求美者了解自身病理解剖结构、手术过程以及可能的手术结果。利用 3D 面部重建分析,可以更准确地了解求美者的面部轮廓以及面部轮廓、面部其他器官与再造鼻的比例是否符合求美者需求及面部美学。3D 术前设计可为手术提供精确的相关数据,降低手术难度,提高手术效果及求美者满意度,值得临床推广应用。

鼻部因其解剖结构的特殊性,良好的手术效果有赖于其内部稳定的支撑结构。亚洲人由于鼻部软骨普遍发育不良、细小而薄弱、支撑力差,且鼻部皮肤、皮下组织相对肥厚,给人以鼻短小、鼻背低平、鼻尖圆钝的感觉,缺乏立体感,多需要通过鼻综合整形手术改善求美者鼻部的形态。

数字化模拟和 3D 打印技术在鼻整形手术中的应用分析随着求美者对术后效果预期的提高而不断提高,求美者特别希望能在术前对手术效果有更为直观的了解,同时术者也希望能够更清楚地了解求美者的需求,针对不同求美者进行个性化手术设计。使用计算机 3D 模拟手术效果,采用数控技术直接制作出个性化的硅胶假体,在很大程度上减小了手术误差。相对于单纯的硅胶假体隆鼻,自体肋软骨鼻整形手术操作过程更加复杂,且无法在术前完成对植入物的个性化雕刻。因此,笔者将数字化模拟技术和 3D 打印技术相结合,弥补了上述不足。术前设计效果最终得到较大程度的还原。

但在实际手术中,皮肤厚度及张力仍然是决定手术最终效果的关键因素。在皮肤较厚、张力较大的情况下,术后可能会出现鼻唇角变大、软骨上移、鼻头圆钝等问题。术前对求美者鼻部进行细致的检查,可以通过触诊、牵拉皮肤等手段了解其皮肤软组织情况。但由于目前技术尚难以实现术前对鼻部皮肤厚度尤其是皮肤张力的精确测量,在设计时无法将皮肤厚度和皮肤张力的因素考虑在内,致使手术结果和设计间存在一定偏差,鼻中隔位置及实际手术中高度损失。术前模拟建立在理想情况、解剖鼻部后没有高度损失的前提下,而实际操作中,两侧大翼软骨分离后存在鼻尖高度的损失。此外,鼻中隔位置、大小对鼻尖、鼻背高度均存在一定影响,若通过头部 CT 等手段加入鼻中隔位置因素,会使结果更为准确。尽管在前期对求美者的筛选中尽量排除自身鼻背存在明显驼峰的病例,但笔者在实际手术中发现,绝大多数求美者鼻背存在软骨与骨性驼峰,在手术中须去除,使鼻背植入物能够稳定放置,从而减少远期软骨移位、偏斜等问题的发生。因此,亦需要借助 CT 等计算在驼峰去除过程中高度的损失,使结果更为准确。

在既往的自体肋软骨鼻整形手术中,尽管术前部分医生向求美者提供术后模拟效果图,但在实际手术中,并没有将其量化得到模板应用于术中,作为雕刻肋软骨的参考,导致术后效果与预期存在较大的差异。通过计算机辅助设计,可以较准确地呈现术后效果,3D 打印提供了相应的模板,使肋软骨鼻整形手术更加个性化,同时在一定程度上减小误差,从而达到令人满意的手术效果。3D 技术是一种有用的工具,它正在蔓延到医学的所有领域,并越来越多地被应用到外科手术中,特别是在美容手术中,这需要求美者和医生之间共享计划和决策,以达到积极的结果。个性化的术前模拟设计和准确的术后效果评估对于鼻整形手术至关重要。传统的形态学评估方法包括平面照相、CT、MRI 等,存在速度慢或精度低等缺陷。近年来,随着 3D 体表成像技术的发展和应用,3D 技术开始在鼻整形领域发挥重要作用。在鼻整形手术中,3D 扫描可以精准、迅速获取求美者面部的各项美学参数,用于手术前后对比。在 3D 建模基础上进行手术模拟和术后效果演示也使整形医生可以更直接地与求美者进行沟通。对于鼻部缺损或畸形的求美者,3D 技术可以重建鼻部正常的形态轮廓,指导手术。3D 打印可以制作个性化的器官模型和植入材料,既可以用于术前沟通模拟,也可以在术中直接应用。3D 技术在鼻整形领域的应用前景是巨大的,除了个性化医疗,3D 数据库的建立、疾病分级、手术效果比较等将对鼻整形的发展产生重大推进作用。鼻整形历史悠久,基础理论日趋完善。但随着医学技术的发展以及东西方文化的交融,国内鼻整形领域近年来迸发出蓬勃生机。无论是鼻假体植入材料的推陈出新,还是走在科技前沿的 3D 技术和人工智能广泛应用于鼻整形领域,只有广大学者不断努力探索,立足于中国人鼻部解剖结构和美学特点,我国鼻整形领域才会有更广阔的未来。

三、3D 打印鼻外夹板(ENSs)

鼻整形手术后眶周水肿和瘀斑是常见的现象。这可能会给有审美期望的求美者带来麻烦,可能会推迟他们恢复正常生活的时间。术后水肿和瘀斑是由手术时发生的软组织炎症和出血引起的。鼻整形手术中出血和炎症最常见的原因是外侧截骨术时血管的损伤,在接受鼻整形手术的求美者中,瘀斑主要发生在外侧截骨线,并向眶周和眶前脂肪组织内薄而松弛的眼睑皮肤扩散。求美者的凝血状态、外科医生的经验、手术技术和截骨方式的选择、手

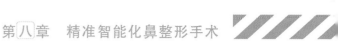

术时间、药物、术中血压、皮肤类型和厚度都影响水肿和瘀斑的严重程度，类固醇可消肿和预防组织增生，如山金车花和黏多糖，乳膏术中降压、术中及术后冷给药、术中及术后举头可减少术后水肿和瘀斑。各种石膏和固定技术已被用于鼻整形术手保留理想的形状；此外，胶条、外夹板和石膏的使用几乎是一种常规做法。作为各种技术的一部分，石膏多年来一直被用于固定骨折或截骨线，ENSs的主要目标是防止无效腔形成，确保皮肤和下面的骨软骨结构紧密接触，从而固定软组织和骨结构，然而，最理想的外夹板技术、材料、大小和形状尚未确定。熟石膏、热塑性夹板、自粘复合铝夹板和Orthoplast都已用于制作ENSs，每一种材料都有其优点和缺点，热塑性夹板可以随时使用，在应用前需要加热且相对昂贵。大多数外科医生通过整形来使用热塑性夹板。然而，热塑性夹板覆盖的范围有限。有时即使使用最大的夹板，夹板的尺寸也是不够的，由于面部结构的原因，它可能不能超过截骨外侧线并压迫眶周区域。

　　创建一个定制设计的ENS，延伸到眶周区域，压缩比传统夹板更宽的区域，这是潜在的水肿和瘀斑附近的截骨线。传统的热塑性夹板由于其形状和尺寸的原因，不能覆盖眶周区域，3D打印技术仅被用作制造新夹板的替代方法。虽然热塑性ENSs和定制3D ENSs由两种不同的材料制成，但两种材料都源于塑料，在应用过程中具有相似的力学性能。因此，形状和尺寸是研究的重点，而不是制造ENSs的材料。由于其定制的形状和结构，3D ENSs通过两种方式压缩切开线外侧和相邻的眶周区域更大的表面积来减少水肿和瘀斑。首先，它可以减少到达眶周区域的血液，因为它从术后早期开始压缩了更大的表面积上的潜在出血灶，从而防止出血。其次，它减少了该区域皮肤包膜和底层框架之间的无效腔，防止了该区域血液和液体的积聚。使用从鼻延伸到脸颊的较长的无菌条时，下眼睑和脸颊的瘙痒发生率较低。在鼻成形术后使用鼻胶布可以减轻术后水肿的严重程度。应用侧鼻压迫可显著降低术后水肿和瘀斑的发生率，这可能是由到达眶周区域的血液较少所致。通过定制3D ENSs对外侧骨髓鞘和邻近的眶周区域施加压力，可以减轻水肿和瘀斑的严重程度。3D打印机用于术前计划、定制解剖模型制作、定制手术工具或假肢制作、求美者和医生沟通、钻头指南制作和组织工程，3D打印鼻整形手术后用于压在侧截骨线和邻近眶周区域的ENSs，这在之前的文献中从未报道过。定制3D ENSs组求美者术后水肿和瘀斑发生率较低，这是由于3D ENSs在术后持续施压，导致骨延髓处出血减少，防止血液向眶周间隙扩散。如果术后水肿和淤斑的发生率和严重程度较低，求美者的恢复期就会更短，他们可以更快地恢复正常活动。3D打印定制ENSs，并在鼻整形手术后使用，为3D打印机在面部美容手术中创造了一个新的应用领域。

四、计算机辅助整形外科手术与仿真

　　骨骼移位对软组织影响的模拟，预测整形外科手术软组织3D变化是一个非常困难但又非常关键的问题。骨块是刚性的，骨骼的重新定位可通过直接的线性变换，转换一些点或线来完成。与骨性结构相比，软组织的模拟较为复杂，它不仅取决于骨块的移动量和移动方向，还要考虑到另外一些因素，如：软组织与骨之间的联结是否为坚固的骨性联结，软组织的厚度以及被移动骨表面的软组织是否会移动，软组织表面的张力效应，手术相邻区域软组织的厚度和类型，瘢痕的存在以及其他软组织畸形是否会改变预测结果等。国内的整形外科手术与仿真研究者多是从事颅颌面外科的研究人员，其开发的系统在手术过程模拟的逼真性和手术效果的逼真性方面亟待提高。在整形外科虚拟手术过程中，为了达到真实的手术过程模拟,基于软硬组织的交互操作是一个关键问题。目前国内在整形外科手术模拟中的常用交互操作(如碰撞检测、切割等)只适用于刚体模型,而实际手术中会有大量的基于软组织的操作,因此基于软组织的交互操作有待研究。利用有限元法建立面部的3D模型可以比较精确地模拟脸部软组织在交互过程中的弹性形变、集成运动仿真和生物力学仿真。

整形外科不仅要考虑美观因素,还要考虑整形后的生理机能是否会受到影响。尤其在颌面骨缺损修复手术和口腔正畸中,如何精确地在理想的位置进行修复手术,并达到良好的生物力学环境,成为临床迫切需要解决的问题。因此在整形外科手术模拟中要集成运动仿真和生物力学仿真,以帮助临床医生从多个视角对修复术的性能和效果进行分析比较研究,使修复从美观和生理上获得最佳的结果,为现代临床手术提供一种非常有价值的评价和协助设计的方法。整形专家知识库的建立:目前的网格变形尺度依然由专家根据测量的特征数据人为确定,由于医生个人经验的差异及整形手术实施过程的主观性会直接导致整形结果千差万别,建立整形部位特征值与整形结果关联的专家知识库是确保整形效果的重要因素之一。

基于体网格拉普拉斯坐标的变形方法进行模拟软组织的变形,并且采用二维轮廓曲线驱动三维体网格变形的方式,操作简单实用。它将最新出现的面网格微分域变形技术扩展到体网格上,其关键是定义体网格上的微分属性。在新变形方法的基础上,开发出的新型的鼻整形手术模拟仿真系统,针对隆鼻整形的特点进行设计和使用了一种轮廓曲线驱动体网格变形的操作方式,用户只需要进行简单、直观的二维操作,便能得到高质量的3D隆鼻整形预测效果。鼻整形手术模拟仿真系统具有很好的变形预测准确性,同时能提供实时的交互反馈,临床医生的客观评价表明其具有广阔的临床应用前景。

(安阳　单磊)

参考文献

[1] 郑东学.现代韩国鼻整形术[M].尹卫民,译.沈阳:辽宁科学技术出版社,2005.

[2] Gunter J P,Rohrich R J,Adams W P Jr.达拉斯鼻整形术[M].2版.李战强,译.北京:人民卫生出版社,2009.

[3] 王炜.鼻整形美容外科学[M].杭州:浙江科学技术出版社,2011.

[4] 徐万群.亚洲人鼻整形术[M].赵广文,译.北京:北京大学医学出版社,2015.

[5] 姜乐恒,尹宁北.外鼻血供的解剖学研究进展[J].组织工程与重建外科,2021,17(1):79-82.

[6] 付指辉,周鹏,马强,等.鼻阀功能不良的诊治进展[J].中国耳鼻咽喉颅底外科杂志,2019,25(2):219-224.

[7] 郝鹏.鼻部血管的应用解剖及临床意义[D].济南:山东大学,2009.

[8] 余平,董迪锋,康亚斌,等.鼻部血供的解剖学测量以及临床意义研究[C]//.第五届全国解剖学技术学术会议论文集,2015:101-103,10S.

[9] Papel I D. Facial analysis and nasal aesthetics[J]. Aesthetic Plast Surg,2002,26 Suppl 1:S13.

[10] Sowder J C,Thomas A J,Ward P D. Essential anatomy and evaluation for functional rhinoplasty[J]. Facial Plast Surg Clin North Am,2017,25(2):141-160.

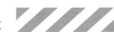

[11] Farkas L G，Kolar J C，Munro I R. Geography of the nose：a morphometric study[J]. Aesthetic Plast Surg，1986，10(4)：191-223.

[12] Bhatia G，Vannier M W，Smith K E，et al. Quantification of facial surface change using a structured light scanner[J]. Plast Reconstr Surg，1994，94(6)：768-774.

[13] Chen L H，Tsutsumi S，Iizuka T. A CAD/CAM technique for fabricating facial prostheses：a preliminary report[J]. Int J Prosthodont，1997，10(5)：467-472.

[14] 闻可，黄金龙. 江苏地区貌美人群面部比例与古典美学标准之比较[J]. 现代医学，2005，33(3)：182-184.

[15] Farkas L G，Katic M J，Forrest C R，et al. International anthropometric study of facial morphology in various ethnic groups/races[J]. J Craniofac Surg，2005，16(4)：615-646.

[16] Ghoddousi H，Edler R，Haers P，et al. Comparison of three methods of facial measurement[J]. Int J Oral Maxillofac Surg，2007，36(3)：250-258.

[17] Behrbohm H，Briedigkeit W，Kaschke O. Jacques Joseph：father of modern facial plastic surgery[J]. Arch Facial Plast Surg，2008，10(5)：300-303.

[18] 贺智晶，蔺新春，高兴，等. 汉族正常年轻成年女性外鼻软组织测量及比较研究[J]. 中国美容整形外科杂志，2010，21(5)：272-276.

[19] Toriumi D M，Dixon T K. Assessment of rhinoplasty techniques by overlay of before-and-after 3D images[J]. Facial Plast Surg Clin North Am，2011，19(4)：711-723.

[20] 苏晓玮，杨柠泽，王志军，等. 现代汉族正常青年女性外鼻形态学测量研究[J]. 中国美容整形外科杂志，2012，23(8)：479-482.

[21] Levine J P，Patel A，Saadeh P B，et al. Computer-aided design and manufacturing in craniomaxillofacial surgery：the new state of the art[J]. J Craniofac Surg，2012，23(1)：288-293.

[22] 蒋承安，李青峰，刘凯. 术前三维扫描及三维模拟在鼻整形术中的应用[J]. 组织工程与重建外科杂志，2013，9(4)：204-207.

[23] 徐奕昊. 3D打印技术辅助精细化构建组织工程鼻翼软骨的研究[D]. 北京：北京协和医学院，2014.

[24] 赵一姣，熊玉雪，杨慧芳，等. 3种不同原理颜面部扫描仪测量精度的评价[J]. 北京大学学报(医学版)，2014，46(1)：76-80.

[25] Jayaratne Y S，Deutsch C K，Zwahlen R A. Nasal morphology of the Chinese：three-dimensional reference values for rhinoplasty[J]. Otolaryngol Head Neck Surg，2014，150(6)：956-961.

[26] Codazzi D，Bruschi S，Mazzola R F，et al. Bergamo 3D rhinoplasty software：select，store，and share surgical maneuvers in a three-dimensional nasal model[J]. Plast Reconstr Surg，2016，137(2)：313e-317e.

[27] Haldenwang P L，Strauch J T，Eckstein I，et al. Evolution of preoperative rhinoplasty consult by computer imaging[J]. Fac Plast Surg，2016，32(1)：80-87.

[28] Tack P，Victor J，Gemmel P，et al. 3D-printing techniques in a medical setting：a

systematic literature review[J]. Biomed Eng Online,2016,15(1)：115.

[29]　Young N M,Sherathiya K,Gutierrez L,et al. Facial surface morphology predicts variation in internal skeletal shape[J]. Am J Orthod Dentofacial Orthop,2016,149 (4)：501-508.

[30]　李东,冯宁,安阳,等.258名中国汉族青年外鼻矢状位形态测量及评估[J].中华整形外科杂志,2018,34(11)：901-907.

[31]　郑若冰,李秉航,范飞,等.数字化模拟和三维打印技术辅助个性化自体肋软骨鼻整形[J].中华整形外科杂志,2018,34(11)：896-901.

[32]　郑万玲,王苹苹,温敏敏,等.三维技术联合术后血流监测辅助完成全鼻再造[J].中华整形外科杂志,2018,34(11)：912-918.

[33]　Bekisz J M,Liss H A,Maliha S G,et al. In-house manufacture of sterilizable,scaled, patient-specific 3D-printed models for rhinoplasty[J]. Aesthet Surg J,2019,39(3)： 254-263.

[34]　Suszynski T M,Serra J M,Weissler J M,et al. Three-dimensional printing in rhinoplasty[J]. Plast Reconstr Surg,2018,141(6)：1383-1385.

[35]　安俊学,安阳,王关卉儿,等.汉族年轻女性面部轮廓形态三维特征的初步研究[J].中华医学美学美容杂志,2019,25(2)：86-91.

[36]　冯宁,李东,安阳.3D技术在鼻成形美容中的应用进展[J].中华医学美学美容杂志, 2019,25(2)：190-192.

[37]　Park Y J,Cha J H,Bang S I,et al. Clinical application of three-dimensionally printed biomaterial polycaprolactone（PCL）in augmentation rhinoplasty[J]. Aesthetic Plastic Surgery,2019,43(2)：437-446.

[38]　Yi H G,Choi Y J,Jung J W,et al. Three-dimensional printing of a patient-specific engineered nasal cartilage for augmentative rhinoplasty[J]. J Tissue Eng,2019,10： 1-14.

[39]　陈慧敏,汪争光,蒋海越.生物3D打印技术在耳鼻整形外科中的研究进展[J].中华整形外科杂志,2021,37(1)：106-112.

[40]　Erdogan M M,Simsek T,Ugur L,et al. The effect of 3D-printed custom external nasal splint on edema and ecchymosis after rhinoplasty[J]. J Oral Maxillofac Surg, 2021,79(7)：1549. e1-1549. e7.

[41]　Gordon A R,Schreiber J E,Patel A,et al. 3D printed surgical guides applied in rhinoplasty to help obtain ideal nasal profile[J]. Aesthetic Plas Surg,2021,45(6)： 2852-2859.

[42]　Sobral D S,Duarte D W,Dornelles R F V,et al. 3D virtual planning for rhinoplasty using a free add-on for open-source software[J]. Aesthetic Surg J,2021,41(8)： NP1024-NP1032.

[43]　Agrawal N,Turner A,Grome L,et al. Use of simulation in plastic surgery training [J]. Plast Reconstr Surg Glob Open,2020,8(7)：e2896.

[44]　Aksakal I A,Keles M K,Engin M S,et al. Preoperative simulation in planning rhinoplasty：evaluation from patients' and surgeons' perspectives[J]. Facial Plast

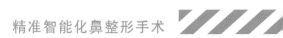

Surg,2017,33(3):324-328.

[45] Arias E,Huang Y H,Zhao L,et al. Virtual surgical planning and three-dimensional printed guide for soft tissue correction in facial asymmetry[J]. J Craniofac Surg, 2019,30(3):846-850.

[46] Ayoub A,Pulijala Y. The application of virtual reality and augmented reality in Oral & Maxillofacial Surgery[J]. BMC Oral Health,2019,19(1):238.

[47] Bashiri-Bawil M, Rahavi-Ezabadi S, Sadeghi M, et al. Preoperative computer simulation in rhinoplasty using previous postoperative images[J]. Facial Plast Surg Aesthet Med,2020,22(6):406-411.

[48] Bauermeister A J,Zuriarrain A,Newman M I. Three-dimensional printing in plastic and reconstructive surgery: a systematic review[J]. Ann Plast Surg,2016,77(5): 569-576.

[49] Boczar D,Sisti A,Oliver J D,et al. Artificial intelligent virtual assistant for plastic surgery patient's frequently asked questions: a pilot study[J]. Ann Plast Surg, 2020,84(4):e16-e21.

[50] Breda A,Territo A. Virtual reality simulators for robot-assisted surgery[J]. Eur Urol,2016,69(6):1081-1082.

[51] Cao C,Cerfolio R J. Virtual or augmented reality to enhance surgical education and surgical planning[J]. Thorac Surg Clin,2019,29(3):329-337.

[52] Chang R H,Chang Y L. Classification and treatment of glabella-radix deficiency in primary augmentation rhinoplasty[J]. Aesthet Surg J Open Forum,2020,2(2): ojaa016.

[53] Choi Y D,Kim Y,Park E. Patient-specific augmentation rhinoplasty using a three-dimensional simulation program and three-dimensional printing[J]. Aesthet Surg J, 2017,37(9):988-998.

[54] Cingi C,Oghan F. Teaching 3D sculpting to facial plastic surgeons[J]. Facial Plast Surg Clin North Am,2011,19(4):603-614,viii.

[55] Cunha H S,da Costa Moraes C A,de Faria Valle Dornelles R,et al. Accuracy of three-dimensional virtual simulation of the soft tissues of the face in OrtogOnBlender for correction of class II dentofacial deformities: an uncontrolled experimental case-series study [J]. Oral Maxillofac Surg,2021,25(3):319-335.

[56] de Salvatore S,Vadala G,Oggiano L,et al. Virtual reality in preoperative planning of adolescent idiopathic scoliosis surgery using google cardboard[J]. Neurospine,2021, 18(1):199-205.

[57] Dong Y,Zhao Y,Bai S,et al. Three-dimensional anthropometric analysis of the Chinese nose[J]. J Plast Reconstr Aesthet Surg,2010,63(11):1832-1839.

[58] Efanov J I,Roy A A,Huang K N,et al. Virtual surgical planning: the pearls and pitfalls[J]. Plast Reconstr Surg Glob Open,2018,6(1):e1443.

[59] Fatima A,Hackman T G,Wood J S. Cost-effectiveness analysis of virtual surgical planning in mandibular reconstruction[J]. Plast Reconstr Surg,2019,143(4):

1185-1194.

［60］ Flores R L，Deluccia N，Grayson B H，et al. Creating a virtual surgical atlas of craniofacial procedures：Part Ⅰ. Three-dimensional digital models of craniofacial deformities［J］. Plast Reconstr Surg,2010,126(6)：2084-2092.

［61］ Flores R L，Deluccia N，Oliker A，et al. Creating a virtual surgical atlas of craniofacial procedures：Part Ⅱ. Surgical animations［J］. Plast Reconstr Surg,2010, 126(6)：2093-2101.

［62］ Ganry L，Hersant B，Sidahmed-Mezi M，et al. Using virtual reality to control preoperative anxiety in ambulatory surgery patients：a pilot study in maxillofacial and plastic surgery［J］. J Stomatol Oral Maxillofac Surg,2018,119(4)：257-261.

［63］ Hardcastle T，Wood A. The utility of virtual reality surgical simulation in the undergraduate otorhinolaryngology curriculum［J］. J Laryngol Otol,2018,132(12)：1072-1076.

［64］ He Z J，Jian X C，Wu X S，et al. Anthropometric measurement and analysis of the external nasal soft tissue in 119 young Han Chinese adults［J］. J Craniofac Surg, 2009,20(5)：1347-1351.

［65］ Herlin C，Chica-Rosa A，Subsol G，et al. Three-dimensional study of the skin/ subcutaneous complex using in vivo whole body 3T MRI：review of the literature and confirmation of a generic pattern of organization［J］. Surg Radiol Anat,2015,37 (7)：731-741.

［66］ Hoevenaren I A，Vreeken R D，Verhulst A C，et al. Virtual incision pattern planning using three-dimensional images for optimization of syndactyly surgery［J］. Plast Reconstr Surg Glob Open,2018,6(3)：e1694.

［67］ Jayaratne Y S，Deutsch C K，Zwahlen R A. Nasal morphology of the Chinese：three-dimensional reference values for rhinoplasty［J］. Otolaryngol Head Neck Surg,2014, 150(6)：956-961.

［68］ Jayaratne Y S，Zwahlen R A，Cheung L K. Re：three-dimensional anthropometric analysis of the Chinese nose［J］. J Plast Reconstr Aesthet Surg,2010,63(11)：1840-1841.

［69］ Jung Y G，Park H，Seo J. Patient-specific 3-dimensional printed models for planning nasal osteotomy to correct nasal deformities due to trauma［J］. OTO Open,2020,4 (2)：1-4.

［70］ Kanevsky J，Safran T，Zammit D，et al. Making augmented and virtual reality work for the plastic surgeon［J］. Ann Plast Surg,2019,82(4)：363-368.

［71］ Kau C H. Creation of the virtual patient for the study of facial morphology［J］. Facial Plast Surg Clin North Am,2011,19(4)：615-622,Ⅷ.

［72］ Khor W S，Baker B，Amin K，et al. Augmented and virtual reality in surgery-the digital surgical environment：applications，limitations and legal pitfalls［J］. Ann Transl Med,2016,4(23)：454.

［73］ Kim Y，Kim H，Kim Y O. Virtual reality and augmented reality in plastic surgery：a review[J]. Arch Plast Surg,2017,44(3):179-187.

[74] Kim Y S,Shin Y S,Park D Y,et al. The application of three-dimensional printing in animal model of augmentation rhinoplasty[J]. Ann Biomed Eng,2015,43(9):2153-2162.

[75] Klosterman T,Romo T Ⅲ. Three-dimensional printed facial models in rhinoplasty [J]. Facial Plast Surg,2018,34(2):201-204.

[76] Knoops P G M,Borghi A,Breakey R W F,et al. Three-dimensional soft tissue prediction in orthognathic surgery:a clinical comparison of Dolphin,ProPlan CMF, and probabilistic finite element modelling[J]. Int J Oral Maxillofac Surg,2019,48 (4):511-518.

[77] Knoops P G M,Borghi A,Ruggiero F,et al. A novel soft tissue prediction methodology for orthognathic surgery based on probabilistic finite element modelling[J]. PLoS One,2018,13(5):e0197209.

[78] Knoops P G M,Papaioannou A,Borghi A,et al. A machine learning framework for automated diagnosis and computer-assisted planning in plastic and reconstructive surgery[J]. Sci Rep,2019,9(1):13597.

[79] Mazza E,Barbarino G G. 3D mechanical modeling of facial soft tissue for surgery simulation[J]. Facial Plast Surg Clin North Am,2011,19(4):623-637.

[80] Mendez B M,Chiodo M V,Patel P A. Customized "in-office" three-dimensional printing for virtual surgical planning in craniofacial surgery[J]. J Craniofac Surg, 2015,26(5):1584-1586.

[81] Metzler P,Geiger E J,Alcon A,et al. Three-dimensional virtual surgery accuracy for free fibula mandibular reconstruction:planned versus actual results[J]. J Oral Maxillofac Surg,2014,72(12):2601-2612.

[82] Moghaddam M G,Garcia G J M,Frank-Ito D O,et al. Virtual septoplasty:a method to predict surgical outcomes for patients with nasal airway obstruction[J]. Int J Comput Assist Radiol Surg,2020,15(4):725-735.

[83] Moglia A,Ferrari V,Morelli L,et al. A systematic review of virtual reality simulators for robot-assisted surgery[J]. Eur Urol,2016,69(6):1065-1080.

[84] Moscatiello F,Herrero Jover J,González Ballester M A,et al. Preoperative digital three-dimensional planning for rhinoplasty[J]. Aesthetic Plast Surg,2010,34(2): 232-238.

[85] Papanikolaou I G,Haidopoulos D,Paschopoulos M,et al. Changing the way we train surgeons in the 21th century:a narrative comparative review focused on box trainers and virtual reality simulators[J]. Eur J Obstet Gynecol Reprod Biol,2019,235: 13-18.

[86] Park S H,Yun B G,Won J Y,et al. New application of three-dimensional printing biomaterial in nasal reconstruction[J]. Laryngoscope,2017,127(5):1036-1043.

[87] Peng W,Peng Z,Tang P,et al. Review of plastic surgery biomaterials and current progress in their 3D manufacturing technology[J]. Materials(Basel),2020,13

(18):4108.

[88] Persing S,Timberlake A,Madari S,et al. Three-dimensional imaging in rhinoplasty: a comparison of the simulated versus actual result[J]. Aesthetic Plast Surg,2018,42 (5):1331-1335.

[89] Pfaff M J,Steinbacher D M. Plastic surgery applications using three-dimensional planning and computer-assisted design and manufacturing[J]. Plast Reconstr Surg, 2016,137(3):603e-616e.

[90] Pfaff M J,Steinbacher D M. Plastic surgery resident understanding and education using virtual surgical planning[J]. Plast Reconstr Surg,2016,137(1):258e-259e.

[91] Porro I,Schenone A,Fato M,et al. An integrated environment for plastic surgery support: building virtual patients, simulating interventions, and supporting intraoperative decisions[J]. Comput Med Imaging Graph,2005,29(5):385-394.

[92] Resnick C M,Dang R R,Glick S J,et al. Accuracy of three-dimensional soft tissue prediction for Le Fort Ⅰ osteotomy using Dolphin 3D software: a pilot study[J]. Int J Oral Maxillofac Surg,2017,46(3):289-295.

[93] Sayadi L R,Naides A,Eng M,et al. The new frontier: a review of augmented reality and virtual reality in plastic surgery[J]. Aesthet Surg J,2019,39(9):1007-1016.

[94] Shi B, Huang H. Computational technology for nasal cartilage-related clinical research and application[J]. Int J Oral Sci,2020,12(1):21.

[95] Singh A,Maniskas S A,Bruckman K C,et al. Rhinoplasty using three-dimensional analysis and simulation[J]. Plast Reconstr Surg,2020,145(4):944-946.

[96] Smith D M,Aston S J,Cutting C B,et al. Applications of virtual reality in aesthetic surgery[J]. Plast Reconstr Surg,2005,116(3):898-904; discussion 905-906.

[97] Smith D M,Aston S J,Cutting C B,et al. Designing a virtual reality model for aesthetic surgery[J]. Plast Reconstr Surg,2005,116(3):893-897.

[98] Steinbacher D M. Three-dimensional analysis and surgical planning in craniomaxillofacial surgery[J]. J Oral Maxillofac Surg, 2015, 73 (12 Suppl): S40-S56.

[99] Suszynski T M,Serra J M,Weissler J M,et al. Three-dimensional printing in rhinoplasty[J]. Plast Reconstr Surg,2018,141(6):1383-1385.

[100] Timberlake A T,Wu R T,Cabrejo R,et al. Harnessing social media to advance research in plastic surgery[J]. Plast Reconstr Surg,2018,142(4):1094-1100.

[101] Vles M D,Terng N C O,Zijlstra K,et al. Virtual and augmented reality for preoperative planning in plastic surgical procedures: a systematic review[J]. J Plast Reconstr Aesthet Surg,2020,73(11):1951-1959.

[102] Wang R,Yang D,Li S. Three-dimensional virtual model and animation of penile lengthening surgery[J]. J Plast Reconstr Aesthet Surg,2012,65(10):e281-e285.

[103] Yu M S,Jang Y J. Preoperative computer simulation for Asian rhinoplasty patients: analysis of accuracy and patient preference[J]. Aesthet Surg J,2014,34 (8):1162-1171.

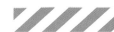

[104] Zeng H,Yuan-Liang S,Xie G,et al. Three-dimensional printing of facial contour based on preoperative computer simulation and its clinical application[J]. Medicine (Baltimore),2019,98(2):e12919.

[105] Farkas L G,Bryson W,Klotz J. Is photogrammetry of the face reliable? [J]. Plast Reconstr Surg,1980,66(3):346-355.

[106] Sultan B,Byrne P J. Custom-made,3D,intraoperative surgical guides for nasal reconstruction[J]. Facial Plast Surg Clin North Am,2011,19(4):647-653,viii-ix.

[107] Sajjadian A,Rubinstein R,Naghshineh N. Current status of grafts and implants in rhinoplasty: part Ⅰ. Autologous grafts[J]. Plast Reconstr Surg,2010,125(2): 40e-49e.

[108] Lopez M A,Shah A R,Westine J G,et al. Analysis of the physical properties of costal cartilage in a porcine model[J]. Arch Facial Plast Surg,2007,9(1):35-39.

[109] Wee J H,Park M H,Oh S,et al. Complications associated with autologous rib cartilage use in rhinoplasty: a meta-analysis[J]. JAMA Facial Plast Surg,2015,17 (1):49-55.

[110] Varadharajan K,Sethukumar P,Anwar M,et al. Complications associated with the use of autologous costal cartilage in rhinoplasty: a systematic review[J]. Aesthet Surg J,2015,35(6):644-652.

[111] 栾杰,李彦生,刘晨,等. 个性化隆鼻假体的数字化模拟设计、制备与应用[J]. 中华整形外科杂志,2004,20(2):110-112.

[112] 安阳,李东,薛红宇,等. 3D照相技术辅助精准美学设计在鼻整形术中的应用[J]. 中国美容整形外科杂志,2016,27(12):735-737.

[113] Yu M S,Jang Y J. Preoperative computer simulation for Asian rhinoplasty patients: analysis of accuracy and patient preference[J]. Aesthet Surg J,2014,34 (8):1162-1171.

[114] Suszynski T M,Serra J M,Weissler J M,et al. Three-dimensional printing in rhinoplasty[J]. Plast Reconstr Surg,2018,141(6):1383-1385.

[115] 安阳,赵健芳. 中国人鼻整形研究领域的新技术、新方法、新材料研究进展的探讨 [J]. 中国美容整形外科杂志,2020,31(1):1-4.

[116] Tatar S,Bulam MH,Özmen S. Efficacy of adhesive strips to reduce postoperative periorbital edema and ecchymosis following rhinoplasty[J]. Turk J Med Sci,2018, 48(1):34-39.

[117] Ozucer B,Yildirim Y S,Veyseller B,et al. Effect of postrhinoplasty taping on postoperative edema and nasal draping: a randomized clinical trial[J]. JAMA Facial Plast Surg,2016,18(3):157-163.

[118] Jayakumar N K,Rathnaprabhu V,Ramesh S,et al. Polyvinyl siloxane: novel material for external nasal splinting[J]. Int J Oral Maxillofac Surg,2016,45(1): 57-59.

[119] 徐燕文,何留杰. 计算机辅助整形外科手术与仿真研究现状[J]. 软件导刊,2012,11 (2):30-32.

[120]　胡燕瑜,李进舜,廖胜辉.基于体网格拉普拉斯变形的鼻整形手术仿真[J].计算机仿真,2011,28(11):366-369,408.

[121]　Bekisz J M,Liss H A,Maliha S G,et al. In-house manufacture of sterilizable, scaled,patient-specific 3D-printed models for rhinoplasty[J]. Aesthet Surg J,2019, 39(3):254-263.

[122]　Choi J W,Suh Y C,Song S Y,et al. 3D photogrammetric analysis of the nasal tip projection and derotation based on the nasal tip quadripod concept[J]. Aesthetic Plast Surg,2017,41(3):608-617.

[123]　Lekakis G,Hens G,Claes P,et al. Three-dimensional morphing and its added value in the rhinoplasty consult[J]. Plast Reconstr Surg Glob Open,2019,7(1):e2063.

[124]　Toriumi D M,Dixon T K. Assessment of rhinoplasty techniques by overlay of before-and-after 3D images[J]. Facial Plast Surg Clin North Am,2011,19(4):711-723,ix.

[125]　Persing S,Timberlake A,Madari S,et al. Three-dimensional imaging in rhinoplasty:a comparison of the simulated versus actual result[J]. Aesthetic Plast Surg,2018,42(5):1331-1335.

第九章

精准智能化唇部整形与年轻化手术

第一节 唇部及口周美学标准化名称

　　近年来,唇部整形美容发展迅速,在市场的推动下,越来越多的新型手术方式逐渐产生、改良并且推广。在此过程中,伴随产生了诸多新的美学概念与名词,其中有很多精细的唇部美学亚单位以及形态学描述尚没有在传统的整形外科教材中提及,且某些众所周知的美学结构只有"俗称",缺乏标准化的统一用语。随着人们对整形美容手术精准智能化的需要,唇部整形美容相关术语亦需要进行标准化的统一,以方便行业进行学术交流,提高行业学术理论高度,同时方便医患之间进行更准确、高效的沟通。

一、唇部及口周美学亚单位标准名词(按照美学部位排序)

　　(1)上唇白唇(cutaneous upper-lip):双侧鼻翼、鼻孔、鼻小柱根部以下,双侧鼻唇沟以内,上唇唇红缘("丘比特弓")以上的皮肤组织所在的区域范围。

　　(2)鼻唇沟(nasolabial crease):英文又称"nasolabial fold",中文俗称"法令纹",是颊和唇之间的界沟,其位置在鼻翼两侧至嘴角两侧,其加深是上唇方肌收缩运动时,面颊部松弛的组织与上唇白唇部位致密的组织相互作用的结果。

　　(3)鼻翼(nasal alar):从鼻尖两侧延伸至上唇和面颊部的鼻孔侧壁,鼻尖两侧呈弧状隆起的部分。

　　(4)鼻槛(nostril sill):个别文献中称"nasal sill",鼻小柱底部和鼻翼底部之间的水平脊状突起,通常是鼻肌基底部本身的体积造成的隆起,该肌肉从鼻肌翼部发出后向上向内走行,止于鼻底处皮肤。

　　(5)鼻小柱根部(base of the nasal columella):鼻小柱与上唇白唇连接处。

　　(6)人中嵴(philtral column):部分英文文献用"philtral ridge",唇峰与鼻小柱基底之间的隆起的连线,是两侧口轮匝肌口周部纤维在上唇白唇处皮肤交错连接所致。

　　(7)人中沟(philtral groove):也称"人中凹",部分英文文献用"philtral dimple",上唇白

唇上方,两侧人中嵴之间的一条发育程度不同的纵沟。

(8)上唇唇红缘(vermilion border of upper-lip):也称"红唇缘""白线",上唇红唇与白唇的交界线,上唇唇红缘呈弓形,具备唇峰及唇谷,亦被形象地称为"丘比特弓"(Cupid's bow)。

(9)唇嵴(white roll):上唇唇红缘高出皮面的条状隆起,系由口轮匝肌口唇部中央向前弯曲形成。

(10)唇峰(peak of Cupid's bow):上唇唇红缘在双侧人中嵴尾侧端表现为山峰样抬起,构成"丘比特弓"的最高处,系由同侧提上唇肌部分肌纤维直接止于唇峰处的黏膜所致。

(11)唇谷(valley of Cupid's bow):上唇唇红缘的中央最低凹处,两侧唇峰内侧部分,上接人中沟,下与唇珠毗邻。

(12)唇弓内侧嵴(缩写 ls-cph):唇嵴在同侧唇峰点与唇谷点之间的部分。

(13)唇弓外侧嵴(缩写 ch-cph):唇嵴在同侧唇峰点与口角点之间的部分。

(14)上唇红唇(vermilion of upper-lip):上唇唇红缘以下,口裂以上,两侧口角点之间的红唇组织所在区域。

(15)红唇体(vermilion of lip):包含皮黏膜、黏膜下组织、腺体(唇黏液腺)、肌肉(口轮匝肌)。

(16)中央唇珠(central tubercle/vermilion tubercle):上唇红唇体中央部分两侧穹窿之间的红唇组织,通常表现为向前、向下凸出的相对丰满的球状隆起。

(17)穹窿(upper arches):上唇红唇唇珠外侧,口裂呈向上弯曲的弓状段。国外部分文献中表达为"upper arches",尚未有中文名称,参考行业现行用语习惯予以命名。

(18)唇阜(lateral thickening):上唇口角内侧增厚凸出的红唇组织,也可能不明显或缺如,丰满者可产生口角上扬的视觉效果。

(19)干湿唇交界线(vermilion-mucosal junction):或称红线(wet line/red roll),红唇的干性黏膜与湿性黏膜之间的交界线。

(20)口角(oral commissure):个别英文文献称为"the corner of the mouth",上下唇在两侧会合处,也是颧大肌、颧小肌、提上唇肌、提口角肌、笑肌、降口角肌等各表情肌的共同止点。两侧口角距离反映口裂的大小。

(21)口裂(oral fissure):上唇红唇和下唇红唇之间的裂隙。静息状态自然闭合时呈一条线,称口裂线。

(22)上唇游离缘(lip line of the upper-lip):放松状态,平行于红唇体;正面观时,上唇红唇体的下缘。

(23)下唇红唇(vermilion of lower-lip):下唇唇红缘以上,口裂以下,两侧口角点之间的红唇组织所在的区域。

(24)下唇侧唇珠(paramedian tubercles of lower-lip):也称"旁正中结节",左右各一,是下唇矢状中央沟两侧相对丰满的红唇组织,也可能不明显或者缺如。

(25)下唇矢状中央沟(central notching of lower-lip):下唇红唇正中央的矢状沟或凹陷,明显者可相对映衬出两侧的侧唇珠,亦有不明显或者缺如者。可通过注射或手术方式人工形成。

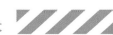

（26）下唇唇红缘（vermilion border of lower-lip）：下唇红唇与白唇的交界线。

（27）下唇游离缘（lip line of the lower-lip）：放松状态，平行于红唇体；正面观时，下唇红唇体的上缘。

（28）颏唇沟（labiomental crease）：下唇与颏部（颏前点）之间的凹陷或折痕称为颏唇沟，也可能不明显或者缺如。

（29）木偶纹（marionette line）：又称"流涎纹""口角纹"，下颊部由于脂肪及皮肤松弛下垂引起与颏部相对紧致的皮肤组织之间形成的皱褶。

二、唇部及口周美学标志点标准名词（按照美学部位排序）

（1）鼻尖点（pronasale，缩写 prn）：头部以眼耳平面定位时，鼻尖向前最突出的点。

（2）鼻底点（subnasale，缩写 sn）：个别文献称"鼻下点"，上唇白唇皮肤与鼻小柱根部连接线的中点。

（3）人中嵴顶点（apex of philtral column 或 subalare，缩写 sbal）：又称鼻孔基底外侧点，人中嵴与鼻小柱根部交点。可进一步分为左侧人中嵴顶点（sball）及右侧人中嵴顶点（sbalr）。

（4）唇峰点（crista philtri，缩写 cph）：双侧唇峰的最高点，可进一步分为左侧唇峰点（cphl）及右侧唇峰点（cphr）。

（5）唇谷点（labrale superius，缩写 ls）：上唇唇红缘的中点，唇谷最低点。

（6）口裂点（stomion，缩写 stm）：静息状态下，双唇自然闭合时，上、下唇闭合时交接的最前点，即口裂线中点。可进一步分为上唇口裂点（stms）及下唇口裂点（stmi）。

（7）穹窿点（top point of the upper arches，缩写 arc）：上唇游离缘在穹窿处的最高点。个别文献用"唇珠外侧口裂点"（缩写 lsto）形容。可进一步分为左侧穹窿点（arcl）及右侧穹窿点（arcr）。

（8）唇阜点（lowest point of the lateral thickening，缩写 lth）：上唇唇阜结构最低点。在唇阜的基础上命名。可进一步分为左侧唇阜点（lthl）及右侧唇阜点（lthr）。

（9）口角点（cheilion，缩写 ch）：口角的最外侧点，即上唇唇红缘与下唇唇红缘在两侧口角的交点。可进一步分为左侧口角点（chl）及右侧口角点（chr）。

（10）下唇侧唇珠顶点（top point of the paramedian tubercle，缩写 pmt）：侧唇珠的最高点。可进一步分为左侧下唇侧唇珠顶点（pmtl）及右侧下唇侧唇珠顶点（pmtr）。

（11）下唇唇红缘中点（labrale inferius，缩写 li）：下唇唇红缘的中点。

（12）颏唇沟中点（sublabiale，缩写 sl）：颏唇沟正中最深点。

（13）颏前点（pogonion，缩写 pog）：根据实际表达含义又可分为软组织颏前点及骨性颏前点，前者指头部以法兰克福平面定位时，颏部软组织在正中矢状面上的最前点。

（14）颏下点（menton，缩写 me）：根据实际表达含义又可分为软组织颏下点及骨性颏下点，前者指头部以法兰克福平面定位时，颏部软组织在正中矢状面上的最低点。

唇部及口周美学亚单位和标志点示意图见图 9-1。

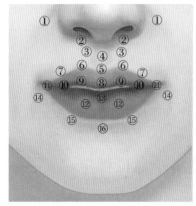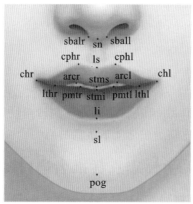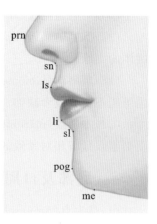

图 9-1　唇部及口周美学亚单位和标志点示意图

①鼻唇沟(nasolabial crease)；②鼻槛(nostril sill)；③人中嵴(philtral column)；④人中沟(philtral groove)；⑤唇谷(valley of Cupid's bow)；⑥唇峰(peak of Cupid's bow)；⑦上唇唇红缘(vermilion border of upper-lip)；⑧中央唇珠(central tubercle)；⑨穹隆(upper arches)；⑩唇阜(lateral thickening)；⑪口角(oral commissure)；⑫下唇侧唇珠(paramedian tubercles of lower-lip)；⑬下唇矢状中央沟(central notching of lower-lip)；⑭木偶纹(marionette line)；⑮下唇唇红缘(vermilion border of lower-lip)；⑯颏唇沟(labiomental crease)。prn.鼻尖点；sn.鼻底点；sbalr.右侧人中嵴顶点；sball.左侧人中嵴顶点；ls.唇谷点；cphr.右侧唇峰点；cphl.左侧唇峰点；arcr.右侧穹隆点；arcl.左侧穹隆点；lthr.右侧唇阜点；lthl.左侧唇阜点；chr.右侧口角点；chl.左侧口角点；stms.上唇口裂点；stmi.下唇口裂点；pmtr.右侧下唇侧唇珠顶点；pmtl.左侧下唇侧唇珠顶点；li.下唇唇红缘中点；sl.颏唇沟中点；pog.颏前点；me.颏下点

▶▶ 参考文献

[1] Sarnoff D S,Gotkin R H. Six steps to the "perfect" lip[J]. J Drugs Dermatol,2012,11 (9):1081-1088.

[2] Carey J C,Cohen M M Jr,Curry C J, et al. Elements of morphology: standard terminology for the lips,mouth,and oral region[J]. Am J Med Genet A,2009,149A (1):77-92.

[3] Ponsky D,Guyuron B. Comprehensive surgical aesthetic enhancement and rejuvenation of the perioral region[J]. Aesth Plast Surg,2011,31(4): 382-391.

[4] Guyuron B,Michelow B. The nasolabial fold: a challenge, a solution [J]. Plast Reconstr Surg,1994,93(3):522-529.

[5] Guyuron B. The armamentarium to battle the recalcitrant nasolabial fold[J]. Clin Plast Surg,1995,22(2):253-264.

[6] Raphael P,Harris R,Harris S W. Analysis and classification of the upper lip aesthetic unit[J]. Plast Reconstr Surg,2013,132(3):543-551.

[7] 姜婵媛,尹宁北.鼻槛的特征及唇裂鼻槛畸形修复方式的研究进展[J].实用口腔医学杂志,2015,31(5):720-723.

[8] Gunter J P,Rohrich R J,Adams W P Jr.达拉斯鼻整形术[M].2版.李战强,译.北京:人民卫生出版社,2009.

[9] Weston G W, Poindexter B D, Sigal R K, et al. Lifting lips: 28 years of experience using the direct excision approach to rejuvenating the aging mouth[J]. Aesth Plast

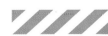

Surg,2009,29(2):83-86.

[10] Foda H M T. Nasal base narrowing: the combined alar base excision technique[J]. Arch Facial Plast Surg,2007,9(1):30-34.

[11] Perenack J D,Biggerstaff T. Lip modification procedures as an adjunct to improving smile and dental esthetics[J]. Atlas Oral Maxillofac Surg Clin North Am,2006,14 (1):51-74.

[12] Kar M,Muluk N B,Bafaqeeh S A, et al. Is it possible to define the ideal lips? [J]. Acta otorhinolaryngol Ital,2018,38(1):67-72.

[13] 高兴,翦新春,吴晓珊,等. 汉族青年口唇形态及相关指标测量的研究[J]. 中国美容整形外科杂志,2010,21(5):263-267.

[14] Kim S W,Oh M,Park J L, et al. Functional reconstruction of the philtral ridge and dimple in the repaired cleft lip[J]. J Craniofac Surg,2007,18(6): 1343-1348.

[15] Penna V,Stark G B,Voigt M,et al. Classification of the aging lips: a foundation for an integrated approach to perioral rejuvenation[J]. Aesth Plast Surg,2015,39(1):1-7.

[16] Rogers C R,Meara J G,Mulliken J B. The philtrum in cleft lip: review of anatomy and techniques for construction[J]. J Craniofac Surg,2014,25(1):9-13.

[17] Perkins S W, Sandel H D 4th. Anatomic considerations, analysis, and the aging process of the perioral region[J]. Facial Plast Surg Clin North Am,2007,15(4):403-407.

[18] Bagheri H,Sirinturk S,Govsa F,et al. Digitalized analysis of philtral anatomy for planning individual treatment[J]. Surg Radiol Anat,2017,39(11): 1183-1189.

[19] Fulton J E Jr,Rahimi A D,Helton P,et al. Lip rejuvenation[J]. Dermatol Surg, 2000,26(5):470-474.

[20] Surek C C, Guisantes E,Schnarr K,et al. "No-touch" technique for lip enhancement [J]. Plast Reconstr Surg,2016,138(4):603e-613e.

[21] Mulliken J B. Double unilimb Z-plastic repair of microform cleft lip[J]. Plast Reconstr Surg,2005,116(6):1623-1632.

[22] 艾荷秀,罗仁. 口唇部形态及相关研究[J]. 现代口腔医学杂志,2002,16(1):73-74.

[23] Mutaf M. V-Y in V-Y procedure: new technique for augmentation and protrusion of the upper lip[J]. Ann Plast Surg,2006,56(6):605-608.

[24] Jacono A A. A new classification of lip zones to customize injectable lip augmentation[J]. Arch Facial Plast Surg,2008,10(1):25-29.

[25] Janis J E. Essentials of aesthetic surgery[M]. Stuttgart:Thieme,2018.

[26] Cohen J L,Thomas J,Paradkar D,et al. An interrater and intrarater reliability study of 3 photographic scales for the classification of perioral aesthetic features[J]. Dermatol Surg,2014,40(6):663-670.

[27] Perkins S W. The corner of the mouth lift and management of the oral commissure grooves[J]. Facial Plast Surg Clin North Am,2007,15(4):471-476,vii.

[28] Goldman A,Wollina U. Elevation of the corner of the mouth using botulinum toxin

type a[J]. J Cutan Aesthet Surg,2010,3(3):145-150.

[29] Choi Y J,Kim J S,Gil Y C,et al. Anatomical considerations regarding the location and boundary of the depressor anguli oris muscle with reference to botulinum toxin injection[J]. Plast Reconstr Surg,2014,134(5):917-921.

[30] 孟庆兰.汉族青年口唇形态及口裂的测量[J].中国实用美容整形外科杂志,2004,15(6):305-307.

[31] Farkas L G,Katic M J,Hreczko T A,et al. Anthropometric proportions in the upper lip-lower lip-chin area of the lower face in young white adults[J]. Am J Orthod,1984,86(1):52-60.

[32] Lapatki B G,Mager A S,Schulte-Moenting J,et al. The importance of the level of the lip line and resting lip pressure in Class Ⅱ,Division 2 malocclusion[J]. J Dent Res,2002,81(5):323-328.

[33] Mclntyre G T,Millett D T. Lip shape and position in Class Ⅱ division 2 malocclusion[J]. Angle Orthod,2006,76(5):739-744.

[34] Austin H W,Weston G W. Rejuvenating the aging mouth[J]. Clin Plast Surg,1992,19(2):511-524.

[35] Sabri R. The eight components of a balanced smile[J]. J Clin Orthod,2005,39(3):155-167.

[36] 吴溯帆.整形外科名词汇编[M].杭州:浙江科学技术出版社,2013.

[37] Carruthers A,Carruthers J,Hardas B,et al. A validated grading scale for marionette lines[J]. Dermatol Surg,2008,34(Suppl 2):S167-S172.

[38] 卢钰,王增全.可视治疗目标对错𬌗患者软组织变化预测的临床研究[J].广西医科大学学报,2010,27(2):227-229.

[39] Ayoub A,Garrahy A,Millett D,et al. Three-dimensional assessment of early surgical outcome in repaired unilateral cleft lip and palate:part 2. Lip changes[J]. Cleft Palate Craniofac J,2011,48(5):578-583.

[40] Anic-Milosevic S,Mestrovic S,Prlić A,et al. Proportions in the upper lip-lower lip-chin area of the lower face as determined by photogrammetric method[J]. J Craniomaxillofac Surg,2010,38(2):90-95.

[41] Garg S. Corelation among soft tissue points namely maxillary point,labrale superius and pronasale[D]. 重庆:重庆医科大学,2013.

[42] Ioi H,Kang S,Shimomura T,et al. Effects of buccal corridors on smile esthetics in Japanese and Korean orthodontists and orthodontic patients[J]. Am J Orthod Dentofacial Orthop,2012,142(4):459-465.

[43] de Menezes M,Rosati R,Ferrario V F,et al. Accuracy and reproducibility of a 3-dimensional stereophotogrammetric imaging system[J]. J Oral Maxillofac Surg,2010,68(9):2129-2135.

[44] Wu S Q,Pan B L,An Y,et al. Lip morphology and aesthetics:study review and prospects in plastic surgery[J]. Aesthet Plast Surg,2019,43(3):637-643.

[45] Penna V,Fricke A,Iblher N,et al. The attractive lip:a photomorphometric analysis

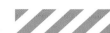

[J]. J Plast Reconstr Aes,2015,68(7):920-929.

[46] Penna V,Stark G-B,Eisenhardt S U,et al. The aging lip:a comparative histological analysis of age-related changes in the upper lip complex[J]. Plast Reconstr Surg, 2009,124(2):624-628.

[47] Hwang K,Heo W Y,Jeong J M,et al. Anthropometric comparison of the idealized youth and hideous old man of Leonardo's profile drawings[J]. J Craniofac Surg, 2014,25(6):2223-2226.

[48] Wong W W,Davis D G,Camp M C,et al. Contribution of lip proportions to facial aesthetics in different ethnicities:a three-dimensional analysis[J]. J Plast Reconstr Aes,2010,63(12):2032-2039.

[49] 罗卫红,傅民魁.对评价侧貌唇的审美线 E 线、B 线、H 线一致性、敏感性的研究[J]. 中华口腔正畸学杂志,1997,4(2):58-60.

[50] 邵坪,赵媛,闫伟军.唇部软组织线距测量与区域面积测量的相关性研究[J].中国美容医学,2010,19(2):257-259.

第二节　唇部及口周美学测量与分析

如何才称得上一个好看的嘴唇？在精准数字化的概念中,我们需要用客观的美学测量来阐释这个问题。

在唇部及口周美学亚单位和美学标志点命名的基础上,美学测量可以明确唇部及口周的一些常用美学数据,通过数字把美学改造的智慧进行量化表达并客观记录下来。

早期的唇部形态学与美学研究均基于传统的人体测量手段,尽管操作相对简单,但采用手工测量手段容易对软组织产生压迫从而影响结果的精确性。二维测量的方法(标准化摄影照片、X线头影测量)虽然避免了上述问题,但仍存在画面畸变,且无法量化评估软组织量。而通过CT获取的断层数据进行三维重建,可以对组织体积变化进行定量评估,但此法更适用于骨性结构的三维测量,然而受限于医疗条件,此法不适合大规模普查,其常规应用受到限制。三维体表成像技术让精准数字化唇部测量得以实现。该技术包含三维扫描和三维摄影,通过不同角度光的反射,可以准确重建物体表面的三维形态,目前已有许多研究者使用三维扫描技术对唇腭裂患者的颜面部立体形态进行了精确描述并证实了其可靠性。三维摄影成像通过后期计算机合成,唇部及口周美学标志点可以清晰准确标定,并通过计算机分析测量所关注的美学数据与指标,从而指导临床手术的精准化设计(图9-2)。

本节对目前临床上常用的唇部及口周美学测量数据进行归纳,并依据目前大众审美的普适观念,对一些客户关注的关键测量指标进行美学分析。

下面将唇部及口周分成四个美学单位分别进行阐述,即上唇白唇区域、上唇红唇区域、下唇红唇区域以及口角区域。

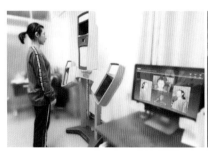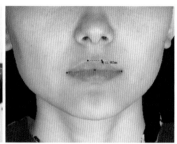

图 9-2　三维摄影与测量系统

一、上唇白唇区域

(一)区域范围

上唇白唇区域是指双侧鼻翼、鼻孔、鼻小柱根部以下,双侧鼻唇沟以内,上唇唇红缘("丘比特弓")以上的皮肤组织。

(二)美学测量参数

(1)人中嵴长度(length of philtral column,sbal-cph):从同侧人中嵴顶点到唇峰点的距离(图 9-3),通常中国人此数值男性为(13.4±2.3) mm,女性为(12.2±2.0) mm,可进一步分为左侧人中嵴长度(sball-cphl)及右侧人中嵴长度(sbalr-cphr)。

(2)人中嵴突出度:人中嵴与上唇皮肤表面在矢状方向上的前突出度差。

(3)人中沟长度(length of philtral groove,sn-ls):从鼻底点到唇谷点的距离(图 9-3),通常中国人此数值男性为(14.5±2.5) mm,女性为(12.7±2.0) mm。人中嵴长度和人中沟长度都反映上唇白唇区域的高度,在进行唇裂修复以及上唇提升年轻化手术中有参考意义。

(4)人中沟深度:人中沟最深点与相应位置人中嵴之间在矢状方向上的前突出度差。

(5)鼻唇角(nasolabial angle):侧面观是鼻底点与鼻小柱点连线和鼻底点与上唇最前点连线的前夹角(图 9-3),中国人该角度平均值在 97.6°~97.8°,男性女性之间无显著差异。

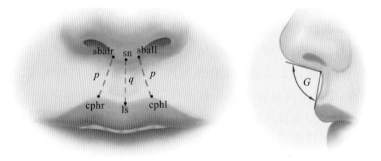

图 9-3　上唇白唇区域美学测量参数(示意图)

p.人中嵴长度;*q*.人中沟长度;∠*G*.鼻唇角

(三)美学考量分析

(1)正面观:包括上唇白唇高度、人中嵴和人中沟立体结构的明显度、上唇唇红缘形态,以及动态表情(大笑等)时牙齿及牙龈露出程度等。

上唇白唇高度即从鼻基底到上唇唇红缘之间的距离,通常可以用人中嵴长度(sbal-cph)

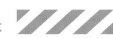

反映,也可参考人中沟长度(sn-ls)。过长的上唇白唇高度会呈现年长、严肃、刻板的印象,而过短的上唇白唇高度可能引起露齿过多、露龈笑甚至口呼吸等不雅面容,此数值并没有绝对的理想值,而是因不同的面部长度、丰满度及性格气质等而有不同标准。

人中嵴和人中沟的立体结构即人中嵴突出度及人中沟深度,如果这两者呈现较明显的高度差,则会呈现比较精致、生动而有立体感的上唇。而双侧人中嵴根据其相互关系,亦呈现不同的形态类型,通常有"正梯形""平行形""括号形"以及"不明显形"(图9-4)。

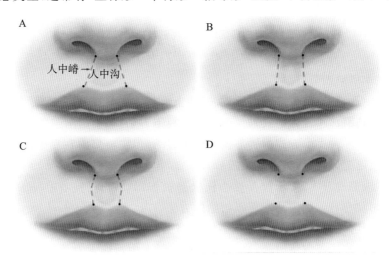

图 9-4　上唇白唇人中嵴形态分类(示意图)
A. 正梯形;B. 平行形;C. 括号形;D. 不明显形

上唇唇红缘("丘比特弓")形态包含的美学参数有唇弓外侧嵴曲度方向(Cupid's bow curvatures)、唇峰间距、唇峰角度、唇谷深度、唇谷角度,以及唇峰-口角坡度等,该内容将在"上唇红唇区域"中详细阐述。

做动态表情(笑)时牙齿及牙龈露出程度反映动态美感,通常美观的笑容为露出八颗上牙的牙冠而无牙龈露出,如果露出牙龈或者露出过少的牙齿都会使笑容的美感降低。

(2)侧面观:包括鼻唇角、人中嵴坡度曲线、唇峰或唇谷处唇嵴的突出度、唇弓外侧嵴的坡度与曲线等。

鼻唇角是鼻底点与鼻小柱点连线和鼻底点与上唇突点连线的前交角。该角度一般在90°～100°比较符合东方人的审美。过小的鼻唇角常见于"鹰钩鼻"或者上唇过于突出的个体,而过大的鼻唇角常见于短鼻(朝天鼻)、平直形或后缩形上唇等个体。

人中嵴坡度曲线在侧面观存在突出凹形、突出直形、突出凸形、平直形、后缩形5种(图9-5),一般突出凹形的曲线会呈现唇珠上翘的外观,突出凸形、突出直形、后缩形的曲线则容易呈现严肃、老态的印象,侧面观该曲线在下端连接唇峰后,曲线自然延续到唇峰或唇谷处的唇嵴,饱满突出的唇嵴也会使人中嵴坡度曲线呈现下凹形而映衬出上翘的唇珠。

(四)美容外科手术应用

(1)原发/继发唇裂修复术:原发唇裂表现为一侧上唇白唇不全或完全中断裂开,继发唇裂通常表现为患侧上唇白唇过长或过短,合并瘢痕形成,人中嵴结构缺如,鼻翼变宽,唇峰不明显,"丘比特弓"形态消失等。原发唇裂的修复需要修补裂隙,恢复上唇红唇的连续性;继发唇裂的修复需要调整上唇白唇高度,弱化瘢痕,缩窄过宽的鼻翼,重建人中嵴结构,恢复唇

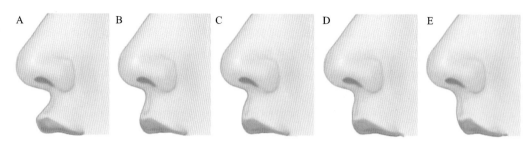

图 9-5 上唇白唇区域侧面观形态分类(示意图)
A.突出凹形;B.突出直形;C.突出凸形;D.平直形;E.后缩形

峰形态等(详见本章第四节)。

(2)上唇人中短缩术:减少上唇白唇皮肤,使上唇整体向上提升,同时可在一定程度上外翻、增厚红唇,达到唇部年轻化的效果。通常有鼻翼下方切口、上唇唇红缘上方切口、鼻孔内小切口埋线悬吊等多种手术方式。唇部提升效果显著,但主要集中在靠中线部位,且外切口方法有一定瘢痕形成风险(详见本章第三节)。

(3)鼻小柱根部提升术:用于改善鼻小柱根部脱垂、鼻唇角过钝者。一般采用鼻中隔软骨尾侧端部分切除和鼻前庭内侧壁黏膜切除的方法。

(4)鼻小柱根部延长术:用于改善鼻小柱根部退缩、鼻唇角过锐者。一般采用鼻小柱基底填充或者鼻综合整形等方法改善,亦可以通过上唇人中短缩术有限地下移鼻小柱根部来改善。

二、上唇红唇区域

(一)区域范围

上唇红唇区域是指上唇唇红缘以下,口裂以上,两侧口角点之间的红唇组织。

(二)美学测量参数

(1)唇峰间距(distance between crista philtri right and left points,cphl-cphr):两侧唇峰点之间的水平距离(图 9-6),中国人一般男性为(12.1±1.3)mm,女性为(11.0±1.5)mm。

(2)唇峰角度(Cupid's bow angle,∠ls-cph-ch):唇峰点两侧上唇唇红缘相交的角度,分左、右两侧。中国人一般男性为 140.5°±10.0°,女性为 134.4°±7.3°。

(3)唇谷角度(central bow angle,∠cphl-ls-cphr):个别文献也称唇弓中央角,唇谷点两侧上唇唇红缘相交的角度。中国人一般为 141.5°±9.7°,男女无显著差异。

(4)唇谷深度:两侧唇峰点连线(cphl-cphr)中点至唇谷点(ls)的垂直距离,中国人一般男性为(2.3±0.7)mm,女性为(2.1±0.5)mm。

(5)唇峰-口角坡度(∠cph-ch-HR):同侧唇峰点与口角点的连线与水平线的夹角。

(6)上唇唇珠中央高度(midline upper red lip height,ls-stms):唇谷点至上唇口裂点的垂直距离(图 9-6),中国汉族人一般男性为(9.3±1.3)mm,女性为(8.7±1.1)mm。

(7)上唇穹窿部位高度:穹窿点与其向上的垂线与上唇唇红缘交点之间的距离(图 9-6),通常接近唇珠中央高度,该数值决定上唇游离缘的形态。

(8)上唇唇珠宽度(arcl-arcr):两侧穹窿点之间的距离(图 9-6)。

(9)上唇唇珠突出度(protrusion of upper-lip tubercle):侧面观上唇中央唇珠向前突出

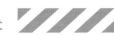

的程度,一般以唇珠最前点与 Ricketts 提出的审美平面(E 线)之间的距离来评价。

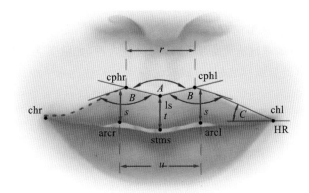

图 9-6 上唇红唇区域美学测量参数(示意图)

r.唇峰间距;*s*.上唇穹窿部位高度;*t*.上唇唇珠中央高度;*u*.上唇唇珠宽度;
∠*A*.唇谷角度;∠*B*.唇峰角度;∠*C*.唇峰-口角坡度

(三)美学考量分析

(1)正面观:主要有上唇唇红缘("丘比特弓")形态(包括唇峰间距、唇峰角度、唇谷深度、唇谷角度、唇弓外侧嵴弧度以及唇峰-口角坡度等美学参数)及上唇红唇主体的形态(包括上唇红唇厚度、上唇唇珠宽度(两侧穹窿点之间距离)、穹窿弧度、唇阜的位置和丰满度,及放松状态上下颌正中切牙暴露程度等)。

上唇唇红缘("丘比特弓")形态中,唇峰间距(cphl-cphr)、唇峰角度(∠ls-cph-ch)、唇谷角度(∠cphl-ls-cphr)以及唇谷深度是近年来发现影响上唇唇红缘形态的重要但是容易忽略的因素。过宽的唇峰间距、过大的唇峰角度和唇谷角度以及过小的唇谷深度,都会使"丘比特弓"显得过于平坦,整体口裂显得大而不精致;相反,过窄的唇峰间距、过小的唇峰角度和唇谷角度以及过大的唇谷深度,又显得唇形很尖耸而突兀,曲线起伏过于明显而不自然,给人刻薄不好接近的印象。

上唇红唇厚度(自然闭合时上唇唇红缘至游离缘在垂直方向投影的距离)在中央和两侧不同的位置均不同,不宜笼统地用一个数值来表述,应该进一步细化为唇珠部位、穹窿部位、唇阜部位等的各自厚度。

上唇唇珠中央高度(ls-stms)是指唇谷点至上唇口裂点的垂直距离。目前,丰满突出的唇珠相对符合多数中国人的审美,所以近年来注射丰唇项目备受青睐,尤其是针对唇珠部位的填充,使其在厚度与突出度上均有所增加。

上唇唇珠宽度即两侧穹窿点之间的距离(arcl-arcr),通常在唇峰间距正常美观的前提下,上唇唇珠宽度等于或略大于唇峰间距,过宽的上唇唇珠宽度显得上唇红唇游离缘线条欠精致,过窄的上唇唇珠宽度显得突兀而不自然。穹窿弧度应圆滑,不宜存在切迹样转折,否则会显得人工痕迹太重。

唇阜一般应位于口角内侧 8~10 mm 的上唇红唇处,美观的唇阜应该丰满,突出上唇红唇游离缘而使唇阜两侧的游离缘形成角度,并且最低点位置低于口角点,使其呈现口角上扬的外观。

口唇自然放松时,上颌正中切牙一般只露 2 mm 高度,上、下唇游离缘之间的间隙上下高度不超过 3 mm;微笑时牙冠部分外露,不露牙龈。

（2）侧面观：主要评价上唇唇珠突出度。根据唇珠最前点与E线之间的距离一般可分为三类（图9-7）：凸唇，唇珠最前点与E线水平距离小于2 mm；正唇，唇珠最前点与E线水平距离为2～4 mm；缩唇，唇珠最前点与E线水平距离大于4 mm。黄色人种（如亚洲人）的唇形多为正唇，黑色人种（如非洲人）多为凸唇，而白色人种（如欧美各国人）常为正唇或缩唇。但实际上，汉族人的审美与该标准相比，唇珠最前点与E线的水平距离要更短一些。

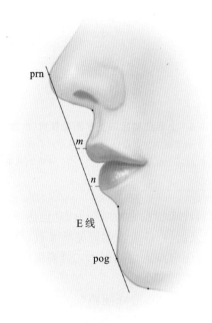

图9-7　红唇侧面观美学测量参数（示意图）

m.上唇最前点与E线水平距离；*n*.下唇最前点与E线水平距离

（四）美容外科手术应用

（1）继发唇裂红唇修复术：继发唇裂红唇畸形的表现通常为患侧唇峰不明显，"丘比特弓"形态消失、患侧红唇瘢痕性增厚、中央唇珠缺如等。修复原则主要是恢复唇峰的连续性与"丘比特弓"形态，修薄肥厚的患侧红唇，重建中央唇珠等，需要综合应用厚唇修薄、局部红唇瓣转移、组织填充等多种手段完成。

（2）注射丰唇术：针对上唇红唇丰满度不足或者缺乏满意唇形者，一般可以通过注射医用透明质酸或者自体脂肪达到丰满度临时增加的效果。

（3）上唇厚唇修薄术：针对上唇红唇过厚或者重唇的求美者，通过切除横行的红唇黏膜、黏膜下组织、部分口轮匝肌以及部分过度活跃的唇黏膜腺，达到减小红唇主体厚度的目的。

（4）M形上唇红唇成形术：根据求美者的需要，通过综合应用修薄以及局部增厚的方法，整体改善上唇唇珠宽度及长度、两侧穹窿厚度及弧度、唇阜位置与宽度，使上唇红唇主体及游离缘呈现M形曲线，表达东方红唇的精致美。

（5）唇红缘整形术：直接在唇红缘做切口，主要针对上唇唇红缘形态进行矫正，可调整唇弓外侧崤形态、唇峰高度与唇峰间距、唇谷深度等，效果明显，但有一定切口瘢痕形成风险。也可以用唇部文绣代替。

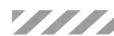

三、下唇红唇区域

(一)区域范围

下唇红唇区域是指下唇唇红缘以上,口裂以下,两侧口角点之间的红唇组织。

(二)美学测量参数

(1)下唇中央高度(midline lower red lip height,stmi-li):下唇红唇中央的高度(图 9-8),即下唇口裂点与下唇唇红缘中点之间的垂直距离。中国汉族人一般男性为(10.9±1.8)mm,女性为(9.7±2.0)mm。

(2)下唇侧唇珠高度(height of paramedian tubercles of lower-lip):侧唇下唇珠顶点与其向下垂线到下唇唇红缘的交点之间的距离(图 9-8)。

(3)下唇侧唇珠间距(pmtl-pmtr):左、右侧下唇侧唇珠顶点之间的水平距离(图 9-8)。

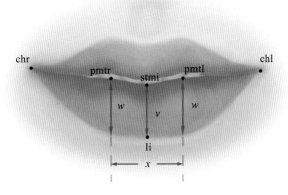

图 9-8　下唇红唇区域美学测量参数(示意图)
v:下唇中央高度;w:下唇侧唇珠高度;x:下唇侧唇珠间距

(4)下唇侧唇珠突出度(protrusion of paramedian tubercles of lower-lip):侧面观下唇侧唇珠向前突出的程度,一般以侧唇珠最前点与 E 线之间的水平距离来评价。

(三)美学考量分析

(1)正面观:包括矢状中央沟的深度、宽度,下唇侧唇珠的宽度、高度(饱满度)、顶点位置等。

矢状中央沟(central notching of lower-lip)是近几年逐渐被大家所关注的一个下唇的美学形态,指的是下唇正中央存在一条前后走行的沟,相对地将下唇红唇分成左、右两瓣,这种形态只存在于少部分的天然个体中,个别求美者因喜爱该美学结构而诉诸人为手术形成。笔者认为该沟的深度不要超过 1 mm,应与两侧的红唇体过渡流畅,名为"沟"实质上应该是平缓的矢状凹陷,如果起伏突然会有人工痕迹感,后者见于个别手术成形后。也有部分求美者认为下唇不必存在矢状中央沟,而更喜欢与两侧旁正中部分厚度相当甚至较两侧更为丰满的中央部。

下唇中央两侧通常为比较丰满的红唇体,国外文献中有称"paramedian tubercles"(旁正中结节),中文翻译为"侧唇珠"相对贴切,其每侧宽度一般认为占据同侧下唇宽度的内 1/2 部分会相对美观一些,这样两侧侧唇珠总宽度占据下唇总宽度的中央 1/2,视觉上会显得下唇比较向中央集中而呈现"小嘴"的效果。下唇侧唇珠顶点一般位于同侧下唇红唇体中内1/3的位置为宜,过于靠外会形似"佛祖唇"而有年龄感。下唇侧唇珠顶点与其向下垂线到下唇唇红缘的交点之间的距离为下唇侧唇珠高度,当存在较深的矢状中央沟时,下唇侧唇珠高度大于下唇中央高度。

(2)侧面观:主要包括下唇侧唇珠突出度,以及其轮廓曲线。下唇侧唇珠突出度同样通过其最前点与E线之间的水平距离来评价,一般这个距离在1~2 mm会比较美观,同时还要参考与上唇的位置关系,当E线水平时,一般下唇侧唇珠最突出点比上唇中央唇珠最突出点略靠后。下唇侧唇珠轮廓曲线应呈现饱满的圆弧。

(四)美容外科手术应用

(1)注射丰唇术:针对下唇红唇丰满度不足或者缺乏满意唇形者,一般可以通过注射医用透明质酸或者自体脂肪达到丰满度临时增加的效果。通常可以考虑重点填充侧唇珠。

(2)下唇厚唇修薄术:针对下唇红唇过厚求美者,通过切除横行的红唇黏膜、黏膜下组织、部分口轮匝肌以及部分过度活跃的唇黏液腺,达到减小红唇主体厚度的目的。

(3)下唇侧唇珠成形术:通过设计下唇湿唇黏膜双侧V-Y推进皮瓣,进行侧唇珠成形,相对于注射丰唇方法,此法效果维持时间更长。

(4)下唇外侧红唇修薄术:通过修薄下唇外侧1/2部分红唇,并错位缝合,使下唇中央部分相对突出,视觉上达到缩短下唇的效果。

四、口角区域

(一)区域范围

口角区域是指唇阜外侧上、下唇区域的红唇黏膜组织,上、下唇唇红缘在最外侧连接的区域。

(二)美学测量参数

(1)口角上扬/下垂度:唇阜点-口角点之间的连线(ch-lth)与水平线之间的角度(图9-9),如果该角度为正(水平高度唇阜点在口角点下方),则认为该口角上扬;否则,认为该口角下垂。

(2)口裂宽度(chl-chr):两侧口角点之间的水平距离(图9-9),中国汉族成人一般男性为(47.6±3.7)mm,女性为(45.1±3.3)mm,但仍会随年龄增长而增大。

(3)颊廊间隙(buccal corridor):微笑时上颌后牙颊侧面与口角以及脸颊的口腔黏膜之间的区域,根据正面微笑时颊廊间隙占微笑宽度的比例将微笑分为宽度微笑、中度微笑和狭窄微笑等几类。

(4)上唇口角角度(upper-lip angle):上唇红唇缘与游离缘在口角处的夹角(图9-9)。

(5)下唇口角角度(lower-lip angle):下唇红唇缘与游离缘在口角处的夹角(图9-9)。

(三)美学考量分析

(1)口角上扬/下垂度:求美者日益关注的一个特征,但目前尚未有一个标准的衡量方法,有些文献中提到用口角点与口裂线之间的关系进行评价,但笔者认为,口裂线本身可能因上唇游离缘的形态不同而呈现不同的形态,并非固定的水平线而可能表现为一定的弧度,所以口裂线本身难以作为一个恒定的参照物;另外,口角上扬/下垂度有时候会受到上唇唇峰-口角坡度的影响,在该坡度过大的时候,即使口角部位上扬亦会呈现口角下垂的错觉。

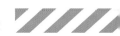

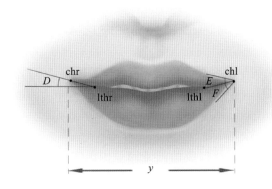

图 9-9　口角区域美学测量参数(示意图)

y. 口裂宽度;∠*D.* 口角上扬/下垂度;∠*E.* 上唇口角角度;∠*F.* 下唇口角角度

所以,评价口角上扬/下垂度时,笔者认为相对更精准化的评估方法是采取唇阜点-口角点之间的连线与水平线之间的角度,如果该角度为正(水平高度唇阜点在口角点下方),则认为该口角上扬;否则,认为该口角下垂。

(2)口裂宽度(chl-chr):教科书里曾定义口裂宽度在 46～55 mm 为宽大型,36～45 mm 为中等型,30～35 mm 为窄小型。实际上,口裂大小还需要配合脸型、红唇体丰满度、红唇唇形甚至气质以及求美者审美偏好等因素综合评价。

(四)美容外科手术应用

(1)口角开大术:针对认为口裂过小的求美者,可以通过口角唇红缘处切口将口角点外移,使口裂有限增大,可能出现的风险是可见的局部切口瘢痕。

(2)口角上提术:针对口角下垂者,通过口角组织的上提,或冗余皮肤的去除,使口角点高于同侧唇阜点,从而实现口角上扬,可能出现的风险同样是可见的局部切口瘢痕。

(3)酒窝及梨窝成形术:两者均为在做微笑表情时,因脸部的肌肉相互牵动而产生的局部皮肤凹陷。酒窝一般位于口角外上侧约 2 cm 处,梨窝一般位于口角下方约 1 cm 处。可以通过埋线或口内小切口配合辅助器具等方式进行酒窝或梨窝成形。

(4)木偶纹去除术:通过填充、提升甚至切除等方法去除口角下方木偶纹。

▶▶ 参考文献

[1] Carey J C,Cohen M M Jr,Curry C J,et al. Elements of morphology:standard terminology for the lips,mouth,and oral region[J]. Am J Med Genet A,2009,149A(1):77-92.

[2] Bagheri H,Sirinturk S,Govsa F,et al. Digitalized analysis of philtral anatomy for planning individual treatment[J]. Surg Radiol Anat,2017,39(11):1183-1189.

[3] 高兴,蔺新春,吴晓珊,等.汉族青年口唇形态及相关指标测量的研究[J].中国美容整形外科杂志,2010,21(5):263-267.

[4] 尹宁北.中国式功能性唇裂修复术——从解剖性复位到生物力学仿真[J].中华口腔医学杂志,2017,52(4):212-217.

[5] Pan B L. Upper lip lift with a "T"-shaped resection of the orbicularis oris muscle for Asian perioral rejuvenation:a report of 84 cases[J]. J Plast Reconstr Aesthet Surg,2017,70(3):392-400.

[6] Lee D E, Hur S W, Lee J H, et al. Central lip lift as aesthetic and physiognomic plastic surgery: the effect on lower facial profile[J]. Aesthet Surg J, 2015, 35(6): 698-707.

[7] 吴佳静, 张卫兵. 微笑美学的客观评价指标[J]. 口腔医学, 2017, 37(3): 281-284.

[8] Wong W W, Davis D G, Camp M C, et al. Contribution of lip proportions to facial aesthetics in different ethnicities: a three-dimensional analysis[J]. J Plast Reconstr Aes, 2010, 63(12): 2032-2039.

[9] 孟庆兰. 汉族青年口唇形态及口裂的测量[J]. 中国实用美容整形外科杂志, 2004, 15(6): 305-307.

[10] Burston C J. Lip posture and its significance in treatment planning[J]. Am J Orthod, 1967, 53(4): 262-284.

[11] Wu S Q, Pan B L, An Y, et al. Lip morphology and aesthetics: study review and prospects in plastic surgery[J]. Aesthet Plast Surg, 2019, 43(3): 637-643.

[12] Janis J E. Essentials of aesthetic surgery[M]. Stuttgart: Thieme, 2018.

[13] Ackerman M B. Buccal smile corridors[J]. Am J Orthod Dentofacial Orthop, 2005, 127(5): 528-529.

[14] 王向义. 美容局部解剖学[M]. 2版. 北京: 人民卫生出版社, 2010.

[15] 潘柏林. 外切法口角上提术治疗口角下垂[J]. 中华整形外科杂志, 2016, 32(2): 145-147.

[16] 胡琼华, 王鹏, 汪锋, 等. 酒窝形成外固定器的设计及自然酒窝成形术[J]. 中国美容整形外科杂志, 2009, 20(4): 206-208.

[17] Jayaratne Y S N, Deutsch C K, Zwahlen R A. Stereophotogrammetry-based facial depth measurements: a novel method for quantifying facial projection[J]. Surg Inn, 2014, 21(1): 59-64.

[18] Yamada T, Sugahara T, Mori Y, et al. Development of a 3-D measurement and evaluation system for facial forms with a liquid crystal range finder[J]. Comput Methods Programs Biomed, 1999, 58(2): 159-173.

[19] Wong J Y, Oh A K, Ohta E, et al. Validity and reliability of craniofacial anthropometric measurement of 3D digital photogrammetric images[J]. Cleft Palate-Cran J, 2008, 45(3): 232-239.

[20] Nakamura N, Suzuki A, Takahashi H, et al. A longitudinal study on influence of primary facial deformities on maxillofacial growth in patients with cleft lip and palate[J]. Cleft Palate-Cran J, 2005, 42(6): 633-640.

第三节 精准智能化唇部美容手术

近年来, 唇部美容逐渐成为新的美容热点进入人们视线。在传统项目的基础上, 该领域朝着年轻化、精致化的方向发展, 催生出如上唇人中缩短、口角上提、上唇 M 唇等流行美学治疗项目。

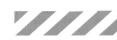

一、上唇人中缩短术

上唇人中缩短术的历史可以追溯到 20 世纪 80 年代,最早主要用于改善年长者上唇皮肤松弛造成人中高度过高所带来的衰老感。由于传统面部除皱手术主要作用于两侧颞部、颊部、下颌颈部,而无法作用于中央的上唇人中部位,所以上唇人中缩短术的出现填补了面部年轻化死角部位的空白。当时的方法以切除松弛的皮肤为主,先后有不同的学者发表了文献,所报道的切口有牛角形、双 L 形、T 形、双月形、双鸭形等不同的设计方法(图 9-10),也有用上唇唇红缘切口去除皮肤的方法,后来为减少皮肤切口瘢痕,还有学者报道了以埋线悬吊为主的微创手术方式,也有学者报道在进行皮肤切除的同时给予肉毒素注射等方式,这些方法都能直接或间接地缩短上唇人中高度,达到年轻化的效果。近年来,随着求美者对该部位的关注度进一步上升,尤其是东方人群对年轻、活泼、可爱风格的追求,很多并不年长的求美者也会产生缩短上唇人中高度的诉求,这更加促进了上唇人中短缩术的进一步发展。笔者所使用的方法,在进行松弛皮肤去除的基础上,追加肌肉层的悬吊,加强短缩效果,减少瘢痕,并且可维持良好的上唇红唇形态。

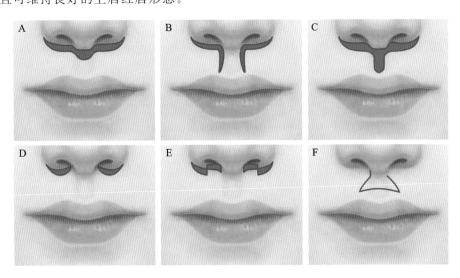

图 9-10　历史上的上唇人中短缩术式(示意图)
A. 牛角形(1971 年);B. 双 L 形(1975 年);C. T 形(1986 年);D. 双月形(2004 年);
E. 双鸭形(2011 年);F. 单纯埋线悬吊(2011 年)

(一)手术适应人群

(1)上唇人中高度过高,希望表达年轻、可爱、活泼的求美者。

(2)上唇部位皮肤松弛,希望年轻化的年长者。

(3)上唇红唇细薄或内翻,希望间接增大上唇厚度者。

(4)鼻小柱退缩,鼻唇角过锐,希望鼻小柱根部下延者。

(二)受术者评估与筛选

(1)存在上颌前突或者上牙前突者,需术前模拟评估效果,如存在术后露齿影响美观或者视觉上加重嘴部前突者,建议先进行正颌手术或者正畸治疗;如正在进行正畸治疗,建议结束后再进行手术。

(2)口裂过小、上唇口角侧明显下垂者,术后产生的上唇中央部提升可能造成上唇整体坡度变陡("富士山"样上唇),需评估是否适宜手术,或是否需要同时进行口角及外侧上唇唇红缘的提升。

(3)由于手术可能会使上唇加厚,故术前上唇红唇偏厚或比下唇红唇厚者,需评估是否适宜手术,或是否需要同时进行上唇厚唇修薄术。

(4)术前还需要进行面部整体评估,包括与其他部位的协调性,是否符合受术者年龄、职业与气质等。

(5)半年内未接受鼻综合整形术、鼻小柱基底或鼻翼基底填充术、正颌手术,1个月内未接受鼻基底、鼻唇沟处注射填充术。

(6)确认上唇部位无活动性感染性或炎性病灶,包括毛囊炎、鼻炎、酒渣鼻、唇炎等。

(7)排除其他不适宜整形手术的全身情况。

(三)手术效果与目的

(1)缩短上唇人中高度,表达可爱、活泼、年轻。

(2)增加上唇红唇厚度。

(3)可选附加效果:鼻小柱根部下延、人中嵴突出度增加、人中沟加深、唇峰高度一致性调整等,可根据求美者实际情况与诉求酌情增补。

(四)手术设计

切除的宽度是设计的重点,然而目前尚未能总结出绝对准确的具体公式,需要在实践中根据实际情况而定。虽然如此,我们也能够遵循一些大致的审美原则。首先我们可以参考面部"三庭五眼"的美学比例,鼻下方到颏部之间的高度构成面部"下庭",而口裂又把"下庭"分为上、下两个部分。一般来说,口裂以上上唇白唇高度如果占据下庭总高度的1/3,我们会认为比较符合美学比例(图9-11)。所以,如果口裂以上上唇白唇高度超过该比例,就需要去除多余的上唇白唇皮肤,这也是该手术去皮宽度设计的参考基数,即计算"口裂以上上唇白唇高度−下庭总高度×1/3"。在此基础上,再根据受术者的更多具体情况做出微调,例如是否存在嘴突、是否存在"富士山"样上唇、牙齿整齐度如何、客户是否喜欢露齿、客户气质以及对超短人中的喜好等,酌情增减。另外,术后往往存在反弹,人中高度会再次变高,设计时还需要适当增加计算矫枉过正的去皮量。综合以上考虑设计出最终切除的宽度,并将切除区域在人中嵴上的长度作为切除的宽度值(图9-12)。

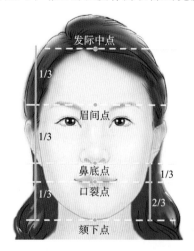

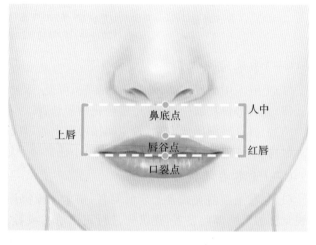

图9-11　上唇人中高度美学(示意图)

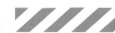

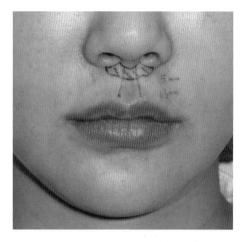

图 9-12　上唇人中短缩术切除范围

设计完毕后记录案例人中嵴的高度(mm)，以及切除范围内人中嵴的高度(mm)，可将该数值告知受术者，并记录在手术资料中。

（五）主要手术操作

（1）受术者取平卧位，常规颜面部消毒铺巾，行双侧眶下神经阻滞麻醉，并在切除区域内追加局部浸润麻醉（图 9-13A）。

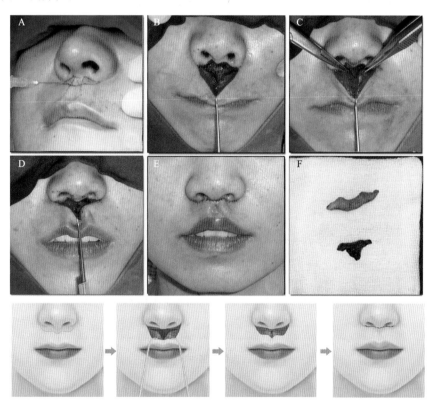

图 9-13　上唇人中短缩术操作步骤和示意图

A.追加局部浸润麻醉；B.切除皮肤，分离皮下组织，暴露口轮匝肌，设计肌肉切除范围；C.形成两侧口轮匝肌瓣；D.肌瓣悬吊至鼻中隔软骨；E.逐层缝合完毕；F.切除的皮肤与肌组织

（2）麻醉满意后用 15 号小圆刀切开皮肤、皮下组织，切除设计范围内的皮肤及皮下组织，暴露出深面的口轮匝肌（图 9-13B），仔细止血。

（3）口轮匝肌表面设计 T 形切除区域，切除该区域内的浅层肌组织，切除后形成左、右两侧口轮匝肌瓣（图 9-13C）。

（4）将两侧肌瓣向中部鼻小柱基底靠拢，观察上唇红唇上提满意，将两侧肌瓣缝合悬吊于鼻中隔软骨尾侧端（图 9-13D）。

（5）为加深人中沟，可在相应位置皮下与深面组织埋线缝合一针。仔细止血后逐层缝合（图 9-13E）。

（6）切口外涂红霉素眼膏，无须包扎，术后冰敷 0.5 h。

（7）术后 5 天拆线，3 个月内进行切口瘢痕管理。

（六）临床案例

案例 1：顾客女，23 岁，主诉人中过长，面诊发现上唇白唇明显占据面部下庭过大比例，上唇红唇显得菲薄，测量人中嵴高 19 mm，术前口裂以上占下庭比例（UL/LF）为 0.42，人中/红唇（P/L）是 3.08。手术切除皮肤宽度 8 mm，并行口轮匝肌悬吊，同期切除下唇色素痣。术后 4 个月测量，口裂以上占下庭比例（UL′/LF′）减小至 0.36，人中/红唇（P′/L′）减小至 1.54（图 9-14）。

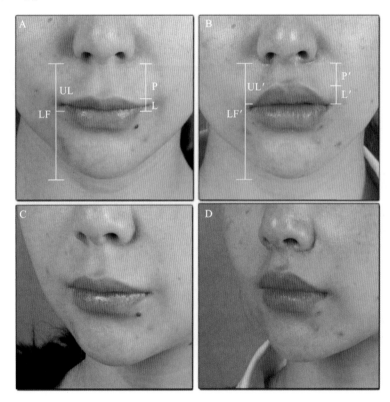

图 9-14　上唇人中短缩术（女，23 岁）
A. 术前正位，UL/LF＝0.42，P/L＝3.08；B. 术后 4 个月正位，
UL′/LF′＝0.36，P′/L′＝1.54；C. 术前斜位；D. 术后 4 个月斜位

案例 2：顾客女，34 岁，主诉人中过长，上唇较平坦，希望缩短人中，上唇红唇中部上提。测量人中嵴高 18 mm，手术切除皮肤宽度 7 mm，并行口轮匝肌悬吊。术前与术后 2 年效果见图 9-15。

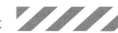

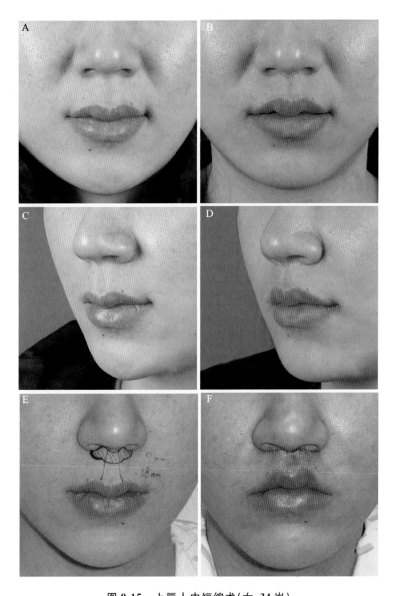

图 9-15 上唇人中短缩术(女,34 岁)

A. 术前正位;B. 术后 2 年正位;C. 术前斜位;D. 术后 2 年斜位;E. 术中设计;F. 术后即刻

案例 3:顾客女,64 岁,主诉随年龄增长人中逐渐变长,呈现过长老态。希望缩短人中嵴高度,实现年轻化。术前测量人中嵴高 22 mm,口裂以上占下庭比例(UL/LF)为 0.39,人中/红唇(P/L)为 3.69。手术切除皮肤宽度 7 mm。术后 8 个月,UL'/LF' 减小至 0.36,P'/L' 减小至 2.48(图 9-16)。

二、红唇修薄术

红唇修薄术是传统的唇部整形术式,既往多见于厚唇的求美者,通过手术方式使红唇厚度减小,改善外观。对于存在上唇重唇问题的求美者,也可以通过厚唇修薄改善,重唇指的是由上唇肌纤维与红唇黏膜的粘连引起,笑时在上唇红唇中央出现横形深沟,将上唇红唇分成上、下两个部分的情况,多见于上颌前突、厚唇的案例,通常合并露龈笑。近年随着唇部美

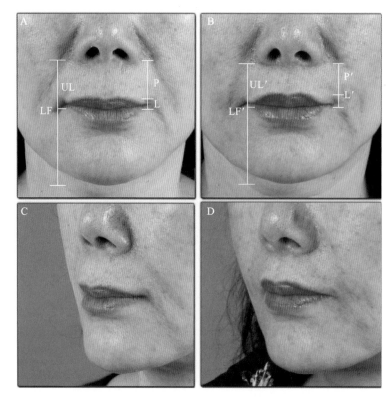

图 9-16 上唇人中短缩术(女,64 岁)

A.术前正位,UL/LF=0.39,P/L=3.69;B.术后 3 个月正位,
UL′/LF′=0.36,P′/L′=2.48;C.术前斜位;D.术后 3 个月斜位

学更高的市场需求,在厚唇或重唇修薄的同时,兼顾唇形的修饰也成为美学设计者需要考虑的方面。这种美学观念也可见于一些天生红唇比较厚的种族中。

(一)手术适应人群

(1)红唇整体偏厚,或希望更薄者。

(2)红唇形态不满意者。

(3)上唇重唇。

(4)唇裂、外伤、先天性等各种原因引起的两侧红唇厚度或形态不对称者。

(二)受术者评估与筛选

(1)存在颌骨前突或者牙齿前突者,甚至上唇人中过短、露龈笑者,需术前进行侧面评估,该情况下红唇进行修薄后可能导致露齿过度、露龈笑加重,并且有加重嘴突视觉效果的风险。

(2)即使不存在颌骨与牙齿前突,术前亦需评估术后是否引起上、下齿露齿度增加,以及目前牙齿的状态是否适合增加露齿度。

(3)半年内存在唇部手术史、局部切口瘢痕尚未软化者,建议推迟手术;半年内唇部曾注射填充者,建议待完全吸收或注射溶解酶溶解以后再进行手术。

(4)确认红唇部位无活动性感染性或炎性病灶,如毛囊炎、鼻炎、酒渣鼻、唇炎等。

(5)排除其他不适宜整形手术的全身情况。

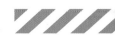

（三）手术效果及目的

（1）修薄过厚的红唇。

（2）改善红唇形态。

（3）矫正重唇。

（四）手术设计及操作

（1）设计：坐位进行。上唇修薄：分别在红唇黏膜唇珠两侧设计三角形切除范围，三角形顶点视为新的穹隆点，三角形高度根据受术者的具体修薄程度要求设计，一般包含部分干唇黏膜和部分湿唇黏膜（图9-17A）。如受术者不希望有过于明显的唇珠，可适当设计上唇红唇中央区的切除范围和厚度，减小唇珠高度。红唇切除后存在一定程度的反弹，故需要考虑适当的矫枉过正量。如受术者为重唇，一般在笑时在红唇上出现深浅不一的横沟，此沟将红唇分成上、下两层，必须将此横沟完整切除，同时切除横沟后方突出的红唇，设计时应包含该范围。下唇修薄：根据受术者修薄程度的具体需求以及下唇形态，在红唇黏膜设计切除范围，切除宽度通常在中央处最宽，向两侧口角逐渐变窄，呈现倒三角形（图9-17B），该范围内包含部分干唇黏膜和部分湿唇黏膜。红唇切除后存在一定程度的反弹，故需要考虑适当的矫枉过正量。如受术者希望术后体现出下唇矢状中央沟，则需要酌情增加下唇正中的切除宽度。

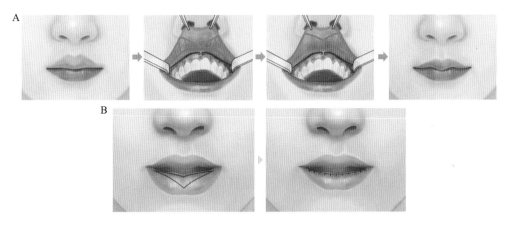

图 9-17　红唇修薄术（示意图）
A.上唇修薄切口设计；B.下唇修薄切口设计

（2）麻醉：上唇修薄用眶下神经阻滞麻醉，下唇修薄用颏神经阻滞麻醉，近口角部位红唇追加局部麻醉。

（3）主要步骤：设计线处用缝线标记固定，15号小刀切开黏膜、黏膜下，到达口轮匝肌，切除设计区域组织，仔细止血，6-0编织丝线全层缝合。

（4）切口外涂红霉素眼膏，无须包扎，术后冰敷0.5 h。术后7天拆线。

（五）临床案例

案例1：顾客女，24岁，主诉上下唇厚唇，且缺乏形态，上唇希望修薄，并呈现M唇形态，下唇希望有侧唇珠以及矢状中央沟形态，且两侧收窄。

方案设计：上唇两侧修薄红唇，保留唇珠及两侧唇阜；下唇红唇中央局部切除，重建矢状中央沟，两侧近口角处红唇局部修薄收窄。

手术同期进行上唇双侧红唇修薄,重建唇珠,下唇中央红唇行菱形切除,两侧近口角处红唇行三角形切除,同时向中央错位缝合。术后上唇呈现 M 唇形态,下唇具备两侧侧唇珠以及矢状中央沟,两侧红唇收窄,整体上下唇视觉上向中央集中,口裂变小,摆脱"香肠嘴"的印象(图 9-18)。

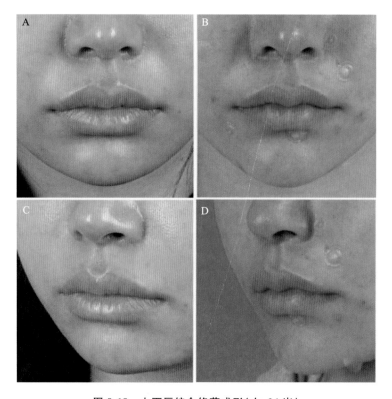

图 9-18 上下唇综合修薄成形(女,24 岁)
A. 术前正位;B. 术后 6 个月正位;C. 术前斜位;D. 术后 6 个月斜位

案例 2:顾客男,20 岁,主诉上唇厚唇合并重唇,同时伴有露龈笑,严重影响美观。予上唇重唇部分切除,上唇红唇修薄,去除肌肉-黏膜粘连。术后 2 个月可见上唇厚度减小,重唇消失,整体上唇红唇呈现自然 M 形(图 9-19)。

案例 3:顾客女,30 岁,主诉上下唇厚唇,且缺乏形态,上唇希望有 M 唇形态,下唇希望两侧红唇变薄,但不要求有侧唇珠形态。

方案设计:上唇两侧修薄红唇,保留唇珠及两侧唇阜;下唇红唇两侧近口角处红唇局部修薄收窄。

手术同期进行上唇双侧红唇修薄,重建唇珠,下唇红唇两侧近口角处红唇行三角形切除,同时向中央错位缝合。术后上唇呈现 M 唇形态,下唇两侧红唇收窄,整体上下唇视觉上向中央集中,口裂变小,切口瘢痕不明显(图 9-20)。

三、口角上提术

口角点是面部可移动幅度最大的美学标志点,所以口角部位是承担唇部表情乃至面部表情的灵魂,不同的口角形态、位置以及动态轨迹,可反映出不同的心境、气质和形象。一般来说,上扬的口角会给人一种愉悦、阳光、亲和力强的印象,下垂的口角会给人一种悲伤、生

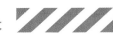

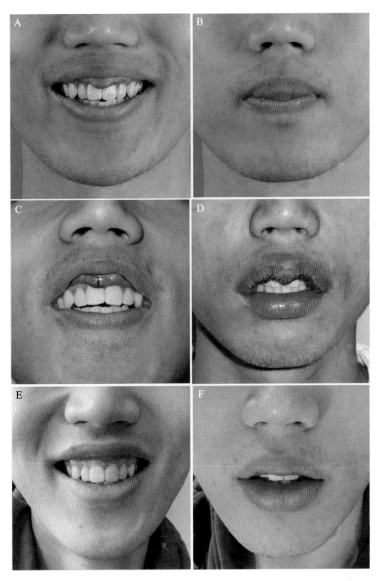

图 9-19　上唇重唇切除修薄（男，20 岁）

A. 术前大笑相；B. 术前放松相；C. 术中设计；D. 术后即刻；E. 术后大笑相；F. 术后放松相

气、严肃的感觉。引起口角下垂的解剖学原理主要包括两个方面：一是参与口角蜗轴的表情肌中，提口角肌群（颧大肌、提口角肌、颊肌、笑肌等）力量相对薄弱，静止状态下不能对抗来自重力以及降口角肌对口角的下拉作用；另一方面，随着年龄的增加，中面部皮肤水分与胶原丢失、肌肉与韧带结构松弛、脂肪垫下垂等，都使颊部皮肤软组织逐渐下垂，对口角部位持续产生牵拉作用使之呈现下垂状态，甚至在口角延伸处形成"木偶纹"，加重衰老表象。近年来，通过医学美学手段来矫正口角下垂受到越来越多的求美者以及医美工作者的关注与青睐，不少国内外学者也分别应用填充、肉毒素注射以及各种切口的手术方法矫正口角下垂。本节主要介绍手术方式中的口角上提术，相对于注射而言，此术式效果更加明显而持久。另外，对于口裂偏小、希望"嘴大一些"的客户，也同样适用此方法，通过调整设计进行口角开大，从而增加口裂宽度。

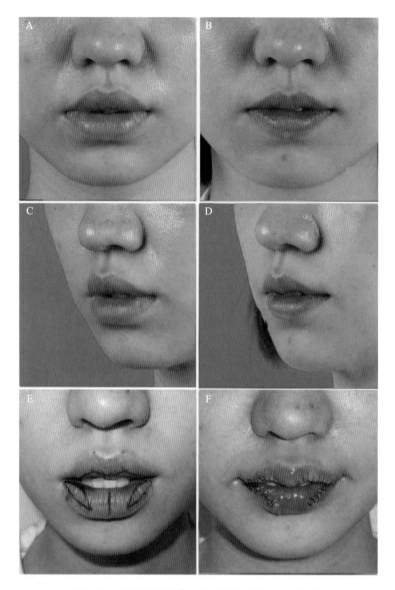

图 9-20 下唇两侧修薄＋中央错位缝合(女,30 岁)

A. 术前正位;B. 术后 1 年正位;C. 术前斜位;D. 术后 1 年斜位;E. 术前设计;F. 术后即刻

(一)手术适应人群

(1)各种原因引起的口角下垂或虽未下垂但希望更加上扬者。

(2)口裂过小或希望口裂增大者。

(3)两侧口角位置不对称者。

(二)受术者评估与筛选

(1)存在颊部皮肤松弛下垂、木偶纹明显者,建议先进行面部除皱或提升。

(2)上唇红唇偏厚者,建议预先或同期进行红唇修薄术,否则术后唇阜过厚可能引起不自然感。

(3)因外伤、瘢痕、面瘫等原因引起的一侧下垂,优先考虑针对原因进行改善,直接进行一侧口角上提很难达到与健侧对称的目的。

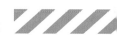

（4）之前进行鼻翼基底假体填充者，需术后间隔半年以上。

（5）确认口角部位无活动性感染性或炎性病灶，如毛囊炎、鼻炎、酒渣鼻、唇炎等。

（6）排除其他不适宜整形手术的全身情况。

（三）手术效果及目的

（1）上提口角。

（2）缩短口角与鼻翼间距（"外侧人中"长度）。

（3）口裂小者，可增宽口裂。

（四）手术设计及操作

（1）口角上扬的判定：通过三维照相确定唇阜点与口角点，测定唇阜点-口角点之间的连线与水平线之间的角度，如果该角度为正（即水平高度唇阜点在口角点下方），则认为该口角上扬（图 9-21A）；否则，认为该口角下垂。如果患者缺乏明显的唇阜结构，则采用唇阜通常所在位置，即离同侧口角约 10 mm 的口裂缘处作为唇阜点（图 9-21B）。

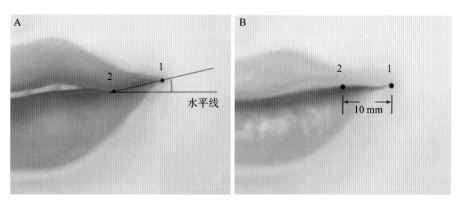

图 9-21　口角上扬/下垂参考标志点（示意图）

A. 有唇阜结构；B. 无唇阜结构

注：1 为口角点，2 为唇阜点。

（2）手术设计：患者取坐位设计，以上唇唇红缘外侧末段 8～10 mm（具体长度根据口裂大小调整）为底边，设计一个顶点向外上方的三角形，三角形的外侧边长 5～6 mm，为大致上提的高度（含矫枉过正量），该边长的长度取决于患者要求上提的程度以及口裂增宽的程度，同时根据口裂宽度以及下垂程度进行调整，该边边长也决定了三角形内侧角的角度，通常为30°～35°；在底边上方设计三角形的内侧边，边长与底边长度接近（8～10 mm）；如果同时需要增宽口裂，则该长度适当长于底边。此三角形为去除皮肤的区域。然后沿下唇口角处末段唇红缘内也设计 8～10 mm 作为缓冲切口，该段外侧点与上述三角形底边外侧点重合（图9-22）。

（3）基本操作步骤：设计线固定，取仰卧位，双侧眶下神经阻滞麻醉＋局部浸润麻醉，沿设计线切开皮肤、皮下组织，去除三角形区域皮肤，暴露深部肌肉组织。口角下方潜行剥离，暴露降口角肌，予切除离断，使口角组织充分释放并无张力。口角上方向同侧鼻翼基底潜行剥离，直至鼻翼基底深部骨膜浅层较坚韧固定的筋膜组织，将口角组织向上悬吊并缝合固定于此，观察两侧上提对称性，明显不对称者需立即重新调整，满意后仔细止血，分层缝合皮下组织及皮肤，无须包扎（图 9-23）。术后 5 天拆线，3 个月内进行切口瘢痕护理。

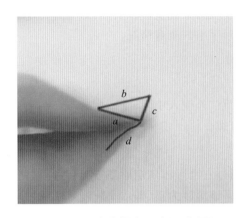

图 9-22 口角上提术设计(示意图)

注:三角形为去皮区域。a 为底边;b 为内侧边;c 为外侧边;d 为缓冲切口。

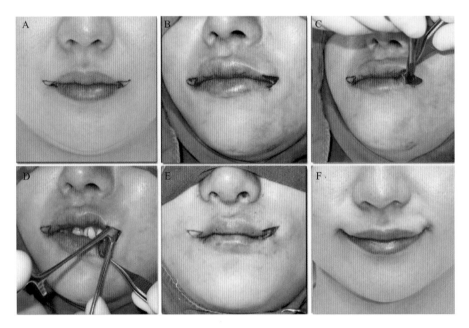

图 9-23 口角上提术步骤

A.手术设计;B.去除皮肤;C.切除松解降口角肌;D.口角上方潜行剥离;E.游离口角组织向上悬吊;F.术后即刻

(五)临床案例

案例1:顾客女,28岁,先天性口角下垂,亲和力低,术前测量口角点低于唇阜点。予口角上提术,可见术后3个月口角呈现上扬状态,口角点高于唇阜点(图9-24)。

案例2:顾客男,35岁,企业高管,主诉平时面相严肃,有距离感,希望能够表现得温和一些。予口角上提术,术前与术后2个月对比见图9-25。

案例3:顾客跨性别(男跨女),26岁,希望减少口角下垂带来的男性特征,向面部女性化转变,予口角上提术。术后6个月可见唇部柔和,配合口红效果,实现女性化(图9-26)。

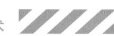

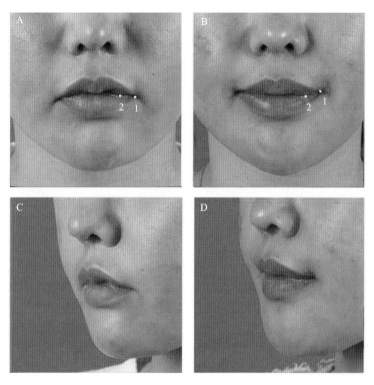

图 9-24　口角上提术（女，28 岁）

A. 术前正位；B. 术后 3 个月正位；C. 术前斜位；D. 术后 3 个月斜位

注：1 为口角点，2 为唇阜点。

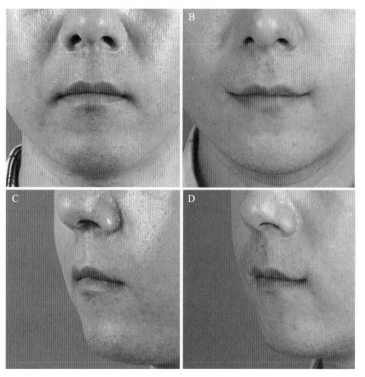

图 9-25　口角上提术（男，35 岁）

A. 术前正位；B. 术后 2 个月正位；C. 术前斜位；D. 术后 2 个月斜位

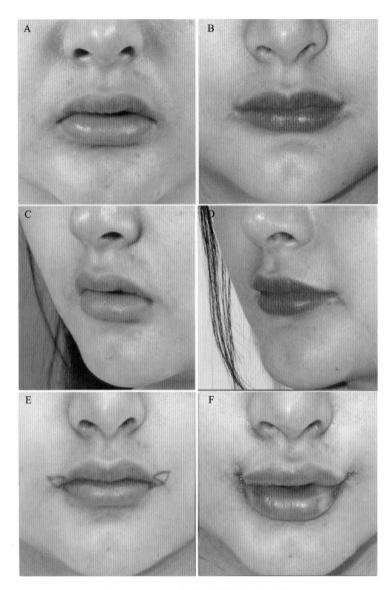

图9-26　口角上提术（男跨女，26岁）

A.术前正位；B.术后6个月正位；C.术前斜位；D.术后6个月斜位；E.术中设计；F.术后即刻

▶▶ 参考文献

［1］　Rozner L,Isaacs G W．Lip lifting[J]．Br J Plast Surg,1981,34(4):481-484.

［2］　Ramirez O M,Khan A S,Robertson K M．The upper lip lift using the "bull's horn" approach[J].J Drugs Dermatol,2003,2(3):303-306.

［3］　Austin H W．The lip lift[J]．Plast Reconstr Surg,1986,77(6):990-994.

［4］　González-Ulloa M．The aging upper lip[J]．Ann Plast Surg,1979,2(4):299-303.

［5］　Cardim V L N,Silva A D S,Salomons R L,et al．"Double duck" nasolabial lifting[J]．Rev Bras Cir Plast,2011,26(3):466-471.

［6］　Jung J A,Kim K B,Park H,et al．Subnasal lip lifting in aging upper lip:combined

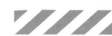

operation with nasal tip plasty in Asians[J]. Plast Reconstr Surg,2019,143(3):701-709.

[7] Holden P K,Sufyan A S,Perkins S W. Long-term analysis of surgical correction of the senile upper lip[J]. Arch Facial Plast,2011,13(5):332-336.

[8] Echo A,Momoh A O,Yuksel E. The no-scar lip-lift:upper lip suspension technique [J]. Aesthet Plast Surg,2011,35(4):617-623.

[9] Lee D E,Hur S W,Lee J H,et al. Central lip lift as aesthetic and physiognomic plastic surgery:the effect on lower facial profile[J]. Aesthet Surg J,2015,35(6):698-707.

[10] Pan B L. Upperlip lift with a "T"-shaped resection of the orbicularis oris muscle for asian perioral rejuvenation:a report of 84 cases[J]. J Plast Reconstr Aes,2017,70 (3):392-400.

[11] Sforza M,Andjelkov K,Zaccheddu R,et al. The "Brazilian" bikini-shaped lip-reduction technique:new developments in cheiloplasty[J]. Aesthet Plast Surg,2012,36(4):827-831.

[12] Fanous N,Brousseau V J,Yoskovitch,A. The "bikini" lip reduction:an approach to oversized lips[J]. Plast Reconstr Surg,2018,122(1):23e-25e.

[13] Bruneau S,Foletti J M,Holweck G,et al. Marionette fold treatment by depressor anguli oris section:technical note[J]. Rev Stomatol Chir Maxillofac,2012,113(5):402-406.

[14] 孟庆兰. 汉族青年口唇形态及口裂的测量[J]. 中国美容整形外科杂志,2004,15(6):305-307.

[15] 刘彦杰,郑楠,于胜波,等. 口角轴的解剖学基础[J]. 解剖学杂志,2009,32(5):680-683,689.

[16] Shim K S,Hu K S,Kwak H H,et al. An anatomical study of the insertion of the zygomaticus major muscle in humans focused on the muscle arrangement at the corner of the mouth [J]. Plast Reconstr Surg,2008,121(2):466-473.

[17] Buckingham E D,Glasgold R,Kontis T,et al. Volume rejuvenation of the lower third,perioral,and jawline[J]. Facial Plast Surg,2015,31(1):70-79.

[18] Ponsky D, Guyuron B. Comprehensive surgical aesthetic enhancement and rejuvenation of the perioral region[J]. Aesthet Surg J,2011,31(4):382-391.

[19] Choi Y J,Kim J S,Gil Y C,et al. Anatomical considerations regarding the location and boundary of the depressor anguli oris muscle with reference to botulinum toxin injection[J]. Plast Reconstr Surg,2014,134(5):917-921.

[20] Goldman A,Wollina U. Elevation of the corner of the mouth using botulinum toxin type a[J]. J Cutan Aesthet Surg,2010,3(3):145-150.

[21] Weston G W,Poindexter B D,Sigal R K,et al. Lifting lips:28 years of experience using the direct excision approach to rejuvenating the aging mouth[J]. Aesthet Surg J,2009,29(2):83-86.

[22] Perkins S W. The corner of the mouth lift and management of the oral commissure grooves[J]. Facial Plast Surg Clin North Am,2007,15(4):471-476,vii.

[23] Greenwald A E. The lip lift[J]. Plast Reconstr Surg,1987,79(1):147.

[24] Austin H W,Weston G W. Rejuvenating the aging mouth[J]. Perspect Plast Surg, 1994,8(1):27-56.

[25] Kim H S,Pae C,Bae J H,et al. An anatomical study of the risorius in Asians and its insertion at the modiolus[J]. Surg Radiol Anat,2015,37(2):147-151.

第四节　精准智能化唇裂继发畸形修复

唇裂是最常见的先天畸形,发病率约为 2.4‰,表现为出生时即可见单侧或双侧的上唇人中部位裂开,伴或不伴牙槽嵴裂或腭裂。其胚胎学发育过程表现为第 6 周时中胚层发育终止,上颌突与球突在一侧或两侧有部分甚至全部的未连接,其上皮板部分中胚叶组织坏死或未形成,最终在出生后表现为不同程度的唇裂。唇裂的专科情况表现为组织移位所导致的上唇裂隙以及鼻部畸形。裂隙使得唇弓的连续性及口轮匝肌的环形结构断开,其断裂的部位由水平位转为垂直位,向鼻部走行并附着于鼻基底和鼻小柱的根部。完全性唇裂患者鼻基底也完全裂开,以此为基础导致鼻部一系列畸形。

先天性唇裂需要在不同时期进行不同方式的序列治疗,通常会在婴儿期进行一期修复手术,主要目的是恢复肌肉连续性,改善肌肉功能,并尽可能地对合唇部解剖标志。在现有的医疗卫生环境下,大部分婴幼儿唇裂一般会在早期得到及时有效的治疗,经过一期修复手术修复后,裂隙得以修补,吮吸功能恢复,外貌也可以获得明显的改善。但随着幼儿的生长发育,一期修复手术未能彻底恢复的异常以及手术本身的人工痕迹也会随之变得明显,也带来了另外一个课题——唇裂继发畸形的综合治疗。

唇裂继发畸形通常包括上唇白唇继发手术瘢痕、人中嵴缺如、上唇白唇过长或过短、上唇白唇过紧、上唇唇红缘不连续及唇峰唇谷形态消失、红唇瘢痕性增厚、中央唇珠缺如(口哨性畸形)、上颌骨发育不良引起上唇退缩、反颌畸形以及继发鼻畸形(包括鼻尖歪斜、鼻翼增宽、鼻基底塌陷等)(图 9-27)。原则上继发畸形应该在成年后进行修复,但个别严重的畸形,如果影响到心理健康发育,也可以在学龄前或青春期前先进行一次早期修复。

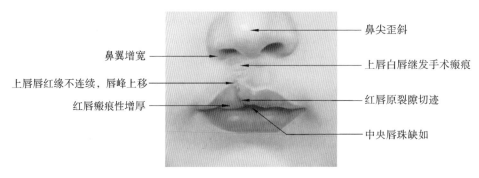

图 9-27　唇裂继发畸形类型(示意图,以单侧为例)

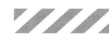

一、上唇白唇继发手术瘢痕

进行一期原发唇裂修复手术时，裂隙两侧边缘以及设计的旋转皮瓣进行缝合后，通常遗留下不同程度的切口瘢痕。其原因可能是组织缺损引起张力过大、一期手术不够精确，又或者术后患儿哭闹引起伤口愈合不良等。通常表现为沿裂隙缝合切口以及旋转皮瓣边缘分布的致密突起瘢痕，其挛缩还引起同侧的上唇短缩以及红唇外翻。

针对继发手术瘢痕，可以按照不同种类的瘢痕治疗原则区别对待。如果瘢痕呈扁平状或者为凹陷性，宽度在 1 mm 以内，优先考虑多次点阵激光治疗，目标是使瘢痕变得不明显（图 9-28）；如果瘢痕致密、突出皮面，宽度在 1 mm 以内，可以考虑先进行类固醇激素瘢痕内注射，一些案例经过多次注射后瘢痕变平变软，也可能达到相对不明显的程度（图 9-29）；对于宽度在 1 mm 以上，或者经过上述治疗没有明显好转者，可以考虑手术修复。对于组织量较多、相对较窄的瘢痕，可以切除瘢痕组织，重新对合（图 9-30）。而对于较宽或者形状不规则的瘢痕，需要利用局部皮瓣旋转推进及切口下口轮匝肌的适当剥离、复位、缝合来进行调整。比较困难的是双侧唇裂术后的继发瘢痕，由于前唇组织量严重不足而造成范围较大的瘢痕畸形，通常伴有上唇组织的不足与过紧，在难以通过切除局部皮瓣移转修复时，需要考虑用下唇 Abbe 交叉皮瓣来修复，同时改善瘢痕以及组织过紧的问题（图 9-31）。

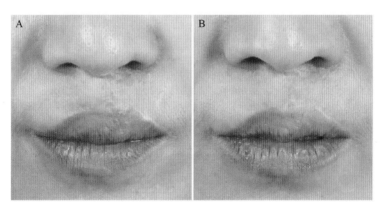

图 9-28 唇裂继发手术瘢痕二氧化碳点阵激光治疗（女，33 岁）
A. 治疗前；B. 二次治疗后

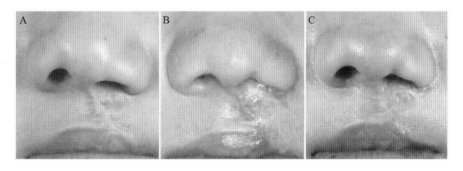

图 9-29 唇裂继发切口瘢痕曲安奈德注射治疗（女，21 岁）
A. 注射前；B. 一次注射后；C. 二次注射后

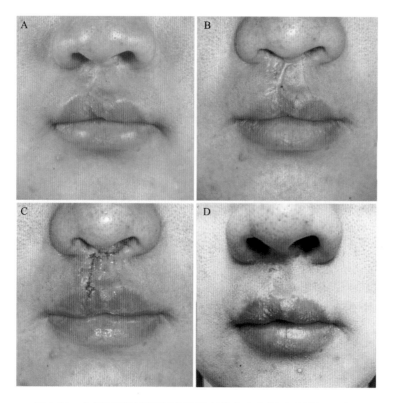

图 9-30　右侧唇裂继发畸形切除重新缝合＋白唇延长（男，21 岁）

A. 术前，白唇手术切口增生性瘢痕，患侧唇峰因瘢痕牵拉上移；B. 术中设计，患侧瘢痕切除，瘢痕外侧设计蒂在鼻孔的 C 瓣，鼻小柱根部向健侧设计切口；C. 术后即刻，瘢痕切除，鼻小柱根部切开后向患侧鼻翼方向推进，C 瓣插入鼻小柱根部切口降低唇峰、延长白唇；D. 术后 1 年，可见白唇瘢痕变轻，唇峰降低至健侧水平

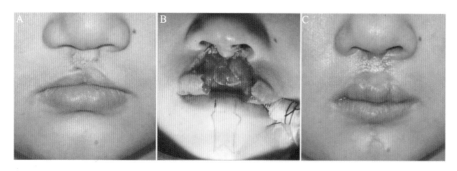

图 9-31　下唇 Abbe 交叉皮瓣修复双侧唇裂继发畸形（女，18 岁）

A. 术前；B. 术中充分松解上唇瘢痕组织，下唇设计 Abbe 交叉皮瓣修复继发缺损；C. 术后 1 个月

二、上唇白唇过短、过紧

原发唇裂修复术后常见患侧上唇白唇过短，通常是由唇裂时组织量严重不足引起，多见于单侧的Ⅲ度唇裂以及双侧唇裂，一期修复手术难以有效延长患侧上唇白唇高度或前唇高度，遗留上唇白唇短小、退缩，单侧唇裂者往往造成两侧上唇红唇不对称，双侧唇裂者往往导致口哨样畸形甚至露齿，严重影响美观。上唇白唇过短的同时多合并有过紧，再加上上颌骨发育不足，最终呈现上唇整体退缩，上唇最前点在下唇之后，出现"地包天"的征象。

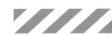

手术修复需要对短缩的上唇白唇进行延长,由于术区已经经过一次以上的手术,皮下组织瘢痕重,再加上本身组织缺损,故必须在瘢痕松解的同时补充组织量才能实现有效且持久的延长。轻微的短缩可以通过局部的三角皮瓣推进或移转插入延长,三角皮瓣可以在唇峰上方设计斜形皮瓣,或者在鼻基底原有手术切口基础上设计,尽量不产生新的切口瘢痕(图9-30)。双侧唇裂者也可以进行鼻小柱的适当延长,如果上唇组织仍然短缺,难以纠正口哨样畸形或者过紧的上唇,需要考虑应用下唇Abbe交叉皮瓣再造前唇部。该类方法补充了上唇缺乏的组织,同时在一定程度上改善了鼻小柱塌陷退缩畸形,可以取得良好的手术效果(图9-31)。

三、人中嵴/人中沟缺如

唇裂患者无正常人中嵴以及人中沟结构,一期修复手术难以恢复,一直以来也是唇裂修复术的难点,加上大多数整形外科医生在唇裂修复基础上更加关注上唇唇红缘的恢复、鼻翼基底的重建以及鼻尖突出度的改善,而很少兼顾到人中嵴的重建,故绝大多数唇裂继发畸形都存在人中嵴及人中沟结构的缺失问题。

既往对于唇裂人中嵴以及人中沟结构的重建见于一些文献报道中,例如单侧唇裂一期修复手术中,可用口轮匝肌外翻缝合、口轮匝肌交错缝合、口轮匝肌重叠缝合,以及自体真皮组织条填充等方法再造人中嵴;双侧一期唇裂修复术中,用双侧去表皮的组织瓣填充人中嵴,或在前唇矩形组织瓣中皮下埋线缝合一道来模拟人中沟。而在二期唇裂修复手术中,仍需要运用上述各种方法重新修复口轮匝肌来重建人中嵴,也有多个报道利用远位自体真皮组织移植再造人中嵴,但不管用何种方法,最终效果通常都不尽如人意。

笔者根据唇裂继发畸形的具体情况选择人中嵴修复方式。唇裂侧缺损重、瘢痕粘连重者,一般采用原瘢痕切开、重新修复口轮匝肌的方式;瘢痕粘连轻、唇部皮肤延展性好者,采用自体真皮组织条植入＋埋没褥式缝合法重建人中嵴(图9-32)。但无论用何种方法,大量样本的远期效果仍在随访与进一步研究中。

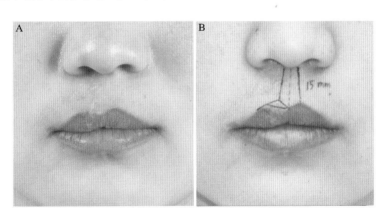

图9-32　唇峰提升＋自体真皮组织条填充恢复人中嵴＋患侧上唇红唇修薄(女,23岁)

A.术前,患侧白唇平坦,人中嵴缺如,唇峰塌陷,上唇红唇增厚;B.一期修复手术术中设计,患侧唇峰切开上提,利用切口在人中嵴及其基底植入自体真皮组织;C.臀部切取自体真皮组织2条,分别填充人中嵴及其基底;D.一期修复手术术后即刻,填充后用埋没褥式缝合法加强人中嵴;E.一期修复手术术后3个月正位;F.一期修复手术术后3个月斜位,可见患侧上唇白唇较术前丰满,前后厚度与健侧一致;G.二期修复手术设计患侧上唇红唇修薄;H.二期修复手术术后1周,两侧上唇红唇基本恢复对称

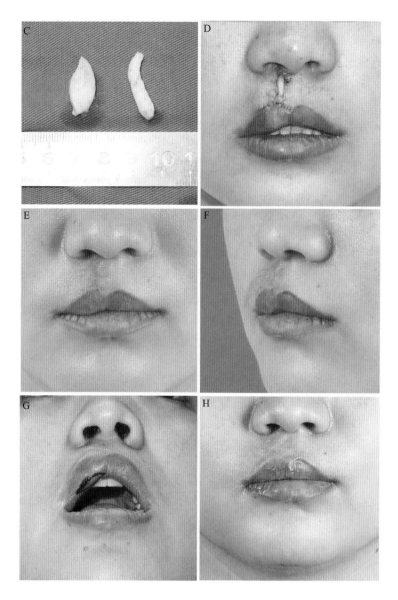

续图 9-32

四、上唇白唇过长

上唇白唇过长通常是由一期唇裂修复手术时插入的三角皮瓣过宽导致上唇白唇延长过度引起,常伴发同侧的唇峰变平。轻微的上唇白唇过长在美学评估上主要表现为唇峰点的下移以及唇峰形态的坍塌,故修复方法可以在唇峰上缘设计三角形的区域,切除皮肤后上提唇峰,从而缩短上唇白唇的高度。如果该区域存在红唇或白唇的瘢痕,可以一并切除。要注意由于术后存在一定程度的反弹,故设计三角形高度时需要适当超过健侧的唇峰高度,同时使唇峰两侧的上唇唇红缘保持流畅以及与健侧对称(图 9-32、图 9-33)。如果上唇白唇过长较严重,同时出现裂隙侧上唇红唇明显下垂,提示可能存在裂隙侧的口轮匝肌下垂。这种情况下,单纯唇峰上提不足以进行到位的缩短,也难以改善上唇红唇下垂,可以在鼻翼-鼻孔-鼻小柱基底侧切开,甚至在原有上唇白唇瘢痕处切开,将口轮匝肌进行脱套式的松解,适当去除多余的肌肉,并上提悬吊裂隙侧的口轮匝肌,固定在前鼻嵴处,如仍有上唇红唇增厚则进行修薄处理(图9-33)。

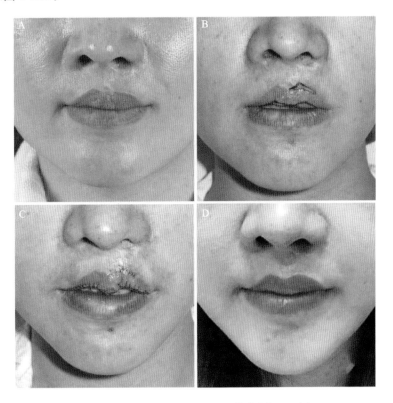

图 9-33 唇峰提升+上唇红唇修薄(女,36 岁)
A. 术前;B. 术中设计,患侧唇峰切开上提,两侧上唇红唇修薄;C. 术后即刻;D. 术后 6 个月

五、上唇唇红缘("丘比特弓")形态重建

原发唇裂修复术后,无论是因为组织缺损,还是继发上唇白唇过长、过短或者瘢痕形成,又或是一期修复手术的设计与缝合偏差,都会造成上唇唇红缘("丘比特弓")的形态改变。这种改变可以表现为一侧或两侧的唇峰变平、唇谷消失、唇弓外侧嵴上抬或两侧不对称、上唇唇红缘连续性中断以及高低不平等。对于这些表现,采取之前所述的包括对上唇白唇过长或过短的矫正、瘢痕的治疗等处理手段,都能够得到一定程度的改善,但仍难以达到精确对称的矫正。

这些情况下,我们需要对畸形的上唇唇红缘进行直接矫正,治疗手段主要是手术和文绣或手术-文绣序贯运用。手术设计方案需要针对具体情况,灵活运用包括切除上提、Z成形、切除植皮、局部小皮瓣等多种方法在内的手段(图9-34至图9-37),有时候甚至需要开阔思路,例如,在遇到患侧难以着手时,亦可以考虑将健侧"矫正"到与患侧一致而恢复上唇的整体对称性。手术矫正不一定能一次到位,术后半年如仍存在明显缺陷,可再次矫正或用文绣修饰。术后如出现新增的切口瘢痕,可以启动后续瘢痕防治措施。

六、红唇瘢痕性增厚

红唇瘢痕性增厚通常表现为单侧唇裂后裂侧红唇增厚,可能与红唇瘢痕增生或者一期修复手术时保留过多红唇组织有关,也可能与本身红唇厚唇有关,常造成两侧红唇明显不对

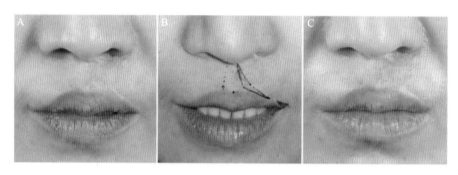

图 9-34 上唇唇红缘对称性矫正(女,33 岁)

A. 术前,患侧上唇白唇瘢痕,唇峰外移;B. 术中设计,患侧人中瘢痕切开,去除瘢痕,切除外扩的唇弓外侧嵴,向内侧推进皮瓣,内收患侧唇峰,缩短患侧唇峰-唇谷间距;C. 术后 6 个月,可见两侧上唇唇红缘恢复对称

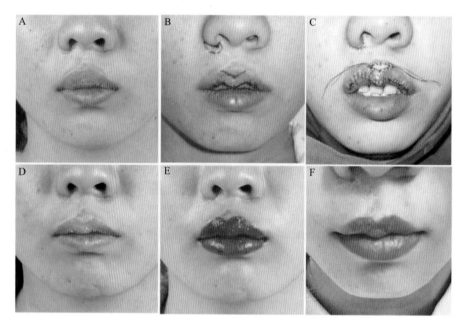

图 9-35 植皮法＋文绣重建唇峰唇谷(女,21 岁)

A. 术前,上唇过厚,无唇峰-唇谷曲线,右鼻翼退缩;B. 术中设计,画出新的唇谷边缘,切除上方红唇黏膜,上唇红唇两侧修薄;C. 术后即刻,将右侧鼻翼根部下移所切除的皮肤移植到唇谷继发创面,上唇红唇予修薄术;D. 术后 5 个月,植皮存活良好,色差不明显,边缘轻微瘢痕;E. 上唇红唇文绣后即刻;F. 文绣后 1 年

称。红唇瘢痕性增厚亦常见合并原裂隙处红唇的局部缺损,视觉上使增厚处更加明显。

如红唇存在继发缺损,需要先进行缺损处的修复,然后修薄增厚的红唇,或者两者同时进行。红唇修薄需根据红唇的实际形态设计,如果健侧同样存在厚唇,可进行两侧修薄,但设计时注意两侧保留的红唇组织尽可能一致,使术后达到对称。

七、红唇缺损

红唇缺损是唇裂继发畸形中常见的类型,对容貌产生的影响也最为直观,所以一直以来都是修复的重点与难点。出现的原因与原发唇裂组织缺损过多和(或)一期修复手术时组织去除过多有关。原发单侧唇裂一期修复手术后常出现原裂隙处红唇的局部缺损,原发双侧唇裂一期修复手术后常出现中央红唇的缺损("口哨样畸形")。

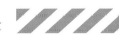

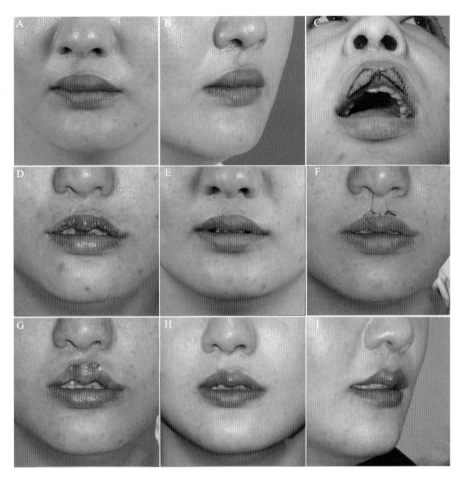

图 9-36　上唇红唇修薄＋唇峰重建（女，28 岁）

A. 术前正位，上唇过厚，无唇峰-唇谷曲线；B. 术前斜位；C. 一期修复手术术中设计，上唇红唇两侧梭形修薄，保留唇珠；D. 一期修复手术术后即刻；E. 术后 6 个月，上唇红唇变薄，但健侧仍略厚，上唇唇红缘（"丘比特弓"）形态缺如；F. 二期修复手术术中设计，两侧唇峰上设计三角形去除区域，上提唇峰，再次修薄健侧上唇红唇；G. 术后即刻；H. 术后 1 年正位；I. 术后 1 年斜位

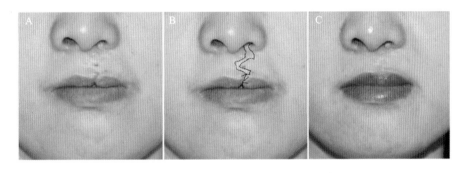

图 9-37　单侧唇峰重建与上唇红唇缺损修复（女，21 岁）

A. 术前正位，左侧唇裂修复术后继发上唇白唇瘢痕、唇峰连续性中断、上唇红唇缺损形成切迹；B. 术中设计，左侧上唇白唇瘢痕切除，唇峰根据上唇唇红缘的情况设计 Z 成形，将倒错关系的上唇红唇与上唇白唇位置调换，上唇红唇设计局部 Z 成形＋推进皮瓣修复；C. 术后半年，左侧唇峰形态及上唇红唇丰满度恢复

　　唇裂继发红唇缺损通常存在局部瘢痕，缺乏正常黏膜的延展性，故难以通过脂肪或者透明质酸制剂注射填充改善。缺损量少者，可以考虑局部 Z 成形或者邻近的红唇黏膜组织瓣

移转修复(图 9-37 至图 9-39);而缺损量大者,常考虑颊黏膜组织瓣或者下唇 Abbe 交叉瓣修复(图 9-31)。红唇瘢痕性增厚者可利用增厚部分作为修补缺损的材料,故应在缺损改善后再考虑修整依然存在的增厚红唇。如同时合并上唇白唇的短缩,必要时需要先进行鼻唇肌肉的重建或上唇白唇的延长。

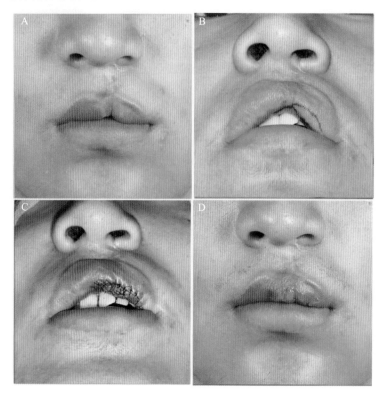

图 9-38　单侧口轮匝肌蒂上唇红唇黏膜组织瓣修复唇裂继发上唇红唇缺损(男,18 岁)

A. 术前正位,左侧唇裂修复术后继发上唇红唇切迹;B. 术中设计,左侧增厚上唇红唇处设计梭形上唇红唇岛状黏膜组织瓣,宽度设计参考两侧上唇红唇厚度,使切除推进后尽量达到两侧对称,岛状黏膜组织瓣四周完全切开,以口轮匝肌为蒂向缺损部位推进;C. 术后即刻,岛状黏膜组织瓣填充缺损,切迹消失;D. 术后 1 周

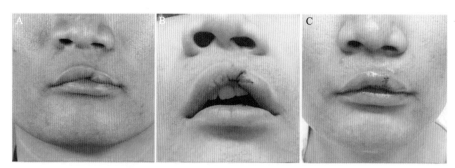

图 9-39　双侧口轮匝肌蒂上唇红唇黏膜组织瓣修复唇裂继发上唇红唇缺损(男,25 岁)

A. 术前正位,左侧唇裂修复术后继发上唇红唇缺损,形成"口哨样畸形";B. 一期修复手术术中设计,Z 成形术改善局部切迹;C. 一期修复手术术后即刻;D. 术后 6 个月,切迹消失,上唇红唇连续性及丰满度恢复,但仍存在中央唇珠缺损所致的"口哨样畸形";E. 二期修复手术术中设计,双侧增厚上唇红唇处设计梭形上唇红唇岛状黏膜组织瓣,以口轮匝肌为蒂,向中央缺损部相对推进;F. 二期修复手术术中,双侧岛状黏膜组织瓣切取;G. 二期修复手术术中,双侧岛状黏膜组织瓣向中央推进,重叠缝合;H. 术后即刻;I. 术后 1 年,"口哨样畸形"矫正,上唇红唇恢复正常形态,具备唇珠、穿窿结构

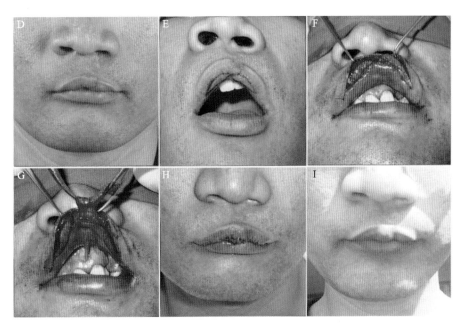

续图 9-39

▶▶ 参考文献

［1］　Jones M C. Facial clefting：etiology and developmental pathogenesis［J］. Clin Plast Surg，1993，20(4)：599-606.

［2］　Burt J D，Byrd H S. Cleft lip：unilateral primary deformities［J］. Plast Reconstr Surg，2000，105(3)：1043-1055.

［3］　Grayson B H，Maull D. Nasoalveolar molding for the infant born with clefts of the lip，alveolus，and palate［J］. Clin Plast Surg，2004，31(2)：149-158.

［4］　Nicolau P J. The orbicularis oris muscle：a functional approach to its repair in the cleft lip［J］. Br J Plast Surg，1983，36(2)：141-153.

［5］　Lin S J. Discussion：crowdsourcing as a novel method to evaluate aesthetic outcomes of treatment for unilateral cleft lip［J］. Plast Reconstr Surg，2016，138(4)：875-876.

［6］　Marcus J R，Allori A C，Santiago P E. Principles of cleft lip repair：conventions，commonalities，and controversies［J］. Plast Reconstr Surg，2017，139(3)：764e-780e.

［7］　Chong D K，Swanson J W. The essential anatomical subunit approximation unilateral cleft lip repair［J］. Plast Reconstr Surg，2016，138(1)：91e-94e.

［8］　刘建华，石冰. 唇鼻整形美容手术图谱［M］. 北京：人民卫生出版社，2016.

［9］　Rogers C R，Meara J G，Mulliken J B. The philtrum in cleft lip：review of anatomy and techniques for construction［J］. J Craniofac Surg，2014，25(1)：9-13.

［10］　Mulliken J B，Martínez-Pérez D. The principle of rotation advancement for repair of unilateral complete cleft lip and nasal deformity：technical variations and analysis of results［J］. Plast Reconstr Surg，1999，104(5)：1247-1260.

［11］　Seagle M B，Furlow L T Jr. Muscle reconstruction in cleft lip repair［J］. Plast

Reconstr Surg,2004,113(6):1537-1547.

[12] Cho B C. Refined new technique for correction of the minor-form,micro-form cleft lip and minor-form bilateral cleft lip through the intraoral incision and long-term results[J]. Plast Reconstr Surg,2011,127(2):781-783.

[13] Cho B C. New technique for correction of the microform cleft lip using vertical interdigitation of the orbicularis oris muscle through the intraoral incision[J]. Plast Reconstr Surg,2004,114(5):1032-1041.

[14] Mulliken J B. Double unilimb Z-plastic repair of microform cleft lip[J]. Plast Reconstr Surg,2005,116(6):1623-1632.

[15] Mulliken J B. Primary repair of bilateral cleft lip and nasal deformity[J]. Plast Reconstr Surg,2001,108(1):181-194.

[16] Meyer E,Seyfer A. Cleft lip repair: technical refinements for the wide cleft[J]. Craniomaxillofac Trauma Reconstr,2010,3(2):81-86.

[17] Mulliken J B. Repair of bilateral cleft lip and its variants[J]. Indian J Plast Surg, 2009,42(Suppl):S79-S90.

[18] Kim S W,Oh M,Park J L,et al. Functional reconstruction of the philtral ridge and dimple in the repaired cleft lip[J]. J Craniofac Surg,2007,18(6):1343-1348.

[19] Youn D Y,Yun S H,Oh J W,et al. Formation of philtral column with palmaris longus tendon in the correction of unilateral cleft lip nose deformity[J]. J Korean Soc Plast Reconstr Surg,1997,24(3):495-502.

[20] Lim A A,Allam K A,Taneja R,et al. Construction of the philtral column using palmaris longus tendon[J]. Plast Reconstr Surg,2012,129(2):374e-375e.

[21] Onizuka T. Philtrum formation in the secondary cleft lip repair[J]. Plast Reconstr Surg,1975,56(5):522-526.

[22] Onizuka T,Akagawa T,Tokunaga S. A new method to create a philtrum in secondary cleft lip repairs[J]. Plast Reconstr Surg,1978,62(6):842-847.

[23] 尹宁北,吴佳君,陈波,等. 唇鼻部肌肉组态的三维有限元研究及临床验证[J]. 中华口腔医学杂志,2015,50(5):278-285.

（潘柏林　武思乔）

第十章
精准智能化耳廓畸形诊疗与修复

第一节　耳廓的解剖与耳廓畸形介绍

一、耳廓的解剖

耳廓是位于头颅两侧乳突区的拾音器官,其上端一般位于眉外侧与外眦连线中点的水平线上,下端位于鼻底水平线上,距离鬓角后缘不超过 2 cm,与乳突区头颅夹角不超过25°。东方人耳廓尺寸约为 6 cm×3 cm。弹性软骨构成耳廓的内在支架,构成了除耳垂外的解剖结构并被皮肤及软组织所包裹。耳廓前面的软组织量少,皮肤与软骨膜粘连紧密,后面的软组织量较多且皮肤较厚,因此耳后皮肤具有良好的移动度。耳廓表面多个凸起及凹陷的解剖亚单位构成了耳廓三维空间结构,具有个性化差异的耳廓三维形态增加了耳廓整形手术的难度,尤其体现在耳廓再造的临床治疗上。

耳廓的肌肉可分为耳外肌和耳内肌。耳外肌包括耳前肌、耳上肌、耳后肌,耳前肌起自帽状腱膜外侧缘,止于耳轮脚前下部;耳上肌从帽状腱膜发出,通过一根扁平的韧带止于耳廓上部;耳后肌从颞骨乳突部发出,止于耳廓后的耳甲腔隆起。耳内肌为细小的横纹肌,一般有 6 块,耳轮大肌、耳轮小肌、耳屏肌和对耳屏肌位于耳廓前外侧面;耳横肌和耳斜肌位于耳廓的后面。一般认为,人类的耳外肌属退化肌,活动甚微,功能几乎完全丧失。但目前这种看法正在改变,作为器官的一个组成要素,它们在维持耳廓的位置及预防其下垂方面均起着一定作用。

耳廓的血液供应来自颈外动脉的颞浅动脉和耳后动脉。颞浅动脉在耳廓前方上行时会向耳廓前表面发出分支,多数有 3 个分支,即耳前动脉上支、中支与下支,分布于耳垂、耳屏和耳轮上部。耳后动脉的解剖变异较大,从颈外动脉发出后在腮腺内走行,穿过乳突和耳廓软骨之间的间隙,上行到耳甲的颅面,并发出 3、4 个分支分布于耳廓颅面,其他小分支或穿透耳软骨或绕耳轮分布于耳廓外侧面。耳廓的静脉位于动脉浅面,在三角窝及耳甲腔处交织成静脉网,最后汇集成数条耳前静脉,注入颞浅静脉;耳廓后内侧面的静脉,汇成 3～5 条耳后支,注入耳后静脉。耳廓的血管分布使得耳廓在撕裂时,即使保留很窄的蒂部也能获得理想的血液供应。

耳廓的感觉神经主要来自颈丛的耳大神经,耳大神经发出耳前支和耳后支,耳前支分布于耳舟、耳轮中部、对耳轮、三角窝尖部、耳甲艇、耳轮脚的一部分和耳屏切迹下方的耳垂皮肤,耳后支分布于耳廓后内侧面中部的皮肤。耳廓上部感觉受枕小神经和耳颞神经支配,面神经的耳支和迷走神经的耳支分布于耳甲和三角窝区域。

二、耳廓的畸形

耳廓畸形可分为结构性耳廓畸形和形态性耳廓畸形。结构性耳廓畸形主要表现为耳廓的亚单位部分或者全部缺失,如先天性小耳畸形、外伤性耳廓缺损,或者医源性因素,如耳廓病灶切除等;形态性耳廓畸形主要表现为耳廓基本亚单位存在,但是单个或者多个亚单位外形异常,如杯状耳、隐耳以及招风耳等。

(一)结构性耳廓畸形

1.先天性小耳畸形

先天性小耳畸形是一种耳廓形态发育不良畸形,常伴有外耳道闭锁、中耳发育不良,部分患者同时伴有患侧颌面部畸形,是颅面部常见先天畸形,在我国新生儿中的发病率大约为3.06/10000。临床症状表现为耳廓基本结构部分消失或全部消失,仅有残余耳软骨及部分耳垂。在胚胎学上,耳廓由第一鳃弓(下颌弓)和第二鳃弓(舌骨弓)组织演化而来。除耳廓外,由第一鳃弓演化来的结构还有上颌骨、下颌骨、颧骨、锤骨头、砧骨体、蝶下颌韧带、鼓膜张肌、腭帆张肌、二腹肌前腹、下颌舌骨肌、咀嚼肌、三叉神经等,由第二鳃弓演化来的结构还有颞骨茎突、锤骨柄、砧骨长突、镫骨、舌骨小角、茎突舌骨韧带、镫骨肌、茎突舌骨肌、二腹肌后腹、耳肌、表情肌、面神经等。

因此,先天性小耳畸形依据临床症状的不同可以分为单纯型小耳畸形以及综合征型小耳畸形。任何病原体、遗传因素或其他因素对该区域组织产生的影响造成耳面颌部同时畸形,习惯上称为第一、第二鳃弓综合征,该综合征常表现为单侧面部不对称,偶尔也表现为双侧不对称。Gorlin 和 Pindborg 根据患者外耳畸形、上下颌发育不全、半侧面部短小等特点,提倡称之为"hemifacial microsomia",即半面短小症,但 McCarthy 认为此名称暗示了这个综合征发生于单侧且局限于面部,他提倡将其称为"单侧颅面短小"或"双侧颅面短小"。

1)病因与发病机制　多数综合征型小耳畸形患者不能发现特殊的致病因素,妊娠初期病毒性感染、先兆流产等母体因素也可能是小耳畸形的发生原因。有学者报道妊娠初期妇女服用镇静剂酞胺哌啶酮生下耳颌畸形的婴儿,动物实验也证明某些化学药物可能导致耳颌畸形。至于综合征型小耳畸形是否有遗传因素目前尚无定论。目前普遍接受的致畸机制与血管损伤有关,即在第一、第二鳃弓发育过程中形成出血和血肿,继而造成该组织区域的发育不良。镫骨动脉是舌骨动脉的临时胚胎侧支,与咽动脉形成连接,约出现于胚胎发育第33天,对第一、第二鳃弓原基提供血液供应,约在胚胎发育第40天被颈外动脉取代。组织学研究表明,在镫骨动脉形成之前发生出血、血肿,可影响第一、第二鳃弓组织分化,导致耳颌畸形,根据出血量的多少,出现病理形态的范围从仅累及外耳、听骨到累及较大的范围(包括颞骨复合体和下颌骨等)。

2)分型　先天性小耳畸形形态多变,Max(1926)、Rogers(1977)、Tanzer(1978)、Weerda(1988)、庄洪兴(1999)等的分型描述了小耳畸形残耳的形态及严重程度;Hunter(2009)、Luquetti(2013)的分型更侧重于细节与标准化,为遗传学研究提供了很好的依据。

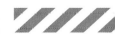

Meurmann 提出外耳畸形的分级标准：Ⅰ级，耳廓的各解剖结构基本存在，但耳廓整体轮廓较小；Ⅱ级，外耳道闭锁，只有垂直方向有残存的软骨和皮肤；Ⅲ级，外耳廓几乎完全缺如，或仅有小部分皮赘软组织残留。Nagata 根据残耳结构将小耳畸形分为耳垂型、耳甲腔型、小耳甲腔型和无耳型。耳垂型是指残耳呈花生状或腊肠状，仅有耳垂样结构而无残留的耳甲、耳道；耳甲腔型是指耳垂、耳甲腔、外耳道、耳屏、屏间切迹不同程度地存在；小耳甲腔型包括了残耳、耳垂和一个类似于耳甲腔的小凹；无耳型的耳廓结构无法辨认，甚至没有耳垂。蒋海越等将先天性小耳畸形分为四种临床类型。Ⅰ型：耳廓的各解剖结构基本存在且可辨认，耳甲腔存在但稍小，耳廓总体轮廓（纵、横径线）小，常合并杯状耳或招风耳等耳畸形。Ⅱ型：耳廓的部分解剖结构存在且可辨认，耳舟与三角窝融合，耳廓上部形态明显缩窄，耳甲腔狭小较明显。根据耳廓软骨卷缩量与临床治疗方法不同，Ⅱ型可细分为两型：ⅡA型，耳廓上部横径较宽，折叠的软骨量较多，舒展后预计耳廓扩大明显并可恢复部分解剖结构；ⅡB型，耳廓上部横径较窄，折叠的软骨量较少，无耳廓软骨可供舒展或预计即使舒展了软骨，耳廓扩展也不明显。Ⅲ型：耳廓解剖结构无法辨认，残耳形态不规则，主要近似花生状、舟状、索条状和腊肠状等。Ⅳ型：患侧仅为小的皮赘或分散的山丘状隆起，耳廓遗迹完全缺失、局部无任何解剖痕迹。

3）耳廓再造术　20 世纪 50 年代以来，应用自体肋软骨移植分期进行耳廓再造被 Tanzer 推向高峰，并且至今仍被广泛接受，尽管采集肋软骨需要另行手术，但相比于异体软骨取材困难且吸收率高，人工材料（如硅胶、medpor）有支架外露和脱出率高等并发症，目前，自体肋软骨被认为是支架制备最可靠的材料。

进行耳廓再造术的年龄是由心理、生理综合决定的。心理上，由于儿童通常在四五岁开始形成身体形象的概念，所以最好在儿童进入学校、受到同龄人嘲笑而产生心理创伤之前重建耳廓外形，Brent 根据 1500 多例 1 个月至 62 岁的小耳畸形患者的治疗经验，认为患者心理障碍很少在 7 岁之前出现，通常在 7～10 岁时开始出现。生理上，主要考虑肋软骨发育以及耳廓的生长速度两个方面。手术应等到小儿肋软骨可以提供足够的软骨以供雕刻，并且技术上可行时进行，通常认为 6 岁左右儿童的肋软骨已能雕刻成完整的耳廓支架；耳廓的长度随年龄的增长逐渐增长，但儿童期耳廓生长迅速，成人时则缓慢，3 岁儿童的耳廓已达成人的 85%，5～10 岁儿童耳廓的长度仅比成人短数毫米，主要是软骨部分较短。10 岁以后耳廓宽度几乎停止生长，耳轮至乳突的距离亦在这以后维持不变。国外耳廓再造专家 Tanzer 和 Brent 等均认为手术年龄应在 6 岁左右。

耳廓再造术的术式主要分为两大类：乳突区皮肤软组织非扩张法和乳突区皮肤软组织扩张法，不同的术式均需要分期完成。

（1）乳突区皮肤软组织非扩张法以 Tanzer 法、Brent 法、Nagata 法等较为经典。Tanzer 法经他本人的不断改进，从原来的 6 次手术改进为大多数人可接受的 4 次手术，分别为：①耳垂向后横位移位；②切取肋软骨，雕刻形成耳支架后埋置于乳突区；③掀起耳廓，创面游离皮片移植；④耳屏和耳甲腔再造。每次手术间隔 1 个月至数月不等。但耳垂移位产生的瘢痕会影响血供、限制皮肤弹性，从而降低其安全容纳立体软骨支架的能力。

Brent 改良了 Tanzer 的方法，将切取、雕刻肋软骨并埋置于乳突区皮下放在第一次手术中完成，另外耳垂移位、耳屏再造、耳廓掀起等手术将根据情况单独进行。在重建的第一阶段，从对侧肋软骨上整块获得所需软骨，用第 6 肋和第 7 肋的软骨结合区域作为耳支架的主体。为减小胸壁畸形的可能性，Brent 保留了第 6 肋软骨上缘的边缘。在软骨支架的制造过程中,加大耳轮和对耳轮复合体的高度,以防止皮肤覆盖后结构不清。使用 4-0 透明尼龙线代替不锈钢丝,将耳轮以水平褥式的方式缝合到支架主体上,以防止不锈钢丝挤出影响再造耳成活。在耳支架植入时,沿着残留耳廓组织的背面切开皮肤,并用锋利的解剖刀掀起薄的皮瓣,去除残耳软骨。将雕刻的支架插入囊腔中,使用吸引器将皮瓣黏合到支架上,防止液体积聚,降低耳轮边缘皮瓣坏死的风险。Brent 在第二阶段完成耳垂移位,以防止瘢痕导致的血液循环减少和弹性降低,并降低第一阶段伴随耳垂移位的组织坏死风险。第三阶段完成颅耳角的构建,即通过将再造耳从乳突区抬起,并用全厚皮肤移植覆盖耳后创面而形成。全厚皮肤植皮可从下腹部或腹股沟获得。重建耳廓的突出度是使用楔形软骨完成的,这一额外的软骨块在第一阶段被储存在胸廓切口或头皮下。然后用翻转的耳后筋膜瓣从耳后覆盖楔形软骨,以提供充足血运保证其成活。第四阶段为耳屏和耳甲腔的构建,于耳屏部位设计 J 形切口,耳屏是通过从对侧耳廓的耳甲腔表面采集的软骨皮肤复合物移植而形成的,而 J 形切口的弯曲部分用作耳屏间切迹。同时通过移除耳屏皮瓣下的软组织来加深耳甲腔。Brent 法免去了先行耳垂移位导致的瘢痕对二期耳屏再造的影响,每次治疗时间短,缩短了手术疗程,且需要的肋软骨量相对较少,但软骨支架未构建耳轮脚、对耳屏结构。Brent 法最常见的术后并发症是血肿,常见于止血不充分和引流管引流不畅,最严重并发症为肋软骨支架外露,且该方法需要额外的供区来提供二期手术需要的皮肤,会导致供区的并发症(如瘢痕),并且植皮后有植皮不活、皮片挛缩及色素沉着等风险。

Nagata 对 Brent 法做出改良,创造性地提出了二期耳再造法:第一期为肋软骨切取、雕刻,利用乳突区皮瓣设计植入皮袋并植入耳支架、耳垂转位;第二期为肋软骨块移植、颞浅筋膜瓣转移、中厚植皮的颅耳角成形术。该法提出耳支架是一个有三个平面的一体式结构,第一个平面由耳轮、耳轮脚、对耳轮上脚、对耳轮下脚、对耳轮、对耳屏、耳屏间切迹和耳屏组成,第二个平面由三角窝和耳舟组成,最后一个平面由耳甲艇和耳甲腔组成,这样制作出的耳支架更加立体、逼真。在第一阶段,采用第 6 和第 7 肋软骨作支架的基底,第 9 肋骨构成对耳轮以及对耳轮上、下脚,第 8 肋骨构造耳轮和耳轮脚。于第一期雕刻的肋软骨支架具有耳屏、耳轮脚等多数耳廓结构,无须像 Brent 法那样,另外再行耳屏、耳甲腔的构建。Nagata 更喜欢使用细钢丝将结构固定在一起,为避免钢丝突出,其在耳舟部位设置了放置钢丝结的结构。他通过保留供区部位的软骨膜来防止胸壁变形,将剩余的软骨片切割成 2~3 mm 块状,放回软骨膜口袋中,并在乳突区设计 W 形切口,劈开残耳垂形成前、后皮瓣。耳垂后皮瓣仍然附着在乳突皮瓣上,而前皮瓣被缝合到耳屏的外表面。W 的中间缝合形成耳屏间切迹,保留了耳甲腔底部的皮下蒂以保证皮瓣的血运。然后将支架放置在皮下蒂周围,将皮瓣缝合在一起,并用缝合的支撑垫固定在支架上。Chen 等人对 Nagata 法做了些许改良,于患侧颞枕部获取与再造耳上部皮肤连续的刃厚皮片,掀起软骨支架,用颞浅筋膜瓣覆盖再造耳支架背面和楔状软骨块表面,最后将刃厚皮片覆盖于筋膜瓣表面缝合固定。此方法明显减少了耳上部的瘢痕,且与再造耳上部皮肤相延续的刃厚皮片更易存活,避免了新的供区切口。Kurabayashi 等人修改了 Nagata 法,避免使用颞顶筋膜瓣,而是在颞顶筋膜中创建了一个口袋,并植入立耳的软骨块。已经发现这种方法侵入性较小,避免了对颞顶筋膜瓣的抬高,并创造了一个优越而持久的颅耳沟。但是这些方法并不能解决乳突区皮肤紧、厚、量不足患者的问题,因此针对该情况,应考虑采用皮肤扩张法来为软骨支架提供充分的、薄的皮肤覆盖。

(2)乳突区皮肤软组织扩张法包括乳突区扩张皮瓣法和乳突区扩张筋膜皮瓣法。

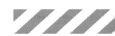

20 世纪 80 年代,中国医学科学院整形外科医院庄洪兴教授运用扩张的耳后皮瓣联合耳后筋膜瓣覆盖耳廓支架的术式再造耳廓,效果良好,在此基础上,蒋海越教授等人将数字化技术运用于耳廓再造的临床治疗。皮瓣扩张法耳廓再造术通常分为三期进行:一期于耳后皮下植入耳后皮肤扩张器;二期行软骨支架埋置和颅耳角成型;三期行再造耳修整、耳甲腔加深和耳屏重建等。耳后皮肤扩张器常规选用 50 ml 肾形皮肤扩张器,成人可稍大,对外伤性、部分耳缺损较少的患者可选用 30 ml 的皮肤扩张器,拆线后 3 天开始注入生理盐水,首次注射 5～10 ml,之后视皮肤情况每隔 2～3 天注射 5 ml 左右,一般 1 个月可完成注水扩张,静态扩张 1 个月左右进行耳廓再造术。经扩张后的乳突区皮肤用于覆盖三维耳廓支架,面积增大的皮瓣可以减少携带的毛发,而且由于扩张后皮肤变得很薄,不仅有利于运用激光手段对毛发区进行脱毛处理,而且有利于再造耳的轮廓形态显形。但是,在皮肤扩张过程中存在一定风险,如扩张部位感染、扩张器外露、切口裂开、皮瓣血供障碍甚至皮瓣坏死等。对于皮瓣扩张失败的病例,可以根据情况改行一期耳廓再造术,或取出扩张器,半年后重新放置扩张器进行扩张。

1989 年,Hata 等人发文介绍了使用充气硅胶扩张器在 6 例儿童和 1 例成人患者中进行耳廓重建,结果 7 例患者中的 4 例在植入时完成了耳廓重建,不需要抬高耳朵。重建的耳廓颜色和质地均令人满意,感觉接近正常。而且在手术后 14 个月至 2 年 5 个月期间,仅观察到皮肤有轻微的收缩而未观察到插入肋软骨的吸收。扩张筋膜皮瓣法的耳支架前后皆为扩张皮瓣,埋置的扩张器容量更大,埋置层次为颞浅筋膜深层,该法不需再次植皮,避免了植皮挛缩、色素沉着。2006 年 Park 等人将扩张器埋置在颞浅筋膜深面,同时扩张皮肤和筋膜,待扩张完毕,将皮肤和筋膜分开,皮肤用于包裹再造耳廓支架的前面,扩张筋膜加腹股沟或头皮皮片包裹支架后方,乳突区筋膜瓣向再造耳方向推进覆盖。20 世纪 90 年代西安西京医院郭树忠教授采用扩张筋膜皮瓣完全覆盖耳廓软骨支架的方法,该法将扩张器埋置于耳后筋膜浅层,扩张 3 个月后行二期手术,耳后设计成"星状"切口,在扩张器下部形成一个三角形皮瓣,用于再造耳垂。植入雕刻的自体耳支架后无须再行手术抬高耳朵和耳后植皮。该法再造耳轮廓清晰立体,可避免耳后植皮存在颜色前后不一致和皮片挛缩等缺点;无须其他供区,减轻供区皮肤瘢痕;相对于耳后植皮,更能确保负压引流持续有效。但其缺点是相对于耳后植皮的方法,需要扩张的量更多,注水扩张周期更长,延长了患者的不适期,且可能导致乳突区骨质吸收造成耳后凹陷。同时,扩张期间的并发症如扩张器外露、感染等的发生率相对高于扩张皮瓣法,严重者导致耳廓再造术无法进行。

耳廓再造术方法多种多样,且各有优劣,要根据每个患者的不同情况,选择合适的个性化手术方式。笔者认为,无论采用何种术式,乳突区皮肤软组织的厚度与松弛度是决定耳廓再造术成败的关键因素之一。对于乳突区皮肤厚、松弛度小、乳突区有瘢痕残留或血供不理想的小耳畸形患者,运用非扩张的方式再造耳廓时常需制备"粗壮"的耳支架,以满足再造耳精细亚单位的呈现,再造耳的效果无法得到保证,而采用皮瓣扩张法,可以有效增大乳突区皮肤的面积,提高皮肤软组织的松弛度,获得良好的术后效果。对于发际线低的患者,联合运用乳突区皮肤软组织扩张法和激光脱毛技术,可以更加有效地去除扩张皮瓣上的毛发;对于皮肤松弛度较大且残耳较大的患者,虽然也可选择扩张法,但笔者认为,采用非扩张法的方式更加节省治疗时间,避免软组织扩张过程中的并发症,如皮瓣破损、感染以及扩张器漏液等。对于有外耳道残留或外耳道再造术后的患者,若采用皮肤扩张法,因受到扩张器埋植位置的限制,后期易出现耳廓相对外耳道过于靠后的现象,因此非扩张法仍可作为耳廓再造术式的选择。

随着材料科学的发展,人工材料预制耳支架更多地在先天性小耳畸形耳再造中运用,如植入方便、免疫相容性好、血管生长快、操作简单的多孔聚乙烯 medpor 支架。可使用 medpor 作为立耳的支撑物用于二期颅耳角成形术,术后再造耳颅耳角稳定,还可减少肋软骨采集量;也有使用其构造三维耳支架,表面覆盖颞浅筋膜瓣加局部植皮使用,然而支架外露的发生率较高,一旦发生外露不易愈合,需要根据全耳重建的方法和外露部位,采用颞深筋膜瓣和(或)乳突筋膜瓣植皮或取出 medpor 材料,甚至因缺乏特别有效的修复材料和方法,而导致耳再造失败,这些缺点限制了其在耳再造领域的使用。还有使用镍钛记忆合金丝网作为耳廓再造支架的报道,但还只停留在动物实验层面。

2. 后天性耳廓畸形

耳廓位于头颅两侧,由于其较为突出,容易暴露在紫外线、外伤等有害因素下,因创伤、手术切除病变组织等原因造成耳廓不同面积的缺损,修复范围从局部到全耳再造不等,修复的层次可为皮肤、皮肤和软骨或全层。

耳外伤后如早期处理不当或未做处理,会遗留耳廓各部位的缺损和畸形,须行手术修复。由于耳廓表面具有不规则外观,须合理谨慎地选择切口,最好将切口放在皱襞内,使其隐蔽,切口尽可能不跨越凹腔,否则瘢痕挛缩将可能导致明显的继发畸形。

对于耳廓缺损,皮瓣的选择往往是有限的,并且每种皮瓣有具体的适应证。较小的耳部病变,可采用椭圆形切除或楔形切除后直接闭合;耳轮缘的部分缺损,可以采用风筝瓣、边缘推进瓣或耳后转移皮瓣;对于较大的缺损,通常需要用耳廓周围无毛发的区域设计并转移皮瓣。耳后切口大多可以直接闭合。较大的耳部肿瘤或较广泛的浅表病变,可能需要部分或全耳切除,难以采用局部皮瓣修复。

1)耳轮缺损　较小的缺损,采用楔形切除后直接缝合或采用风筝瓣进行修复。较大的缺损,可应用 Antis-Buch 双向推进耳轮的方法来拉拢缝合缺损,充分游离整个耳轮复合组织瓣,向缺损部位推进进行修复。切口要切透软骨,但不要破坏耳后皮肤,耳廓后内侧面的皮肤要在软骨膜面潜行分离,使其缝合后无张力。采用耳轮复合组织推进皮瓣,可能发生远端坏死,但非常罕见,并且坏死面积很小。耳垂部位可能有轻微缩短或变形,仔细对比两侧耳垂会有轻微不对称,但这不是一个很严重的问题。

2)耳甲腔缺损　发生在耳甲处皮肤的病变,或累及软骨膜时,通常需要适当去除下面的耳甲软骨,这种缺损可以用皮片移植来修复,但是局部皮瓣移植在皮肤颜色、避免后期收缩和轮廓重建方面效果更好,耳后"旋转门"岛状皮瓣非常适合这种修复。将耳廓压向前方,设计跨越乳突区及耳后区域的皮瓣,切开皮肤时,保留耳后乳突沟的连接,以此为"旋转门"的"铰链",将皮瓣旋转至耳廓前方,与创缘缝合,耳后遗留创面直接拉拢缝合,缺损越大,可以保留越大的蒂部,皮瓣越安全,这种方法可进行全耳甲的修复。

3)部分耳缺损　对于老年患者,部分耳缺损可以采用斜形切除后直接缝合,但因此造成的耳廓形态改变对于年轻患者来说往往无法接受,需要更完整的修复重建,如果患者有耳轮、对耳轮、耳甲腔全层缺损,耳后乳突区皮瓣往往是一个不错的选择,并且一般需要软骨(取自对侧耳软骨或肋软骨)做支架。

在耳后乳突区设计推进皮瓣,可根据蒂的位置分为两种。①蒂在前方的耳后乳突区皮瓣法:以缺损缘部为蒂,根据缺损的大小在耳后及乳突区设计皮瓣。将皮瓣由后向前掀起推向缺损缘部,折叠包裹支架,乳突区创面用游离皮片移植覆盖。②蒂在后方的耳后乳突区皮

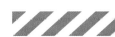

瓣法:手术分两期进行。一期手术,在耳后乳突区设计一蒂在发际线缘的推进皮瓣,由前向后掀起皮瓣,向前方推进覆盖软骨支架,并与缺损缘的皮肤缝合。术后,皮瓣宽度与缺损范围相当,长度以能覆盖耳廓前面、后面为准。二期手术,一期手术后3~4周行皮瓣断蒂术,连同移植的软骨一同掀起折叠后缝合。乳突区的皮瓣供区行全厚皮片游离移植。

(二)形态性耳廓畸形

1. 杯状耳

杯状耳由 Tanzer 于 1975 年详细描述并提出,以耳廓上 1/3 耳软骨发育不良为特征,又名收缩耳、垂耳,约占先天性耳廓畸形的 5.2%。

1)病因 有研究显示,杯状耳的发生是由父母中一方的杯状耳基因决定的,进一步的家系分析显示该病为常染色体显性遗传,母亲在孕期感染病毒,暴露于药物、毒物或接触放射线等均为可能的危险因素,如果父母双方耳廓均正常而子代中出现外耳畸形,则用基因突变来解释。目前与其发生相关的具体基因位点尚不明确。

2)临床表现 杯状耳主要包括四个方面:①耳廓上 1/3 卷曲下垂,轻者只是耳轮的自身折叠,重者则整个耳廓上部下垂,盖住耳道口;②耳廓前倾,与单纯招风耳有所不同,杯状耳的耳舟、三角窝多变窄而不消失;③耳廓变小,主要是耳廓长度变短,耳廓上部位置前移,使耳轮脚位于耳屏垂线的前面,严重者整个软骨支架和皮肤均减少,局部整形不能使其恢复正常大小;④耳廓位置偏低,严重者更明显,且常伴颌面部畸形。

3)治疗方案 杯状耳严重影响患者容貌,还会影响戴眼镜、口罩等,因此一般皆需手术治疗。

有学者报道,对于新生儿期即发现的杯状耳,可采用早期非手术治疗,如佩戴耳畸形(矫正)器进行矫正,但目前关于矫正器佩戴的开始年龄争议颇多,多数学者认为在新生儿时期佩戴最为有效,也有学者认为佩戴最大年龄可达 6 月龄。如果早期非手术治疗未能完全矫正杯状耳,则待患者年龄适宜时再行手术治疗。

对于轻、中度杯状耳,经典方法有以下几种:①"双旗帜法",可增大耳软骨面积,舒展外耳轮,改善耳廓卷曲;②放射状切开法,可有效增大耳轮面积,缩小耳甲腔,矫正耳廓前倾,使上耳廓 1/3 结构的耳道显露;③耳轮脚 V-Y 推进皮瓣法,可提高耳廓高度,尤其适用于耳廓上部轻度下降者;④软骨管法(缝卷软骨法),可改善耳廓前倾畸形,避免复发,同时重建对耳轮,但不能明显改善耳廓下垂畸形,且术后双耳大小常不对称;⑤Z 成形术,验证耳廓软骨,提升耳廓的垂直高度,能有效松解并矫正耳廓上缘的卷曲畸形。近年来,随着对杯状耳认识的不断深入,一些新的术式被提出,并取得较好的临床效果,如健侧耳廓复合组织游离移植法、耳轮舒展法、耳轮推进联合颞浅动脉耳上支软骨皮瓣法、翻转 T 形耳甲软骨瓣法、耳甲腔软骨移植联合耳后皮瓣法、重建耳轮上脚法等。

重度杯状耳患者耳廓多严重卷曲,耳轮严重下垂甚至接近耳垂,耳廓上部已完全失去正常形态,且常伴有耳廓位置偏低和发际线下移,此类分型常难以与小耳畸形区分,临床上多将其划归到小耳畸形范畴,采用耳廓再造术已达成共识。

2. 隐耳

隐耳为耳廓的一种先天性发育畸形,又称埋没耳、袋耳,主要表现为耳廓上半部埋入颞部皮下,无明显的颅耳沟,牵拉耳廓时,外耳轮廓能较完整地显露,去除外力后耳廓又恢复原状。耳廓软骨畸形表现为耳轮与耳周聚拢畸形、对耳轮上下角聚拢、三角窝结构不清、耳轮上部成角、耳轮出现尖角畸形等,对于畸形严重的患者,耳廓可呈扭曲状,主要表现为外上

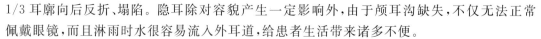

1/3耳廓向后反折、塌陷。隐耳除对容貌产生一定影响外,由于颅耳沟缺失,不仅无法正常佩戴眼镜,而且淋雨时水很容易流入外耳道,给患者生活带来诸多不便。

1)流行病学与发病机制　隐耳患者在亚洲人中发生较多,尤以男性居多。欧美人则较为罕见。据报道,在日本的新生儿中,隐耳的比例为1∶400。Wreden等在1879年第一次报道了隐耳的肌肉发育畸形学说,提出隐耳的上极耳外肌发育异常,随后,多位学者提出了其他肌肉发育畸形学说,Yotsuyanagi和Yamauchi等人发现几乎所有隐耳患者都有上极耳外肌、耳内斜肌、耳横肌的异常。关于隐耳的发病机制尚无统一明确的观点,但近年来人们普遍接受的是肌肉发育畸形学说。

2)分类与分型　临床上根据患者有无上极耳廓埋藏畸形,将隐耳分为Ⅰ型和Ⅱ型,Ⅰ型无上极耳廓埋藏,Ⅱ型有上极耳廓埋藏。再根据耳廓软骨粘连的特点,分为几种亚型:无明显软骨粘连的畸形,为O亚型;耳轮软骨与前方耳周软骨粘连时,为A亚型;有对耳轮粘连时,为B亚型;当同时有耳轮粘连与对耳轮粘连时,为C亚型,根据隐耳的不同类型以及不同程度,选择适当的手术方式进行矫正。

3)手术方法　手术治疗隐耳的基本原则是使埋入皮下的耳廓软骨充分显露出来,矫正软骨畸形,重建颅耳沟,同时弥补耳廓皮肤量的不足。

(1)矫正隐耳皮肤覆盖不足:目前有多种方法,如植皮法、V-Y推进皮瓣法、Z形皮瓣法、矩形皮瓣法等。植皮法较简单,即在耳廓上部沿耳软骨边缘切开,将软骨翻开直至耳甲软骨根部,在耳廓后面及颅侧壁的创面上应用游离皮片移植覆盖。但由于游离皮片容易发生挛缩,并且质地和色泽很难令人满意,因此目前应用者并不多,目前多采用局部皮瓣转移的方法。颞部三角形旋转皮瓣、V-Y推进皮瓣、双蒂皮瓣适用于畸形程度较轻的隐耳患者,经典Z形皮瓣可为较严重的隐耳患者提供较充裕的皮肤覆盖,但手术遗留瘢痕在耳前。

(2)矫正隐耳耳廓软骨畸形:对于程度较轻的隐耳,通过离断耳廓软骨上的粘连畸形以及周围异常走行的肌肉,便可以矫正软骨畸形。而对于程度较重的隐耳,单纯离断耳周异常走行的肌肉则不能充分矫正隐耳。国内外很多学者采用患侧耳甲腔软骨或其他材料作为支撑物来矫正对耳轮软骨的折叠畸形和继发的上1/3塌陷、反折畸形。例如,Musgrave(1966年)将变形的上极耳轮软骨放射状切开,使其呈扇形打开,再加上额外的支撑物固定缝合,此法被称为Musgrave法,这种方法不仅能矫正尖耳,而且在充分松解软骨卷曲的同时不会改变耳廓的大小,至今仍被很多人采用。

(3)重建颅耳沟:轻度隐耳一般无须特别的处理,在进行局部皮瓣转移以及充分修剪耳廓周围异常走行的肌肉和纤维组织后,颅耳沟就很明显。但对于较重的隐耳,还需要采用其他方法来加强颅耳沟深度。将颅耳沟位置的耳甲软骨固定缝合在颞部的颅骨骨膜上,防止耳廓塌陷后影响耳廓的长径,同时将皮瓣的部分组织固定于颅耳沟的位置,便能形成很深的颅耳沟,但是这样增加了皮瓣坏死的风险。

3.招风耳

招风耳又名扇风耳、扁平耳或隆突耳,是一种较常见的先天性耳廓畸形,多累及双侧额,正常耳廓与头颅侧面(颅耳角)成30°～40°角,耳甲与头颅约成90°角,耳甲与耳舟亦成90°角,而招风耳患者耳甲与耳舟的角度常大于150°,甚至完全消失,耳廓平坦,耳廓与颅骨的距离增大,颅耳角增大达90°,耳耸立于头颅两侧,且双侧常常不完全对称,对耳轮发育不全,不能很好卷曲,上半部扁平,耳舟及对耳轮正常解剖形态消失,耳甲软骨发育过度,耳甲腔深大。严重的招风耳还伴有乳突突起,耳下极前倾和(或)耳上极前倾。

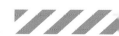

José等报道了应用测量耳廓幅度的额平面美学转换器(the frontal aesthetics translation index for measurement of amplitude of the ears,FATIMAE)诊断招风耳的新型方法,根据客观数据快速做出早期诊断便于患儿早期就诊,可以有效帮助接诊患儿较多的内科医生及儿科医生。

为了不影响儿童心理发育,一般可在5~6岁进行手术治疗。矫正招风耳的原则是重建对耳轮及其上脚,减小耳甲壁宽度,使耳轮至乳突距离小于2 cm,并且矫正过分前倾的耳垂。目前,针对招风耳的整形修复主要分为传统的手术治疗和近年来比较流行并备受关注的非手术治疗,如激光治疗、耳夹板或耳模具佩戴治疗等。

手术治疗:较为经典的几种方法如下。Mustarde法:利用缝线在耳后内侧面应用褥式缝合塑造对耳轮折叠形态,矫正招风耳,对耳廓软骨薄的儿童较适用,目前很少单独应用,通常与其他术式联合使用。Stenstrom法:也称软骨前外侧面划痕法。对软骨表面进行破坏性操作,如切开、擦刮或刻痕等,可打破其表面的交互应力平衡,软骨将自动地向软骨表面被破坏的一侧弯曲,从而使软骨凸向破坏侧,即软骨应力释放原理。根据这一原理,Stenstrom在耳后内侧面耳轮尾部小切口插入类似锉刀的短尺器械,在耳轮外侧面相当于对耳轮部位进行划痕,使其自然弯曲形成对耳轮。Converse法:在保留软骨前软骨膜的情况下于舟状窝位置,平行于对耳轮的方向切开耳软骨,然后利用水平褥式缝合法将软骨折叠成管状,以形成对耳轮的形状,从而达到矫正畸形的目的,但透过薄薄的耳前皮肤可以看到锋利的软骨崝,对耳轮缺乏圆滑自然的线条美,因此目前该方法已很少单独使用。针对不同患者选择个性化的联合术式进行矫正,可获得良好效果,同时减少并发症的发生。

非手术治疗矫正先天性耳畸形由Kurozumi等和Matsuo等于20世纪80年代首次提出。近年来,关于招风耳的非手术治疗已得到广泛关注并取得一定成果,包括耳夹板、耳模具的应用以及激光辅助的软骨重塑形。尽管大量文献报道新生儿早期应用耳夹板或耳模具矫正招风耳取得了显著疗效,但由于矫正器位置固定困难,该项技术在临床的推广较困难。1993年,Helidonis等首次报道激光辅助的软骨重塑形(laser-assisted cartilage reshaping,LACR)技术。近年来多篇文献报道临床上应用LACR技术来矫正招风耳,术后外耳轮廓圆滑、自然,且不遗留瘢痕,矫正成功率高,但不足之处在于LACR术后需戴耳夹板塑形,年幼患者依从性较差。

4. 耳垂畸形

耳垂的形态变异较大,其形状大致可分为圆形、扁形和三角形三类,其附着于面部皮肤的程度也不同,从完全游离、部分粘连至完全粘连不等,与面部所成角度的变异也很大。耳垂畸形可分为先天性发育异常和后天获得性畸形。其中,先天性发育异常包括耳垂缺如、耳垂裂、耳垂尖角畸形、耳垂粘连及耳垂过大、过长等,后天获得性畸形多为外伤性的撕裂、烧伤所致的耳垂缺损、佩戴耳饰不当引起的耳垂裂、耳垂瘢痕疙瘩等。耳垂畸形或缺损虽无任何功能障碍,但因影响美观,除有瘢痕增生倾向者外皆可手术。

耳垂畸形的修复整形方法很多,主要遵循以下几点原则:①有充足的软组织来源;②满意的双侧对称性;③能保持光滑的边缘及平整自然的外形;④操作方法安全简单;⑤与周围组织的色泽、弹性匹配良好;⑥供区瘢痕尽可能隐蔽在耳廓后方。

1)耳垂缺如　先天性耳垂缺如在临床上较为少见,多为后天原因造成的,目前耳垂缺如的修复再造方法有以下几种:①应用耳后乳突区皮瓣折叠法:在耳后乳突区设计一双叶皮瓣,均比健侧耳垂稍大些,然后掀起皮瓣,折叠形成耳垂,再切除耳廓下部缺损缘处的瘢痕组织,将创缘与新形成的耳垂上缘缝合,遗留创面可直接拉拢缝合或移植全厚皮片。②Converse法:在耳后乳突区设计一个大出健侧耳垂1/3的皮瓣,掀起皮瓣并将其后上部分与耳轮缘上创面缝合,遗留创面移植全厚皮片。③Brent法:在耳后乳突区设计一个稍大"尾"状分叉皮瓣,将皮瓣向前上方掀起后,相互折叠形成耳垂,皮瓣供区创面可拉拢缝合,耳后部分创面移植全厚皮片。④Zenteno Alanis法:在耳垂下方,设计一个蒂在上方的纵向皮瓣,掀起皮瓣后,将皮瓣向前上方旋转形成耳垂,遗留创面直接拉拢缝合。上述几种方法大多需要同时进行创面植皮,植皮术后易留下色素沉着,或拉拢缝合后的直线瘢痕位于颈上部暴露部位,效果很难令人满意。国内多位学者对耳垂再造法进行改进,主要是通过改变乳突后皮瓣设计方法,减小供区创面,使得供区可直接拉拢缝合且瘢痕隐蔽,同时尽可能一期完成耳垂再造,避免手术次数过多增加患者痛苦和经济负担,但对于较大的耳垂缺如,皮瓣供区仍需植皮治疗。

2)耳垂裂 对于单纯性耳垂裂,可行简单的裂缘楔形切除,形成新鲜软骨创面后直接拉拢缝合,也可做Z改形、W改形、L改形或裂缘锯齿状切开,交叉对合后缝合。Staiano等利用裂缘两侧的双瓣法交叉缝合修复裂隙为一小孔洞,结合术后佩戴耳饰可获得满意的效果。对于耳垂空洞型裂隙畸形,空洞缺损较小者,可直接拉拢缝合;空洞缺损较大者,可运用V-Y推进皮瓣法,经孔洞处旋转覆盖对侧创面闭合孔洞。

3)耳垂尖角畸形、耳垂粘连 临床上表现为耳垂过小或缺失,需采用局部皮瓣转移进行耳垂再造;单纯性粘连而存有耳垂的患者,只需在耳垂与面部粘连处切除一块三角形皮肤及脂肪组织后直接缝合。

4)耳垂过大、过长 在耳垂一面切除一块三角形的含皮肤及皮下的组织,再在耳垂缘转瓣覆盖创面。但在东方民族文化中,耳大被认为"有福",因此鲜有男性要求修复,仅有少数少女耳垂过长者要求整形。

(周栩 王珏)

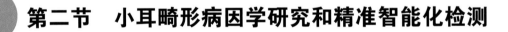

第二节 小耳畸形病因学研究和精准智能化检测

先天性小耳畸形是颅面部第二大先天缺陷,主要表现为耳廓畸形、外耳道狭窄和(或)中耳畸形,且常伴有不同程度的听力损害。根据是否伴随其他器官和系统异常,先天性小耳畸形可分为单纯型和综合征型,其中单纯型小耳畸形也称非综合征型小耳畸形(non-syndromic microtia,NSM),占73%。多数小耳畸形相关综合征属于有明确致病基因的单基因遗传病,而单纯型小耳畸形则是环境和遗传因素共同作用引起的复杂疾病。单纯型小耳畸形的病因和发病机制尚未完全阐明,研究人员普遍认为在环境因素和遗传因素中,遗传因素的作用相对较关键。

随着遗传学研究的深入和流行病学研究的完善,小耳畸形病因学研究成果大量涌现,对明确病因、指导诊疗及家庭遗传咨询都具有重要指导意义,精准智能化检测也备受关注。

一、以遗传学研究为基础的精准智能化检测

随着基因检测技术的飞速发展,小耳畸形可疑致病基因不断被发现,遗传因素和小耳畸

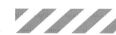

形的关系也在逐步被确认。通过建立"优先可疑基因库"并不断更新完善,使筛选的致病基因更加可信、科学和合理,从而对就诊的小耳畸形患者进行以遗传学为基础的精准智能化检测,高效快捷地筛选可疑致病基因。目前,小耳畸形遗传学研究常见的途径如下。

（一）综合征型小耳畸形可疑基因库

近年来,多种综合征型小耳畸形已发现明确的遗传学变异,如表10-1所示。对小耳畸形致病基因及伴发畸形的研究极大地促进了该疾病病因学研究的发展。已知综合征型小耳畸形病例的相关致病基因多数为耳廓和颅面部发育过程中的关键基因,由此可见优先从该类致病基因入手对单纯型小耳畸形进行筛查非常重要。当患者首次就诊时,应考虑到综合征型小耳畸形的可能,并对患者进行仔细评估以发现隐匿畸形,详细记录伴发畸形及其发生模式的同时,确定异常器官系统的特征性组合情况,从而做出精确诊断。

表 10-1 小耳畸形相关综合征及其相关致病基因

综合征型小耳畸形	中文名	致病基因
Auriculo-condylar syndrome(ACS)	耳髁突综合征	PLCB4,GNAI3,EDN1
Bosley-Salih-Alorainy syndrome	—	HOXA1
Branchiootorenal/Branchiootic (BOR/BO)syndrome	鳃裂-耳-肾/鳃裂-耳综合征	EYA1, SIX1, SIX4, SIX5,SALL1
CHARGE syndrome	卡尔曼综合征	CHD7,SEMA3E
DiGeorge syndrome	迪格奥尔格综合征	TXB1
Fraser syndrome	隐眼畸形综合征	F4AS1,FREM2,GRIP1
Kabuki syndrome	歌舞伎面谱综合征	KMT2D,KDM6A
Klippel-Feil syndrome	先天性短颈综合征	GDF6
Labyrinthine aplasia,microtia, and microdontia (LAMM) syndrome	先天性耳聋伴有膜迷路发育不全、小耳畸形和小牙畸形	FGF3
Lacrimo-auriculo-dento-digital syndrome	泪管-耳-齿-指综合征	FGFR2,FGFR3,FGF10
Mandibulofacial dysostosis(MFD)	下颌骨颜面发育不全	HOXD
MFD with microcephaly	下颌骨颜面发育不全伴小头畸形	EFTUD2
Meier-Gorlin syndrome	耳髌骨短小身材综合征	ORC1,ORC4,ORC6, CDT1,CDC6
Miller syndrome	轴后性肢端-面骨发育不全综合征	DHODH
Nager syndrome	肢端、面骨发育异常	SF3B4
Pallister-Hall syndrome	下丘脑错构瘤和多指(趾)畸形	GLI3
Townes-Brocks syndrome	汤斯-布罗克斯综合征	SALL1
Treacher-Collins syndrome	下颌面骨发育不全症	TCOF1,POLR1C, POLR1D
Walker-Warburg syndrome	沃克-沃伯格综合征	POMT1,POMT2, FKTN,FKRP,LARGE
Wildervanck syndrome	颈-眼-耳综合征	FGF13

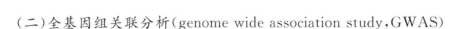

（二）全基因组关联分析（genome wide association study，GWAS）

GWAS 是在全基因组层面,开展多中心、大样本、反复验证的基因-疾病关联研究,全面寻找与疾病相关的遗传因素,弥补了早期针对小耳畸形候选基因研究中存在样本量不足、可重复性差等缺点。此外,GWAS 也存在以下优势:无须提前选定候选基因;可针对家系识别致病基因;进行基因分型,利于产前诊断和预防。GWAS 强调全基因组常见遗传变异的覆盖率,且其主要检测人群中频率＞5%的单核苷酸多态性(single nucleotide polymorphism,SNP),因此需要多代遗传大家系或大样本表型一致的散发患者,并且可在各 GWAS 基因检测结果基础上,通过增大样本量,寻找各样本间相同突变基因。除针对人外,对小耳畸形动物进行 GWAS 也可提供病因学线索,结果如表 10-2 所示。

表 10-2 利用 GWAS 检测不同物种中与颅面发育相关的基因

物种	致病基因
人	EDARSP5，MRPS22，ADGRG6（GPR126），KIAA1217，PAX9，SOX9，SOX11，ARHGAP29，ROBO1，GATA3，GBX2，FGF3，NRP2，EDNRB，SHROOM3，SEMA7A，PLCD3，KLF12，EPAS1
猪	WIF1
绵羊	DCC，PTPRD，SOX5，OAR23，HMX1
小鼠	ARNT2

（三）拷贝数变异（copy number variation，CNV）

染色体微阵列分析(chromosomal microarray analysis,CMA)、拷贝数变异测序(CNV-seq)等可用于检测染色体的微缺失/微重复,主要通过对病例-对照样本的 CNV 进行统计学分析并筛选,利用生物信息学等手段筛选出该区域的候选基因,通过多相似表型病例对候选基因进行突变检测及表观遗传学验证等。此外,针对筛选出的目标区域,也可进行目标序列捕获高通量测序,对目的基因组区域进行遗传变异位点检测。然而,由于全基因组检测成本较高、数据分析难度大、结果假阳性率较高等因素,对筛选出的 CNV 尚需进行实验验证(FISH,RT-PCR 等),并对功能进行验证。表 10-3 总结了在人染色体中筛选出的与小耳畸形相关的 CNV,从染色体角度丰富了小耳畸形"优先可疑基因库"。

表 10-3 人染色体中与小耳畸形相关的 CNV

染色体编码	CNV 类型	CNV 位置
Chr1	Del 1p22.2-p31.1	74 198 235-89 388 685
	Dup 1q3.1	186 698 442-188 083 580
Chr2	Del 2p11.2	87 552 703-89 275 144
	Del 2q11	99 119 770-99 167 676
Chr4	Dup 4q35.1	186 295 254-86 317 114
Chr5	Del 5q13.2	68 859 773-69 859 997
		70 225 036-70 391 854
Chr8	Dup 8q11.23	53 635 269-53 719 594

染色体编码	CNV 类型	CNV 位置
Chr9	Dup 9q34.11	130 591 031-130 822 006
Chr11	Dup 11q21	95 725 560-95 766 136
Chr12	Del 12(pter→p13.33)	77 376-2 607 440
Chr13	Dup 13q13.1	79 675 676-81 318 868
	Dup 14q23.1	56 278 628-57 623 179
Chr14	Del 14q31.1-31.3	79 617 936-87 566 775
	Del 14q32.2	98 250 689-98 253 385
Chr15	Del 15-q24.1-q24.2	74 419 546-75 931 476
	Del 15q24	74 419 546-75 931 476
Chr18	Dup 18p11.23-p11.31	6 932 021-8 074 805
Chr20	Dup 20p12.2	9 971 936-10 124 896
Chr22	Del 22q11.2	19 782 237-22 969 069
	Del 22q11.21-q11.22	20 128 705-21 246 612
		20 453 484-20 551 970
	Del 22q11.21	20 716 923-21 297 749
	Del 22q11.21	17 276 772-19 770 655
ChrY	Dup Yp-q11.221	2 715 688-18 073 734
	Del Yq11.222-q12	19 492 239-57 432 638
ChrX	Dup Xp22.33	3 588 423-3 645 922

(四)小鼠基因组信息(mouse genome information,MGI)数据库

由于人与鼠在分子或基因组水平高度同源,目前多以小鼠构建疾病模型来指导人类疾病机制研究。通过对 MGI 数据库进行分析,可获取与小鼠耳廓、颅面部发育相关的基因并进行间接功能研究,指导人类小耳畸形基因的筛选,并确定为人类小耳畸形的"优先可疑基因库"。

MGI 数据库中与小耳畸形相关的致病基因有 $Bcl2$、$Bmp5$、$Bmpr1a$、$Chrd$、$Ctgf$、$Dscam$、Eh、$Fgf10$、$Fgf8$、$Fgfr1$、$Foxp3$、$Frem2$、$Gbx2$、$Hic1$、$Hmga2$、$Hoxa2$、$Idua$、$Itpr3$、$Lmna$、$Malf$、$Mmp14$、Mp、$Myo6$、$Pax8$、$Prkdc$、$Prkra$、$Prrx1$、$Prrx2$、$Ptpn11/Shp2$、Sfn/Er、$Tbx1$、$Tyrp1$、$Wnt5a$、$Orc1$、$Fgf3$、$Hspa9$、$Zic3$、$Tfap2a$、$Smn1$、$Six1$、$Six4$、$Pbx1$、$Trsp$、$Mapk1$、$Mapk3$、$Map2k1$、$Irf6$、Htt、Hfm、Gsc、$Msx1$、$Foxi3$、$Eya1$、$Ednra$、$Ednl$、$Egfr$、$Dlx5$、$Ctnnb1$、$Chuk$、$Chd7$、$Cdo1$、Apc、$Tcof1$、$Sall1$、$Hmx1$ 等。

二、以流行病学研究为基础的精准智能化检测

流行病学调查显示,母亲发生妊娠期贫血、妊娠期糖尿病、孕早期病毒感染(流感病毒、

风疹病毒等）、急性感染性疾病、使用孕激素、吸烟饮酒等及母亲为高龄孕妇或有多产史，可能增加后代耳畸形的发生风险。此外，女性妊娠期暴露于各种致畸因素也与耳畸形发生密切相关，如维 A 酸、沙利度胺、环磷酰胺、霉酚酸酯等。在暴露于维 A 酸的母亲中，有 83% 的新生儿患有先天性耳廓畸形等出生缺陷。移民流行病学研究则提示，居住在高海拔地区或重工业地区等，均可能是先天性耳廓畸形高发危险因素。因此，建议对有上述危险因素的高危人群积极进行围孕期监测，如产前超声筛查胎耳情况等，并可结合基因检测结果对高危人群进行遗传咨询。

三、精准智能化检测和展望

随着影像学仪器的更新优化及检测技术的提高，越来越多的耳廓畸形可在孕期被发现。产前超声（二维、三维超声成像评估等）诊断胎耳畸形对提示临床进一步检查和孕妇产前咨询有重要意义。已知耳廓在孕 12 周时已有雏形，在形态学上支持孕早期进行胎儿耳廓的超声检查。此外，胎儿耳廓在孕 20 周时已形似成人，因此孕中期是观察耳廓形态、大小和位置的最佳时期。此期胎耳的结构清晰，超声检查耳廓获取率高，约为 98%，且 90% 以上的耳廓畸形能被有效筛查出来。约 40% 的 NSM 可合并其他畸形，若在父母孕前及胎儿出生前进行染色体及基因的遗传学筛查，便可尽早发现可能的遗传学变异，有效提示家长和医生进行产前超声检查，分辨有无合并其他重大隐匿畸形，进行全面的遗传风险评估。

在实际临床工作中，常用的遗传学检测方法如下：染色体核型分析，作为细胞遗传学检测的"金标准"，其成本较低，可发现非整倍体及大片段结构异常，但分辨率仅为 5 Mb，因此无法检出微缺失/微重复，且羊水细胞常规培养导致检测周期较长。因此，可选用分辨率较高的分子生物学方法，如 CMA 及 CNV-seq，其可针对 100 Kb 以上的 CNV 进行致病性分析，以快速、准确地获得全基因组拷贝数结果，能分辨检测染色体的微缺失/微重复，能快速、准确地发现常见的染色体异常，显著缩短检测周期。目标序列捕获高通量测序分析可针对目的基因组区域进行遗传变异位点检测，有助于发现和验证与表型相关的具有临床意义的变异。

在遗传咨询方面，由于小耳畸形目前暂未发现存在特定的致病基因，且仅少数病例存在染色体异常，因此其遗传咨询存在困难。即使没有特定的致病基因检测出来，若父母一方或双方存在小耳畸形发生的高危因素，可对其进行染色体及基因的遗传学筛查评估遗传风险，高风险父母在孕期超声检查中需更加关注相关畸形的发生。若先证者被诊断为小耳畸形，其父母在进行复发风险咨询时，也应考虑对其进行 CMA，尤其针对合并多种先天异常和（或）发育迟缓者。若其染色体正常且无家族史，经验上其兄弟姐妹复发风险仅为 2%～3%。若发现其存在遗传或新发染色体畸变等，详细评估其父母及亲属中与小耳畸形相关的细微临床表现对复发风险咨询非常重要，如仔细检查其父母和兄弟姐妹临床特征并彻底查明家族史，针对其三代家族需重点询问以下情况：面部不对称、附耳、瘘管、听力受损情况、脊柱畸形、眼畸形、心脏畸形、泌尿生殖系统畸形、四肢畸形等。此外，针对临床表型进行精确彻底的分析也有助于对亚表型进行分析，提高小耳畸形致病基因的发现率。

在产前检测方面，可将高通量二代测序（next generation sequencing，NGS）技术等与传统产前筛查和诊断技术相结合，形成"血清学筛查-无创产前基因检测-系统超声"的小耳畸形产前筛查模式，对高风险孕妇人群实施进一步介入性产前检测，确定畸形是否存在，在一定程度上降低先天缺陷胎儿的出生。若胎儿孕周较小，时间充足，可先行核型分析或 CMA 排

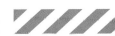

除染色体异常。若为阴性,可对染色体正常的胎儿进行遗传咨询,建议有不良生育史、可疑遗传病史及危险因素暴露史的孕妇进一步行 NGS 分析明确致病突变,如全外显子测序技术,并针对致病或可疑致病位点,对胎儿及父母样本进行验证明确突变来源;若胎儿孕周较大,则建议同时行胎儿基因组 CNV 分析及相关基因分析;当胎儿表型高度提示可能为某种小耳畸形综合征时,应将特定基因检测或目标序列捕获测序作为首选。此外,在辅助生殖技术中,若父母双方或一方为疾病高风险人群,如存在染色体异常或为家族性小耳畸形者等,为避免遗传病的发生,也可对植入前胚胎进行遗传学诊断和筛查,如利用 CMA 和 SNP 微阵列技术对植入前胚胎进行染色体微缺失/微重复的诊断和筛查,也可结合 NGS 技术(如目标序列捕获技术)使着床前胚胎的遗传学诊断更加真实可靠。综上,针对小耳畸形,传统产前诊断或胚胎植入前遗传学诊断,均可在一定程度上确定畸形发生情况,并根据畸形严重程度及父母意见决定妊娠结局。

随着临床分子诊断技术的不断更新优化,综合利用多种方法发现与小耳畸形相关的变异位点(如拷贝数变异、染色体结构变异等),利用多组学策略解析疾病发生的分子机制,并在细胞和模型动物层面揭示突变与疾病之间的关系,有望最大限度识别小耳畸形的变异类型,达到无创和在妊娠之前即诊断的精准智能化阶段。

(郭蕊　邢文珊　章庆国)

第三节　精准智能化术前规划

以耳再造为例,尽管众多外形良好的耳再造病例已经被国内外文献大量报道,但是在临床工作中仍有许多因素制约着耳廓支架的设计与雕刻,其中主要表现在肋软骨形态的差异性以及耳廓 3D 形态的特殊性两个方面,采用数字化技术辅助有助于进行耳支架的个性化设计与雕刻,包括 3D 重建技术、计算机辅助设计(computer-aided design,CAD)技术、计算机辅助制造(computer aided manufacture,CAM)技术,以及多媒体导航技术 (multimedia navigation)等。

发育不良的肋软骨不仅会因软骨量的不足使得采集量增加,而且容易引起耳支架稳定性降低和形态改变,术前缺乏对肋软骨的准确评估,可能导致术中肋软骨采集的盲目性,并引起不必要的胸廓损伤。对肋软骨的术前检查及评估包括胸廓查体、胸部 X 线检查及肋骨CT 平扫等,前两者检查方式较为粗略,采用肋软骨 CT 测量+3D 重建比较精确,有助于提高耳支架雕刻的精细度。笔者运用 CT 建模技术,在数字化 3D 空间中对肋软骨进行多方位观察,对目标肋软骨的发育状况及形态进行评估,并计算软骨量,为肋软骨的采集和切割提供依据(图 10-1)。

再造耳支架的雕刻是决定手术成败的关键。为了追求双侧耳廓的对称性,耳支架的雕刻需要术前制作模板。目前通用的方法是术前用胶片描绘健侧耳的轮廓,作为雕刻支架的模板。拓膜片是平面图,不能充分表达耳廓的 3D 结构特点,如耳甲腔的深度、颅耳角的角度等。随着患者对手术效果的要求越来越高,需要更好的耳支架雕刻的模板出现。此前,已有相关研究运用 3D 激光测量及快速成型技术进行耳支架的设计,相对于传统胶片模型,该模型有更好的手术效果,但缺乏对耳廓亚单位结构 3D 信息更为全面的传递。Nishimoto 等也

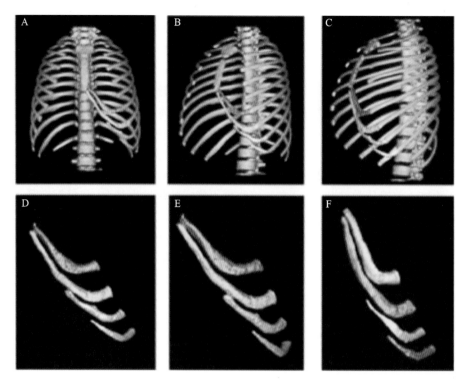

图 10-1　应用 Mimics 软件进行模拟手术,设计肋软骨截骨线位置和采集量,预估手术需要采集的肋软骨位置和量

A、B、C. 在胸廓上从不同角度对肋软骨进行观察,获取肋软骨长度、宽度以及厚度等信息,并选取目标肋软骨;D、E、F. 在数字化 3D 空间中对目标肋软骨模型进行 3D 场景的全方位观察,评估肋软骨的形态和计算肋软骨的需要量,为肋软骨的采集和切割提供依据

用 3D 成型技术设计术前模型进行手术指导,对比了两种耳模型的区别与手术效果的差异。笔者运用 3D 激光扫描结合 3D 打印技术在术前获取耳廓及亚单位结构的实体模型,用于指导术中肋软骨的采集与耳支架的制作,并在术后的随访过程中运用数字化技术对再造耳与正常耳廓的 3D 形态结构进行比较与评估。

(周栩　王珏)

第四节　术前仿真手术

进行数字化模拟评估之后,可进一步运用 3D 打印技术进行术前仿真手术。通过 3D 打印实体模型,获取目标肋软骨、耳廓以及耳廓亚单位结构的实体模型(图 10-2),对实体模型进行模拟手术,对肋软骨进行切割、软骨块拼接以及耳支架的进一步雕刻(图 10-3),并进一步对术前获得的信息加以整合,指导术中肋软骨的采集与耳支架的制作,再造患者耳廓(图 10-4)。

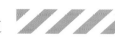

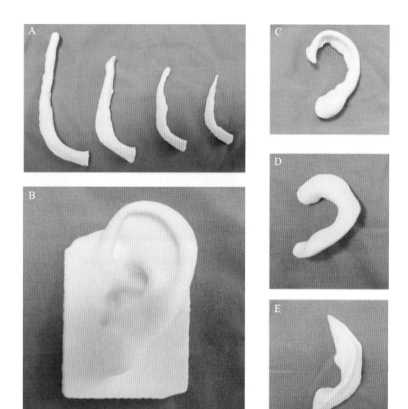

图 10-2　利用 3D 打印技术制作肋软骨、耳廓亚单位结构的实体模型

A. 在胸廓上选取目标肋软骨的实体模型;B. 耳廓的实体模型;C. 耳轮的实体模型;D. 对耳轮的实体模型;E. 耳支架支撑物的实体模型

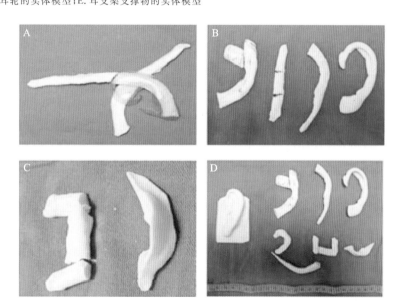

图 10-3　利用 3D 实体模型模拟肋软骨的切割以及耳支架的整体拼接

A. 通过肋软骨模型的摆放,设计耳支架底板的拼接方式;B. 运用耳廓亚单位实体模型指导肋软骨的切割,评估肋软骨的需要量;C. 依据健侧耳甲腔后壁的 3D 实体模型评估耳支架支撑物所需肋软骨量,以及肋软骨的拼接方式;D. 综合耳廓及其亚单位结构的实体模型为耳支架的设计与雕刻提供指导

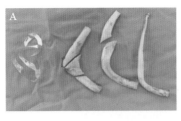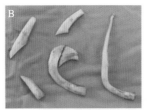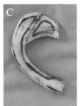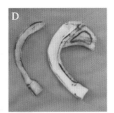
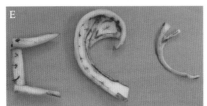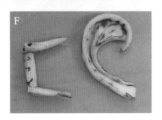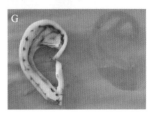

图 10-4　术中设计与雕刻肋软骨并进行耳支架重建

A. 采集肋软骨,从左至右,依次为第 6、7、8 肋,并对其进行设计与切割;B、C、D、E. 将切割后的肋软骨模拟耳支架进行拼接与固定;F. 运用肋软骨重建耳支撑支架(左)与耳廓支架(右);G. 将制作完成的耳廓支架(左)与耳片(右)对比,修整雕刻

(周栩　王珏)

第五节　精准智能化手术过程

一、矫正器佩戴

人的耳有复杂的三维立体结构学特征,可表现为两种畸形,即结构畸形和形态畸形,其中形态畸形为耳廓发育完善但形态异常,原因包括妊娠前期胚胎发育不良、胎儿后期耳廓软骨发育异常、产前子宫内外压力及生产时产道压迫导致耳廓支架变形等,部分新生儿 2 周内可自行矫正恢复正常。由于耳廓整形手术通常需要儿童成长至约 6 岁才能进行,这期间可能增加儿童心理障碍,影响其正常生长发育,且手术有时难以避免血肿、感染等并发症,国内外研究一致认为,早期积极矫正形态畸形,对恢复外貌美观,降低听力损伤,避免日后形成自卑性格或社交困难均有好处。新生儿由于保留母体部分雌激素,软骨内透明质酸浓度增大,耳廓软骨的可塑性增强,是进行耳廓非手术矫正治疗的基础。耳廓矫正器是一种严谨、高效的矫正材料,较前期应用的牙贴、医用胶带等效果更好,具有应用简便、无创、可重复佩戴及效果确切的优点,临床中应用越来越多。研究显示,矫正效果与初始矫正年龄、耳廓畸形严重程度有关。

二、AR 耳再造

CT 三维重建、激光 3D 扫描等技术,为我们提供了精准的人体测量数据,便于我们进行更精细的雕刻,但是重建耳廓的位置也对手术效果有至关重要的影响。目前,再造耳的位置仍然依靠外科医生进行人工测量来确定,根据患者外眦、眉毛、鼻翼等解剖标志大致绘制,但是由于这些解剖标志远离耳廓,即使轻微的不对称,也会对再造耳位置的确定产生很大影响,对于半面短小的患者尤其困难。现实增强(augmented reality,AR)技术的出现和应用,为辅助确定再造耳位置提供了新思路。

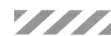

术前患者平卧位拍摄 3D 照片,在患侧术区范围画 3 个点,作为构建术区 3D 图像的锚定点。然后,使用仪器拍摄包括耳廓在内的左、右面部的 3D 照片(3D 图像被导出到相应的 3D 软件)。对健侧面部的 3D 图像进行镜像翻转,以鼻翼、外眦、眉毛、下颌角等面部解剖结构为标志,将该图像与患侧图像叠加,使用软件进行合成,以上述 3 个点确定图像范围,生成包含镜像健侧耳图像的患侧面部模拟图像。该图像通过头戴式混合现实(mixed reality,MR)设备实现可视化。在进行手术时,医生佩戴 MR 设备,3D 图像上的 3 个点与患者面部的 3 个点对齐,即可将合成好的模拟图像投影叠加到手术视野上,帮助医生确认并绘制再造耳的位置。

通过应用 AR 技术,可以更方便、更精确地确定再造耳的位置。但是,AR 技术在应用过程中可能会发生一些校准错误,未来还需不断改进系统以及优化设备。除此以外,由于 AR 设备造价昂贵,生成图像也很耗时,目前尚未得到广泛的应用。

(周栩　王珏)

第六节　手术评估

三维 (three-dimensional,3D)扫描技术,例如医学成像和表面扫描,在捕获患者外观形态方面具有重要应用,在再造耳患者术前与术后的对比以及手术效果评估方面也具有重要作用。与传统的拍摄照片相比,3D 扫描技术易于获取、方便测量、更加精确,同时保持了较高的美观性。图 10-5 为笔者对患者术后随访过程中,运用 3D 激光扫描技术扫描并测量患者术后再造耳与正常耳廓的 3D 形态结构图。

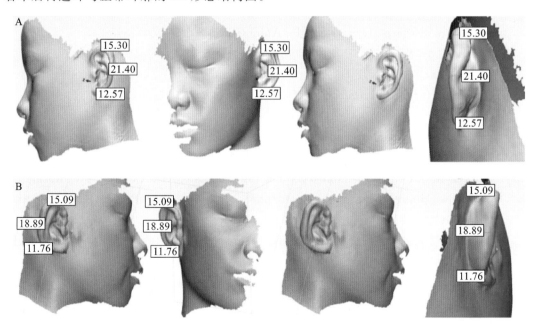

图 10-5　利用 3D 激光扫描技术扫描并测量再造耳与正常耳廓的 3D 形态结构图
A. 正常耳的耳轮标志点与乳突的垂直距离;B. 术后 3 个月,再造耳耳轮标志点与乳突的垂直距离

(周栩　王珏)

参考文献

[1] Zhang Q G, Zhang J, Wei Y. Pedigree and genetic study of a bilateral congenital microtia family[J]. Plast Reconstr Surg,2010,125(3): 979-987.

[2] Deng K, Dai L, Yi L, et al. Epidemiologic characteristics and time trend in the prevalence of anotia and microtia in China[J]. Birth Defects Res A Clin Mol Teratol, 2016,106(2): 88-94.

[3] Gendron C, Schwentker A, van Aalst J A. Genetic advances in the understanding of microtia[J]. J Pediatr Genet,2016,5(4):189-197.

[4] Luquetti D V, Heike C L, Hing A V, et al. Microtia: epidemiology and genetics[J]. Am J Med Genet A,2012,158A(1):124-139.

[5] Lu M, Lu X, Jiang H, et al. Review of preferential suspicious genes in microtia patients through various approaches[J]. J Craniofac Surg,2020,31(2): 538-541.

[6] Pearson T A, Manolio T A. How to interpret a genome-wide association study[J]. JAMA,2008,299(11):1335-1344.

[7] Zhang Y B, Hu J, Zhang J, et al. Genome-wide association study identifies multiple susceptibility loci for craniofacial macrosomia [J]. Nat Commun, 2016, 7 (2): 10605-10614.

[8] Zhang L, Liang J, Luo W, et al. Genome-wide scan reveals *LEMD 3* and *WIF 1* on SSC5 as the candidates for porcine ear size[J]. PloS One,2014,9(7):e102085.

[9] Gao L, Xu S S, Yang J Q, et al. Genome-wide association study reveals novel genes for the ear size in sheep (Ovis aries)[J]. Anim Genet,2018,49(4):345-348.

[10] Barrow L L, Wines M E, Romitti P A, et al. Aryl hydrocarbon receptor nuclear translocator 2 (*ARNT2*): structure, gene mapping, polymorphisms, and candidate evaluation for human orofacial clefts[J]. Teratology,2002,66(2):85-90.

[11] Sun M, Li N, Dong W, et al. Copy-number mutations on chromosome 17q24. 2-q24. 3 in congenital generalized hypertrichosis terminalis with or without gingival hyperplasia[J]. Am J Hum Genet,2009,84(6):807-813.

[12] Shaw D R. Searching the mouse genome informatics (MGI) resources for information on mouse biology from genotype to phenotype[M]. Curr Protoc Bioinformatics, 2016,56(12):171-176.

[13] 叶然,官勇. 系统超声联合实时三维超声诊断胎儿耳廓畸形的价值[J]. 影像研究与医学应用,2020,4(21):239-241.

[14] Committee on Genetics and the Society for Maternal-Fetal Medicine. Committee opinion No. 682: microarrays and next-generation sequencing technology: the use of advanced genetic diagnostic tools in obstetrics and gynecology[J]. Obstet Gynecol, 2016,128(6): e262-e268.

[15] Beleza-Meireles A, Clayton-Smith J, Saraiva J M, et ak. Oculo-auriculo-vertebral spectrum: a review of the literature and genetic update[J]. J Med Genet,2014,51 (10): 635-645.

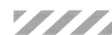

[16] 朱湘玉,胡娅莉.重视产前遗传咨询,合理选择遗传学检测方法[J].中华围产医学杂志,2022,25(1):18-20.

[17] 黄荷凤,乔杰,刘嘉茵,等.胚胎植入前遗传学诊断/筛查技术专家共识[J].中华医学遗传学杂志,2018,35(2):151-155.

[18] Deng K,Dai L,Yi L,et al. Epidemiologic characteristics, and time trend in the prevalence of anotia and microtia in China[J]. Birth Defects Res A Clin Mol Teratol,2016,106(2):88-94.

[19] Gorlin R J,Pindborg J J. Syndromes of the head and neck[M]. New York:McGraw-Hill,1964.

[20] Thorne C H. Grabb and Smith's plastic surgery[M]. Philadelphia:Lippincott Williams & Wilkins,2007.

[21] 王炜.整形外科学[M].杭州:浙江科学技术出版社,1999.

[22] Nagata S. A new method of total reconstruction of the auricle for microtia[J]. Plast Reconstr Surg,1993,92(2):187-201.

[23] 蒋海越,潘博,林琳,等.先天性小耳畸形的分型及治疗策略[J].中华耳科学杂志,2013,11(4):476-480.

[24] Brent B. Microtia repair with rib cartilage grafts:a review of personal experience with 1000 cases[J]. Clin Plast Surg,2002,29(2):257-271,Ⅶ.

[25] Brent B. The correction of microtia with autogenous cartilage grafts:Ⅰ. The classic deformity[J]. Plast Reconstr Surg,1980,66(1):1-12.

[26] Brent B. Technical advances in ear reconstruction with autogenous rib cartilage grafts:personal experience with 1200 cases[J]. Plast Reconstr Surg,1999,104(2):319-334;discussion 335-338.

[27] 王量,戴霞,李世荣,等.Brent 法与扩张法全耳再造术后并发症比较及 Brent 法术后并发症的防治[J].第三军医大学学报,2016,38(16):1862-1867.

[28] Fu Y Y,Li C L,Zhang J L,et al. Autologous cartilage microtia reconstruction:complications and risk factors[J]. Int J Pediatr Otorhinolaryngol,2019,116:1-6.

[29] Nagata S. Modification of the stages in total reconstruction of the auricle:part Ⅰ. Grafting the three-dimensional costal cartilage framework for lobule-type microtia[J]. Plast Reconstr Surg,1994,93(2):221-230;discussion 267-268.

[30] Chen Z C,Goh R C,Chen P K,et al. A new method for the second-stage auricular projection of the Nagata method:ultra-delicate split-thickness skin graft in continuity with full-thickness skin[J]. Plast Reconstr Surg,2009,124(5):1477-1485.

[31] Kurabayashi T,Asato H,Suzuki Y,et al. A temporoparietal fascia pocket method in elevation of reconstructed auricle for microtia[J]. Plast Reconstr Surg,2017,139(4):935-945.

[32] Hata Y,Hosokawa K,Yano K,et al. Correction of congenital microtia using the tissue expander[J]. Plast Reconstr Surg,1989,84(5):741-751;discussion 752-753.

[33] Park C,Mun H Y. Use of an expanded temporoparietal fascial flap technique for

total auricular reconstruction[J]. Plast Reconstr Surg,2006,118(2):374-382.

[34] Tanzer R C. The constricted (cup and lop)ear[J]. Plast Reconstr Surg,1975,55(4):
406-415.

[35] Park C,Park J Y. Classification and algorithmic management of constricted ears:a
22-year experience[J]. Plast Reconstr Surg,2016,137(5):1523-1538.

[36] Yotsuyanagi T,Yamauchi M,Yamashita K,et al. Abnormality of auricular muscles
in congenital auricular deformities[J]. Plast Reconstr Surg,2015,136(1):78e-88e.

第十一章
精准智能化面部轮廓手术

面部轮廓手术,主要针对面部骨性轮廓形态异常的患者,其目的不仅是恢复美观、悦人的外貌,而且在一定程度上还可以改善患者的心理健康。面部轮廓手术主要包括下颌角截骨成形术、颧骨颧弓截骨内推术和颏截骨成形术。传统的面部轮廓手术主要依靠医生个人的经验制订手术计划,凭经验在半盲视下进行截骨,风险较大。目前我国绝大多数基层医院和民营医疗美容医院的医生,依旧是依靠术前人脑空想设计手术方案,凭借对X线、CT等二维影像图的分析进行术前手术方案的构思。虽然在一定程度上了解了患者的术前骨骼外形,但实际术中操作时依然需要依赖医生的手术经验,无法做到术中的实际操作与术前的虚拟设计保持一致。缺乏对相关手术区域周围血管、神经解剖结构的测量描述,实施个性化、精准的手术方案相对较难,同样很难确定适合具体病例的最优化手术方案,也很难预测术中可能遇到的问题。主刀医生凭经验在自己大脑中勾勒出的术中3D场景,难以与手术助手共享,术中操作难以达成默契,手术效果依赖于医生手术的经验和熟练程度。

随着数字医学技术的迅猛发展,利用计算机辅助技术可进行面部CT数据的3D重建,并可进行术前3D设计、3D打印、虚拟手术、有限元模型预测以及术中导航等操作,实现面部轮廓手术的数字化转变。通过利用数字医学软件,术者可以更直观地了解患者的术区解剖特点,实现精准的解剖分离和保护,以精准化操作的手法,达到安全、微创、效果确切的手术目的,提高手术的质量。

一、面部骨性和软组织精准化解剖

面部是一个由不规则骨组织构建的复杂几何体,对其解剖结构的精准认识是明确诊断、制订手术方案及疗效评价的必要条件。传统的术前手术设计及方案制订主要依托二维影像数据和医生的个人经验,往往难以直观地对面部3D结构进行立体呈现和测量,无法针对不同个体选择最佳治疗方案。

面部骨性精准化解剖可通过应用3D影像技术,精准重建面部骨骼,并可根据重建数据进行3D打印面部骨骼模型,以1:1的比例更精准地呈现面部骨骼的解剖形态。应用3D数字化软件,可对某一部位的解剖数据进行重建,其数据精确度及便利程度极高,进而实现个性化精准方案设计。

面部轮廓手术通常包括颧骨颧弓截骨内推术、下颌角截骨成形术和颏截骨成形术。其中涉及的主要骨性结构有颧骨、下颌骨、上颌骨、颞骨。这些骨性结构不仅具有重要的功能,而且具有重要的支撑和形态保持作用。因此,明确其精准的解剖形态和结构十分重要。

1. 颧骨

颧骨为面颅骨之一，位于面中部的前面，眼眶的外下方，呈菱形，形成面颊部的骨性突起。颧骨共有四个突起，分别是额蝶突、颌突、颞突和眶突。颧骨的颞突向后与颞骨的颧突相连接，构成颧弓，颧弓位于颅面骨的两侧，呈向外的弓形，上缘较锐利，易于扪及，是面中部宽大的主要原因。

颧骨及颧弓是面中部的重要骨性支撑，是人体面部轮廓的重要构成部分。其生理功能主要有三个：一是保护作用，这两个结构位于面部两侧最突出的部位，外力从侧面打击面部时，这两个结构对上颌窦和颞肌以及颅骨外侧壁具有保护作用；二是构成面中部两侧的外形轮廓，其大小和形状的不同在很大程度上影响着面部的外形轮廓和外观，因此改变其形状和凸度可明显改变面部的外形；三是对深层的颞肌和浅层的皮肤起到分隔的作用。颧骨主要通过与鼻、颞部和颊的关系来影响面部美观（图 11-1）。

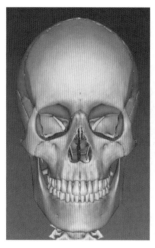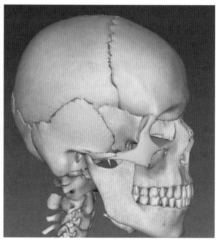

图 11-1　颧骨

2. 下颌骨

下颌骨位于面下部，呈弓形，围成口腔的前壁和侧壁，是面部唯一能活动的骨骼。其水平部分为下颌体，其垂直部分为下颌支，表层为骨密质，内部为骨松质，与颞骨关节凹组成颞下颌关节，该关节非常灵活，可做出包括咀嚼动作在内的多种动作。下颌体分内、外两面及上、下两缘。下颌支分两面、四缘及两突。下颌骨的骨小梁顺咀嚼肌的拉力和力传送的方向排列，斜向上后排列成线形，称为肌力线与力线。它通过下颌支终于喙突而传力，但一部分力量还可经此传到颅底。下颌骨前部的骨小梁，从一侧的下缘到对侧的上缘，且两侧骨小梁在下颌联合处交叉，骨质增厚以加强抗力。由于肌力线和力线的影响，下颌骨的结构形态也产生功能性改变。下颌骨在颌面部骨骼中虽然面积和体积都比较大，但结构上却有几处薄弱环节。如下颌骨的髁突颈、下颌角、颏孔和正中联合等处，均为骨折的好发部位。下颌骨的骨质较致密，血液供应较差，除主要接受下齿槽动脉供血外，还接受来自骨表面黏骨膜动脉分支的血液供应。

下牙槽神经系下颌神经的最大分支。下牙槽神经沿翼外肌内侧面下行，经下颌孔入下颌管，在管内发出多数小支，至下颌的牙齿和牙龈；终支出颏孔，称颏神经，分布于颏部和下唇的皮肤。下牙槽神经在入下颌孔以前，分出下颌舌骨神经，至下颌舌骨肌的下面，支配下颌舌骨肌和二腹肌前腹，为运动支。在进行下颌手术时，可在下颌孔及颏孔处麻醉此神经。

颏部由双侧下颌骨水平支连接而成，表面有颏肌附着，两侧为颏孔（图 11-2）。

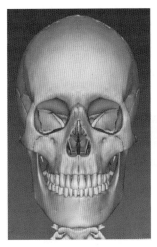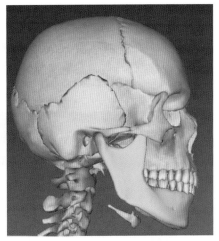

图 11-2　下颌骨

3. 上颌骨

上颌骨构成面中部的支架，左右各一，互相对称，由一体、四突和四面组成。

体部中空为上颌窦，与额窦、鼻窦及筛窦等相通，有分散和缓冲力的作用。为了适应对力的负荷，上颌骨在承受力较大的部位，骨小梁顺力传导方向排列，使骨质增厚而成三对骨柱：①鼻额柱：起自上颌尖牙处，上升经眶内缘而达额骨。主要支持尖牙区的力。②颧突柱：起自第一磨牙处，上升经眶外缘而达额骨，其分支由眶外缘向后行，通过颧弓而达颅底。主要支持第一磨牙区的力。③翼突柱：由蝶骨翼突构成。与上颌结节共同支持磨牙区的力。上颌骨还和其相邻骨骼构成与机械拱门结构相似的眶上弓、眶下弓、鼻上弓、鼻下弓、颌弓、颧弓等。这些拱形结构左右对称，有利于力的分散和抵消，因此上颌骨虽由很薄的骨板构成，但是坚固且能承力，不致损伤颅脑。上颌骨的血运丰富，因而上颌骨骨折时出血较多，但容易愈合。从整个上颌骨而论，其鼻面、眶面、上颌窦、腭突及牙槽突等处均为薄弱环节，是骨折的好发部位。部分颧骨颧弓截骨内推术可经上颌窦达到良好的手术效果（图 11-3）。

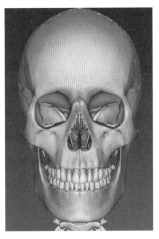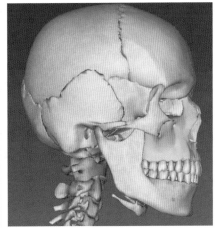

图 11-3　上颌骨

4. 颞骨

颞骨可分三个部分：①岩部：尖伸向前内，底朝向外耳门；前面朝向颅中窝，中央为弓状隆起，前外侧为鼓室盖，岩尖处有三叉神经压迹；后面近中央处有内耳门；下面中央有颈动脉管外口，其后方为颈静脉窝，窝后外侧的突起为茎突。②颞鳞部：位于外耳门前上方，内面有脑膜中动脉沟，外面前下方有伸向前的颧突，其根部下面为下颌窝，窝前缘有关节结节。③鼓部：从前、下、后方围绕外耳道。行颧骨颧弓截骨内推术时，耳前切口需注意保护颞下颌关节（图11-4）。

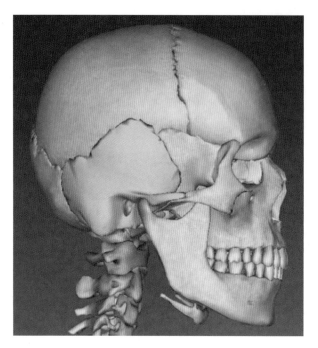

图 11-4 颞骨

面部各个部位的骨骼解剖均可通过影像学技术转化为数字化的精准解剖，在此基础上对各个部位的3D结构进行编辑和处理，实现精准的手术方案设计及手术模拟，为面部轮廓的精准化手术提供技术保障。

掌握面部轮廓手术相关的骨性解剖是成功实施手术的前提，而明确面部轮廓手术相关的软组织解剖是保障手术顺利进行，避免手术并发症发生的关键所在。相关的软组织解剖主要包括面动脉、面动脉颏下支、面后静脉、面横静脉、咬肌静脉、面神经下颌缘支、颊动脉、上齿槽后动脉等。

下颌角截骨成形术相关的软组织解剖如图11-5所示，在进行下颌骨剥离及手术操作时应注意避免损伤。

面动脉：在舌动脉的上方，于颈动脉三角内起自颈外动脉前壁，经二腹肌后腹的深面行向前上，继而经下颌下腺深面，至咬肌前缘越过下颌骨体下缘至面部。面动脉在起始部发出面动脉颏下支，分布于软腭、腭扁桃体和下颌下腺等。在进行下颌角截骨成形术时，应注意紧贴骨面剥离并加以保护。

面后静脉（下颌后静脉）：由颞浅静脉和颌内静脉在腮腺内汇合而成，下行至腮腺下端，分为前、后两支。前支向前下汇入面前静脉，后支向下穿过颈深筋膜浅出，与耳后静脉汇合

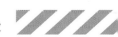

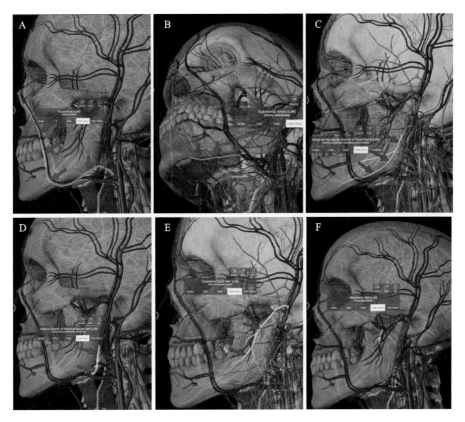

图 11-5　下颌骨周围相关的重要血管、神经解剖位置
A. 面动脉；B. 面动脉颏下支；C. 面神经下颌缘支；D. 面后静脉；E. 面横静脉；F. 咬肌静脉
注：箭头指示相应的解剖部位。

形成颈外静脉。在进行下颌角体部截骨时，应注意充分剥离面后静脉，并加以保护。

面横静脉：面横动脉的伴行静脉。沿咬肌表面后行，注入下颌后静脉。

咬肌静脉：系面静脉的属支。此静脉为小静脉，收集咬肌及咬肌以上部分静脉血，然后注入面静脉。

面神经下颌缘支：面神经的分支，一般较细，发自颈面干，该支从腮腺前缘或下端穿出，约在下颌骨下缘平面，自后向前依次越过面后静脉、下颌角、面前静脉的浅面。下颌缘支约有 1/5 于颈阔肌深面，越过面后静脉浅面，下行至颌下区。该支损伤可导致口角歪斜，在下颌角截骨成形术中，应注意层次剥离和保护。

颧骨周围关键软组织解剖如图 11-6 所示，在进行颧骨剥离及手术操作时应注意避免损伤。

颊动脉：上颌动脉发出的分支之一。此动脉伴随同名神经向下，至颊肌外面，营养颊肌、口腔黏膜、上颌牙龈及其附近的面肌等。颊动脉可与面动脉分支吻合。颧骨截骨成形术时可能伤及此动脉，手术时应注意充分剥离和保护。

上齿槽后动脉：上颌动脉第三段供应上颌牙的分支。起自上颌动脉的下壁，常为 2～3 支，经上颌骨后面进入上颌骨，分布至上颌牙和牙龈。颧骨截骨成形术时可能伤及此动脉，手术时应注意充分剥离和保护。

综上，面部轮廓手术主要涉及颧骨和下颌骨及其周围重要血管、神经的解剖，需要掌握

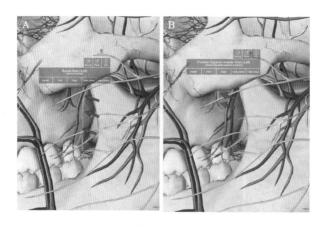

图 11-6　颧骨周围关键软组织解剖
A. 颊动脉；B. 上齿槽后动脉
注：箭头指示相应的解剖部位。

视频 11-1
软组织标志
点三维展示

其对应的解剖位置，以避免发生面部轮廓手术的并发症，并确保手术的顺利进行。

二、精准智能化诊断

　　面部轮廓手术中针对颅颌面美学的精细手术，对测量数据的精度具有较高的要求。因此，基于精准解剖的智能化诊断十分重要。目前面部轮廓手术相关术前诊断的主要依据是临床医生的经验和大众的审美，由求美者提出面部局部不满的诉求，临床医生根据客观审美的需要，结合个人的审美对求美者面部轮廓的形态做出相应的临床诊断，如下颌骨肥大、颧骨过高、颏畸形等。目前尚无相应的实验室诊断，但可以根据三维 CT 重建数据，对骨骼的形态数据进行精准测量，并对数据进行组合分析，做出影像学诊断。因此，三维 CT 测量对面部轮廓的精准智能化诊断十分重要。

视频 11-2
骨组织标志
点三维展示

　　颏畸形主要表现为颏后缩或过度发育，可通过∠SNA、∠SNB 及∠ANB(S 为蝶鞍点，N 为鼻根点，A 为前鼻嵴点，B 为颏前点)来进行诊断，应用 CT 二维及三维测量进行相关角度的分析较为简便(图 11-7、图 11-8)。

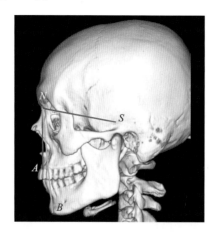

图 11-7　通过三维 CT 测量观察咬合关系

　　下颌角整形是面部轮廓整形美容的最常见手术。下颌角相关临床表现有下颌骨肥大、下颌角角度偏小(角度一般小于 120°)，下颌升支过长，下颌角点距离耳垂的距离过长，下颌

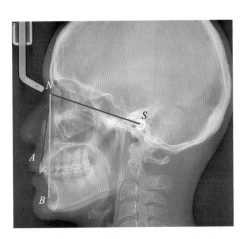

图 11-8　头影测量定位侧位片观察咬合关系

体部肥厚，双侧下颌骨不对称发育等。这些下颌角相关的各种临床表现均可以通过三维 CT 测量进行分析并诊断。

　　颧骨过高是指面中部的骨骼过度发育导致的一种面容异常，在青春发育后期可逐步显现，表现为面中部过宽、过高，脸大，线条凹凸不流畅，面部美学比例不和谐，给人以骨架肥大、力量强大的感觉，部分情况可严重影响患者的心理健康及社会关系，一般不伴有明显的功能障碍。颧骨过高主要是由于青春期发育过程中颧骨及其周围与之相连的骨骼（上颌骨、颞骨等）过度生长、上颌窦发育过度，往往与遗传有一定的关系。三维 CT 测量可根据面宽及面高的比例关系，颧突大小及位置进行精准化诊断。根据笔者经验，如果面中部宽度超过面下部宽度 3 mm 就会有面中部突兀的感觉，即可认为有颧骨过高或过宽的可能，如果患者自认为有面中部宽、高的感觉，即可做出初步诊断。

　　可利用三维 CT 精准测量下颌角点间距、颧点间距、面高（图 11-9）、下颌角角度（图 11-10），根据相关测量结果结合患者个人诉求进行面部轮廓整形的智能化诊断。

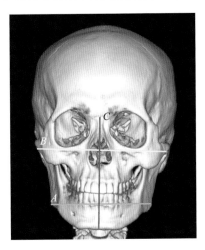

图 11-9　下颌角点间距、颧点间距、面高测量

注：A 为下颌角点间距；B 为颧点间距；C 为面高。

　　相对于二维测量，三维 CT 测量的精准性在于其可立体、直观地呈现重建后的 3D 图像，位置固定，不会有因拍摄层次左右不对称导致的测量不准确的情况。

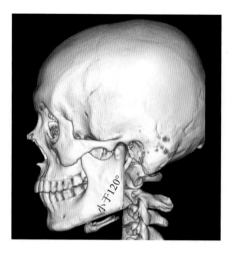

图 11-10　下颌角角度测量

　　随着计算机技术尤其是影像学检查与图像重建技术的日益成熟，与面部轮廓手术相关的精准智能化诊断应运而生。三维 CT 测量能够全面客观地反映颅颌面部的形态特点，是目前较为公认的诊断方法。

　　三维 CT 影像还可以提示骨质的病变（如出现骨髓腔内血管瘤）、骨纤维结构不良及骨纤维异常增殖等，如出现相关的诊断，则提示该手术相关的风险较大，需要慎重选择面部轮廓手术，转而进行疾病相关的诊断与治疗。

三、精准智能化术前规划

　　计算机辅助设计是数字化外科的核心。基于 CT 数据的 3D 重建图像可通过 Mimics 等 3D 软件进行个性化编辑，对相应的数据进行处理，模拟手术的真实过程。目前常用的术前设计方法包括镜像技术、曲面构建、差值分析、数据分割与图像配准等。将重建的 3D 图像导入手术设计软件，可进行面部骨骼的虚拟切割、移动和测量等，从而实现对预定手术方案的生成、手术过程的模拟以及术后效果的预测。对于双侧不对称的面部骨性轮廓，可通过差值分析和镜像翻转技术使术后的模拟效果接近对称。

　　将获取的 DICOM 数据导入 Mimics 软件，并利用该软件进行精准化的设计，主要实现对不对称部位的标记，体积差异的计算，截骨线的设计，截骨导板的构建以及其他各种 3D 打印模具的构建。截骨导板的设计见图 11-11 和图 11-12。

　　计算机辅助 3D 打印技术是将计算机设计 3D 模型数据转化为快速成型的数据格式，利用不同材料采用"分层叠加、逐层打印"的方式来构造任意复杂形状实体的一种数字化技术。3D 打印技术主要用于 3D 头颅模型的制造、个性化手术导板的预制等方面。3D 打印可以精确地复制和再现病变实体模型，为个性化轮廓手术的设计和实施提供基础。根据 1 : 1 模拟出的精确模型，医生可以在术前清楚地了解求美者面部骨骼的轮廓形态，并进行精准的测量，确定手术切除的量、骨段移动的范围，制订数字化的手术方案。同时，在 3D 模型上进行术前钛板塑形，简化手术操作，缩短手术时间，实现求美者面部轮廓的塑形。运用 3D 打印技术制作的模板可以用来指导术中截骨和塑形，提高手术的准确性，缩短手术时间，降低手术并发症的发生率。3D 打印技术的高效性和精准性可充分满足面部轮廓手术复杂多样的个性化要求，在面部轮廓手术中具有非常重要的作用。

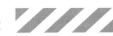

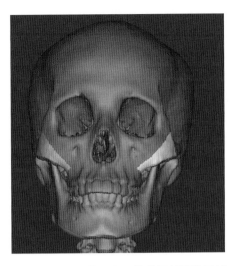

图 11-11　颧骨截骨线及截骨导板覆盖区域

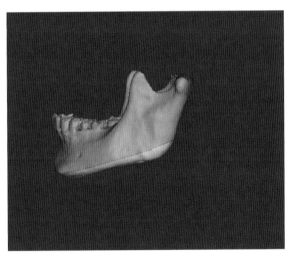

图 11-12　下颌骨截骨线及截骨导板的设计

　　有限元分析最早应用于飞行器的工业设计,随后逐步应用于生物体各个结构的固定模型分析,包括颅脑、脊柱、口腔等。颅面部的解剖结构复杂、精细,并且每个结构都十分重要,利用有限元分析把颅面部复杂的区域分解成有限多个简单的单元,有利于分析又不至于与整体分开。贾昭等认为,有限元分析的优点主要有以下几点:①可高度模拟物体结构和材料的特性;②既可以精确地反映区域的信息,又可以完整地反映全域的信息;③既可以进行精确的计算分析,又可以进行形象的、直观的定性研究;④分析研究的重复性好;⑤省时快捷,费用低廉;⑥应用面广,适应性强,可以反复使用,无损耗;⑦能够通过模拟分析的方法研究实验法所不能研究的情况,得到客观实体实验法难以得到的研究结果。随着计算机算力的提高和相应配套设备的发展,3D 有限元分析方法已经得到了广泛的应用,为颅面部的有限元分析的精准化提供了物质基础。

　　在 CT 和重建结果的基础上,对已构建的骨组织的 3D 几何模型采用手工划分的方式构建网格。设定颅面骨硬组织表面和边界条件,对骨组织进行网格划分,并构建网格,应用有限元分析软件 ANSYS 对划分的网格结构进行有限元分析,建立正常人颅面骨组织的有限

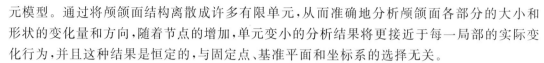

元模型。通过将颅颌面结构离散成许多有限单元,从而准确地分析颅颌面各部分的大小和形状的变化量和方向,随着节点的增加,单元变小的分析结果将更接近于每一局部的实际变化行为,并且这种结果是恒定的,与固定点、基准平面和坐标系的选择无关。

建立精确的有限元模型是全面认识面部轮廓及生物学特性的前提,理想的模型为进一步研究提供了可靠的途径和方法。将头颅三维 CT 重建技术及 3D 有限元分析方法相结合,建立更精细、相似度更高的颅面轮廓模型,是颅面精准化术前规划的关键点。

根据构建的有限元模型,按照设计的截骨线进行截骨,观察颅面部骨骼各薄弱点的受力情况,并判断是否会因为应力过大,导致局部骨折,通过术前的这种分析,尽可能避免相关并发症的发生。

四、术前仿真手术

面部轮廓的个体差异较大,因此面部轮廓手术的个性化、精准化要求越来越高,如果千篇一律,往往会出现各种并发症,并出现所谓的"整容脸",缺少个性化的面部识别特征。基于此,个性化的手术方案设计,甚至术前模拟手术成了面部轮廓手术发展的必然趋势。

实践证明,术前详细的影像学检查,特别是动态、立体地观察解剖结构,同时与求美者进行详细的术前沟通,对手术方案的制订、手术风险的预防和术后满意度的提高具有明确的指导意义。

随着计算机技术的飞速发展,3D 重建技术日趋成熟,这使得我们可以从各个角度和平面对面部复杂的解剖结构及空间位置进行测量和分析。虚拟现实(virtual reality,VR)技术在面部轮廓手术中的相关应用目前仍处于上升阶段。深入地研究和应用 VR 技术对外科医生、医学生以及求美者均有重大意义。

1. VR 技术原理

通过 VR 重建面部轮廓的解剖模型,根据术前设计的截骨线,模拟手术操作,寻找最佳的截骨方式,从而选择最优的个性化手术方案,并在术后评估其应用价值。

2. 意义

VR 解剖给临床医生提供了一个在虚拟环境下练习模拟的机会,可在术前对求美者的个性化手术设计进行反复练习,模拟手术入路和截骨角度,进行术前评估。通过术前 VR 模拟,可以设计最合适的切口并得到最充分的显露,并能通过调整角度完成截骨操作,使得在真实手术中可以精准地进行截骨操作,充分利用角度和空间进行个性化的操作,并尽可能地减少软组织的剥离和损伤,同时能够减少手术并发症的发生,改善了求美者的预后。

五、手术评估

手术成功与否,术者与求美者的主观评价固然重要,但客观的数据评估更具有价值。一般可以采用术前和术后的三维 CT 图片进行评估,观察术后 3 个月的手术效果与术前设计的差异,以评估手术的精准程度。通过应用术前精确设计,并与术后效果进行比对,笔者发现该类患者对精准治疗的效果均较为满意,同时对精准化的设计与评估更为信赖。部分案例展示见图 11-13 和图 11-14。

六、技术现状及展望

目前精准医疗在面部轮廓手术中应用较为广泛,三维 CT 重建与模型外科设计、数字化

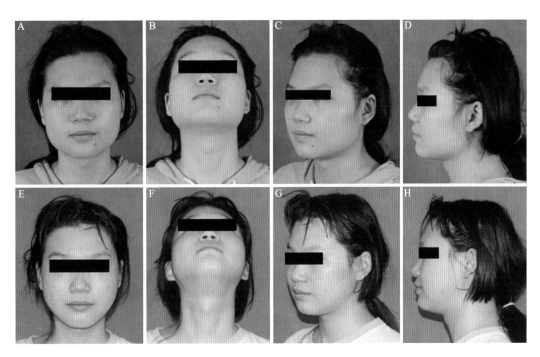

图 11-13　颧骨截骨成形术＋下颌骨截骨成形术

注：A、B、C、D 为术前；E、F、G、H 为术后。

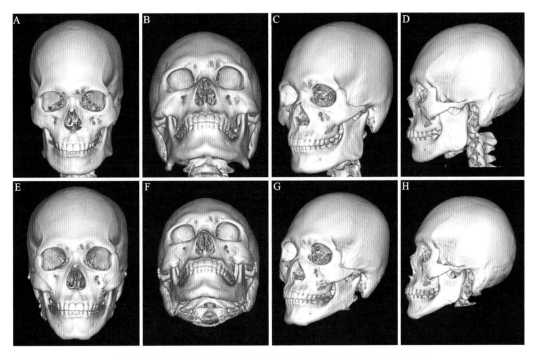

图 11-14　颧骨截骨成形术＋下颌骨截骨成形术的三维 CT 成像

注：A、B、C、D 为术前；E、F、G、H 为术后。

导航、截骨导板、模拟软件、虚拟手术、机器人手术等共同推动着面部轮廓手术的精准化、智能化发展。随着计算机技术，尤其是大数据等相关技术的发展，在广泛采集人体面部轮廓数据及手术相关的技术数据的基础上，面部轮廓手术有望早日实现人工智能化。

智能化的 3D 同步定向打印装置能够快速制造任意复杂形状的 3D 物理实体，尤其是随着材料和控制装置技术的发展，人们对具有生物活性的人工器官、人工植入物及个性化医疗诊治的要求越来越高，生物医学工程领域的 3D 打印研究如火如荼，已有研究表明以细胞为基础材料进行器官的打印具有一定的理论可行性，不会明显影响细胞的活性，这为未来进一步的个性化人体器官打印指明了方向。在面部轮廓手术中，最常见的为 3D 打印轮廓相关的骨组织，由于骨组织中含有的细胞数量较少，完全可以应用人工材料打印出硬度和组织相容性均良好的人工骨，目前在轮廓骨容量不足的相关患者中，该技术已经得到了广泛的应用，并取得了良好的效果。

智能化的手术技术本质上是应用科学的自动化技术实现外科医生的手术操作，除了目前常见的"达芬奇"手术机器人外，还有一种自动化的数据手臂可应用于外科手术。主要是通过采集手臂运动的数据，并发送给虚拟场景中的虚拟手或现实场景中的机械手、机械臂等，使其跟随手术医生的手实时同步，可使手术医生自然而然地将自己的意识传送出去，以达到运用人工智能实现外科医生手的延伸，从而解决部分手术视野狭小、人手操作困难等问题。目前在相关的面部轮廓手术中已经实现了初步应用，未来有望进一步实现更具智能化的机械臂，手术医生通过远程即可实现精准的手术操作。

人工智能化的机器人手术系统具有全新的理念和手术效果，被认为是外科发展史上的一次革命，虽然目前相关的技术仍然在发展完善中，但随着科技的进步，智能化的机器人手术将逐步成为精准医疗外科手术的主要潮流，尤其在面部轮廓手术中的应用必将取得巨大的突破。

 参考文献

[1] Li D,Xu L,Yu Z, et al. Necessity of facial contouring in feminization surgery for Chinese transgender females[J]. Ann Transl Med,2021,9(7)：603.

[2] 王海平.面部分区解剖图谱：手术原理与整形实践[M]. 沈阳：辽宁科学技术出版社，2011.

[3] 杨晓惠,李健宁. 实用整容外科手术学[M].北京：人民卫生出版社,1991.

[4] 刘卫华,唐曦,王智,等. 成年女性下颌骨的断层解剖及应用解剖研究[J]. 成都医学院学报,2014,9(1):11-14.

[5] 谭建国,曾效恒,陈胜华,等. 国人下颌骨的测量及其相关分析的应用解剖学研究[J]. 南华大学学报（医学版）,2004,32(4):447-449.

[6] 曹雪秋,杜昌连. 颧骨在美容中的应用解剖[J]. 数理医药学杂志,2008,21(4):481-483.

[7] 张壁,张清彬,杨学文,等. 颧骨颧弓的应用解剖研究[J]. 中华医学美学美容杂志,2010,16(5):293-296.

[8] 王竞鹏,柳大烈,邵云霞,等. 影响下颌骨轮廓解剖分区的三维重建研究[J]. 中国美容医学,2012,21(15):1950-1953.

[9] 归来,夏德林. 数字化技术在下颌骨重建中的应用与展望[J]. 泸州医学院学报,2016,39(4):303-306.

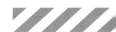

［10］ Zeng H，Yuan-Liang S，Xie G，et al. Three-dimensional printing of facial contour based on preoperative computer simulation and its clinical application[J]. Medicine (Baltimore)，2019,98(2):e12919.

［11］ 史雨林,白石柱,田磊,等. 数字化技术辅助下下颌角截骨轮廓整形手术的效果[J]. 精准医学杂志,2020,35(5):445-448,452.

［12］ Hsu P J，Denadai R，Pai B C J,et al. Outcome of facial contour asymmetry after conventional two-dimensional versus computer-assisted three-dimensional planning in cleft orthognathic surgery[J]. Sci Rep,2020,10(1):2346.

［13］ 付坤,鲁涵,高宁,等. 虚拟手术计划联合术中导航辅助上颌骨肿瘤切除及同期修复 [J]. 中华整形外科杂志,2022,38(1):46-51.

（袁捷 李东）

第十二章
精准智能化躯干四肢缺损修复

躯干四肢是人体最容易受到外伤的部位,常因交通事故、摔倒等原因导致躯干四肢受伤。且随着人口老龄化,慢性疾病、皮肤软组织营养不良、皮肤肿瘤等因素也导致躯干四肢创伤病例越来越多。相较于其他部位,躯干四肢的创面修复有以下特点:①运动需求,要求创面的覆盖组织有一定柔韧性,以减少术后挛缩现象,且不能与深部可滑动的肌肉、肌腱组织明显粘连;②耐磨性需求,覆盖组织要有一定厚度、耐磨性,最好能重建感觉;③美观需求,覆盖组织外观、质地、颜色、厚度等要与受区接近;④对于容易有深部重要组织外露的部位如骨、肌腱、脏器等,只能采用带血运的皮瓣覆盖。因此躯干四肢创面的修复需要综合考虑多个因素,制订针对性的治疗方案,而皮瓣移植技术往往是修复的首选。

穿支皮瓣是目前临床上常用的组织修复技术,常用于重建软组织缺损或创伤后的皮肤软组织缺陷。穿支皮瓣从经典的只携带皮肤软组织移植,逐渐发展到借助穿支血管,分别携带皮肤、肌肉、骨骼甚至神经等一起移植到需要修复的缺损部位,以恢复受损部位原来的形态和功能。穿支皮瓣的主要优势是其组织供应来源广泛、应用灵活和多样化,修复效果好且供区损伤小,可根据修复需求不同携带不同的组织,符合精准、个性化修复的要求。因此,穿支皮瓣被广泛应用于各种创伤、疾病和先天畸形等修复和重建手术中。

第一节　穿支皮瓣的一般介绍

Koshima 首次应用不携带源血管蒂穿支皮瓣后,皮肤软组织缺损的修复重建进入穿支皮瓣的时代。穿支皮瓣是指由单一穿支血管穿过深筋膜为组织供血的皮瓣,包括皮肤和(或)皮下组织。依据 Hallock 的简化分类方法,可以对穿支皮瓣根据穿支血管穿过深筋膜的走行方式进行分类:直接穿支皮瓣是由从源血管发出后直接走行至深筋膜并穿出后进入皮肤的穿支供血,间接穿支皮瓣又被细分为肌皮穿支皮瓣和肌间隔穿支皮瓣,根据穿支走行是穿过肌肉还是肌间隔决定。因此为了切取穿支皮瓣,必须常规切开深筋膜并逆行分离穿支血管至源血管。而在直接穿支皮瓣切取中,血管蒂解剖分离只通过脂肪组织。在切取间接穿支皮瓣,分离血管蒂时,如果是肌皮穿支皮瓣,则必须切断或分离肌肉组织;如果是肌间隔穿支皮瓣,则至少切开一处肌间隔。穿支皮瓣的血管吻合既可以在穿支血管发出平面完

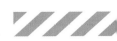

成而不牺牲源血管(小管径短蒂),也可以在源血管平面完成(大管径长蒂)。与传统皮瓣比较,当切取穿支皮瓣时,特定皮肤穿支血管的位置是有变动的,必须通过切开深筋膜并根据穿支皮瓣走行判断是肌间隔穿支皮瓣还是肌皮穿支皮瓣,然后进行逆行分离。这种技术允许保留修复缺损不需要的组织结构,特别是包括运动神经支配的肌肉组织。除可以根据缺损精确设计个性化皮瓣外,穿支皮瓣最大的优点是将供区损伤最小化。目前我们常用于躯干及四肢软组织缺损修复的穿支皮瓣有胸廓内动脉穿支皮瓣、胸背动脉穿支皮瓣、腹壁下动脉穿支皮瓣、旋股前外侧动脉穿支皮瓣、腓肠内侧动脉穿支皮瓣、胫前动脉穿支皮瓣、胫后动脉穿支皮瓣等。

然而,要完成一个成功的手术,掌握切取皮瓣所需要的精细操作、血管解剖知识和可能的穿支血管解剖变异的相关知识,以及较小管径(小于 1 mm)血管的可靠的吻合技术,都是至关重要的。在这些因素中,穿支血管存在显著的变异性,包括穿支存在与否、穿支穿出深筋膜的位置、穿支管径大小、穿支在脂肪层内的走行方向等,给穿支皮瓣的术前设计与术中精准切取带来了难题与挑战。因此解决穿支血管的解剖变异性是最为重要的。

第二节　精准智能化诊断

"穿支血管影像学导航"是指采用血管影像学技术,通过术前对穿支血管特征的一个完整的阅读和描绘,术中对显微移植进行精确的指导并能最终获得最佳的且经济的手术效果。该技术能够辅助医生精确合理地设计皮瓣,避免因盲目性探寻穿支血管而带来的不必要的手术创伤,缩短手术时间,减少并发症,提高手术成功率和获得更好的治疗效果,并且可减少医疗资源浪费。

目前穿支血管影像学导航技术已在临床广泛应用,包括手持式多普勒(hand-held Doppler sonography, HHD)、彩色多普勒超声(color Doppler untrasound sonography, CDUS)、计算机断层扫描血管造影(computed tomography angiography,CTA)、磁共振血管造影(magnetic resonance angiography, MRA)、吲哚菁绿造影(indocyanine green angiography,ICGA)、红外热成像(infrared thermography,IRT)。采用不同的工具和方法就像使用不同的导航设备一样,其获得的信息内容也存在着不同,并且它们有各自的优缺点及适应证,所以需要根据临床上具体的情况选择最佳的术前导航技术,或者采取几种技术相结合的方法,来为应用穿支皮瓣进行软组织修复和重建工作保驾护航。因此,此项技术可以解决术前穿支血管变异性的难点,让穿支皮瓣的术前设计及术中切取真正达到精准智能化。

第三节　精准智能化术前规划

目前各临床中心根据自身硬件设备、经验积累,对于穿支皮瓣的影像学方法的应用各不相同,缺乏共识性的指南意见。Ono 等、Saba 等、Pratt 等、Rozen 等对穿支血管术前定位的各种影像学技术进行了综述,对比了各技术的优缺点。Muntean 等对运用 ICGA 和 IRT 两种技术来评估穿支血管的血供范围及皮瓣血运监测等进行了归纳。虽然他们未对各类影像

学技术进行针对性的详细阐述,只是进行了综述性评价,但是各类文献对不同影像学技术在穿支皮瓣手术中的应用范围达成了一致:

(1)术前穿支血管探测与定位,可选用 HHD、CDUS、CTA、MRA。

(2)术中皮瓣血运判断及穿支血管可供养皮瓣范围的判断,可选用 ICGA、IRT。

(一)手持式多普勒

手持式多普勒(HHD)是利用多普勒效应,借助笔形的超声探头,以声音信号反映血液在血管内的流动情况。HHD 是临床上最早用于穿支血管定位的设备,1977 年 Taylor 就报道了其临床应用。HHD 可用于术前探测并定位穿支血管位置,术中协助找寻穿支血管并检测其搏动性,术后辅助检测穿支血管通畅情况。

1)适应证　探测距表皮 2 cm 深度范围内的血流信号。

2)禁忌证　无。

3)优点

(1)价格便宜,各级医疗机构均可配备。

(2)便携,操作简便,学习曲线短。

(3)无创检查,不需要注射造影剂。

(4)无放射性。

(5)可术中应用,协助找寻穿支血管。

4)缺点

(1)探测深度有限(<2 cm),超过此范围将探测不到。

(2)对血流信号过于敏感,不仅可探测出供养皮瓣的穿支血管,也容易被无临床意义的细小血管的血流所干扰,假阳性率高。

(3)探头与皮肤接触的压力大小会影响检测结果。

(4)无法将检测到的信息转化为图像,仅有声音信号,无法鉴别浅表血管和深部血管,也无法区分穿支血管与主干血管。

(二)彩色多普勒超声

彩色多普勒超声(CDUS)技术利用红细胞与超声波之间的多普勒效应探测血管,然后由彩色处理器对血流信号做伪彩色编码,传至彩色显示器显示,从而完成彩色多普勒血流显像。早在 1993 年就有 CDUS 技术在皮瓣及组织移植血运监测中的应用报道。通过高分辨率探头实时扫描,将检测到的血流信号用红、蓝两种颜色以图像形式展示出来。其中红色代表血液流动朝向探头方向,而蓝色信号代表血液流动远离探头方向(图 12-1)。收缩期峰值流速(peak systolic velocity,PSV)和血管阻力指数(resistance index,RI)两个指标较有参考意义。PSV 是心脏收缩末期血流的最大速度,与血管的供血能力直接相关,因此与血管质量呈正相关关系,而 RI 反映了外周血管的阻力情况,与血管质量呈负相关关系,通过 PSV 与 RI 这两个指标,临床医生就能客观评估穿支血管的质量(图 12-2)。CDUS 可以检测的穿支血管最小管径为 0.5 mm,阳性检测率在 90% 以上。有文献报道了采用三维重建和血管内注射造影剂等技术进行血管多普勒超声检查,可提高血管显影的连续性,显示穿支与主干的关系及在皮下组织内的走行等情况。

1)适应证

(1)术前对皮瓣供区进行穿支血管检测。

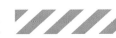

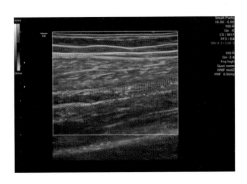

图 12-1 旋股外侧动脉降支 CDUS 图像

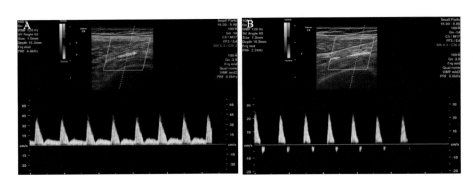

图 12-2 应用 CDUS 评估穿支血管质量

A. 胫前动脉穿支血管;B. 胫前静脉穿支血管

（2）术后利用超声检查进行随诊,检查血管吻合口的血流动力学指标及通畅情况,评估皮瓣的血供是否良好。

2）禁忌证 检查时无法长时间保持某一固定体位者。

3）优点

（1）可以提供穿支血管的信息:穿支血管起源、管径、走行方向、位置及血管同周围组织的关系,尤其是血流动力学信息。

（2）能够判断穿支血管的病变情况:血栓堵塞、既往手术或创伤的破坏(瘢痕压迫、切断)、血流紊乱。

（3）无创。

（4）费用低。

（5）无放射线照射。

（6）各级医疗机构均可配备。

（7）可用于有金属植入物、对造影剂过敏、肾功能不全的患者。

4）缺点

（1）受人为因素的限制,即与检查者(超声科医生)的操作熟练程度和对相关穿支血管解剖知识的掌握情况密切相关。

（2）检测时间较长,需要患者保持固定体位较长时间(30~60 min)。

（3）它所提供的是血流一过性的实时动态信息,结果的重复性低。

（4）由于探头探测面积的限制,只能检测较小的区域,提供的血流信息是节段性的。

(5)探测深度有限,随着深度增加,分辨率逐渐降低。

(三)计算机断层扫描血管造影

计算机断层扫描血管造影(CTA)是指在 CT 检查时,经外周静脉以一定的速率注入造影剂,在靶血管内造影剂浓度达到峰值时,进行连续容积数据采集,再经图像后处理技术,重建出靶血管的解剖学图像及三维重建图像。可根据不同目的灵活应用不同的重建方法来显示靶血管,使观察更加细致且完整。在皮瓣的临床应用中,Masia 等于 2006 年首先借鉴了心脏外科医生的血管探测技术,术前采用 CT 定位下腹部穿支血管,切取腹部皮瓣进行乳房再造。Mathes 等提出,CTA 能够辨别软组织层次,穿支血管在皮下组织及肌肉内的走行路径可清晰显示。Rozen 等通过对腹壁下动脉穿支(DIEP)血管的 CTA 定位研究,提出 CTA 的敏感度和阳性预测准确率均可达 99.6%。经过三维重建后,Hijjawi 等对腹部穿支血管进行了筋膜上和筋膜下的评估,穿支的选择标准从以往单纯地考虑粗大管径的穿支,转变为选择那些即便管径较细,但在皮下组织内分布更广的穿支血管,这样可以营养到更大的皮瓣范围。而深筋膜下的穿支血管走行信息可以提示手术医生哪些穿支血管的位置方便解剖,穿支血管间的相互交通吻合情况是否适合带多个穿支血管及可获取的血管蒂的长度。通过这些评估可以大大节约手术时间,目前 CTA 被称为术前评估 DIEP 皮瓣穿支血管的金标准。

1)适应证　用于皮下组织较厚部位的穿支血管的术前检测及定位。

2)禁忌证

(1)有幽居恐惧症者。

(2)对血管造影剂过敏者。

(3)有金属植入物者。金属物体存在时会产生明显的放射状伪影,影响对穿支血管的观察(图 12-3)。

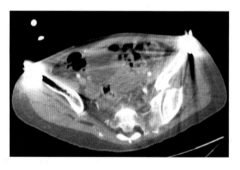

图 12-3　金属外固定物、内固定物在 CTA 时产生放射状伪影

3)优点

(1)空间分辨率高(能精确显示 0.3 mm 以上的穿支血管),可进行穿支血管影像的三维重建:显示穿支血管有或无、位置、管径大小、皮下走行方向及穿支血管与周围组织的解剖关系。

(2)所获得的图像信息可反复阅读及操作,数据可通过 CD 或 USB 储存设备储存,方便随时查阅。

(3)容易阅读,临床医生可不依赖放射科医生独自阅读,甚至可以独自进行血管的三维重建操作。

(4)不仅能提供深筋膜浅面的穿支血管解剖信息,还可以显示深层次肌肉内部的血管走

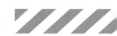

行信息,方便术中肌肉段血管的解剖。

(5)患者做 CTA 检查的时间短,不需要长时间固定于某个体位。

4)缺点

(1)需要暴露于放射线下。

(2)需要应用血管造影剂,可能会影响肾功能。

(3)价格较高(相较于彩色多普勒超声)。

(四)磁共振血管造影

磁共振的基本原理是将人体置于特殊的磁场中,用射频脉冲激发人体内氢原子核,引起氢原子核共振,并吸收能量。在停止射频脉冲后,氢原子核按特定频率发出射电信号,并将吸收的能量释放出来,被体外的接收器收录,经计算机处理获得图像。磁共振血管造影(MRA)技术是近些年发展起来的利用磁共振成像技术进行穿支血管精确显影及三维重建的影像学方法。

为获得高质量的 MRA 图像,目前使用的是 1.5T 或 3.0T 的磁共振,3.0T 磁共振的优点是可以获得更高的空间分辨率,而且有可能通过一次屏气即扫描完所需的解剖结构。根据受检者是否使用造影剂而分为增强磁共振血管造影(contrast-enhanced magnetic resonance angiography,CE-MRA)和非增强磁共振血管造影(non-contrast-enhanced magnetic resonance angiography,NCE-MRA)。1994 年,Ahn 首次报道了使用 1.5T 的 NCE-MRA,用于定位四肢穿支血管及皮瓣选择,受限于当时的磁共振技术,四肢穿支血管定位的识别欠佳。在此之后,随着 MRA 造影剂的出现,成像质量提高,CE-MRA 逐渐在临床广泛应用。Chernyak 等将 3.0T 的 CE-MRA 用于 DIEP 皮瓣乳房再造术中,定位准确率达 97%,平均管径 1.1 mm。2010 年 Greenspun 等报道在 50 例腹部皮瓣中,3.0T 的 CE-MRA 对于管径大于 1 mm 的穿支血管定位准确率为 100%,所有定位到的穿支血管在术中均可被发现(假阳性为 0),仅有 2 例皮瓣选择的穿支血管未在 MRA 中显影(假阴性率为 4%)。CE-MRA 检查过程中需使用造影剂(钆造影剂),其相对于常规使用的碘造影剂(CTA 中使用)更有优势:首先,钆造影剂过敏率低(碘造影剂过敏率为 3%,钆造影剂过敏率为 0.07%);其次,碘造影剂可能引起肾功能不全。而对于肾功能不全的患者,钆造影剂有引起肾系统性纤维化的潜在风险。NCE-MRA 检查过程中不使用造影剂,仅利用血液流动与静止的血管壁及周围组织形成对比而直接显示血管,NCE-MRA 现已成为周围血管成像的研究热点。Masia 等运用 1.5T 的 NCE-MRA,对 36 例 DIEP 皮瓣进行穿支血管定位,血管显影清晰,其认为 1.5T 的 NCE-MRA 也可以提供 100% 准确的腹部穿支血管定位及周围解剖结构影像,同时无辐射,是 DIEP 皮瓣乳房再造术中理想的术前血管定位工具。Cina 等通过对 23 例 DIEP 皮瓣乳房再造术前行 CTA 和 MRA 检查对比发现,MRA 评估穿支血管管径、肌肉内走行方向、穿支类型的能力接近 CTA,其认为 MRA 可以作为有 CTA 禁忌证的患者的第二选择。MRA 可以像 CTA 一样精确显影穿支血管,可准确定位管径大于 1.0 mm 的穿支血管,但对于管径为 1.0 mm 以下穿支血管的空间分辨率仍显不足。MRA 的应用仍处于探索发展阶段,虽然目前受制于扫描成像速度、图像细节分辨率,但随着 MRI 技术的发展,MRA 有望在穿支皮瓣术前评估方面拥有更广阔的应用前景。

1)适应证　目前大部分关于 MRA 进行穿支血管定位的报道仍局限于腹部、腰部、臀部及大腿区皮瓣,其他部位的穿支血管定位仍有待进一步研究。

2)禁忌证　有幽居恐惧症,对造影剂过敏,肾损伤及装心脏起搏器、内固定器材等的患者。

3)优点

(1)安全、无放射性,影像科医生可反复采集信息。

(2)属于客观影像学资料,受人为因素影响小。

(3)图像清晰、直观、分辨率高(能精确显示管径大于1.0 mm的穿支血管),可进行穿支血管影像的三维重建。

(4)造影剂的使用相对安全。

4)缺点

(1)图像采集时间长,成像效果易受呼吸运动的影响。

(2)检查费用高。

(3)对细小穿支血管的显像效果不及CTA(MRA可探测的最小血管管径为1.0 mm左右,而CTA检测血管管径最小可达0.3 mm)。

(4)CE-MRA操作复杂,需进行至少3次连续的扫描,以确保造影剂到达穿支血管后的及时信号采集。如造影剂到达穿支血管后未及时扫描,容易造成穿支血管的漏检。并且CE-MRA始终伴随着造影剂的使用,钆造影剂与肾功能不全患者肾系统性纤维化之间存在相关性。

(5)NCE-MRA用于穿支血管显影的技术门槛较高,成像效果尚不稳定。

(五)总结

对于穿支皮瓣的精准智能化术前规划,上述四种方法均可选择,根据它们的优缺点,建议如下:

(1)对于脂肪层较薄的皮瓣供区,首选CDUS,次选HHD,最后选择CTA或MRA(如无禁忌证)。

(2)对于脂肪层较厚的皮瓣供区,首选CTA,次选MRA,最后选择CDUS或HHD(如无禁忌证)。

(3)临床中如患者存在金属植入物等,首选CDUS或HHD。

第四节　术前仿真手术

一、应用HHD进行术前仿真手术

(一)患者体位

根据患者皮肤软组织缺损的部位及皮瓣供区的选择来选取体位(仰卧位、俯卧位、侧卧位),检查时体位需与术中体位保持一致。

(二)HHD术前穿支血管探测操作步骤

(1)设置探头的频率(低频探测深度更深但分辨率低,而高频则相反)。

(2)于皮瓣供区听取穿支血管的声音信号(动脉为喷射样粗糙音频,静脉为吹风样柔和

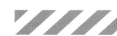

音频），可通过更改探头与皮肤接触的压力及角度来确定可靠的穿支血管（搏动明显、稳定、清晰的声音信号提示可靠的穿支血管），再缓慢移动探头，区分主干血管与穿支血管（向远端或近端移动探头，主干血管的血流信号仍然会被检测到，而来自穿支血管的血流信号仅能在特定的位置被检测到，且主干血管的声音信号更洪亮）。

（3）将在体表探听到的穿支血管的信号用记号笔标出，选择优势穿支血管作为皮瓣的主要血供来源。

（4）根据躯干或者四肢软组织缺损的范围，优势穿支血管的位置来设计皮瓣的位置及范围，完成皮瓣的设计和切取。

二、应用 CDUS 进行术前仿真手术

（一）患者体位

同 HHD，行 CDUS 检查时的体位需与术中的体位保持一致。

（二）CDUS 术前穿支血管探测操作步骤

（1）设置 CDUS 检查参数（包括探头频率、彩色多普勒血流显像、不同探头的选择等）。

（2）应用线阵探头和容积探头，频率为 10～18 MHz，彩色多普勒血流显像（color Doppler flow imaging，CDFI）频率为 7.5 MHz，CDFI 调节至最为敏感且不产生彩色噪声的位置，于皮瓣供区获取穿支血管的信号，其图像传至显示屏上来观察血流动力学信息（如血管图像不清晰，可进行增强检查，即将增强造影剂 SonoVue 用 5 ml 生理盐水溶解摇匀，再稀释至 10 ml，进行外周静脉缓慢注射，以图像信号出现明显增强而不致使 CDFI 彩色信号溢出过大的造影效果为最佳，速度约为 1 ml/min）。在持续缓慢推注造影剂的过程中，在常规二维声像图下采用 CDFI 观察穿支血管情况，并观察穿支血管与主干的关系以及穿支血管在皮瓣内的分布情况。

（3）将在体表探测到的穿支血管的信号用记号笔标出，分析穿支血管的信息（起源、数量、走行、管径大小、穿出深筋膜位点等），评估血管的质量（PSV、RI），选择优势穿支血管作为皮瓣的主要血供来源。

（4）选择优势穿支血管的标准如下。

①优先选择肌间隔穿支血管或直接皮穿支血管，如果没有的话则选择肌内走行最短的穿支血管，可以使穿支血管蒂部的解剖分离更加简单而快速。

②当进行游离移植时，选择穿支血管数量多的一侧作为皮瓣供区，以提供足够的血供。

③当左、右两侧穿支血管的数量相同时，选择穿支血管管径相对大的一侧，或 PSV 较高且 RI 较低的一侧（CDUS 检查），以利于提供更好的灌注。

④当进行带蒂转移时，选择距离缺损最近的穿支血管，其皮下走行有利于皮瓣轴线的选择。如位置相同，则选择管径较大的穿支血管，以保证皮瓣的灌注。

（5）根据躯干或者四肢软组织缺损的范围，按优势穿支血管的位置来设计皮瓣的位置及范围，完成皮瓣的设计和切取（包括带蒂皮瓣转移及游离皮瓣移植）。

三、应用 CTA 进行术前仿真手术

（一）患者体位

同 HHD，行 CTA 检查时的体位需与术中的体位保持一致。行胸腹部扫描时双上肢上

举以减少伪影。

(二)CTA术前穿支血管探测操作步骤

(1)设置CTA检查参数(管电压、管电流、图像层厚、造影剂浓度、造影剂注射速率、扫描触发时间、延迟扫描时间等)。

虽然不同公司的CT设备各有不同(如16排CT、64排CT、双源CT等),但其CTA的原理相同,即经外周静脉以一定的速率注入造影剂,在靶血管内造影剂浓度达到峰值时,进行连续容积数据采集,再经图像后处理技术,重建出靶血管的解剖学图像。因此参数设置基本相同。人体各部位穿支血管成像建议扫描参数如下。管电压:120 kV。管电流:200 mA。螺距:1.1 mm。层厚:1.0 mm。重叠层厚:0.7 mm。

①患者体位:扫描时患者体位与拟手术时的体位保持一致(仰卧位、俯卧位、侧卧位)。

②扫描部位的制动(胸腹部扫描时嘱患者屏气,四肢扫描时嘱患者勿活动)。

③在患者体表靶区放置坐标模型并固定:在患者拟检查部位粘贴可在CT中显影的、非金属材料的坐标轴模型。

④设置扫描范围:根据临床实际需求选择。

⑤造影剂应用:使用医用非离子型碘造影剂(如安射力350),通过手背静脉或肘前静脉,利用静脉团注的方式,以4 ml/s(成人)或3 ml/s(儿童)的注射速率,通过高压注射器,注入80~100 ml。

⑥扫描触发时间:将距目标穿支血管最近的源动脉(股动脉、肱动脉、主动脉等)作为靶血管,并设置CT阈值110~130 HU,同时利用造影剂示踪技术,当检测到靶血管内通过的造影剂达到阈值时,此时不要触发扫描,设置一定的延迟时间再触发扫描,从而使得靶穿支血管显影。

(2)经过CT快速扫描后得到穿支血管的原始图像,将其传至图像后处理工作站,通过最大密度投影技术和容积重现技术进行三维重建。

(3)通过观察横断面、矢状面、冠状面三个切面的穿支血管,并分析其解剖学信息(起源、数量、走行、管径大小、穿出深筋膜位点等),通过皮肤的容积重现技术使坐标轴显影,通过此坐标系将所探测到的穿支血管穿出深筋膜的体表投影点在三维图像上标记出来,并记录坐标值。

(4)在患者皮瓣供区的皮肤表面画出坐标轴(CTA检查前已确定),不同部位的坐标轴建议如下。

①胸部:以胸骨角水平线为X轴,其垂直线为Y轴。

②上腹部:以剑突至脐孔距离中点水平线为X轴,其垂直线为Y轴。

③下腹部:以脐水平线为X轴,其垂直线为Y轴。

④大腿:保持下肢中立位情况下,以髂髌连线为X轴,其垂直线为Y轴。

⑤小腿:根据拟定位的穿支血管位置事先放置一个坐标轴,根据此坐标轴,以小腿长轴为X轴,其垂直线为Y轴。

(5)根据所探测到的穿支血管的坐标值,将其在体表标记出来。选择优势穿支血管作为皮瓣的主要血供来源(或者血管蒂)。优势穿支血管的选择同CDUS。

(6)根据躯干或者四肢软组织缺损的范围,按优势穿支血管的位置来设计皮瓣的位置及范围,完成皮瓣的设计和切取(包括带蒂皮瓣转移及游离皮瓣移植)。

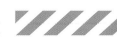

四、应用 MRA 进行术前仿真手术

（一）患者体位

同 CTA 检查。

（二）MRA 术前穿支血管探测操作步骤

（1）设置 MRA 检查参数。

不同公司的磁共振机器有不同的设置和扫描参数,如 FBI(fresh blood imaging)、FS-FBI(flow spoiled-fresh blood imaging)、TSE(turbo-spin echo)、SSFP(steady-state free-precession)、SSFSE(single-shot fast spin echo)等,目前对于穿支血管 MRA 尚无统一的参数设置,不同文献有不同的报道,因此在临床应用时需要影像科医生和技术工程师共同参与探索。

①患者体位:仰卧位或俯卧位,与拟手术时的体位保持一致。腹部穿支血管扫描采用俯卧位(俯卧位时腹壁受呼吸动度影响小,而且腹部深筋膜不会受到挤压而移位)。

②扫描部位的制动(胸腹部扫描时嘱患者屏气,四肢扫描时嘱患者勿活动)。

③在患者体表靶区放置坐标模型并固定:在患者拟检查部位粘贴可在 MRI 中显影的维生素 E 胶囊,以其为中心建立坐标系模型。

④设置扫描范围:根据临床实际需求选择。

⑤造影剂应用:根据扫描序列,决定是否需要使用造影剂。如需使用造影剂,可通过手背静脉或肘前静脉,利用静脉团注的方式,以 2 ml/s(成人)或 1 ml/s(儿童)的注射速率,通过高压注射器,注入造影剂(钆造影剂)10 ml,然后继续注射生理盐水 20 ml。

⑥扫描触发时间:将距目标穿支血管最近的源动脉(股动脉、肱动脉、主动脉等)作为靶血管,当检测到靶血管内通过的造影剂达到阈值时,此时不要触发扫描,设置一定的延迟时间后触发扫描,从而使得靶穿支血管显影。

（2）经过扫描后得到穿支血管的原始图像,将其传至图像后处理工作站进行三维重建。

（3）通过观察横断面、矢状面、冠状面三个切面的穿支血管,并分析其解剖学信息(起源、数量、走行、管径大小、穿出深筋膜位点等),通过皮肤的容积重现技术使坐标轴显影,通过此坐标系将所探测到的穿支血管穿出深筋膜的体表投影点在三维图像上标记出来,并记录坐标值。

（4）在患者皮瓣供区的皮肤表面画出坐标轴(MRA 检查前已确定),不同部位的坐标轴同 CTA。

（5）根据所探测到的穿支血管的坐标值,将其在体表标记出来。选择优势穿支血管作为皮瓣的主要血供来源(或者血管蒂)。优势穿支血管的选择同 CDUS。

（6）根据躯干或者四肢软组织缺损的范围,按优势穿支血管的位置来设计皮瓣的位置及范围,完成皮瓣的设计和切取(包括带蒂皮瓣转移及游离皮瓣移植)。

第五节　精准智能化手术过程

1983 年,Asko-Seljavaara 等首次提出"free-style 皮瓣"的概念:只要可以分离出供养皮肤的血管,就可以据此切取一个皮瓣。而在 1989 年,Koshima 等提出穿支皮瓣的概念,其既可以保留皮瓣供区的肌肉和主干血管,减少皮瓣供区损伤,又可以修薄获得的皮瓣以获取良好的外观。2004年,Wei和Mardini综合这两种概念,提出了"free-style穿支皮瓣"的理念,理论上只要找到可靠的穿支血管,均可以通过逆行解剖的方式切取任何一个穿支皮瓣。目前用于躯干及四肢软组织缺损修复的穿支皮瓣较多,但是它们的手术过程都是一样的,首先确定血管蒂,根据缺损的部位及皮瓣供区的部位确定是带蒂转移,还是游离移植,术前根据精准智能化技术定位穿支血管并设计皮瓣,术中据此寻找穿支血管并切取皮瓣,然后通过吲哚菁绿造影技术或者红外热成像技术来评估皮瓣的血流灌注情况,完成修复。

一、皮瓣血运及穿支血管可供养皮瓣范围的判断

目前术中对于皮瓣血运及穿支血管可供养皮瓣范围的判断,主要的技术是吲哚菁绿造影和红外热成像。

1. 吲哚菁绿造影(indocyanine green angiography,ICGA)

近些年来,近红外荧光成像技术在皮瓣外科领域得到广泛应用,其主要包括近红外激发光源、高灵敏近红外荧光摄像机、计算机及其图像处理软件等。生物组织对波长在650~900 nm的近红外荧光具有独特的生物学特性,吸收和散射效应小,故此波段近红外荧光可穿透较深层次的组织。由于生物组织在此波段的自发荧光较少,因此信背比(signal background ratio,SBR)相对较高,成像清晰。

1)吲哚菁绿(indocyanine green,ICG) ICG作为一种荧光染料早在1957年就已在临床开始应用,最初用于心血管循环灌注检测及肝功能检查。通过静脉注入人体后,ICG迅速与血浆蛋白结合,几乎完全以血浆蛋白结合形式存在于血液循环中,因此适合血管造影使用。在805 nm近红外激发光的照射下,ICG可释放出峰值在835 nm处的荧光,通过探头接收后以动态视频的形式展示出来,可反映组织血流灌注的实时情况。这种近红外荧光较少被水和血红蛋白吸收,因此受到的组织干扰少,可最大限度呈现皮下5~10 mm的血管影像。ICG在健康成人血液中的半衰期只有3~4 min,正因为半衰期短、组织清除率高,ICGA可以在术中反复应用。正因为ICG有上述优点,ICGA已被证明可以明显提高皮瓣血流灌注评估的准确性和即时性(图12-4)。

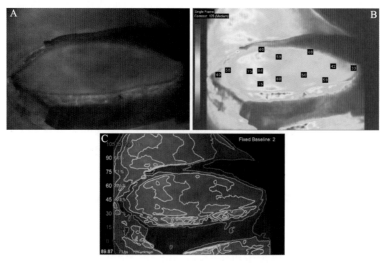

图12-4 皮瓣内不同区域的微循环灌注情况评估

A. 穿支皮瓣切取后;B. ICG造影后;C. 通过软件对不同部位的荧光强度进行对比分析

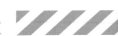

2）适应证　目前 ICGA 在穿支皮瓣领域的应用方向包括术中评估皮瓣微循环灌注情况、术中评估血管吻合质量、术后监测皮瓣血运。

（1）术中评估皮瓣微循环灌注情况。皮瓣微循环灌注情况对术后皮瓣存活至关重要，而皮瓣的灌注又分为动脉供养和静脉回流两个方面，任何一个方面出现问题，都会导致皮瓣术后坏死等并发症出现。ICGA 后，可通过检测设备自带软件对不同部位的荧光强度进行分析，评估皮瓣内不同区域的微循环灌注情况。有研究者发现，将皮瓣内荧光最强区域设定为最大灌注量，皮瓣内其他区域实际灌注量与最大灌注量的比值小于 25% 时，皮瓣有 90% 的概率会坏死；比值大于等于 45% 时，皮瓣有 98% 的概率会存活；比值处于 25%～<45% 时，皮瓣预后可能会出现问题；比值 33% 可以作为是否切除某部分皮瓣的临界值，此时正确切除无法存活皮瓣的概率为 88%，而错误切除可存活皮瓣的概率为 16%。ICGA 也可以用于皮瓣静脉回流情况的判断。Murono 等在游离皮瓣手术中发现，ICG 经过血管蒂动脉运入皮瓣直至从静脉运出皮瓣所需的时间平均为 32.8 s，但是在不同皮瓣中，此间隔时间不同，肌皮瓣内平均耗时为 27.7 s，筋膜皮瓣和穿支皮瓣内平均耗时均为 47.5 s。Holm 等通过总结 100 例游离皮瓣的 ICGA 过程，将此间隔时间大于 90 s 定义为静脉回流延迟。ICG 流出皮瓣的时间延迟，或者存在部分区域无法发出荧光，则提示皮瓣内局部微循环灌注不佳或可能有微血栓存在，术后皮瓣存在坏死或淤血风险。Lohman 等通过统计得出 ICGA 在评估皮瓣血流灌注方面的敏感度为 90.9%、准确度为 98.6%。ICGA 凭借它的高敏感性和准确性，逐渐被广泛应用于各种不同类型皮瓣的术中微循环灌注的评估，如胸背动脉穿支皮瓣、DIEP 皮瓣、股前外侧穿支皮瓣等，可提高皮瓣移植术后存活率且降低并发症。

（2）术中评估血管吻合质量。游离皮瓣移植手术成功的关键因素是血管断端的高质量吻合，当吻合质量不佳时，会造成吻合口栓塞、动静脉危象、皮瓣坏死等后果。如果能够在术中就发现血管吻合存在问题，并及时修复，将有利于提高皮瓣游离移植的成功率。然而传统的检查方式敏感性较低，无法客观评估流经吻合口的血流状态，因此无法很好地避免血管吻合术后的并发症。Holm 采用 ICGA 技术，对 50 例游离皮瓣进行术中血管断端吻合质量的评估，并通过与术后皮瓣相应的临床现象进行对比分析，认为 ICGA 相比传统的血管断端吻合质量判断方法，具有更高的敏感性，并且 ICGA 在术中提示的吻合口问题，与术后皮瓣出现的动静脉危象等临床现象具有很强的相关性。

（3）术后监测皮瓣血运。皮瓣术后出现局部或全部坏死，是由皮瓣的动脉供养或者静脉回流出现障碍所致。并且有时候皮瓣实际的动静脉供养异常的区域会大于临床可见的坏死区域，因此会出现坏死范围不断扩大的现象。Hagopian 等报道了对 1 例术后出现部分坏死的皮瓣进行 ICGA，发现暗区大于临床可见的坏死区域，通过几天的观察，发现皮瓣的坏死区域确实逐渐扩大。因此其认为 ICGA 可用于提示动静脉供养出现问题的区域，并为再次手术提供手术范围的参考。

3）禁忌证　对造影剂及碘过敏的患者。

4）优点

（1）该技术操作简单，通过图像明暗对比，即可实时动态地显示血液分布情况，从而判断皮瓣的血运好坏、皮瓣的存活范围等，结果直观、使用方便。

（2）药物半衰期短（3～4 min），可在术中反复应用。

（3）无放射性。

5）缺点

（1）由于患者体温、心输出量、血压、血管痉挛、药物作用等因素都可以影响皮瓣内的血流动力学，影响 ICG 随血流在皮瓣内的分布，进而影响临床的判断，因此应结合患者全身情况，以及医生的临床经验来对皮瓣血运做出最终判断。

（2）图像分辨率不足，无法明确判断荧光强度较低区域所代表的皮瓣血流灌注的情况，无法确定此部分皮瓣术后是否可以存活。尽管已有软件来辅助分析这些数据，但是该软件仍不能很好地评估"灰色区域"皮瓣的血流灌注情况，无法提供一个可以精确判断皮瓣术后存活或坏死的"阈值"。有学者指出，当根据临床经验对皮瓣血运情况判断明确时，ICGA 也可以给出明确的结果；然而当临床判断有困难时，ICGA 检查给出的结果通常也是模棱两可的。因此 ICGA 不是一个可以绝对客观、准确地评判皮瓣血流灌注情况的方法，只能作为对临床判断起辅助作用的一种工具。

6）操作步骤　根据穿支皮瓣位置，患者取适当体位，暴露皮瓣区域。25 mg ICG 粉末溶于 10 ml 无菌水中，混匀后，抽取所需剂量（7.5～12.5 mg）待用。造影需避开自然光，在暗室进行，将 ICG 经外周或深静脉快速匀速注入后，继续输注少量生理盐水冲管。自 ICG 开始输注时，使用近红外探头监拍皮瓣内荧光变化情况。使用不同设备内自带软件评估穿支皮瓣内荧光强度，以此判断皮瓣的血流灌注。

2. 红外热成像（infrared thermography，IRT）

1）概述　IRT 技术是近些年皮瓣外科中的应用热点。1929 年红外热成像仪出现，它通过探测物体发出的红外辐射，描绘物体表面的热像图，并计算物体表面的温度。组织的温度受到环境温度与自身新陈代谢水平的影响，组织血流量增多时，代谢水平升高，导致组织温度上升，这是热成像技术在皮瓣外科领域应用的理论基础。1968 年，Arai 等首次将体表的血管与皮肤的表面温度联系在一起，从此将 IRT 引入皮瓣外科领域；1986 年，Theuvenet 等首次将热成像技术运用在下肢阔筋膜肌皮瓣的术前穿支探测中；1995 年，Salmi 等首次利用热成像技术监测横行腹直肌肌皮瓣（TRAM）术后的血运情况。热像图上通常高温区域的颜色较亮，即亮区（hot zone）；低温区域的颜色较暗，即暗区（dark zone）。通过软件处理后热像图上每一点的温度以及点与点之间的温度差异都可以精确地测得（图 12-5）。

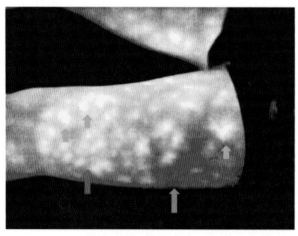

图 12-5　左侧大腿区域的热像图

注：红箭头示亮区（hot zone），蓝箭头示暗区（dark zone），绿箭头示热点（hot spot）。

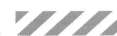

2）IRT 应用于评估皮瓣微循环的原理　微循环由组织间的毛细血管网构成，是直接将血液引入细胞参与新陈代谢的基本过程。组织的产热主要由新陈代谢产生，影响组织温度的主要因素包括血流灌注、深部器官的热交换以及外界环境温度等。基于这一理论，利用IRT 技术监测皮肤温度已广泛应用于乳腺癌、皮肤肿瘤以及外周血管疾病的客观检测中。在皮瓣外科领域，皮瓣的温度是评估皮瓣灌注的重要指标。当皮瓣出现微循环障碍时，组织的有效血流灌注量下降，代谢受到影响，必然导致局部的温度下降。

3）IRT 设备的选择　为了充分发挥 IRT 技术方便使用、可即刻获取图像信息的优势，在 IRT 设备的选择上需要兼具便携与高精度的特点。

4）适应证　用于皮瓣微循环状况的评估。

皮瓣微循环状况直接影响皮瓣术后的存活情况，目前大多数临床医生仍然依据皮瓣的颜色、毛细血管反应、皮缘出血等主观评估指标判断皮瓣的灌注情况，但评估的结果很大程度上依赖于医生个人的临床经验。组织的温度与血流量密切相关，利用 IRT 测量皮瓣的温度是判断皮瓣微循环状况的有效方法，敏感度高，有利于早期发现皮瓣的血管危象。IRT 仪器属于手持设备，便携性高，检测过程简便、无创，可以随时对皮瓣进行监测，这是相比于其他客观检测手段，如激光多普勒血流成像技术、ICGA 技术等的优势。利用 IRT 进行皮瓣的血运监测最早可以追溯到 1995 年，Salmi 等在使用游离 TRAM 行乳房再造手术的术中及术后连续观察皮瓣的温度，发现在皮瓣的血管蒂结扎后，皮瓣的温度均匀下降（3.62±0.6）℃，而在皮瓣的血管蒂与受区血管吻合成功后，皮瓣快速复温。Weerd 等利用动态红外热成像（DIRT）方法在游离 DIEP 皮瓣以及游离腹壁浅动脉（SIEA）皮瓣术中通过观察皮瓣的复温速度评估血管蒂的再灌注能力，同时还发现在存活良好的皮瓣中随着时间的推移可见新的"热点"出现，这间接反映出游离皮瓣术后血运重建的过程。在吻合皮瓣的血管蒂后，还可以通过 IRT 区分灌注良好与灌注不足的皮瓣区域，标记术后可能存活/坏死区域的分界线。

预示皮瓣血运障碍的判断标准：尽管温度可作为评估组织血流灌注的评价指标，但目前仍没有公认的温度阈值用来预测皮瓣的存活与坏死。Sudarsky 等认为如果皮瓣的温度低于周围正常组织 2 ℃，或者皮瓣温度低于 30 ℃，则提示应该对皮瓣进行重新探查，但在文章中作者并没有提到这样判断的理由。Chiu 等和 Kraemer 等认为在游离 DIEP 皮瓣术后早期，皮瓣与周围正常组织的温差可以在 2～3 ℃，当皮瓣温度快速下降超过 3 ℃，提示动脉栓塞，若整个皮温均匀下降 1～2 ℃，则提示静脉危象。Papillion 等回顾性分析了 47 例游离皮瓣术后使用 IRT 监测皮瓣温度的结果，发现在失败的病例中皮瓣温度在术后 8 h 内出现超过 2 ℃ 的下降。综合大多数研究者的观点，超过 3 ℃ 的温差往往提示灌注不足，而 2 ℃ 以内的温差则相对安全。但目前对于判断皮瓣血液循环障碍的温差仍然没有一个公认的标准。

5）禁忌证　无。

6）优点

（1）属于手持设备，便携。

（2）检测过程简便、无创，可以随时对皮瓣进行监测。

（3）无需造影剂。

（4）结果直观，便于分析。

（5）价格便宜。

（6）无放射性。

7)缺点

(1)测量结果易受到环境温度等外界因素的影响。

(2)目前对于判断皮瓣血液循环障碍的温差仍然没有一个公认的标准。

(3)IRT技术仅能提供皮瓣的温度信息,无法直接提供诸如血管直径、流速或走行层次等信息。

(4)IRT设备的灵敏度会极大影响探测的准确性以及对热像图中"热点"的识别能力。

8)操作流程　使用前需要脱去受检者被检部位的衣服,待皮肤温度与环境温度达到平衡后再进行测量。测量角度需与被测的部位保持垂直,以便完整接收组织发出的红外辐射,使测得的温度更加准确。IRT技术在应用过程中可以直接用于测量,也有学者在临床操作中首先对受检者皮肤进行降温,随后利用设备观察皮肤复温的过程,最先复温的区域往往提示有优势穿支血管存在,这种方法也称为动态红外热成像(dynamic infrared thermography,DIRT)技术。目前常用的降温方式包括冰袋冰敷、金属板按压、风扇吹、乙醇湿敷等,运用DIRT技术有助于寻找优势穿支血管,去除细小穿支血管的干扰,但在实际应用中需要保证对被检部位进行均匀的降温。

二、常用的穿支皮瓣的临床应用

(一)胸背动脉穿支皮瓣

对许多病例来讲,胸背动脉穿支皮瓣能够提供大尺寸的皮瓣,以及可靠的较长的血管蒂。既具有传统背阔肌肌皮瓣的作用,又能够减轻皮瓣供区潜在的损伤。该皮瓣可达上臂远端1/3处,颈部、肩部和上背部。

1. 血管蒂

(1)穿支血管来自胸背动脉降支。

(2)动脉直径为1.5～4 mm。

(3)静脉直径为2.5～4.5 mm。

(4)蒂长度为14～18 cm。

2. 患者体位

术前检查需与术中的体位保持一致。术前穿支血管的探测通常采用侧卧位,同侧上臂屈肘90°,固定于对侧区域。术中皮瓣的切取和皮瓣供区的关闭均采用同样的体位,然后根据要求调整体位,如行带蒂转移,修复背部缺损,则无须再调整;而修复前胸部缺损,则须调整为仰卧位。如行游离移植,则根据修复部位决定。

3. 术前穿支血管的规划

可采用CDUS和(或)CTA进行术前胸背动脉穿支血管的探测及定位,选择优势穿支并标记于体表(图12-6)。

4. 术前皮瓣的设计

患者取侧卧位,手臂固定,肘关节屈曲90°,对侧肩下放置保护垫。触诊背阔肌外缘并标记于体表,皮瓣的轴线可以是纵向沿着背阔肌外缘,或者横向垂直于脊柱方向。皮瓣内必须包含穿支血管,但是不需要以穿支血管为中心。因此皮瓣的前缘可位于背阔肌外缘前2～3 cm,后缘应该达到背阔肌外缘后至少3 cm。皮瓣的长度及宽度取决于皮瓣受区的范围,即

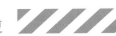

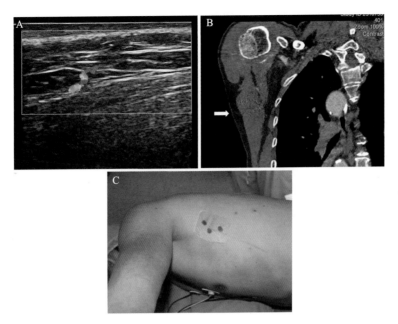

图 12-6　胸背动脉穿支血管术前定位

A. 利用 CDUS 进行穿支血管定位；B. 利用 CTA 进行穿支血管定位，箭头所示；C. 将选择的穿支血管位置标记于体表

将皮瓣受区缺损的模具放置于背部皮瓣的轴线上，穿支血管必须包括在其内，然后沿着模具边缘在体表画出皮瓣的范围，完成术前皮瓣设计。

5. 术中皮瓣的切取

垂直皮瓣从下至上切取，横向皮瓣则从后向前切取。沿着皮瓣的标志线，从远端开始切取，并继续向前上方切开来辨认背阔肌外缘。于背阔肌筋膜表面向内侧分离，寻找术前定位的穿支血管，当确定找到术前确认的穿支血管，劈开肌肉，将穿支血管从远端分离出来，皮瓣的前部、上部可以保留在背阔肌上不予分离。所有侧支血管均结扎或用显微双极电凝止血。分开神经分支与血管，保留神经。胸背动脉血管向近端分离至肩胛下动脉，以确保足够长的蒂部。前锯肌支如果妨碍蒂部长度的切取则可以切断。当血管彻底分离后，皮瓣可以完全切离背阔肌，此时就可以准备移植了（切取过程中，向前切开以保证皮瓣覆盖超过背阔肌外缘。如果皮瓣没有覆盖背阔肌外缘，将面临皮瓣内没有带入主要穿支血管的风险）（图 12-7）。

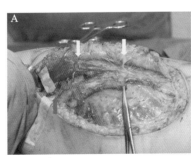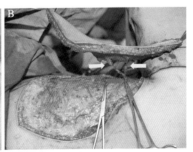

图 12-7　胸背动脉穿支皮瓣切取术中

注：可见胸背动脉主干（蓝色箭头）及其穿支血管（黄色箭头）。

皮瓣切取后，背阔肌及胸背神经的完整性得到保留。

6. 术中皮瓣血运判断及穿支血管可供养皮瓣范围的判断

在带蒂转移或者游离移植之前,利用 ICGA 技术和(或)IRT 技术进行术中皮瓣血流灌注的评估,去除血运不佳的部分,以保证移植皮瓣的存活质量。

7. 皮瓣移植

经术中皮瓣血运灌注监测后,评估皮瓣的范围,完成皮瓣的带蒂转移或者游离移植。

如果作为带蒂皮瓣进行乳房再造术,皮瓣经劈开的背阔肌置入胸部区域。皮瓣穿过时要特别注意避免穿支损伤。如果是游离移植,近端切取皮瓣的大小是由蒂长度和(或)供区血管管径来决定的(图 12-8)。

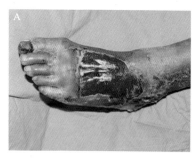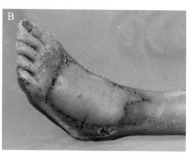

图 12-8 胸背动脉穿支皮瓣移植

A. 左足外伤后足背创面,伴肌腱及骨外露;B. 胸背动脉穿支皮瓣修复后外观,皮瓣质地柔软,厚薄合适

(二)旋股外侧动脉降支穿支皮瓣(股前外侧皮瓣)

自 1984 年宋业光等首先描述旋股外侧动脉降支穿支皮瓣之后,这种皮瓣开始流行应用于不同的重建术。此组织瓣是一种多功能皮瓣,可以用作筋膜瓣、筋膜皮瓣、肌瓣、肌皮瓣、嵌合皮瓣结合骨皮瓣等来修复头颈部(包括头皮、口腔、嘴唇)、上下肢、躯干、女性乳房、腹壁和身体的其他部位缺损。

1. 血管蒂

(1)穿支血管来自旋股外侧动脉的降支。

(2)动脉平均直径:2.1 mm。

(3)静脉平均直径:2.3 mm。

(4)蒂长度:约 12 cm。

2. 患者体位

术前检查需与术中的体位保持一致。术前穿支血管的探测通常采用仰卧位,髋关节置于中立位,膝关节置于伸直位。术中皮瓣的切取和皮瓣供区的关闭均采用同样的体位,然后根据要求调整体位,如行带蒂转移,则无须再调整。如行游离移植,则根据修复部位决定。

3. 术前穿支血管的规划

可采用 CDUS 和(或)CTA 进行术前旋股外侧动脉降支穿支血管的探测及定位,选择优势穿支血管并标记于体表(图 12-9)。

4. 术前皮瓣的设计

患者取仰卧位,髋关节置于中立位,膝关节置于伸直位。从髂前上棘到髌骨外缘画一条线(A-P 线),这条线通常为皮瓣的轴线。将创面缺损的模板放置于已经标记过的股前外侧穿支血管的区域。皮瓣内必须包含穿支血管。皮瓣的长度及宽度取决于皮瓣受区的范围,

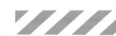

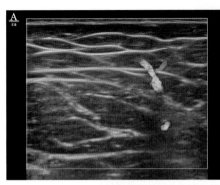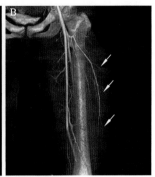
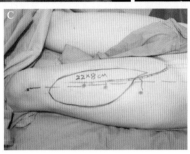

图 12-9　旋股外侧动脉降支穿支血管术前定位

A. 利用 CDUS 进行穿支血管定位；B. 利用 CTA 进行穿支血管定位，箭头所示；C. 将选择的穿支血管位置标记于体表

即将皮瓣受区缺损的模具放置于大腿前外侧部皮瓣的轴线上，穿支血管必须包括在其内，然后沿着模具边缘在体表画出皮瓣的范围，亦可以将修复的创面转变成椭圆形，创面所需最大长度及宽度均位于所画手术切口内，皮瓣宽度的 1/3 可位于 A-P 线的内侧，剩下的 2/3 宽度可位于 A-P 线的外侧。完成术前皮瓣设计。对于会阴部或腹壁的重建，患者可能需要更长的皮瓣，使皮瓣能够到达创面，可将椭圆形切口延伸，但是不要超过膝关节。

5. 术中皮瓣的切取

沿着皮瓣的标志线，先做个完整的内侧切口，切开皮肤、皮下组织直至深筋膜。辨认股直肌表面深筋膜，分别向远端及近端切开筋膜，仔细寻找术前所定位的优势穿支血管，并轻柔操作，保护穿支血管。一旦发现穿支血管，用剪刀进行钝性分离，将股外侧肌的间隔打开，使穿支血管的深部走行清晰可见，沿途的小穿支血管最好进行结扎或者夹住，不能在穿支血管附近进行烧灼。在解剖过程中，可以保留穿支血管附近的少量肌组织，以稳定并保护穿支血管。将穿支血管分离至蒂部，当分离穿支血管穿过股外侧肌时，必须进行细致的解剖，同时必须在无血的环境下进行。一旦将皮瓣的蒂部全部分离出来，就可以进行外侧切开，沿着标记线，切开皮肤、皮下组织和浅筋膜，使皮瓣能够掀起来。此时可以行带蒂转移或者准备游离移植（图 12-10）。

6. 术中皮瓣血运判断及穿支血管可供养皮瓣范围的判断

在带蒂转移或者游离移植之前，利用 ICGA 技术和（或）IRT 技术进行术中皮瓣血流灌注的评估，去除血运不佳的部分，保证移植皮瓣的存活质量（图 12-11）。

7. 经术中皮瓣血运灌注监测后，评估皮瓣的范围，完成皮瓣的带蒂转移或者游离移植

如果作为带蒂皮瓣进行会阴部、腹部、大腿根部等部位缺损的修复，皮瓣穿过时要特别

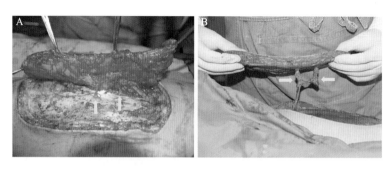

图 12-10　旋股外侧动脉降支穿支皮瓣切取术中

注:可见旋股外侧动脉降支主干(蓝色箭头)及其穿支血管(黄色箭头)。

皮瓣切取后,大腿肌肉及其运动神经的完整性得到保留。

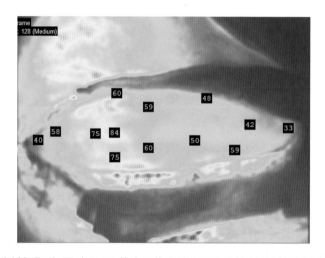

图 12-11　皮瓣切取后,通过 ICGA 技术评估皮瓣血流灌注情况,以保证皮瓣的存活质量

注意避免穿支血管损伤。如果是游离移植,近端切取皮瓣的大小是由蒂长度和(或)供区血管管径来决定的(图 12-12)。

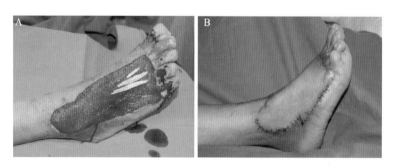

图 12-12　旋股外侧动脉降支穿支皮瓣移植

A. 右足外伤后足背创面,伴肌腱及骨外露;B. 旋股外侧动脉降支穿支皮瓣修复后外观,皮瓣质地柔软,厚薄合适

(三)DIEP 皮瓣

由于传统的腹直肌肌皮瓣相关的并发症被广泛报道,因此提出了减少肌肉损伤的策略,首先是减少肌肉的皮瓣切取技术,并最终演变成穿支皮瓣的方法。直到 1989 年

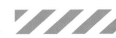

Koshima 和 Soeda 才报道了 DIEP 皮瓣的首次临床应用,此法极大地避免了如腹壁软弱导致的腹壁疝等并发症。同时,许多对比研究表明 DIEP 皮瓣有更高的患者满意度,减少了腹部隆起,但与 TRAM 皮瓣有相似的美学效果,目前主要用于乳房再造及较大面积软组织缺损的修复。

1.血管蒂

(1)穿支血管来自腹壁下动脉。

(2)动脉平均直径:血管发出点为 3.5 mm(3~4 mm)。

(3)静脉平均直径:血管发出点为 4 mm(3.5~4.5 mm)。

(4)平均蒂长:16 cm(14~18 cm)。

2.患者体位

术前检查需与术中的体位保持一致。术前穿支血管的探测通常采用仰卧位。术中皮瓣的切取和皮瓣供区的关闭均采用同样的体位,然后根据要求调整体位,如行带蒂转移,则无须再调整。如行游离移植,则根据修复部位决定。必要时屈髋 90°以利于闭合皮瓣供区。

3.术前穿支血管的规划

可采用 CDUS 和(或)CTA 进行术前 DIEP 血管的探测及定位,选择优势穿支血管并标记于体表(图 12-13)。

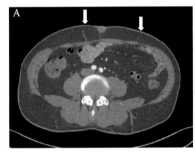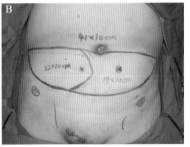

图 12-13　DIEP 血管术前定位

A.利用 CTA 进行穿支血管定位;B.将选择的穿支血管位置标记于体表

4.术前皮瓣的设计

皮瓣通常设计成新月形,宽约 13 cm,长 35~40 cm。用黑色记号笔标记所有穿支血管,特别是要标注出主要的优势穿支血管。在脐水平或者脐上设计皮瓣的上缘,皮瓣两侧缘一般设计在髂前上棘上方,并设计成新月形,以便于平顺地闭合皮瓣供区,避免"猫耳"畸形。

5.术中皮瓣的切取

首先解剖分离脐部,在脐的 2、6、10 点钟方向 3 个位置做刺入式切开,然后扩大这 3 个切口,最终游离脐部。在 6 点钟处做一个定位缝合。沿着设计线逐层切开皮肤、皮下组织、Scarpa 筋膜、脂肪直至腹直肌前鞘。继续潜行分离上腹部,直至胸骨剑突,使皮瓣供区能在一期手术时无张力闭合。皮下潜行分离的范围控制在中线附近 3~4 cm 宽。这样能保证皮肤侧方的血供。再沿着皮瓣下缘切口切开直达皮下组织。可用电刀在腹直肌前鞘由外侧向内侧解剖,当遇到二级小穿支血管时要仔细钳夹或者电凝,一旦发现所标记的优势穿支血管,要注意加以保护,在筋膜上 360°分离该穿支血管。小心地由近及远切开深筋膜几厘米,彻底显露穿支血管。沿穿支血管继续追踪分离到腹直肌深面的腹壁下动脉,深筋膜继续扩大切开,沿着肌纤维纵行劈开腹直肌。结扎近端的腹壁上血管。继续向远端分离腹壁下血管,直到发出点。此时可掀起皮瓣,行带蒂转移或者准备游离移植(图12-14)。

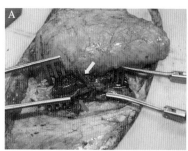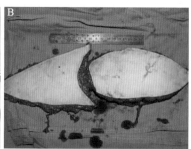

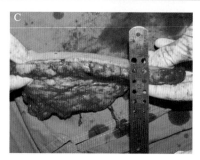

图12-14　DIEP皮瓣切取术中

A.可见腹壁下动脉主干(蓝色箭头)及其穿支血管(黄色箭头);B.皮瓣切取后,腹直肌及其运动神经的完整性得到保留,可根据修复的需要将皮瓣进行裁剪及拼接;C.可将皮瓣修薄至所需厚度

6.术中皮瓣血运判断及穿支血管可供养皮瓣范围的判断

在带蒂转移或者游离移植之前,利用ICGA技术和(或)IRT技术进行术中皮瓣血流灌注情况的评估,以保证皮瓣完全存活(图12-15)。

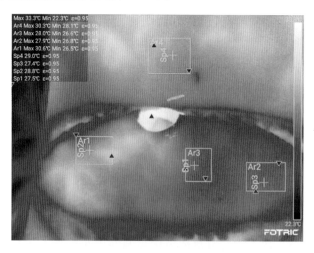

图12-15　皮瓣切取后,通过IRT技术评估皮瓣血流灌注情况,以保证皮瓣的存活质量

7.经术中皮瓣血运灌注监测后,评估皮瓣的范围,完成皮瓣的带蒂转移或者游离移植

如果作为带蒂皮瓣,可进行腹部、大腿根部、会阴部等部位创面的修复。皮瓣穿过时要特别注意避免穿支血管损伤。如果是游离移植,近端切取皮瓣的大小是由蒂长度和(或)皮

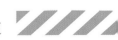

瓣供区血管管径来决定的(图 12-16)。

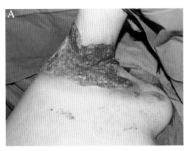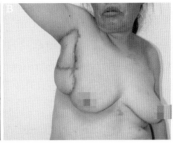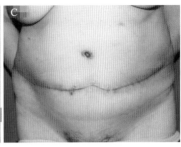

图 12-16　双叶 DIEP 皮瓣游离移植

A. 右腋窝瘢痕溃疡伴感染,切除后创面;B. 双叶腹壁下动脉穿支皮瓣游离移植修复术后,皮瓣存活良好,质地柔软;C. 腹部供区直接缝合关闭

第六节　手术评估

皮瓣手术失败重要的一个原因就是疏忽而导致穿支血管在筋膜层的分离,或者因穿支血管的不确定性而无法行术前手术设计,甚至在术中因寻找不到合适的穿支血管,而改变手术策略。因此为了减少预测穿支血管解剖学的不确定性和便于穿支血管的显露,常规推荐使用术前穿支血管导航技术,如 HHD、CDUS、CTA、MRA 等。通过比较实际术中所见和术前探测的穿支血管数量与位置,以探讨术前采用影像学导航技术的评估效果,该方法在前瞻性研究中具有较高的预测价值。虽然占主导地位的穿支血管的明确走行只能在皮瓣切取过程中探索,但是术前的穿支血管探测可以为我们指明方向。Rozen 等人提出与 CDUS 相比,术前 CTA 可以提供关于穿支血管更好、更可靠的信息。使用这些方法,术前可证实有无合适的穿支血管,从而选择更好的皮瓣供区。Sacks 等人提出了 ICGA 技术,能够根据最佳的灌注来预测皮瓣存活的范围,这大大提高了穿支皮瓣的成功率。

穿支血管的详细解剖学信息及精准的术前定位、术中评估、术后监测,对皮瓣手术而言非常重要,不仅可缩短手术时间、降低手术损伤、减少并发症的发生,还有助于减轻术者压力,是穿支皮瓣手术不可或缺的步骤之一。近年来,各种影像学技术的迅速发展为穿支皮瓣手术提供了有力的技术支持和帮助,力求对穿支皮瓣手术选择合适的影像学技术提供参考。因此,我们应努力充分发挥现有穿支皮瓣影像学技术的作用,更好地辅助临床医生进行准确手术。

参考文献

[1] Koshima I, Soeda S. Inferior epigastric artery skin flaps without rectus abdominis muscle[J]. Br J Plast Surg, 1989, 42(6): 645-648.

[2] Wei F C, Mardini S. Free-style free flaps[J]. Plast Reconstr Surg, 2004, 114(4): 910-916.

[3] 张世民,徐达传,俞光荣,等. 穿支皮瓣的发展与临床应用进展[J]. 中国临床解剖学杂志,2006,24(2):228-231.

［4］ 章一新. 穿支血管的术前影像学导航技术［J］. 中华显微外科杂志，2012，35（6）：441-443.

［5］ Ono S，Hayashi H，Ohi H，et al. Imaging studies for preoperative planning of perforator flaps：an overview［J］. Clin Plast Surg，2017，44（1）：21-30.

［6］ Pratt G F，Rozen W M，Chubb D，et al. Preoperative imaging for perforator flaps in reconstructive surgery：a systematic review of the evidence for current techniques［J］. Ann Plast Surg，2012，69（1）：3-9.

［7］ Giunta R E，Geisweid A，Feller A M. The value of preoperative Doppler sonography for planning free perforator flaps［J］. Plast Reconstr Surg，2000，105（7）：2381-2386.

［8］ Shaw R J，Batstone M D，Blackburn T K，et al. Preoperative Doppler assessment of perforator anatomy in the anterolateral thigh flap［J］. Br J Oral Maxillofac Surg，2010，48（6）：419-422.

［9］ Amerhauser A，Moelleken B R，Mathes S J，et al. Color flow ultrasound for delineating microsurgical vessels：a clinical and experimental study［J］. Ann Plast Surg，1993，30（3）：193-203.

［10］ Rozen W M，Phillips T J，Ashton M W，et al. Preoperative imaging for DIEA perforator flaps：a comparative study of computed tomographic angiography and Doppler ultrasound［J］. Plast Reconstr Surg，2008，121（1）：9-16.

［11］ Hallock G G. Doppler sonography and color duplex imaging for planning a perforator flap［J］. Clin Plast Surg，2003，30（3）：347-357，Ⅴ-ⅵ.

［12］ Zhang Y. Discussion. Application of multidetector-row computed tomography in propeller flap planning［J］. Plast Reconstr Surg，2011，127（2）：712-715.

［13］ Su W，Lu L，Lazzeri D，et al. Contrast-enhanced ultrasound combined with three-dimensional reconstruction in preoperative perforator flap planning［J］. Plast Reconstr Surg，2013，131（1）：80-93.

［14］ Masia J，Clavero J A，Larrañaga J R，et al. Multidetector-row computed tomography in the planning of abdominal perforator flaps［J］. J Plast Reconstr Aesthet Surg，2006，59（6）：594-599.

［15］ Mathes D W，Neligan P C. Current techniques in preoperative imaging for abdomen-based perforator flap microsurgical breast reconstruction［J］. J Reconstr Microsurg，2010，26（1）：3-10.

［16］ Feng S，Min P，Grassetti L，et al. A prospective head-to-head comparison of color Doppler ultrasound and computed tomographic angiography in the preoperative planning of lower extremity perforator flaps［J］. Plast Reconstr Surg，2016，137（1）：335-347.

［17］ Rozen W M，Ashton M W，Whitaker I S，et al. The financial implications of computed tomographic angiography in DIEP flap surgery：a cost analysis［J］. Microsurgery，2009，29（2）：168-169.

［18］ Schaverien M V，Ludman C N，Neil-Dwyer J，et al. Contrast-enhanced magnetic resonance angiography for preoperative imaging in DIEP flap breast reconstruction

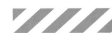

[J]. Plast Reconstr Surg，2011,128(1)：56-62.

[19] Chernyak V，Rozenblit A M，Greenspun D T，et al. Breast reconstruction with deep inferior epigastric artery perforator flap：3.0-T gadolinium-enhanced MR imaging for preoperative localization of abdominal wall perforators[J]. Radiology，2009,250(2)：417-424.

[20] Cina A，Barone-Adesi L，Rinaldi P，et al. Planning deep inferior epigastric perforator flaps for breast reconstruction：a comparison between multidetector computed tomography and magnetic resonance angiography[J]. Eur Radiol，2013，23(8)：2333-2343.

[21] Vasile J V，Newman T M，Prince M R，et al. Contrast-enhanced magnetic resonance angiography[J]. Clin Plast Surg，2011,38(2)：263-275.

[22] Rozen W M，Stella D L，Bowden J，et al. Advances in the pre-operative planning of deep inferior epigastric artery perforator flaps：magnetic resonance angiography[J]. Microsurgery，2009,29(2)：119-123.

[23] Kagen A C，Hossain R，Dayan E，et al. Modern perforator flap imaging with high-resolution blood pool MR angiography[J]. Radiographics，2015,35(3)：901-915.

[24] Chong L W，Lakshminarayan R，Akali A. Utilisation of contrast-enhanced magnetic resonance angiography in the assessment of deep inferior epigastric artery perforator flap for breast reconstruction surgery[J]. Clin Radiol，2019,74(6)：445-449.

[25] Greenspun D，Vasile J，Levine J L，et al. Anatomic imaging of abdominal perforator flaps without ionizing radiation：seeing is believing with magnetic resonance imaging angiography[J]. J Reconstr Microsurg，2010,26(1)：37-44.

[26] Masia J，Kosutic D，Cervelli D，et al. In search of the ideal method in perforator mapping：noncontrast magnetic resonance imaging[J]. J Reconstr Microsurg，2010,26(1)：29-35.

[27] Suffee T，Pigneur F，Rahmouni A，et al. Best choice of perforator vessel in autologous breast reconstruction：virtual reality navigation vs radiologist analysis. A prospective study[J]. J Plast Surg Hand Surg，2015,49(6)：333-338.

[28] Liu D Z，Mathes D W，Zenn M R，et al. The application of indocyanine green fluorescence angiography in plastic surgery[J]. J Reconstr Microsurg，2011,27(6)：355-364.

[29] Mothes H，Dönicke T，Friedel R，et al. Indocyanine-green fluorescence video angiography used clinically to evaluate tissue perfusion in microsurgery[J]. J Trauma，2004,57(5)：1018-1024.

[30] Li K，Zhang Z，Nicoli F，et al. Application of indocyanine green in flap surgery：a systematic review[J]. J Reconstr Microsurg，2018,34(2)：77-86.

[31] Griffiths M，Chae M P，Rozen W M. Indocyanine green-based fluorescent angiography in breast reconstruction[J]. Gland Surg，2016,5(2)：133-149.

[32] Sheriff H O，Mahmood K A，Hamawandi N，et al. The supraclavicular artery

perforator flap：a comparative study of imaging techniques used in preoperative mapping[J]. J Reconstr Microsurg，2018,34(7)：499-508.

[33] Yoshimatsu H，Karakawa R，Scaglioni M F，et al. Application of intraoperative indocyanine green angiography for detecting flap congestion in the use of free deep inferior epigastric perforator flaps for breast reconstruction[J]. Microsurgery，2021,41(6)：522-526.

[34] La Padula S，Hersant B，Meningaud J P. Intraoperative use of indocyanine green angiography for selecting the more reliable perforator of the anterolateral thigh flap：a comparison study[J]. Microsurgery，2018,38(7)：738-744.

[35] Li K，Min P，Sadigh P，et al. Prefabricated cervical skin flaps for hemi-facial resurfacing：elucidating the natural history of postoperative edema using indocyanine green[J]. Lymphat Res Biol，2018,16(1)：100-108.

[36] Thiessen F E F，Tondu T，Vermeersch N，et al. Dynamic infrared thermography (DIRT) in deep inferior epigastric perforator (DIEP) flap breast reconstruction：standardization of the measurement set-up[J]. Gland Surg，2019,8(6)：799-805.

[37] Xiao W，Zhang Y. Commentary on the letter titled "static versus dynamic infrared thermography in perforator mapping"[J]. Ann Plast Surg，2021,86(6)：734.

[38] Kraemer R，Lorenzen J，Knobloch K，et al. Free flap microcirculatory monitoring correlates to free flap temperature assessment[J]. J Plast Reconstr Aesthet Surg，2011,64(10)：1353-1358.

[39] Zhang Y，Xiao W，Ng S，et al. Infrared thermography-guided designing and harvesting of pre-expanded pedicled flap for head and neck reconstruction[J]. J Plast Reconstr Aesthet Surg，2021,74(19)：2068-2075.

（冯少清）

第十三章
精准智能化乳房整形

第一节　乳房解剖与三维数据及相关疾病介绍

一、乳房解剖

1.乳房的解剖位置

乳房在锁骨中线上位于第 3～6 肋骨之间，或是第 2～6 肋间隙内，起自胸骨旁，外达腋前线。乳头的位置随年龄变化而变化，年轻女性乳头位于第 5 肋、锁骨中线外 1 cm；中年女性乳头位于第 6 肋间、锁骨中线外 1～2 cm。许多研究认为：胸骨上切迹至乳头的距离为 18～24 cm，乳头间距 20～24 cm，乳房下皱襞至乳头的距离为 5.0～7.5 cm，平均 6.5 cm。中国正常成年未婚女性乳房的平均体积为 325 ml 左右。

2.乳房的血供

乳房的血供主要有三个来源，即胸廓内动脉、胸外侧动脉和肋间后动脉的穿支。通过对大体标本的局部灌注以及数据处理，可以非常明确地看到乳房组织的不同血供来源（图 13-1）。

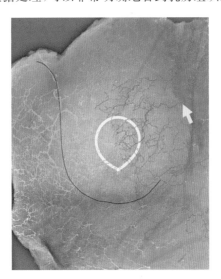

图 13-1　乳房血供大体标本 CT 图

胸廓内动脉为锁骨下动脉的分支,在胸骨旁第6肋间隙下分出前穿支,深度在皮下脂肪层10~15 mm,供应乳房内侧及中央部分,占乳房供血量60%左右。

胸外侧动脉起自腋动脉,越过乳房腋部,在皮下脂肪层10~25 mm与其他动脉吻合,供应乳房外上部,占乳房供血量30%左右(腋动脉分支的其他几个穿支,如胸肩峰动脉、胸最上动脉、胸背动脉分支,也提供很少部分的血流灌注)。

肋间后动脉的前、外侧分支(第3~5肋间隙),主要来自第2~4肋间后动脉,供应乳房外下部,占乳房供血量的很小一部分。

上述血管在腺体周围有丰富的吻合,在腺体前后形成深、浅两层血管网,并在乳头乳晕周围形成血管网。乳房的动脉网有皮肤真皮血管网、腺体前血管网和腺体后血管网三种,皮肤真皮血管网占主要部分。

乳头乳晕:内侧及上方由胸廓内动脉供应;外侧及下方由胸外侧动脉及肋间后动脉穿支供应(图13-2)。

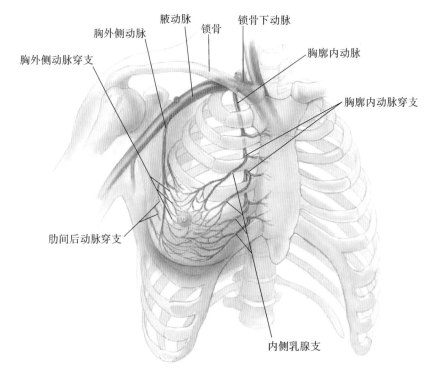

图 13-2　乳房血供解剖图

3. 乳房的感觉神经分布

乳房皮肤(包括乳头和乳晕)的感觉神经来自颈丛的锁骨上神经分支和第2~6肋间神经分支。乳房上部的皮肤主要由颈丛神经的第3、4两分支支配,乳房下半部的皮肤则受肋间神经的分支支配。乳房内侧由第2~6肋间神经前支支配,乳房外侧由第3~5肋间神经外侧支支配,而乳头乳晕的感觉神经主要来自第4肋间神经的外侧皮支。此神经在腺体后面距腺体边缘1.5~2 cm处进入腺体。此处体表投影:胸大肌外侧缘与第4肋间隙的相交点,左侧乳房相当于4点钟位置,右侧乳房相当于8点钟位置。手术时如果损伤此神经,则会使乳头乳晕感觉障碍。分布至乳头的感觉神经中尚有交感神经纤维,可使乳头勃起(图13-3)。

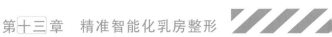

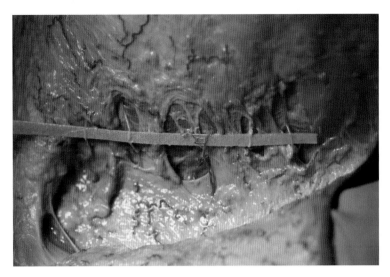

图 13-3　乳房的肋间神经

第 2 肋间神经的皮下分支外侧皮支，向外侧及末端，经过腋部与正中神经的上臂皮神经及第 3 肋间神经构成神经丛，称为肋间臂神经，假体隆乳术后引起上臂疼痛，与该神经受压或损失有关。

二、乳房的三维数据

从美学角度看，美而理想的乳房应符合以下标准：①丰满、挺拔、匀称，呈半球状，柔软而富有弹性；②乳房位于第 2～6 肋间隙，胸骨旁线和腋前线之间；③乳房基底横径为 10～12 cm，乳房高度为 5～6 cm，体积为 310～330 ml；④乳头位于第 4 肋间隙，于乳房正中线略偏外，距胸骨正中线 10～10.5 cm，稍稍指向外上方，未婚女性的乳头直径为 0.6～0.8 cm，高于乳晕 0.3～0.5 cm，乳头无凹陷；⑤乳晕呈圆形，直径为 2.6～3.5 cm；⑥曲线优美，随身体姿势改变和上臂的运动，乳房相应移动，产生动态美。

三、疾病介绍

整形医生常需要处理的乳房问题主要包括乳房体积的增大或缩小、乳房不对称的调整以及乳房提升等。目前为止，未有明确的相关精准化数字评估用于疾病诊断，该类疾病的诊断主要还是运用传统诊断方法。

1. 小乳症

小乳症在我国女性中较为常见，可分为先天性小乳症和乳房萎缩两大类。先天性小乳症表现为双侧乳房不发育或发育不良，乳房萎缩主要是哺乳后乳房萎缩，表现为乳房扁平、松垂。发育不全及内分泌影响是引起小乳症的主要原因。小乳症主要影响患者的体形，因乳房过小，与全身体形不成比例，胸部缺乏特有的曲线美。有的患者经常为自己平坦的前胸苦恼和抑郁，羞于去公共浴池或游泳池，甚至影响择偶，或为从事某些职业带来形体条件上的不利影响。治疗上多以美容为目的，可行假体隆乳术以改善体形。

2. 乳房肥大症

乳房肥大症又称巨乳症，在我国女性中并不少见，乳房肥大症患者常合并乳房下垂。乳房肥大症患者常因乳房重量过大而产生双侧肩背疼痛，常伴乳房下极褶皱处湿疹形成。遗传及内分泌因素是引起乳房肥大症的主要原因，治疗上以手术为主，可行乳房缩小整形术改善乳房外形。

3. 乳房下垂

乳房下垂是老化的自然迹象。女性乳房的发育速度和下垂的程度取决于众多因素。女性乳房下垂的主要因素包括吸烟、身体质量指数、妊娠次数、妊娠前的罩杯大小和年龄。乳房下垂也会遗传,这取决于女性皮肤的弹性、乳房大小及脂肪和腺体组织的平衡程度。体重增加,乳房大小和皮肤弹性相应增加,也会导致乳房下垂。根据乳头乳晕复合体与乳房下皱襞之间的关系,乳房下垂可以分为轻、中、重三度。根据严重程度不同,乳房下垂有不同的处理方法。

乳房肥大症和乳房下垂常常相伴发生。乳房肥大症及乳房下垂根据其严重程度可以分为3级:轻度肥大下垂,乳头下降 1~7 cm,切除乳房组织量<200 g;中度肥大下垂,乳头下降 7.1~12 cm,切除乳房组织量 200~500 g;重度肥大下垂,乳房下降超过 12 cm,切除乳房组织量>500 g。利用三维扫描可以较好地评估双侧乳房体积,从而预计切除的乳房组织量。根据三维扫描结果,可以更精准地评估术后乳房大小,评估手术难度,预计手术风险。

(汪海滨 洪伟晋)

第二节 乳房手术的术前 3D 扫描

自从 3D 扫描问世后,国内外大量学者将其应用于乳房的相关研究,包括乳房的对称性、乳房体积的测量等方面。临床应用中,患者希望通过直观的方式了解假体隆乳术后的效果,3D 扫描即是满足该需求的最简便方式。临床上常见的测量及模拟乳房的方法包括超声检查、CT、MRI 等,但都存在检查方式烦琐,数据再现不直观、不客观等缺点。虽然可通过 CT 数据实现胸部的 3D 重建,但进行 CT 时患者多取仰卧位,与乳房形态评估的正常体位不一致,导致数据测量结果与实际相去甚远。而 Vectra 3D 扫描不与患者肌肤直接接触,患者可取站立位,即乳房形态评估的正常体位,并且具有检查时间短、结果直观等优点,逐渐获得整形外科医生的重视及青睐。

一、扫描方法和数据测量

1. Vectra 3D 扫描

Vectra XT 3D 系统是目前国际上比较主流的集 3D 扫描、数据测量分析及手术术后效果预测于一体的图像采集系统,由带电动升降的图像采集系统、采集计算机及适配软件组成。采集系统通过六个摄像头从不同角度对患者乳房进行拍照,经过软件处理形成 3D 图像,并通过自带软件模拟,能实现简单的数据测量、术后模拟、不同手术方案比较等功能。

让患者面对 Vectra XT 3D 系统,身体尽可能地挺直,双脚与 Vectra XT 3D 系统相对,手臂向外伸展,与身体两侧约成 45°角,手掌朝前、肘部伸直,确保手臂的位置没有抬高胸部。调节矢量,保证正中预览窗横线与腋窝顶部平齐,左、右侧预览窗竖线经过左、右侧乳头(图13-4)。嘱患者轻轻呼气,避免肩部下沉,采集图像。

2. 数据测量

利用 Vectra XT 3D 系统对患者进行术前扫描(图 13-5A),测量患者术前 SN-N 线(胸

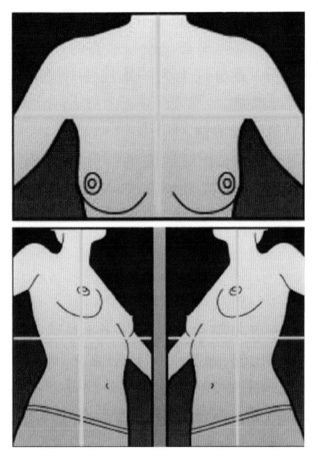

图 13-4　Vectra 3D 扫描时保证正中预览窗横线与腋窝
顶部平齐,左、右侧预览窗竖线经过左、右侧乳头

骨上凹至乳头距离)、N-N 线(两侧乳头连线距离)等数据,选择大小合适的假体,利用 Vectra 3D 模拟术后双侧乳房形态(图 13-5B),并测量模拟形态的 SN-N 线、N-N 线及乳房体积。笔者曾对术前模拟形态与术后真实形态进行测量,32 例患者术前模拟与术后 SN-N 线、N-N 线以及乳房体积比较,差异无统计学意义(P>0.05)。18 位专家对 32 例患者评分均高于 6 分,平均 7.9 分。所有患者术前乳房模拟与实际乳房形态一致性佳(图 13-6)。

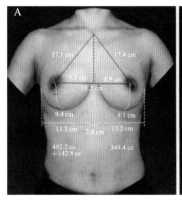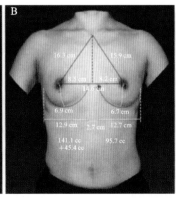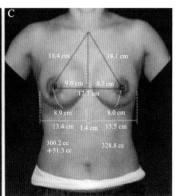

图 13-5　27 岁女性患者数据测量
A. 术前乳房 Vectra 3D 扫描重建图;B. 术前 Vectra 3D 扫描模拟术后乳房形态;C. 术后乳房 Vectra 3D 扫描重建图

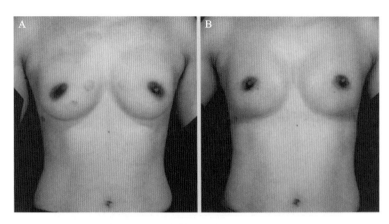

图 13-6　30 岁女性患者术前模拟效果与术后实际效果对比
A. 术前模拟效果；B. 术后实际效果

　　虽然在研究中未见统计学差异，但在个别案例中发现，3D 扫描模拟技术有其固有的缺点，如乳房上极比术后实际乳房平坦(3/32)，乳头较实际外扩(5/32)等，这可能与患者皮肤张力有一定的关系，当患者皮肤过于紧张或过于松弛时，模拟效果与真实效果之间可能会有一些差异，在使用 3D 扫描重建的过程中，需考虑到这一因素，尤其在术前沟通时，须与患者交代清楚，避免因存在差异而带来麻烦。需要注意的是，由于影响手术效果的因素非常复杂，客观上手术效果与模拟效果还是有一定的差距，不应让患者以模拟效果要求手术效果。

二、皮肤及容量评估

　　通过 3D 扫描采集图片后，运用 3D 运算软件如 Geomagic，可以对术前、术后乳房的各个维度进行测量，包括乳房体积、乳房表面积以及乳房表面的各个径线指标(图 13-7)。通过拟合乳房术前、术后不同时期的 3D 图片，可以直观地反映不同乳房手术前后的形态学变化，如乳房外形、乳头乳晕复合体及乳房下皱襞的动态变化。与此同时，客观数据的测量能方便医生进行乳房动态观察，并获得相应乳房手术前后数据，以获得乳房手术后的动态形态证据(图 13-8)。

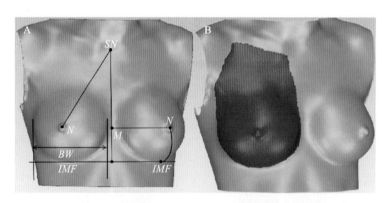

图 13-7　运用 Geomagic Studio 11 进行乳房的 3D 测量
A. 乳房径线测量；B. 乳房表面积测量；C. 乳房突度及体积测量；D. 术前术后扫描拟合
注：图中 SN 为胸骨上凹，N 为术前乳头位置，N' 为术后乳头位置，N_1、N_2 为乳头基底部，M 为前正中线，BW 为乳房基底宽度，IMF 为乳房下皱襞，P_1、P_2 为乳头基底部投影于胸廓上的点。

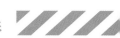

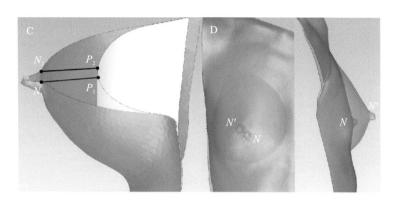

续图 13-7

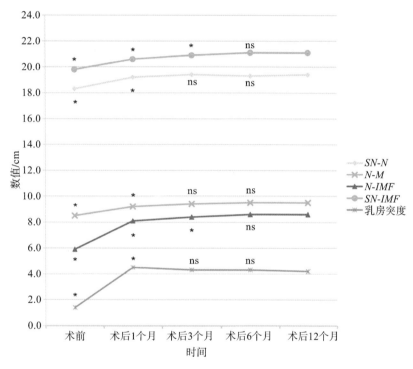

图 13-8 乳房数据测量的动态观察

三、血管及乳腺的评估

乳房血管的血供评估以 MRI、CTA 为主，MRI 和 CTA 自带的系统可以形成完整的 3D 血管重建。相较而言，MRI 能更好地反映乳房腺体与组织之间的关系，可清楚显示患者乳房发育类型、脂肪和乳腺组织比例。将乳房 MRA 或 CTA 结果导入 3D 分析软件（如 Mimics），可实现血管的重建，获得单纯血管数据并进一步分析（图 13-9）。

有学者将患者术前的 CTA 结果进行 3D 打印形成血管模型，利用该血管模型进行术式分析及患者教育，均取得了良好的效果。

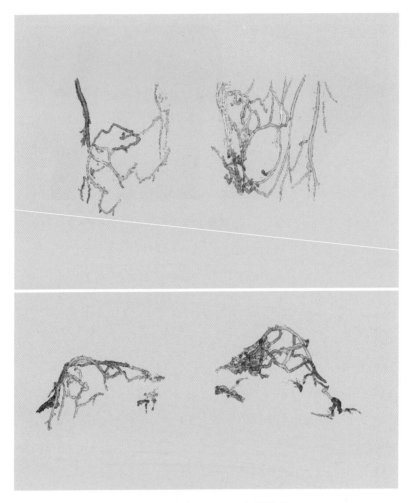

图 13-9　乳房 MRA 3D 血管重建

（汪海滨　张有良　李方伟）

第三节　术前仿真手术

利用 3D 扫描数据，可以很好地进行术前评估及术后结果预测。

利用 Vectra XT 3D 系统中的不同功能，可以实现术前假体隆乳术、乳房下垂矫正术的术后效果模拟。

除了其他因素（如外科医生的技能、患者的健康），假体隆乳术的美学效果基本上取决于植入物的大小、形状及其在胸部的位置。目前，存在数百种不同大小和形状的植入物。此外，每个患者的乳腺和胸部结构都是独一无二的。以上这些和患者的其他解剖学特点共同要求采用个性化的方法来选择最佳的植入物类型及其在胸部的位置。在缺乏可视术前手术效果模拟的情况下，患者通常不理解植入物的选择、胸部放置位置与假体隆乳术的最终效果之间的关系。因此，患者倾向于将决定权交给他们的外科医生。外科医生根据自己的经验做出决定，但无论这些经验有多丰富，仍然是主观的。

　　目前，越来越多的外科医生认识到基于定量测量和算法的个性化手术效果模拟的重要性。为了在假体隆乳术中获得令人满意的美学效果，需要基于个体乳房形状和体积评估的定量方法。基于患者乳房 3D 光学扫描的个性化假体隆乳术前模拟为不同的手术方式模拟术后乳房的 3D 照片提供真实感。它还允许使用从计算预测的乳房模型导出的测量来实现虚拟模拟的结果。目前，一系列的临床研究证实了该方法的可行性和准确性。实验结果表明，对于 89% 的乳房表面，术前模拟与术后乳房实际情况的平均差值小于 1 mm。Vectra XT 3D 基于个人 3D 数据和物理建模，相较于传统使用患者术前照片、测量数据等操作，能够更准确和可靠地预测手术结果。

　　术后结果的 Vectra XT 3D 模拟为所有患者提供了一个独特的机会，不仅可以评估所选植入物的体积，还可以评估其形状。事实上，当选择不同的植入物类型和植入位置时，Vectra XT 3D 模拟能够向患者显示最终结果的差异（图 13-10）。一般来说，每个患者都可以进行术前模拟。然而，不可否认，乳房肥大和乳房下垂的患者的术后结果可能与术前的模拟结果有很大的偏差（图 13-11）。

视频 13-1 假体隆乳术前、术前模拟及术后形态对比

视频 13-2 乳房下垂术前、术前模拟及术后形态对比

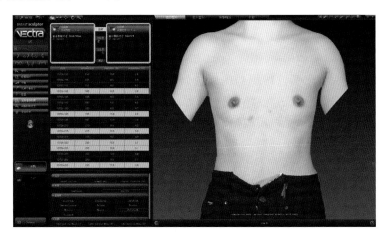

图 13-10　假体隆乳术前模拟的假体选择

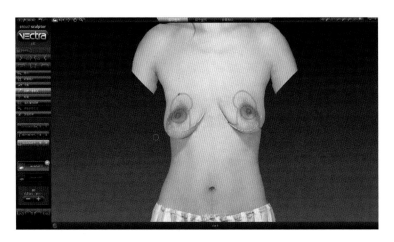

图 13-11　乳房下垂术前模拟

（汪海滨　洪伟晋）

第四节　精准智能化手术过程

一、前言

因黄色人种瘢痕恢复较白色人种欠佳,黄色人种患者多要求术后乳房表面无瘢痕。因此,经腋窝入路假体隆乳术由于其瘢痕位置隐蔽的突出特点,成为黄色人种最常选择的手术方式。腋下切口分为盲视下和内窥镜辅助下手术两种方式。传统盲视手术腔隙钝性分离的范围不精确导致术后假体移位发生率较高。此外,传统盲视手术术中无法准确电凝止血,仅靠压迫止血,术后血肿、血清肿发生率高,导致包膜挛缩的发生率亦高。内窥镜使医生能在直视下分离腔隙、精准离断胸大肌肋骨起点,显著地提高了经腋窝入路假体隆乳术的准确性,改善了术后效果。因此,如选择腋下切口进行假体隆乳,内窥镜辅助手术精准度极高。

二、内窥镜相关技术

医用内窥镜具有很久的历史,但从 1991 年起才开始应用在假体隆乳领域。电子内窥镜的原理:物体由物镜成像于图像传感器的光敏面,图像传感器将光信号转换成电信号,电信号经电缆传输至图像处理系统,然后利用图像处理器对电信号进行重建、增强、存储处理,显示出高清晰度和逼真的图像。医用内窥镜经历了硬性内窥镜、纤维内窥镜、电子内窥镜三个阶段,目前的电子内窥镜已经可以为主刀医生提供实时高分辨率的图像(分辨率已可达1080P),可成倍数地放大术野,有利于术者精准操作。

医用电子内窥镜系统由以下几个部分组成:镜子、主机、冷光源、监视器及附件。应用内窥镜的前提是存在光共振腔,光共振腔的特质包括空间、支持物、光学介质和压力。不论是胸大肌下间隙还是乳腺后间隙均是潜在腔隙,这就要求我们在使用内窥镜辅助隆乳时借助特殊的内部牵拉器械(即直角内窥镜拉钩)人为牵拉出光共振腔以供成像。

从目前的研究方向和国际知名高清电子内窥镜的生产趋势可以看出,未来医用电子内窥镜系统发展方向为高分辨率和微型化。更微型的手术器械会为主刀医生提供更大的操作空间、更加清晰的图像,更有利于医生的操作判断。

内窥镜辅助的经腋窝入路假体隆乳术术式的出现,极大地提高了经腋窝入路假体隆乳术的精准性。

三、外科技术

1. 术前准备

如前几节所述,在术前对患者进行假体选择、切口设计、乳房各径线测量和术前3D扫描及正位、左斜侧位及右斜侧位乳房照片采集,与患者反复交代手术风险并签署知情同意书。

2. 腋窝通道分离和肿胀液注射

腋窝间隙分离过程与盲视手术相同。患者取仰卧位,双手呈外展近 90°。气管插管全身麻醉。常规消毒铺巾后双侧乳头贴上塑料薄膜防止污染。术前再次确认胸骨边缘、腋前线及乳房新下皱襞线位置。垂直于术前标记切口线两侧做 3~4 个亚甲蓝标记点,可帮助医生在闭合切口时准确对合皮肤切缘。按设计线切开皮肤,沿浅筋膜分离至胸大肌外缘。直视下切开胸大肌筋膜,保持锁胸筋膜完整,避免进入腋窝,防止损伤重要血管、神经。以食指探入胸大肌与胸小肌间隙,如为疏松泡沫层,则考虑为胸大肌下间隙。此时食指上方为胸大肌,下方为胸小肌。

在设计的新下皱襞线通过注水管每侧分 6 个点注入肿胀液以减少出血并提高术区在内窥镜下的视觉效果。

切口上方皮缘真皮层以丝线挂 3~4 针,外翻真皮,如图 13-12 所示,避免在内窥镜操作及假体植入过程中摩擦表皮,形成明显瘢痕。

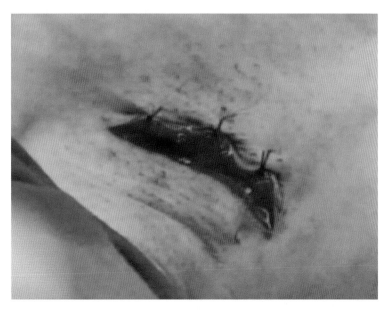

图 13-12　为保护腋窝切缘皮肤,将真皮翻转缝合

3. 内窥镜假体腔隙分离

采用与镜鞘相连的拉钩牵开分离腔隙的软组织,牵出腔隙即形成光共振腔,电钩进行预定层次的分离,直至到达全部分离界限。负压吸引器可用镜鞘或电钩相连(图 13-13)。

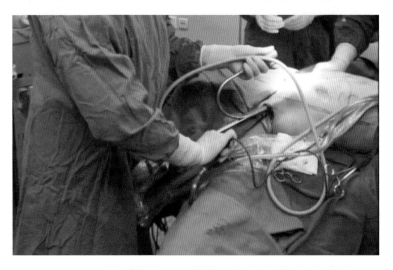

图 13-13　经右侧腋窝切口置入带鞘的内窥镜及带吸引器的电钩

内窥镜置入腔隙后观察其是否在疏松泡沫层。再次确认为胸大肌下间隙后使用电钩自上向下逐渐分离腔隙,从头侧向足侧,兼顾外侧与内侧的腔隙宽度,逐步拓展到全部腔隙完整分离。其间经过的组织关系是,腔隙基底为胸小肌、肋骨肋间肌平面,在腔隙外侧基底可见前锯肌。在足侧,层次上保持在腹直肌和腹外斜肌的浅面,避免误入腹直肌前鞘的深面或腹外斜肌的深面。电钩精准预止血、精准离断胸大肌肋骨起点,精准分离假体植入腔。

术者可以借助注射针头、内窥镜光源或通过按压皮肤来观察皮肤组织在监视器上的位置以判断腔隙分离是否到位。准确按照设计的新下皱襞线完整平滑地离断胸大肌肋骨起点,形成 I 型双平面,完成腔隙分离。分离完成后,用生理盐水冲洗腔隙。再次使用内窥镜探查腔隙,确保腔隙内无出血点。

4. 假体植入及切口关闭

乳房假体浸于含止血药(巴曲亭)及抗生素(头孢呋辛钠)的生理盐水中备用。所有手术医生更换无粉手套。助手借助 S 形拉钩向上牵拉通道,术者将硅凝胶假体沿通道长轴方向植入腔隙内并调整假体位置,确保假体植入到位,且无破裂,解剖型假体无旋转、折叠。假体植入后双侧假体腔隙常规留置引流管,如图 13-14 所示。

视频 13-3
内窥镜精准分离双平面隆胸腔隙的视频和插图

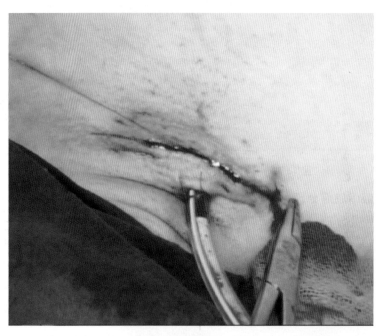

图 13-14　皮内线缝合后的腋切口,引流管由切口旁引出

再次确认术区无活动性出血后,使用 5-0 Vicryl 线分层关闭切口,最外层进行皮下连续缝合。切口处使用凡士林纱布及毛纱覆盖。乳房上极及内外侧用黏性弹力绷带适当加压固定。包扎完成后如图 13-15 所示。

假体隆乳术前术后对比如图 13-16 所示,双侧乳房大小对称,下皱襞定位精准。

四、盲视手术与内窥镜辅助手术对比

在分别使用传统盲视手术方式和内窥镜辅助手术方式分离假体腔隙后,将内窥镜置入腔隙内观察肌肉和结缔组织分离情况。使用剥离子钝性分离腔隙后,胸大肌断端为撕裂状,分离过程中剥离子穿入胸大肌肌肉间隙中,不完全位于胸大肌下间隙。部分位置分离过深,

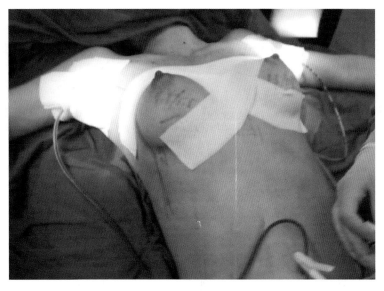

图 13-15 假体隆乳术包扎方法

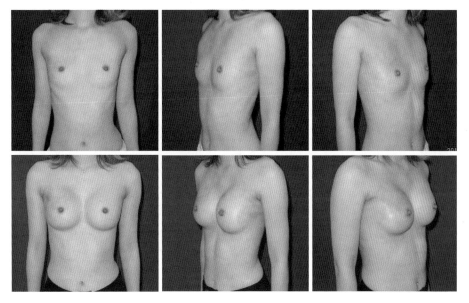

图 13-16 假体隆乳术前术后对比

进入腹直肌鞘中。腔内出血仅靠压迫止血,无法准确止血。而在内窥镜辅助下分离的腔隙内解剖结构清楚,术野清晰、无活动性出血,胸大肌下间隙分离完全,从精准性角度出发,是盲视手术(图 13-17)无法比肩的。

五、展望

近年来,随着手术机器人的广泛运用,"达芬奇"手术机器人也开始运用于乳房手术。"达芬奇"手术机器人实际上是一种"内窥镜手术器械控制系统",与通常意义上的机器人有明显差别。手术系统主要由 3 个子系统组成:医生操控台、床旁机械臂手术系统和 3D 成像系统。3 个看似独立的子系统在为患者实施手术时虽然各有分工,但相辅相成,紧密联系。

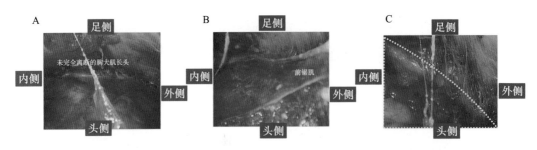

图 13-17　盲视分离层次界面不清晰

A.腔隙胸大肌未完全离断；B.腔隙前锯肌被掀起层次不精准；C.腔隙分离界面不清晰

简单来说，进行手术的医生在操控台上操作，系统将医生在患者体外的动作精确传递到机械臂，转化为手术器械在患者体内的动作，从而完成外科手术。

值得一提的是，国内部分乳腺外科及乳房整形外科专家也开始利用"达芬奇"手术机器人对传统创伤较大的手术（如乳房再造术等）进行尝试，术后切口瘢痕位置隐蔽、重建乳房形态良好、手感自然、患者满意度高。然而，"达芬奇"手术机器人的经济成本较高、手术时间较长，增加了手术成本，同时对手术医生的技术要求较高，目前暂时未形成大规模普及。但我们有理由相信，随着手术机器人相关领域的研究推进，机器人辅助乳房整形手术将逐渐占领乳房整形市场。

六、小结

在内窥镜辅助下，可视化和可控化操作已不再是经下皱襞入路和经乳晕入路的专属优势。在电钩和内窥镜辅助下，采用非钝性分离方式分离腔隙，可以取得与上述两种入路相同的术中控制。不仅如此，内窥镜辅助使术中可以精确离断胸大肌肋骨起点，形成双平面，使术后乳房外观、手感更加自然。我们期望未来会有分辨率更高的电子内窥镜及更合适的隆乳内窥镜器械，辅助我们获得更好的手术效果。

（郑丹宁　安娟）

参考文献

[1] Michelle le Roux C, Kiil B J, Pan W R, et al. Preserving the neurovascular supply in the Hall-Findlay superomedial pedicle breast reduction: an anatomical study[J]. J Plast Reconstr Aesthet Surg, 2010, 63(4): 655-662.

[2] 刘春军, 吉恺, 孙晶晶, 等. 乳房对称性的三维数字化分析[J]. 中华整形外科杂志, 2013, 29(5): 353-356.

[3] 刘春军, 栾杰, 吉恺, 等. 三维扫描技术测量隆乳术后乳房体积变化的研究[J]. 中国美容医学, 2011, 20(9): 81-83.

[4] 罗盛康, 陈光平. 解剖型乳房假体隆乳设计与选择[J]. 中国美容整形外科杂志, 2010, 21(5): 260-262.

[5] Epstein M D, Scheflan M. Three-dimensional imaging and simulation in breast augmentation: what is the current state of the art? [J]. Clin Plast Surg, 2015, 42(4): 437-450.

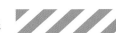

［6］ 单磊,樊继宏.临床上测量乳房容积方法的概述［C］//.第七届中国医师协会美容与整形医师大会论文集.中国医师协会,2010:364-367.

［7］ 王凌宇,栾杰,李彦生,等.CT 数据三维重建测量乳房体积在乳房整形中的应用［J］.组织工程与重建外科杂志,2012,8(3):150-153.

［8］ 张兆祥,王钠,马显杰,等.磁共振成像术前检测男性乳房发育的临床意义［J］.中华医学美学美容杂志,2020,26(1):20-23.

［9］ 熊绍恒,宫海波,张兆祥,等.3D 打印乳房血管模型在乳房缩小术中的应用［J］.中华实验外科杂志,2020,37(4):600-602.

［10］ de Menezes M,Rosati R,Ferrario VF,et al. Accuracy and reproducibility of a 3-dimensional stereophotogrammetric imaging system［J］. J Oral Maxillofae Surg,2010,68(9):2129-2135.

［11］ Roostaeian J,Adams W P. Three-dimensional imaging for breast augmentation:is this technology providing accurate simulations? ［J］. Aesthet Surg J,2014,34(6):857-875.

［12］ Ji K,Luan J,Liu C,et al. A prospective study of breast dynamic morphological changes after dual-plane augmentation mammaplasty with 3D scanning technique［J］. PLoS One,2014,9(3):e93010.

［13］ Tebbetts J B. A system for breast implant selection based on patient tissue characteristics and implant-soft tissue dynamics［J］. Plast Reconstr Surg,2002,109(4):1396-1409;discussion 1410-1415.

［14］ Liu C,Luan J,Ji K,et al. Measuring volumetric change after augmentation mammaplasty using a three-dimensional scanning technique:an innovative method［J］. Aesthet Plast Surg,2012,36(5):1134-1139.

［15］ Kovacs L,Eder M,Hollweck R,et al. New aspects of breast volume measurement using 3-dimensional surface imaging［J］. Ann Plast Surg,2006,57(6):602-610.

［16］ Lin F,Hong W,Zeng L,et al. A prospective study of breast morphological changes and the correlative factors after periareolar dual-plane augmentation mammaplasty with anatomic implan［J］. Aesthetic Plast Surg,2020,44(6):1965-1976.

［17］ 汪海滨,曾立,洪伟晋,等.Vectra 3D 成像辅助模拟假体隆乳术后形态有效性评估［J］.中华整形外科杂志,2018,34(2):98-101.

［18］ Gastrich M D,Barone J,Bachmann G,et al. Robotic surgery:review of the latest advances,risks,and outcomes［J］. J Robot Surg,2011,5(2):79-97.

第十四章
精准个性化脂肪移植技术

第一节　脂肪移植的进展

　　自体脂肪移植的发展经历了一百多年的历史。与其他人工合成材料、异种脂肪或异体脂肪移植相比,自体脂肪移植具有来源丰富、取材容易、操作简单、充盈外形好、组织相容性好、无排异反应、无过敏反应等优点。自体脂肪移植在整形外科中多用于影响美观的肢体凹陷部位的软组织填充。

　　早在1889年,Billings等人首次将自体脂肪移植应用于临床实践当中。Neuber在1893年完成了1例少量自体游离小脂肪块填充软组织缺损部位,虽取得一定效果,但由于后期吸收坏死情况严重,整体效果较差。1911年,Brunings首次报道了使用注射器注射少量脂肪以纠正软组织凹陷,但并未获得成功。随着时间的推移,脂肪移植技术渐渐发展,1925年,脂肪移植技术在体表软组织凹陷、颜面萎缩以及乳房形态改善方面大放异彩。1950年,Peer研究发现,抽吸脂肪移植的脂肪存活率不如整块脂肪移植高,移植的脂肪颗粒在体积和重量上后期减少超过50%,而且坏死的脂肪颗粒往往会引起纤维囊性化和假性囊肿,后期效果不尽如人意。

　　自体脂肪移植的效果常常欠佳,主要是因为移植的脂肪颗粒有一大部分不能再血管化,进而导致坏死、液化、吸收等现象出现,从而导致临床上脂肪移植在大多数情况下不能一次成功,往往需要二次修复才能达到一定效果。因此,为了充分提高自体脂肪移植的优越性,众多学者开始致力于移植脂肪的存活机制的研究,以期进一步提高其存活率,改进其修复效果。研究表明,要想使脂肪移植的存活率大幅提高,关键在于自体脂肪血供的重建。随着这一观点的出现,临床工作者开始考虑采用复合组织的形式进行脂肪移植。因为脂肪组织紧邻真皮,且真皮下存在丰富的血管网,所以采用真皮脂肪复合组织能大大提高脂肪组织的血供。1959年,Watson成功实施了1例真皮脂肪复合组织移植,且移植后未出现组织坏死、液化和感染。但后期研究发现真皮脂肪复合组织移植后仍存在明显吸收,吸收率达到40%～50%。综上所述,真皮脂肪复合组织移植虽然较单纯脂肪移植得到了一定的改善,但最终的结果依旧无法令人满意。

　　20世纪60年代,随着显微外科和显微解剖学技术的发展,血管吻合成为可能,自体脂肪移植技术也得到了新的发展。20世纪80年代,随着脂肪抽吸技术的出现,脂肪颗粒移植技术应运而生,并成为目前临床应用广泛的整形外科技术之一。1995年,Coleman提出运用离心技术浓缩抽吸脂肪,进而进行颜面部注射的方法。此后,脂肪颗粒移植技术开始广泛应用

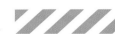

于身体凹陷部位的填充以及乳房再造,甚至应用于其他专科。近年来随着生长因子研究的深入,将生长因子应用于脂肪颗粒移植当中成了研究热点,如将表皮生长因子、血管内皮生长因子加入脂肪颗粒中进行移植。这些方法使自体脂肪移植技术越来越成熟。

现今随着科技的迅猛发展,各类个性化仪器设备、高精度仪器设备的涌现使得自体脂肪移植技术达到更高的水平,即更加精准智能化。这一思路也正促使着自体脂肪移植技术进一步向前发展。

对于供区的选择,Rohrich 等人对 5 例患者均采集腹部、大腿、腰部和膝盖附近的脂肪组织,通过体外细胞增殖比色法分析,各组脂肪组织存活率无统计学差异。Padoin 等人开展了一项研究:通过获取 25 名女性上腹部、下腹部、大腿外侧、大腿内侧、腰部和膝盖这 6 个常见脂肪供区的脂肪组织,测量其中脂肪源性干细胞浓度,结果表明,下腹部和大腿内侧的脂肪源性干细胞浓度较高,是脂肪供区的较佳选择。

脂肪的获取方式较多,很多研究采用不同获取方式。Kononas 等人和 von Heimburg 等人的实验显示,直接手术切取的脂肪组织切割成小颗粒后的存活率较抽吸获得的脂肪颗粒的存活率高。Smith 等人分别使用 10 ml 注射器抽取脂肪和吸引器抽取脂肪,通过体外细胞增殖比色法观察并比较两种方法获得的脂肪细胞活性,结果显示差异无统计学意义;对于注射器负压吸脂术,注射器尺寸和吸脂管的直径存在争议。Erdim 等人进行的一项研究表明:吸脂管的直径越大,脂肪细胞存活率越高。Gonzalez 等人通过研究得出结论:使用直径 2 mm 的吸脂管,连接 10 ml 注射器比使用直径 3 mm 的吸脂管连接 60 ml 注射器获取的脂肪组织存活能力更强,因此推荐使用较小的注射器及小管径吸脂管吸取脂肪。

脂肪纯化方式有静置沉淀法、清洗沉淀法、离心法和棉垫吸附浓缩法等。静置沉淀法是将抽取的脂肪组织放置在适配体积的注射器中并将其垂直静置沉淀 15 min,让抽取的脂肪组织在重力作用下从上到下最终分为油脂层、脂肪组织层和液体层,通常去除上层油脂层和底层液体层,取中间脂肪组织层留用。清洗沉淀法是将抽取的脂肪组织经等体积生理盐水清洗 2 遍后放置在适配体积的注射器中,静置沉淀 15 min,取中间脂肪组织层留用。离心法是将脂肪组织放置在适配的注射器中并离心(1200g,3 min,4 ℃),取中间脂肪组织层留用。棉垫吸附浓缩法是将抽吸的脂肪组织经生理盐水清洗后倒入无菌棉垫,吸附浓缩去除水分和游离油脂。脂肪乳化法主要是将洗涤后的脂肪反复进行机械切割,得到接近液态的脂肪组织。操作时利用两个针筒将脂肪组织通过多孔的纳米脂肪转换器反复机械切割达到乳化效果,处理后的脂肪组织将不再以固态的形式呈现,而是更接近于液态。针对不同脂肪纯化方式的对照研究有很多。陈兵等人认为静置沉淀法与清洗沉淀法操作简单、对组织破坏小,但浓缩效率偏低;离心法是应用最广泛的脂肪纯化方式,但争议也较大。Condé-Green 团队研究发现,采用静置沉淀法存活的脂肪数量更多,但脂肪源性干细胞较少,而离心法能将血液细胞很好地分离,保留的干细胞更多。Minn 等人研究发现,分别采用纱布过滤法和离心法处理脂肪组织,两组脂肪细胞的存活率差异无统计学意义。由此看来,可以具体情况具体分析,从而制订个性化的方案。

临床上,自体脂肪颗粒的移植常常采用注射的方式。依据注射的层次不同,大致可以分为皮下注射法、多层次注射法、脂肪乳化液真皮层注射法、肌内注射法等。Karacaoglu 团队研究发现,将脂肪注入肌肉浅层比植入皮下存活率更高,可能是因为该层次具有丰富的血供以及疏松的空间。

(李俊　杨晓楠)

第二节　精准智能化诊断

自体脂肪颗粒作为理想的填充材料,不仅能调整人体的轮廓比例、恢复凹陷部位的组织容量,还能进一步改善局部皮肤质地,现已被广泛用于瘢痕治疗、面部皮肤年轻化、促进创面愈合、臀部填充、身体塑形、糖尿病足的治疗等。现今,随着人们生活水平的提高,越来越多的人开始注重自己的容貌美,毫无疑问,面部是我们与人交流的第一张名片,因此,人们对面部的美学要求越来越高,希望通过面部整形来达到更加理想的面部形态。自体脂肪移植后的脂肪均存在一定的吸收率,从百分之几到百分之九十几不等,但一般认为,脂肪移植的吸收率在 $40\% \sim 60\%$ 。临床上整形外科医生常常习惯在填充脂肪过程中进行超量填充,即经验性地决定自体脂肪移植位置与移植量,以降低移植脂肪吸收带来的影响,但是术后往往难以达到理想的填充效果,不是存在矫正不足影响美观就是存在矫枉过正需要进行二次修复。因为这种移植全凭医生的经验来进行操作,具有较大的盲目性和局限性,并不适用于每个个体。

如何客观、系统地测量出脂肪移植术前、术后的体积,从而对手术进行更加精准的评估,困扰着一代代整形外科医生。传统的测量方法有照片评估法、人体测量法、影像学测量方法(如磁共振成像、计算机断层扫描、超声)、基础研究法等。

利用照相技术对患者进行术前、术后脂肪填充效果的评估是目前临床上最常应用的方法,此法具有操作简单、可行性高、患者接受度高等优点。但是用术前、术后照片评价脂肪填充后体积变化是比较困难的,会造成较大的误差,因此,此种方法可信度和准确度均较低。人体测量法依据公式将一维数据转换为体积,进而估算出体积保持率,其平均测量偏差较大,可信度和准确度均受影响。磁共振成像(MRI)技术可以对组织进行定性和定量研究,因其对脂肪组织有较好的特异性,可以将脂肪组织从其他组织中分辨出来,测量非常准确,均差最小,可信度最高。计算机断层扫描(CT)技术可以区分脂肪和其他组织的密度,因此它可以客观地比较不同方法自体脂肪移植的疗效。但 CT 检查会造成不必要的放射性辐射,影响脂肪细胞的存活率,测量数据会产生一定误差。超声是一种无创、直观、科学的影像学检查方法,通过超声波的反射,将数据转化为图像信息。超声和其他影像学检查相比有着简便、经济、无辐射、便于推广等一系列独特优势,但超声测得的往往是脂肪的厚度而并非脂肪的体积,故会造成一定误差,且在超声检查中,范围及分层均取决于测量者,影响其准确性和可重复性,因此超声的使用有一定的局限性。基础研究法:相关学者可以通过苏木精-伊红染色镜下观察(脂肪细胞形态、脂滴、血液供应等)、重量测定、免疫组化染色等方法进行测量,这些方法适用于实验动物中,不适合人体。总之,如何客观地观察和测量自体脂肪移植体积,目前尚无统一的标准,各种测量方法在实际操作中也各有利弊。

随着计算机和智能化技术的发展,越来越多的整形外科医生将智能化外科技术运用到临床工作中,以提高手术操作的精确性和患者的满意度。智能化外科技术包括以计算机 3D 图像和云数据处理为基础的 3D 表面扫描技术、3D 数字成像和打印技术,及以增强现实(虚拟现实)为基础的手术模拟仿真系统等。将智能化与材料科学相结合,可实现精确指导手术以及个性化修复的目的,有机会为解决自体脂肪移植过程中的填充部位提供有效方法。目前 3D 扫描技术已全面应用于多学科各个领域,尤其是在临床医学方面发挥着越来越重要的

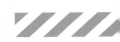

作用,临床上整形外科医生主要将其用于整形美容效果的预估。1989 年 Moss 提出将激光扫描技术应用于人体面部的形态学测量,因为 3D 激光扫描能快速准确地记录面部软组织外形,记录术前、术后软组织变化,过程无创并且操作简单,成为学者们对 3D 测量技术的研究热点。自此面部 3D 数据的采集技术经历了从直接到间接,从接触式到非接触式,从二维向三维,从人工到自动化的发展。

传统的面部整形手术前仅依靠医生的经验进行手术设计,缺乏客观依据,人们常通过肉眼观察、照片对比、超声、CT 等估算自体脂肪吸收率,往往不够精确,且存在费用高、辐射风险高等问题。各种面部接触式测量工具无法避免测量误差,自体脂肪的填充位置和填充形态也是通过整形医生的肉眼估计,术中操作具有很大的盲目性,术后很难达到理想的治疗效果。激光扫描技术则是一种更加直观、无创、快速的 3D 测量方法,可智能化地记录面部软组织外形,收集面部各个部位可供参考的数据,准确评价脂肪填充部位术前、术后软组织的 3D 变化,提高术中操作的精准性,具有准确、高效的优点。3D 激光扫描技术可以协助医生判断面部不同部位自体脂肪移植后吸收率并以此来预估自体脂肪移植量,以达到更好的手术效果。因此,将 3D 激光扫描技术用于自体脂肪移植的术前诊断,有助于使操作更智能化,填充更精准。

(李俊　李倩)

第三节　精准智能化术前规划

正所谓凡事预则立,不预则废。在临床上同样如此,一个手术的成功与否往往与它的术前规划是否合理、有效息息相关。术前规划是指通过对患者需要进行的手术进行术前设计与术前准备并制订手术流程与方案的过程。

精准智能化则包括精准和智能化两个重要组成因素。精准智能化的术前规划是进行后续操作的风向标,只有合理且符合医学安全和审美的术前设计再加上精湛的手术技术才能取得更加理想的结果,让患者及术者对手术结果均满意。此外精准智能化的术前规划应该在术前对患者的基本情况做一个细致全面的了解,并在术前做出相应合理的个体术前规划,进而提高医生手术的精确性和高效性,保障患者的安全。

近年来,影像学技术、3D 打印技术、3D 重建技术和图像信息处理技术以及相应设备迅猛发展,它们开始不断地深入交叉到医疗领域当中,各专科的医务人员也陆续开始将其运用到各自领域相关手术的术前设计与术中治疗中来。借助这些技术,医生可以进行精准智能化的术前设计,从而规划出最优的手术方案,能够有效地提高术者对手术的预见性,使手术风险有效降低的同时提高手术预期效果。作为常见的整形美容手术之一的脂肪移植手术往往也需要一个精准智能化的术前规划。因为该手术作为整形美容类手术,不仅要达到外科手术层面上的成功,通常还需要使患者形体上恢复正常甚至趋近完美。

有学者通过使用面部 3D 重建模型设计的个性化外壳来指导下颏部的脂肪移植治疗。这样借助 3D 重建模型和计算机的数据处理,既能使术前设计更加精准智能化,也能使医生和患者更加直观地了解需要移植填充的部位。此外,良好的脂肪移植手术的术前规划还包括脂肪供区脂肪的选择,自体脂肪移植存活率低是脂肪移植手术最大的缺点,通过术前对患者基本情况细致全面地了解,选取体表无瘢痕区域,非长期针剂注射区域脂肪,临床上通常首选腹部或大腿内侧脂肪,经过细致的评估选出合适的脂肪供区,由此获得相对"优质"的脂肪进行填充,力求提高移植脂肪存活率,这样可以尽量减少二次修复的发生。此外术中每个部位需要填充的量,也需要在术前进行精准计算,根据 3D 重建模型与现实填充区域模型,借助计算机数据处理,可在术前预估移植脂肪量,同时结合医生经验,根据移植区域皮肤组织紧绷度适当增加填充量,能更有效地避免因脂肪移植量差异过大而带来的并发症,比如过多脂肪植入而出现脂肪液化坏死、纤维结节等并发症,脂肪移植量过少而达不到预期治疗效果。

术前提前了解患者的基本情况、手术部位等信息将为接下来的术前规划提供一个初步的思路。紧接着进行术前设计,借助 3D 技术等或凭借医生的经验与患者的诉求全面评估患者需要进行脂肪移植的部位,并进一步借助计算机计算出需要移植的量,再根据部位不同选取相近的脂肪供区将有助于脂肪组织存活率的提高,最后拟定手术流程,确定移植层次,模拟术中的突发情况并提出处理方法及手术备选方案,将使得术前规划更加合理有效,同时借助多种一期设备和计算机技术将使得术前规划更加精准智能化。

(李俊　陈玲)

第四节　术前仿真手术及精准智能化术前设计

自体脂肪在移植过程中存在不确定性,比如移植后脂肪形态的不确定性、移植区域脂肪吸收率的不确定性。在以前,自体脂肪移植术基本完全依赖于手术医生的经验,即手术医生的经验决定了脂肪移植的位置以及脂肪移植的量,因此有较大的盲目性和局限性,术后效果也有一定的差异,这是长久以来自体脂肪移植术存在的主要难题之一。智能化技术可通过以计算机 3D 图像和云数据处理为基础的 3D 表面扫描技术、3D 重建技术和 3D 打印技术,将先进的计算机辅助工程技术和材料科学结合,实现精准智能化手术以及个性化手术的目的,也为自体脂肪移植术后效果评估提供了更为精准的评估依据。

1. 3D 重建技术

3D 重建技术诞生于 19 世纪初,其主要原理是通过精确采集患者相关部位个性化信息,来构建个性化 3D 模型,完成 3D 重建。随着计算机及光电技术的迅速发展,激光扫描测量技术、立体摄影测量技术、断层扫描图像法等在临床得到了广泛应用。目前,常用的 3D 重建技术为 3D 表面扫描技术,即通过红外线及自然光扫描技术,直观、立体和量化显示各种表面形态,获得患者脂肪移植区域的精确数字化信息,然后在此基础上与患者讨论手术设计方案的术后形态,使患者的心理预期得到极大满足,从而解决以往术前沟通过于抽象的问题,同时也为自体脂肪移植术后效果评估提供精确的数字化依据。

下面以美国 3D Systems 公司的 SENSE2 便携式 3D 扫描仪为例介绍 3D 重建技术。

SENSE2 便携式 3D 扫描仪可随意绕着人体移动进行测量,可自动锁定面部,在距离面部约 0.5 m 处高速实时捕捉和处理实物表面数据,通过两个高清摄像头推算深度,使用区块对比算法迅速生成完整的多边形网格,数秒内即可获得面部数据。征得患者同意后,可将采集到的患者术前面部数据以 STL 格式导入计算机 3D 图像设计软件 Geomagic Wrap 17.0,

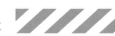

并针对术区的 3D 图像进行设计,模拟脂肪移植术后效果,直至医患双方满意,同时可计算出差异体积并作为估算脂肪注射量的参考值,以此作为脂肪移植术前模拟来指导手术。

2. 3D 打印技术

3D 打印技术又称增材制造技术,始于 20 世纪 80 年代末,它是以数字化 3D 模型为基础,利用金属、塑料、陶瓷、复合材料等原料,通过不同的工艺得到不同材料的 3D 模型实体的技术。

3D 打印技术在精准化脂肪移植术中应用的基础是计算机 3D 数字成像技术,通过多层次连续打印技术,将复杂 3D 结构数字化,快速制造复杂形状 3D 物体,可将 3D 实物制作成模具,手术过程将模具置于脂肪填充区域,以此指导术中脂肪移植填充位置及移植量。

以上述美国 3D Systems 公司的 SENSE2 便携式 3D 扫描仪获得的数据为例,将 3D 扫描仪重建的模拟术后效果通过 3D 打印技术制作成模型。

将 3D 轮廓模型与患者初始面部轮廓套叠,减去患者原有术区体积则得到术区需要填充的体积,然后在设计好的术后轮廓外叠加 1.5 mm 厚的外壳覆盖术区(图 14-1D~F)。这是目前在保持外壳强度的基础上能够达到的最薄厚度,可以最大限度地减小误差。在外壳上设计标志点用于术中对齐(图 14-2A)。然后将设计好的 3D 外壳模型以 STL 格式导入 Object 3D 打印机打印,采用光固化成形(stereo lithography apparatus,SLA)工艺打印,原材料为共聚酯(poly ethylene terephthalateco-1,4-cyclohexylenedimethylene terephthalate,PETG)。将得到的透明术区外壳消毒后便可应用于手术,对手术有一定指导作用,脂肪移植术后效果更接近于患者术前预期,有效提高患者满意度,但对于提高脂肪组织存活率仍需要更多的临床案例验证。

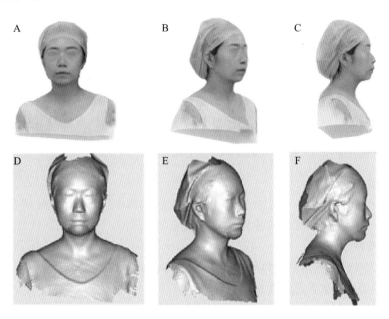

图 14-1 24 岁女性,个性化 3D 外壳辅助下的下颌自体脂肪移植术过程图

A. 术前 3D 重建模型正位;B. 术前 3D 重建模型侧位 45°;C. 术前 3D 重建模型侧位 90°;D. 3D 重建模拟术后效果正位;E. 3D 重建模拟术后效果侧位 45°;F. 3D 重建模拟术后效果侧位 90°

3D 重建技术及 3D 打印技术中图像扫描分析、设计、制造、增强现实、导航技术可更直观地模拟术后效果,便于医患沟通的同时,可以使患者更直观地了解术后轮廓变化并提出自己的意见,便于医生调整来达到医患双方都满意的目标;3D 打印技术模型的呈现也可指导自

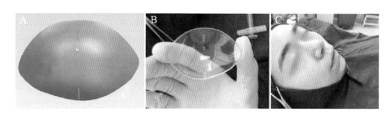

图 14-2 3D 打印制作模型
A. 基于下颌轮廓设计的 3D 外壳的正位图,表面设计有注射孔和标志点;B. 打印经环氧
乙烷消毒后的个性化 3D 外壳;C. 术中个性化 3D 外壳覆盖于术区指导自体脂肪移植术

体脂肪移植术,使脂肪移植的位置以及脂肪移植的量更精准,为自体脂肪移植术后效果评估
提供更有效的科学依据。

(李俊　高艳丽)

第五节　手术评估

脂肪移植术后的手术效果评价受到广大医生和求美者的关注。一般来说,效果评价方
法可以分为直接测量法和影像测量法。其中直接测量法包括解剖测量法、排水测量法、热塑
性模塑法和 3D 重建,影像测量法包括 X 线摄影、钼靶照相、超声测量、CT 测量和 MRI 测
量,影像测量法不仅能够测量体积变化,还可以对术后的并发症进行评估。

一、直接测量法

1. 解剖测量法

患者取坐位,测量乳头到乳房内侧缘的连线(MR)、乳头到乳房外侧缘的连线(LR)、乳
头到乳房下皱襞的连线(IR)及乳腺投影(MP,即胸骨到乳头的投影距离),重复测量 3 次,取
平均值,将乳房近似理解为圆锥体,则每个乳房的体积 $= 1/3\pi \times MP^2 \times (MR + LR + IR - MP)$。

2. 排水测量法

利用阿基米德原理,将一侧乳房浸没入盛满水的容器中,对溢出的水体积进行测量,重
复 3 次,取平均值即为一侧乳房的体积。

3. 热塑性模塑法

利用 2 mm 厚的多孔热塑材料对拟手术区域进行铸造形成复制体,然后测量该复制体
体积。此法操作方便,患者耐受性好。

4. 3D 重建

根据不同的手术区域,利用 3D 扫描仪进行扫描,得到局部组织的 3D 重建图像,术前术
后进行比较得到局部体积变化的差值。

二、影像测量法

1. X 线摄影

对待测量的乳房进行侧位照射,然后使用圆锥体体积计算公式 $1/3\pi r^2 h$(r 为乳头到胸

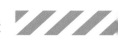

大肌筋膜的距离,h 为胸大肌筋膜长度的一半)计算乳房体积。在颌面部可与 3D 重建技术相结合,3D 重建主要采用提取技术,包括表面提取技术和容积提取技术。X 线摄影以二维平面来反映 3D 的情况,通过各径线的测量评估手术重建效果。

2. 钼靶照相

摄影前应与患者进行良好沟通,了解填充物情况,并进行触诊,检查乳房质地以及是否有结节。常规摄双侧乳腺头尾位(CC 位)和内外斜位(MLO 位)。自体脂肪移植术后表现为乳腺后方卵圆形结构,周围可见蛋壳样钙化,内部大部分为低密度影,与周围脂肪结构密度类似。可将术前、术后的图像进行对比来评估脂肪移植术后重建效果。

3. 超声测量

通过超声波的反射,将数据转化为图像信息。运用超声仪器可以测量脂肪的厚度,进而算出脂肪体积保持率,对脂肪移植术前、术后不同时间节点进行测量比较;还可以根据 Cavalier 原理运用公式计算乳房体积。超声测量和其他影像学检查相比有着简便、经济、无辐射、便于推广等优势。但超声测量测得的往往是脂肪的厚度而非脂肪的体积,故会造成一定误差,且超声检查中,范围及分层均取决于测量者,会影响检查的准确性和可重复性,因此超声的使用有一定的局限性。

4. CT 测量

CT 技术可以区分脂肪和其他组织的密度,因此 CT 可以客观地评估脂肪移植的效果。患者一般取仰卧位,采用多排螺旋 CT 进行体积检查,根据不同的检查部位,设置相关参数,并将扫描获得的原始数据传输到配套软件中进行 3D 重建处理,完成曲面重建和体积成像,从而获得患者不同层面的修复图像。3D 成像可以重建手术区域结构,对术前、术后不同时间节点的扫描数据进行比较,可以用来评估手术效果。

5. MRI 测量

应用 MRI 可以对组织进行定性和定量研究,MRI 对脂肪组织有着较好的特异性,能准确测量自体脂肪体积。MRI 对脂肪组织有良好的分辨率,层面扫描获得数据后可以运用相关软件建立 3D 模型。术前、术后的 MRI 还具有诊断价值,可排除手术相关禁忌证和并发症。

(李俊　李倩)

▶▶ 参考文献

[1] Toledo L S,Mauad R. Fat injection:a 20-year revision[J]. Clin Plast Surg,2006,33(1):47-53,vi.

[2] Neuber G A. Fat transplantation[J]. Dtsch Ges Ghir,1893,36:640-643.

[3] Billings E Jr,May J W Jr. Historical review and present status of free fat graft autotransplantation in plastic and reconstructive surgery[J]. Plast Reconstr Surg,1989,83(2):368-381.

[4] Peer L A. Loss of weight and volume in human fat graft[J]. Plastic Recons Surg,1950,5:217-219.

[5] Rohrich R J,Sorokin E S,Brown S A. In search of improved fat transfer viability:a

quantitative analysis of the role of centrifugation and harvest site[J]. Plast Reconstr Surg, 2004, 113(1): 391-395; discussion 396-397.

[6] Padoin A V, Braga-Silva J, Martins P, et al. Sources of processed lipoaspirate cells: influence of donor site on cell concentration[J]. Plast Reconstr Surg, 2008, 122(2): 614-618.

[7] Kononas T C, Bucky L P, Hurley C, et al. The fate of suctioned and surgically removed fat after reimplantation for soft-tissue augmentation: a volumetric and histologic study in the rabbit[J]. Plast Reconstr Surg, 1993, 91(5): 763-768.

[8] von Heimburg D, Hemmrich K, Haydarlioglu S, et al. Comparison of viable cell yield from excised versus aspirated adipose tissue[J]. Cells Tissues Organs, 2004, 178(2): 87-92.

[9] Smith P, Adams W P Jr, Lipschitz A H, et al. Autologous human fat grafting: effect of harvesting and preparation techniques on adipocyte graft survival[J]. Plast Reconstr Surg, 2006, 117(6): 1836-1844.

[10] Erdim M, Tezel E, Numanoglu A, et al. The effects of the size of liposuction cannula on adipocyte survival and the optimum temperature for fat graft storage: an experimental study[J]. J Plast Reconstr Aesthet Surg, 2009, 62(9): 1210-1214.

[11] Gonzalez A M, Lobocki C, Kelly C P, et al. An alternative method for harvest and processing fat grafts: an in vitro study of cell viability and survival[J]. Plastic Reconstr Surg, 2007, 120(1): 285-294.

[12] 陈兵, 李发成. 不同脂肪处理纯化方法对移植脂肪组织的影响[J]. 组织工程与重建外科, 2021, 17(4): 297-303.

[13] Tonnard P, Verpaele A, Peeters G, et al. Nanofat grafting: basic research and clinical applications[J]. Plast Reconstr Surg, 2013, 132(4): 1017-1026.

[14] 丁飞雪, 朱朱, 金锐, 等. 自体脂肪移植中脂肪处理与临床应用的研究进展[J]. 组织工程与重建外科, 2020, 16(5): 418-420.

[15] Condé-Green A, de Amorim N F, Pitanguy I. Influence of decantation, washing and centrifugation on adipocyte and mesenchymal stem cell content of aspirated adipose tissue: a comparative study[J]. J Plast Reconstr Aesthet Surg, 2010, 63(8): 1375-1381.

[16] Minn K W, Min K H, Chang H, et al. Effects of fat preparation methods on the viabilities of autologous fat grafts[J]. Aesthetic Plast Surg, 2010, 34(5): 626-631.

[17] Karacaoglu E, Kizilkaya E, Cermik H, et al. The role of recipient sites in fat-graft survival: experimental study[J]. Ann Plast Surg, 2005, 55(1): 63-68; discussion 68.

[18] Dini M, Mori A, Quattrini Li A. Eyebrow regrowth in patient with atrophic scarring alopecia treated with an autologous fat graft[J]. Dermatol Surg, 2014, 40(8): 926-928.

[19] Pallua N, Baroncini A, Alharbi Z, et al. Improvement of facial scar appearance and microcirculation by autologous lipofilling[J]. J Plast Reconstr Aesthet Surg, 2014, 67(8): 1033-1037.

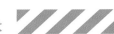

[20]　Marten T J,Elyassnia D. Fat graft ing in facial rejuvenation[J]. Clin Plast Surg,
　　　 2015,42(2):219-252.

[21]　Gamboa G M,Ross W A. Autologous fat transfer in aesthetic facial recontouring
　　　 [J]. Ann Plast Surg,2013,70(5):513-516.

[22]　常鹏,郭冰玉,回蔷,等.自体脂肪提取物促进慢性创面愈合的临床研究[J].中国美容
　　　 整形外科杂志,2020,31(4):239-241.

[23]　赵健芳,李东,安阳.假体隆臀及自体脂肪隆臀的临床应用与并发症防治研究进展
　　　 [J].中华整形外科杂志,2021,37(9):1063-1067.

[24]　王惠,夏毓,陈静,等.自体脂肪颗粒注射移植在面部塑形美容中的临床应用[J].中国
　　　 美容医学,2013,22(23):2281-2283.

[25]　赵月强,朱占永,李爱林,等.自体脂肪干细胞在糖尿病足创面治疗中的应用[J].临床
　　　 外科杂志,2018,26(1):63-66.

[26]　Horl H W,Feller A M,Biemer E. Technique for liposuction fat reimplantation and
　　　 long-term volume evaluation by magnetic resonance imaging[J]. Ann Plast Surg,
　　　 1991,26(3):248-258.

[27]　陈坚伟,张迪.3D 打印技术医学应用综述与展望[J].电脑知识与技术,2013,9(15):
　　　 3632-3633.

[28]　Moss J P. The use of three-dimensional imaging in orthodontics[J]. Eur J Orthod,
　　　 2006,28(5):416-425.

[29]　Alves P V,Zhao L,Patel P K,et al. Three-dimensional facial surface analysis of
　　　 patients with skeletal malocclusion [J]. J Craniofac Surg,2009,20(2):290-296.

[30]　Bianchi S D,Spada M C,Bianchi L,et al. Evaluation of scanning parameters for a
　　　 surface colour laser scanner [J]. International Congress Series,2004,1268:
　　　 1162-1167.

[31]　Baik H S,Kim S Y. Facial soft-tissue changes in skeletal Class Ⅲ orthognathic
　　　 surgery patients analyzed with 3-dimensional laser scanning [J]. Am J Orthod
　　　 Dentofac Orthop,2010,138(2):167-178.

[32]　Kim M,Lee D Y,Lim Y K,et al. Three-dimensional evaluation of soft tissue changes
　　　 after mandibular setback surgery in class Ⅲ malocclusion patients according to
　　　 extent of mandibular setback,vertical skeletal pattern,and genioplasty [J]. Oral
　　　 Surg Oral Med Oral Pathol Oral Radiol Endod,2010,109(5):e20-e32.

[33]　Borkan G A,Gerzof S G,Robbins A H,et al. Assessment of abdominal fat content
　　　 by computed tomography[J]. Am J Clin Nutr, 1982,36(1):172-177.

[34]　Ferrozzi F,Zuccoli G,Tognini G,et al. An assessment of abdominal fatty tissue
　　　 distribution in obese children. A comparison between echography and computed
　　　 tomography[J]. Radiol Med ,1999,98(6):490-494.

[35]　梅媚,张力新,万柏坤.基于 CT 图像的势函数聚类分割人体脂肪检测[J].天津大学
　　　 学报,2004,37(8):740-744.

[36]　张品.基于增强现实的精准术前规划技术研究[D].绵阳:西南科技大学,2020.

[37]　段鑫鑫,廖文峰,张超,等.三维可视化重建技术在机器人辅助肾部分切除术中的应用

[J].机器人外科学杂志(中英文),2021,2(3):205-212.

[38] Coelho G,Vieira E V,Rabelo N N,et al. Preoperative planning modalities for meningoencephalocele:new proof of concept[J]. World Neurosurg,2021,151:124-131.

[39] Rutland J W,Delman B N,Feldman R E,et al. Utility of 7 Tesla MRI for preoperative planning of endoscopic endonasal surgery for pituitary adenomas[J]. J Neurol Surg B Skull Base,2021,82(3):303-312.

[40] Mao X,Pei Y,Zhang L,et al. A novel way for upper eyelid rejuvenation by combination of local fat-fascia-muscle flap repositioning for middle-aged Asian women[J].J Plast Reconstr Aesthet Surg,2020,73(8):1565-1572.

[41] 杨涵.数字化外科技术在面部自体脂肪移植中的临床应用研究[D].重庆:中国人民解放军陆军军医大学,2020.

[42] 潘景光.颌面部软组织形态的三维测量方法[J].口腔医学研究,2009,25(4):527-529.

[43] 李智,张连波.3D打印技术在整形外科领域的应用与展望[J].中华整形外科杂志,2017,33(1):73-76.

[44] Mischkowski R A,Zinser M J,Kübler A C,et al. Application of an augmented reality tool for maxillary positioning in orthognathic surgery—a feasibility study [J]. J Craniomaxillofac Surg,2006,34(8):478-483.

[45] Lin L,Shi Y,Tan A,et al. Mandibular angle split osteotomy based on a novel augmented reality navigation using specialized robot-assisted arms:a feasibility study [J]. J Craniomaxillofac Surg,2016,44(2):215-223.

[46] 张永红,侯贺,韩玉川,等.三维激光扫描技术在医学表面测绘中的应用进展[J].生物医学工程学杂志,2016,7(6):373-377.

[47] 蒋承安,李青峰,刘凯.术前三维扫描及三维模拟在鼻整形术中的应用[J].组织工程与重建外科杂志,2013,9(4):204-207.

[48] 齐向东,祁左良.数字医学技术在整形外科中的应用[J].中华整形外科杂志,2018,34(6):407-412.

第十五章

精准智能化眼整形技术

第一节　眼睑美容整形外科相关解剖

眼乃心灵之窗。眼睑作为"眼"的一部分,不仅仅是美容器官,它更肩负着保护眼球和视力的重任。眼睑以及眼周组织有着极为精细和复杂的解剖结构,而每个部分又都有相应的功能,它们相互结合共同构成一个有机整体。深入透彻地掌握眼睑及眼周解剖结构与功能,对理解该区域疾病或衰老发生的原理、制订手术策略、精准实施手术至关重要。

一、眼睑及眼周区域的表面解剖结构

眼睑及眼周区域主要的表面解剖结构有眉毛、眼睑、泪槽、睑颊沟、睑裂、睑缘、内眦、外眦、睫毛、泪点、泪阜、眼睑皱襞、内眦赘皮等。

（一）眉毛

眉毛位于眶上缘对应于眉弓的位置,通常顺应上眶缘的形态呈弓形,外侧稍高于内侧。通过额肌、皱眉肌及降眉肌的收缩运动,可表现出抬眉、蹙眉等动作。

（二）眼睑

眼睑是两片能活动的皮肤软组织皱襞,位于眼球前方,构成保护眼球的屏障,可完成睁眼、闭眼和瞬目等活动。眼睑分为上睑和下睑,上睑以内眦和外眦水平为界,而下睑的下界没有明确的分界。

（三）睑裂

睑裂是上、下睑缘(lid margin)之间的裂隙。正常汉族成人睑裂高度为7~10 mm,水平宽度为26~30 mm,上睑缘遮盖角膜上缘下方1.5~2 mm,下睑缘与角膜下缘平齐或稍遮盖角膜。上、下睑缘厚约2 mm,有前、后两唇,前、后唇之间有一灰色线,称为灰线(grey line),灰线是眼睑皮肤与睑结膜移行交界处,常作为眼睑手术的标志。

（四）眼睑皱襞

眼睑皱襞也称为重睑线,是指睁眼时上眼睑自然形成的一浅沟样皮肤褶皱。

（五）内眦赘皮

内眦赘皮是指在内眦角前方自上而下或自下而上呈蹼状的一种皮肤皱襞,在睁眼时可

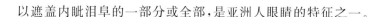

以遮盖内眦泪阜的一部分或全部,是亚洲人眼睛的特征之一。

二、眼睑的逐层解剖

上睑由前向后可分为皮肤、皮下组织、眼轮匝肌、上睑眶隔、上睑眶隔后脂肪、上睑提肌及其腱膜、米勒肌(Müller's muscle)、上睑板和上睑结膜,下睑由前向后可分为皮肤、皮下组织、眼轮匝肌、下睑眶隔、下睑眶隔后脂肪、睑囊筋膜、下睑板肌、下睑板和下睑结膜(图 15-1)。

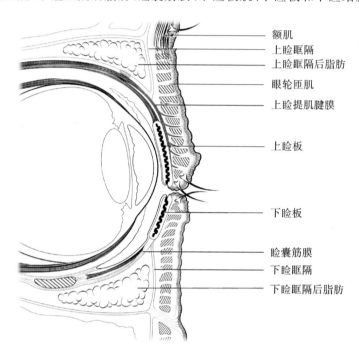

图 15-1　上、下睑矢状面断面图

在临床工作中,通常人为地将眼睑分为前、后两层。上睑前层(anterior lamella)包括皮肤、皮下组织、眼轮匝肌和眶隔,后层(posterior lamella)包括上睑板、上睑提肌、米勒肌和上睑结膜。下睑前层包括皮肤、皮下组织、眼轮匝肌和眶隔,后层包括下睑板、睑囊筋膜、下睑板肌和下睑结膜。

(一)眼睑与眶周的皮肤及皮下组织

眼睑皮肤是全身皮肤中最薄的,厚度不超过 1 mm。眼睑部皮下组织极少,皮肤与眼轮匝肌附着较紧密,故皮肤与眼轮匝肌的松弛常同步。睑部皮肤在眶缘逐渐增厚并过渡为眶周较厚的皮肤,此处眼轮匝肌与皮肤之间出现明显的脂肪组织,如眉部皮下脂肪和颧脂肪垫。

(二)眼轮匝肌

眼轮匝肌(orbicularis oculi)是呈横椭圆形环绕睑裂向心分布的薄层肌肉,覆盖眼睑和眶周区域(图 15-2)。按所在部位不同,可分为睑部眼轮匝肌和眶部眼轮匝肌,睑部眼轮匝肌又可分为睑板前眼轮匝肌和眶隔前眼轮匝肌。

睑部眼轮匝肌为不随意肌,收缩时拉动眼睑使睑缘贴近眼球,在日常瞬目、睡眠时闭睑、防御反射引起的闭睑等动作中起主要作用;眶部眼轮匝肌位于睑部眼轮匝肌的外围,为随意

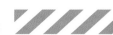

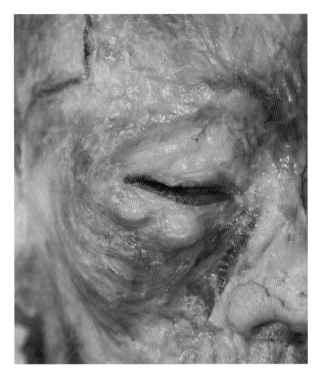

图 15-2　眼轮匝肌的覆盖范围

肌,收缩时引起眼睑紧闭,并可牵拉眉毛向下运动。

（三）颧脂肪垫

颧脂肪垫(malar fat pad)是覆盖在眼轮匝肌眶部及面颊部表情肌上方的一片皮下脂肪组织。其上缘位于下睑眼轮匝肌睑部与眶部的交界处。随年龄增长出现的颧脂肪垫上缘萎缩及整体下移是造成泪槽和睑颊沟显现及鼻唇沟加深等衰老表现的原因之一。

（四）眼轮匝肌与深部组织的附着

眼轮匝肌的肌纤维直接或通过筋膜及韧带样结构与眶缘及眶周深部组织(骨膜、内外眦腱等)附着。在眶外侧缘,眼轮匝肌通过自眶外侧面骨膜发出的疏松结缔组织形成附着,称为眶外侧筋膜增厚区。同时,眼轮匝肌还通过眼轮匝肌限制韧带沿眶缘形成环形附着(图15-3)。

（五）眼轮匝肌后脂肪和眼轮匝肌下脂肪

在眼轮匝肌的后方,我们可以发现两团位于眶隔以外的脂肪。上睑的脂肪团位于上眶缘下方、眼轮匝肌与上睑眶隔之间,呈长椭圆形分布,被称为眼轮匝肌后脂肪,如图 15-4 所示;下睑的脂肪团分布于下眶缘的外下方、眶部眼轮匝肌与颧骨骨膜之间,呈"L"形分布,被称为眼轮匝肌下脂肪,如图 15-5 所示。

（六）眶隔

眶隔(orbital septum)是从睑板向弓状缘延伸的一层薄而富有弹性的结缔组织,与睑板一起封闭眶外口,是隔开眶内容物和眼睑的一个重要屏障,能够在一定程度上阻止炎症渗出物或渗出的血液在此两者之间互相蔓延。上睑眶隔较厚,位于上睑眶隔后脂肪后方(图15-6),由前后两层构成,下睑眶隔较薄,附着于下眶缘和下睑板(图15-7)。

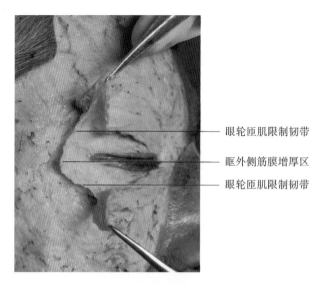

图 15-3　眼轮匝肌通过眼轮匝肌限制韧带沿眶缘形成环形附着

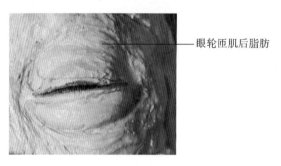

图 15-4　眼轮匝肌后脂肪位于眼轮匝肌之后、上睑眶隔之前

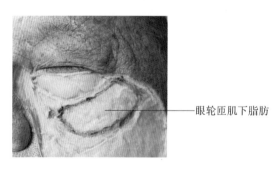

图 15-5　眼轮匝肌下脂肪位于颧骨骨膜与眶部眼轮匝肌之间

（七）眶隔后脂肪垫

　　眶隔后脂肪垫（postseptal fat pads）常被称为"眶隔脂肪"。上睑存在内侧与中央两个脂肪垫，中央脂肪垫外侧被泪腺占据。上睑内侧和中央脂肪垫之间有上斜肌的滑车神经和Whitnall's 韧带附着，上斜肌的滑车神经和 Whitnall's 韧带可视作这两个脂肪垫分隔的标志。下睑眶隔通常存在内侧、中央、外侧三个脂肪垫，通常中央脂肪垫较大且表浅，内侧与外侧脂肪垫较小且位置相对较深（图 15-8）。内侧脂肪垫与中央脂肪垫以下斜肌为分界（图15-9），而中央脂肪垫与外侧脂肪垫之间的分隔目前多数学者认为是来源于睑囊筋膜的弓状

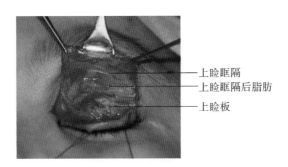

图 15-6　术中所见上睑眶隔与上睑眶隔后脂肪

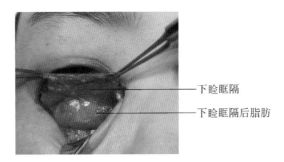

图 15-7　术中所见下睑眶隔与下睑眶隔后脂肪

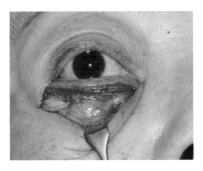

图 15-8　术中所见下睑三团眶隔后脂肪垫

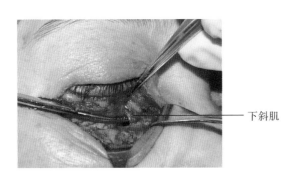

图 15-9　术中显露内侧、中央脂肪垫之间的下斜肌

扩张,如图 15-10 所示。

（八）Eisler's 囊袋与 Eisler's 脂肪垫

Eisler's 囊袋（Eisler's pocket）是下睑外侧被脂肪所填充的一个凹陷,其中所填充的脂

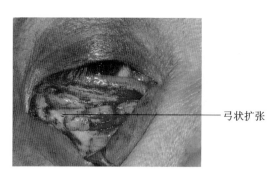

图 15-10   术中显露的弓状扩张

肪为游离于眶隔以外的脂肪垫,称为 Eisler's 脂肪垫(Eisler's fat pad),如图 15-11 所示。

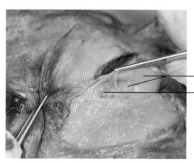

图 15-11   Eisler's 囊袋与 Eisler's 脂肪垫

（九）睑板

在上睑缘的上方及下睑缘的下方,分别可见一横行、黄白色、柔韧致密的纤维结缔组织,即睑板(tarsal plate)。睑板是维持眼睑弧形支撑和硬度的非常重要的结构。

（十）上睑提肌

自上睑板上缘掀起上睑眶隔及眶隔后脂肪并向上分离,可显露上睑提肌及其腱膜。

上睑提肌(levator palpebrae superioris)是上提上睑的重要肌肉,起自 Zinn 环(见"眼外肌"部分)。上睑提肌在上直肌上方沿眶上壁向前延伸并扇形展开,在睑板上约 7.5 mm 处移行为腱膜(aponeurosis)(图 15-12)。腱膜与眶隔融合的部分呈现明显的增厚,被称为"白线"(white line)。在上睑提肌的上方和下方有两条横行韧带,分别是 Whitnall's 韧带和上睑 Check 韧带,控制睁眼时上睑提肌滑动的方向和幅度。

（十一）睑囊筋膜

在下睑眶隔及眶隔后脂肪的后方有一由后向前呈扇形延伸的筋膜结构,即睑囊筋膜(图15-13)。

睑囊筋膜起自下直肌鞘,其起点处称为睑囊头。下直肌与下斜肌通过睑囊筋膜与下睑板产生直接的关联,转动眼球向下看时,下直肌和下斜肌使眼球转动,下睑同步向下移位。

（十二）米勒肌和下睑板肌

在上睑板上缘、上睑提肌腱膜与上睑结膜之间以及下睑板下缘、睑囊筋膜与下睑结膜之间,都存在一些薄而小的平滑肌,上睑为米勒肌,也称上睑板肌,下睑为下睑板肌。

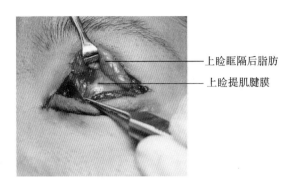

图 15-12　术中显露上睑眶隔后脂肪后方的上睑提肌腱膜

上睑眶隔后脂肪
上睑提肌腱膜

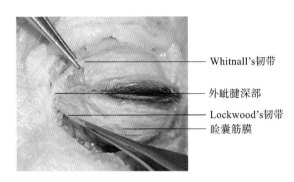

图 15-13　去除眶脂肪及弓状扩张，可见睑囊筋膜

Whitnall's韧带
外眦腱深部
Lockwood's韧带
睑囊筋膜

（十三）结膜

上、下睑的最内侧为结膜。结膜根据其分布部位不同，可分为睑结膜（palpebral conjunctiva）和球结膜（bulbar conjunctiva）。睑结膜覆盖眼睑的内面，球结膜覆盖眼球巩膜的表面，前端附着于角膜巩膜缘，二者在眼球的前部相互延续形成结膜穹隆，分别为结膜上穹隆和结膜下穹隆。

三、眼睑与眶部的筋膜、韧带系统

眼睑及眶部的筋膜、韧带系统是一个由结缔组织构成的连续的、相互交织、富有弹性的复杂系统，它为眼球提供了一个眶内的支架，使之悬挂于眶内并在有限的范围内灵活地活动。图 15-14 显示了眼睑及眶部的筋膜、韧带系统的构成和相互关系。

（一）内眦腱或睑内侧韧带

内眦腱与上、下睑板的内侧相延续，在眶内侧壁的附着分为深、浅两部。浅部横过泪囊中部前方，止于泪前嵴和鼻额缝附近的上颌骨额突（图 15-15）；深部可分为上支和后支，于泪囊的后方和上方嵌于泪后嵴并覆盖泪囊的后部和上部（图 15-16）。内眦腱浅部是寻找泪囊的标志。

（二）外眦腱或睑外侧韧带

上、下睑板向颞侧延续为外眦腱的上、下脚，随后合并为外眦腱。外眦腱也分为浅部和深部。外眦腱浅部起自眼轮匝肌筋膜，和眶隔及眼轮匝肌的一部分融合形成外侧眼睑的水平缝，附着于眶外侧缘，与眶外侧筋膜增厚区相延续；外眦腱深部止于眶缘内后方的

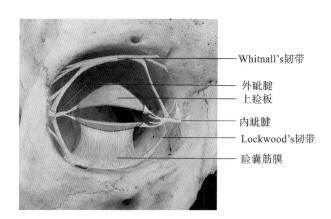

图 15-14　眼睑及眶部的筋膜、韧带系统

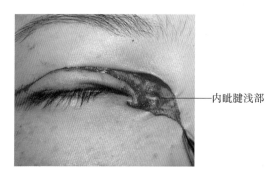

图 15-15　术中所见内眦腱浅部

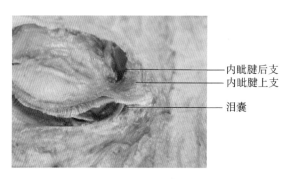

图 15-16　内眦腱上支和后支

Whitnall's 结节，这才是传统意义上的外眦腱（图 15-17）。

（三）Whitnall's 韧带

Whitnall's 韧带（Whitnall's ligament）也称为节制韧带，位于上睑眶隔后脂肪的后面，呈束状横跨于上睑提肌肌腹和腱膜交界处（图 15-13）。术中自上睑板上缘向上钝性分离上睑眶隔及上睑眶隔后脂即可见上睑提肌腱膜，沿上睑提肌腱膜表面继续向上分离即可见横向走行的 Whitnall's 韧带。

Whitnall's 韧带的作用：一是对上睑提肌起支持和悬吊作用；二是改变上睑提肌滑动的方向，使之由前后方向转为上下方向，以利于提升上睑；三是限制上睑提肌移动的幅度。

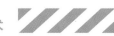

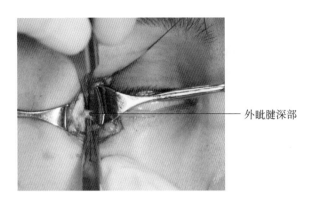

外眦腱深部

图 15-17　术中所见外眦腱深部

（四）Lockwood's 韧带

Lockwood's 韧带（Lockwood's ligment）也称眼球悬韧带，在下睑眶隔后脂肪后方呈束带样横跨睑囊筋膜，它在眼球前下方形成一吊床样结构，维持眼球的正常位置（图 15-13）。

（五）上穹窿悬韧带

上穹窿悬韧带在文献中有很多不同的命名，如上穹窿 Check 韧带、肌间横韧带、联合筋膜鞘等，由上睑提肌与上直肌鞘发出的纤维在上直肌止点之前继续向前延伸并止于结膜上穹窿而形成。术中掀起上睑提肌和米勒肌之后，可在结膜上穹窿的后上方找到该解剖结构（图 15-18）。

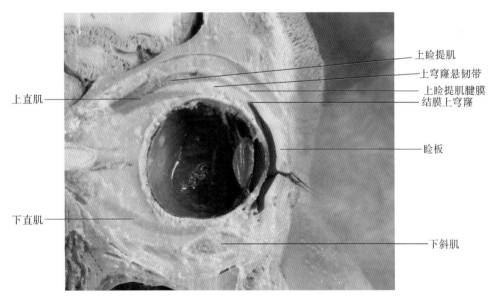

上睑提肌
上穹窿悬韧带
上睑提肌腱膜
结膜上穹窿

上直肌

睑板

下直肌

下斜肌

图 15-18　眶部经瞳孔中线矢状面解剖

（六）Tenon's 囊

Tenon's 囊（Tenon's capsule）又称眼球筋膜鞘（sheath of eyeball），是紧密包绕眼球的一层薄而致密的纤维膜（图 15-19）。在 Tenon's 囊与眼球之间形成的腔隙，称为巩膜外隙（episcleral space）。

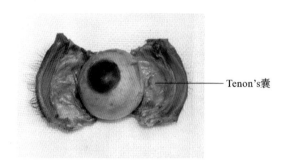

图 15-19　Tenon's 囊

四、眶脂肪

眶脂肪(orbital fat)又称眶脂体(adipose body of orbit，ABO)，是充填于眶腔内眼球、肌肉、血管、神经、泪器之间空隙的所有脂肪组织的总称，具有固定眶内软组织和保护眶内器官的作用。眶脂肪分为周围性脂肪和中央性脂肪两大部分。

(一)周围性脂肪

周围性脂肪(peripheral fat)又称肌锥外脂肪(extraconal fat)，位于眼外肌肌锥之外，眶骨膜内，前方达眶隔，体积为 2～3 ml。

(二)中央性脂肪

中央性脂肪(central fat)又称肌锥内脂肪(intraconal fat)，环绕视神经，位于四条眼直肌构成的肌圆锥内，体积为 7～8 ml。

五、眼外肌

眼球之所以能自如地调整视野方向，其直接原因是，在有良好支撑的情况下还有多向分布的眼外肌(extraocular muscles)(图 15-20)。眼外肌包括四条直肌、两条斜肌。除下斜肌外，其他眼外肌均起自一围绕视神经孔环形增厚的纤维化骨膜，即总腱环(Zinn 环)。这六条眼外肌中，上斜肌受滑车神经支配，外直肌受外展神经支配，其余均受动眼神经支配。另外，下斜肌的起点最接近体表，也最易受损，在行下睑眶隔后方的手术操作时应特别注意保护。

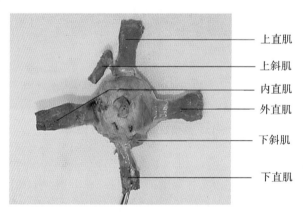

上直肌

上斜肌

内直肌

外直肌

下斜肌

下直肌

图 15-20　右眼支配眼球运动的眼外肌(后面观)

六、泪腺与泪道系统

泪液的引流系统由泪液的分泌部和泪液的排出部组成。泪液的分泌部由两叶主泪腺及其导管、副泪腺(Krause 腺和 Wolfring 腺)组成。泪液的排出部由眼轮匝肌、上下泪点、泪小管、泪囊和鼻泪管组成。

(一)泪腺

正常泪腺(lacrimal gland)颜色淡黄带红,位于眶外上方眶缘以内的泪腺窝内,前面被眶隔覆盖,内侧与眶脂肪粘连,深面毗邻眼球。泪腺被 Whitnall's 韧带分隔成眶叶和睑叶,睑叶较小。

(二)泪道系统

泪道系统分膜性泪道和骨性泪道两个部分。骨性泪道是膜性泪道外围的支撑结构,膜性泪道是泪液的主要排泄通道(图 15-21)。

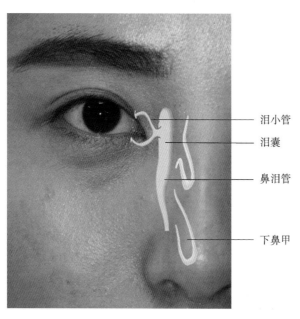

右侧标注:
泪小管
泪囊
鼻泪管
下鼻甲

图 15-21 泪道系统示意图

(三)泪道系统工作原理

闭眼时,眼轮匝肌收缩,使泪液从泪湖挤入泪小管,泪小管缩短,泪囊扩张,泪囊内形成负压,将泪湖中的泪液引入泪囊;再睁眼时,泪液重新分布,泪小管扩张,泪液被吸入,泪囊则受松弛肌肉的压迫,泪液顺鼻泪管排入鼻腔。

七、骨性眼眶

骨性眼眶由额骨、蝶骨、颧骨、上颌骨、腭骨、泪骨和筛骨 7 块骨构成。眼眶分为上、下、内、外四壁(图 15-22):①眶上壁:主要由额骨眶部构成。额骨眶部极薄,前部外上方为泪腺窝,容纳泪腺和其后方的部分脂肪组织。②眶内侧壁:由上颌骨额突、泪骨、筛骨纸板及小部分蝶骨体组成。③眶下壁:由颧骨、腭骨和上颌骨构成。眶下缘下方 4 mm 处有一骨孔,称眶下孔,其内有眶下神经和血管通过。④眶外侧壁:由颧骨和蝶骨大翼构成。眶外侧缘骨质坚实,在眶外侧缘稍后方,是眶外侧结节,也称 Whitnall's 结节,它是外眦部眼睑和眼球支持、悬吊等的集中附着处。

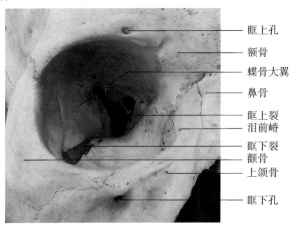

图 15-22　骨性眼眶

八、眼睑及眶周的血管与淋巴回流

(一)动脉系统

眼睑、眶部及其周围组织的主要血供来源包括颈内动脉和颈外动脉,颈外动脉发出三个分支供应眼睑:面动脉、颞浅动脉、眶下动脉。

眼睑及眶周有极为密集的血管网(图 15-23)。上睑血供主要来源于四个动脉弓(上睑缘动脉弓、睑板上弓、眶浅弓和眶深弓)以及它们之间的交通支。

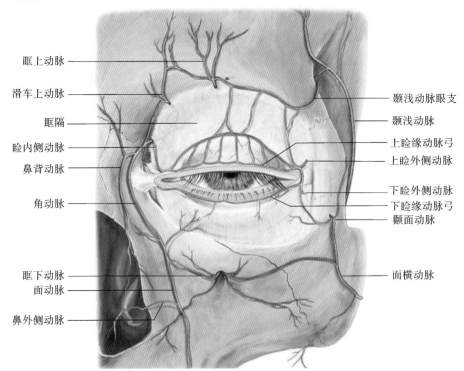

图 15-23　眼睑及眶周动脉弓网

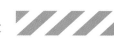

眼球及眼副器的血液几乎完全由眼动脉供应。眼动脉起自颈内动脉,主要包括视网膜中央动脉、睫状后长动脉、睫状后短动脉、泪腺动脉、睫前动脉、睑内侧动脉、眶上动脉、滑车上动脉、鼻背动脉等(图 15-24)。

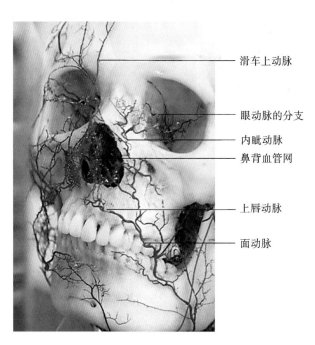

　　　　　　　　　　滑车上动脉

　　　　　　　　　　眼动脉的分支

　　　　　　　　　　内眦动脉
　　　　　　　　　　鼻背血管网

　　　　　　　　　　上唇动脉

　　　　　　　　　　面动脉

图 15-24 眶周血管铸型标本(由海军军医大学解剖学教研室提供)

（二）静脉系统

　　眼睑及眶周静脉系统分为深、浅两个系统。浅层静脉系统由内眦静脉、面静脉和颞浅静脉及其属支相互沟通构成,深层静脉系统主干由眶内的眼上静脉和眼下静脉构成。

（三）淋巴回流系统

　　眼睑及眶周淋巴回流系统也分为深、浅两个系统。上睑的内侧、内眦,下睑内 2/3 和结膜的淋巴经浅层淋巴管引流入颌下淋巴结和颏下淋巴结,其输出管注入颈外侧深淋巴结;上睑大部分、下睑外 1/3 和外眦部淋巴回流入耳前和腮腺深部淋巴结,最后汇入颈深淋巴结(图 15-25)。

九、眼睑和眶周的神经

　　面神经额支与部分颞支支配外眦部眼轮匝肌,面神经颊支则支配内眦部眼轮匝肌,上睑提肌由动眼神经支配,眶内及眼睑的感觉受三叉神经支配,下睑主要由三叉神经上颌支的眶下神经支配(图 15-26、图 15-27);泪腺、米勒肌、下睑板肌和眼内肌等受交感神经与副交感神经支配。

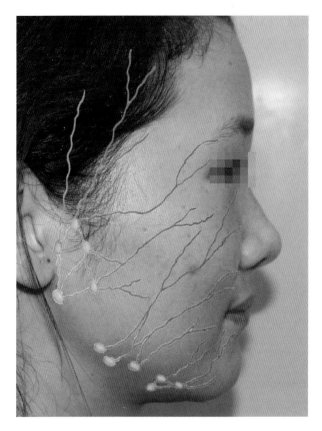

图 15-25　眼周淋巴回流示意图

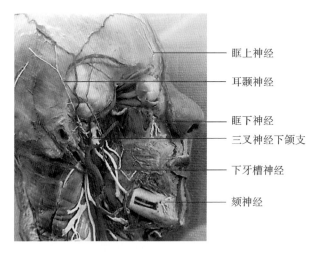

图 15-26　面部感觉神经(由海军军医大学解剖学教研室提供)

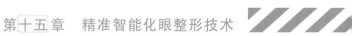

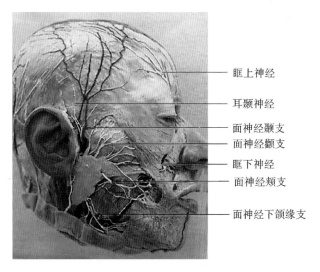

眶上神经

耳颞神经

面神经颞支
面神经颧支

眶下神经
面神经颊支

面神经下颌缘支

图 15-27　面部浅表神经分布(由海军军医大学解剖学教研室提供)

(李丹　杨超)

第二节　重睑成形术

随着时代的进步和人们生活水平的不断提高,重睑成形术在我国一直居于美容外科手术的首位。各种创新的、改良的重睑成形术方法层出不穷,特别是近几年我国多位学者在国内外杂志发表了重睑的改良术式。

随着求美者对重睑术后效果的要求越来越高,医生们对眼睑的解剖及重睑皱褶线的形态、宽窄、长短的研究也越来越深入,人们对重睑形成的机制也存在争议。

一、重睑形成的机制

重睑形成的机制说法很多,大部分人认同自然重睑是由于上睑提肌(图 15-28)腱膜纤维插入附着在睑板前皮肤下形成的,这也是经典切开法重睑成形术的原理,通过去除睑板前皮肤下组织后将皮肤缘与睑板固定形成重睑。

1999 年 Park 认为眼轮匝肌和皮肤存在手风琴链接效应,故不需要将睑板前组织做任何分离,不用将皮下眼轮匝肌去除,而只需要将眼轮匝肌与上睑提肌腱膜固定发生链接就可以形成重睑,这是对不去除睑板前组织也能形成重睑的新机制的首次文献报道。

因为去除睑板前组织可能造成重睑成形术后切口凹陷不平整缺陷,而不去除眼轮匝肌的方法避免了此缺陷,加上患者对术后闭眼"无痕"的要求越来越高,故在此基础上国内外学者都做出了不同的术式改良,但都是在尽量不去除睑板前组织的前提下形成牢固稳定的重睑。

二、适应证与禁忌证

(一)适应证

(1)身体健康、精神正常无心理障碍、主动要求手术者。

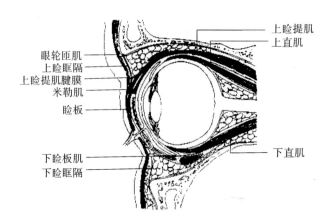

图 15-28　上睑提肌的位置

（2）原有的重睑皱褶因各种原因变窄变浅者。

（3）双眼不对称：一侧单睑一侧重睑，双侧重睑不对称。

（二）禁忌证

（1）精神不正常或有心理障碍，对自身眼睑条件缺乏认识，而一味追求不切合实际的重睑形态者。

（2）有出血倾向的疾病和高血压，以及心、肺、肝、肾等重要器官的活动性和进行性疾病的患者，尚未控制的糖尿病和传染性疾病患者。

（3）先天性弱视，内眼或外眼及眼周有急、慢性感染性疾病尚未控制和自愈者。

（4）家属坚决反对者。

（5）上睑下垂者不应单行重睑成形术。

符合上述适应证的求美者，术前都有必要先自行了解认识眼部美容手术的真正含义，因为每个个体的审美标准不同，不能说任何人在拥有重睑后都会变美，求美者应该自己做出选择。

三、术前检查和准备

（1）术前应仔细观察求美者眼部情况：眼窝是否深陷、睑裂的大小及形状、眼睑是否水肿、眼睑和眼周皮肤的质地及松弛情况、睑板的宽度、睑缘到眉弓的距离、外上眶缘和眉弓是否过突、泪腺有无脱垂以及有无内眦赘皮。这些都需做术前摄影甚至录像，以待与术后情况进行比较。

（2）排查眼部及眼周炎症：有结膜炎、睑缘炎、严重沙眼者，必须治愈后才能手术。眼周有炎症者暂缓手术，术前 1 天滴抗生素眼药水，每天 2 次。

（3）详细了解求美者的年龄、职业、心理状态和对手术效果的要求。

（4）询问求美者全身健康状况：对眼球突出或怀疑甲状腺问题者，应该先详细检查其甲状腺功能；对有出血倾向的求美者，要检查血小板和出、凝血时间。对于中、老年求美者，必要时测血压和做心电图，如有轻度异常，在术前要对症用药。

（5）避开月经期施行手术，妊娠前期（3 个月）或妊娠后期（3 个月）暂缓手术。

（6）术前 7～10 天停服类固醇激素和阿司匹林等抗凝药物。

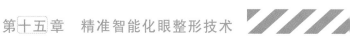

四、重睑形状的分型

关于重睑形状分型的描述很多,下面介绍大家比较接受和认可的分型,即在重睑弧度流畅的前提下,根据重睑皱褶线在内眼角皮肤缘的起始位置把重睑形状分为开扇型、平扇型、平行型三类(图 15-29)。

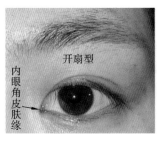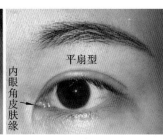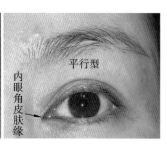

图 15-29　重睑形状的分型

(一)开扇型

开扇型又称内折型,重睑皱褶线起始于内眼角皮肤缘以内。

开扇型重睑是最常见的重睑形状,深得年轻女孩的喜爱。因内侧重睑皱褶被内眦赘皮遮盖,其特点是重睑皱褶自内眦赘皮以内开始,给人外上方逐渐由窄变宽的感觉,如同一把折扇打开,内眦赘皮严重者(眼角内的红色泪阜暴露少甚至无暴露者)在不开眼角的情况下一般建议做这种开扇型重睑,这样更能保证重睑弧度的流畅性,很多人认为开扇型重睑比较显年轻。

(二)平扇型

平扇型重睑皱褶线正好起始于内眼角皮肤缘。

轻微内眦赘皮,眼角偏大(眼角内的红色泪阜暴露较多)者建议选择平扇型重睑,其形状介于平行型和开扇型之间。此型常被求美者称为"最美丽的重睑",无论是化妆还是素颜都很漂亮,不会显得突兀。

(三)平行型

平行型又称外折型,重睑皱褶线起始于内眼角皮肤缘之上。

平行型重睑的弧线和眼睑睑缘基本是平行的,通常眼角没有内眦赘皮者建议选择做此形状的重睑,中国人属于亚洲人种,不建议医生一味按求美者的要求参考欧美人的平行重睑外形进行手术,否则容易导致患者不满意。

关于重睑形状分型的问卷调查结果显示,有 34.51% 的人希望自己术后的重睑为开扇型,有 24.79% 的人希望自己术后的重睑为平扇型,27.21% 的人希望自己术后的重睑为开扇型或平扇型都行,但只有 13.49% 的人希望自己术后的重睑为平行型,而且从问卷调查的具体数据分析,参与调查的人都是在日常生活中喜欢化浓妆出门的,这与普通的求美者日常生活以素颜或淡妆为主是截然不同的。

五、手术方法概述

重睑成形术的方法有数十种,但归纳起来可分为两类:切开法、非切开法(缝线法和埋线法)。切开法根据目前临床操作特点可分为去除眼轮匝肌(等组织)的术式和不去除(或少去除)眼轮匝肌(或去除少许睑板前组织)的术式。

保留眼轮匝肌和睑板前组织的术式为 1999 年 Park 首创,他认为眼轮匝肌和皮肤存在手风琴链接效应,故不需要将睑板前组织做任何分离,不用将皮下眼轮匝肌去除,而只需要将眼轮匝肌与上睑提肌腱膜固定发生链接就可以形成重睑,这样术后切口不平整或凹陷问题可得到改善。

为了能形成自然又牢固的重睑,此后不少学者对此术式做了不同的改良,大多数改良的术式考虑的是如何使用与上睑提肌腱膜相关的解剖结构和重睑下唇固定形成更牢固的重睑,同时使术后切口平整自然。2010 年 Choi 等人同样不去除组织,将睑板前上睑提肌腱膜分离制成微小上睑提肌腱膜瓣与重睑下唇皮下固定,笔者认为这种术式操作复杂,虽然强调在分离掀起的上睑提肌腱膜基底前要先固定,但对于初学者则很容易造成医源性上睑下垂。2013 年 Kim 等人打开眶隔膜翻转固定重睑形成动态重睑。2015 年 Wu 等人将眼轮匝肌、上睑提肌腱膜、睑板进行复合固定形成重睑。2017 年 Lu 等人把睑板前上睑提肌腱膜分离掀起和重睑下唇真皮固定来人为地使上睑提肌腱膜止于皮肤形成重睑。2018 年 Sun 等人直接将重睑下唇眼轮匝肌和睑板固定形成重睑。2018 年 Li 等人将高位打开的眶隔末端与眼轮匝肌固定形成重睑,简称眶隔法重睑术。2019 年 Pan 等人将眶隔末端延伸作为固定重睑下唇的软悬挂来形成重睑,简称软悬挂技术。2019 年 Zhou 等人将白线与眼轮匝肌固定形成重睑,简称 KISS 技术。2020 年 Jin 等人以睑板前上睑提肌腱膜为基础制作浮桥再与重睑下唇固定来形成重睑,简称浮桥技术。

重睑成形术式比较多,各种术式的区别主要在于是否去除眼轮匝肌和睑板前组织和如何缝合固定,其他步骤都大同小异,下面进行大概阐述,各种不同术式的详细操作可以参阅相应的文献。

六、切开法重睑成形术

切开法重睑成形术是通过切开皮肤的方式,剥离睑板前重睑下唇各层组织,去除或不去除重睑下唇皮下眼轮匝肌及睑板前组织,通过各种方式将重睑下唇皮肤或眼轮匝肌与睑板或睑板前组织,或与含上睑提肌腱膜的组织进行固定,来形成重睑。切开法可以解决眼睑本身存在的一些问题,如上睑皮肤松弛、睫毛内翻、上睑臃肿、眶脂肪下垂、眶隔松弛、泪腺脱垂等。去除或不去除眼轮匝肌和睑板前组织对术后的主要影响为闭眼时重睑切口是否平整,若去除组织过多则可能造成切口凹陷,而形成"闭眼双外观"。

(一)具体操作

1. 手术设计

标记切口线,用亚甲蓝或甲紫根据重睑皱褶设计出切口线标志。如果需要去除部分皮肤,划线方法:令求美者取坐位,先把松垂的皮肤自睑缘往眉毛方向轻微绷紧设计好第一条重睑切口线;再自眉下向睑缘理顺松垂的皮肤,用相同的宽度重新设计画出第二条重睑切口线,然后夹持两条标记线之间的皮肤,就是拟切除的皮肤范围(图 15-30)。

2. 麻醉

用含肾上腺素的 1% 利多卡因进行局部浸润麻醉,局部麻醉药液不宜过多,也不宜注射过深,常规注入皮下即可,但最好双侧等量。眼睑的血管、神经主要分布于眼轮匝肌和睑板之间,如注射过多、过深,会导致上睑提肌被麻醉而出现一过性上睑下垂,影响术中对两眼上睑皱襞宽度和弧度的对比观察。

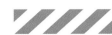

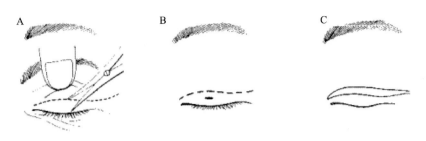

图 15-30　设计上睑皮肤切除的宽度
A.画第一条重睑切口线;B.自眉下向睑缘理顺松垂的皮肤,按第一条重睑切口线的宽度重新
设计画出第二条重睑切口线;C.第一条与第二条重睑切口线之间即为去皮区

3.切开与剥离

各种术式中本步骤的区别较大,详细可见相应文献。大概而言,若采用去除组织的术式,沿标志线切开皮肤和皮下眼轮匝肌,在直视下沿切口下缘用眼科弯剪进行皮下分离,修剪去除眼轮匝肌和睑板前组织,暴露睑板前组织及睑板上缘,但修剪不能太干净而使睑板这块强韧的纤维组织完全裸露,睑板上应留有薄薄一层结缔组织。若采用不去除组织的术式,沿标志线切开皮肤和皮下眼轮匝肌,将重睑下唇眼轮匝肌肌皮瓣做一个整体分离,可同时修剪或保留睑板前疏松的筋膜脂肪组织;有的术式将眼轮匝肌下与睑板前上睑提肌腱膜上之间的纤维脂肪组织剥离,自重睑下唇剥离掀起形成组织瓣;有的术式需要暴露白线;有的术式需要修剪眶隔但不打开来制作软硬固定位置;有的术式需要同时打开眶隔,制作眶隔瓣或浮桥。

4.去除眶隔内脂肪

手术完成上一步骤后,若有明显脱垂的脂肪覆盖于睑板的上缘和前方,可将脱垂的眶脂肪切除,对低垂松弛的眶隔进行修剪。当眶隔位置不松垂时,可以在外侧打开眶隔,剪开脂肪球包膜,轻压眼球,黄色晶莹的脂肪会自行脱出。血管都位于包膜上,将包膜下推,单纯剪除脂肪是不会出血的,去除部分眶隔内脂肪,切除前要仔细和脱垂的泪腺鉴别。需要注意的是去除眶隔内脂肪的量,应根据上睑臃肿情况而定,不能去除过多,以免造成上睑凹陷。

5.内固定缝合

这一步操作主要用于不去除组织的术式,将重睑下唇皮肤或眼轮匝肌与睑板,或与睑板前组织,或与掀起的睑板前组织瓣,或与含上睑提肌腱膜的眶隔瓣或浮桥进行固定。

6.切口缝合

对于内固定的术式,内固定后还需将切口上下皮肤进行对位缝合关闭切口。

7.术后处理

切口涂少量眼膏,覆盖敷料,次日去除敷料清洁伤口即可。术后 5~6 天拆线,拆线时要仔细,不能有线头残留。

(二)术后并发症及不良效果

1.感染

因眼睑血供丰富、抗感染力强,感染是比较少见的。但如果受术者有严重的沙眼、结膜炎、睑缘炎,以及术区周围有脓肿等皮肤感染灶、术区消毒不严密、手术粗暴、手术时间过长、术后血肿、术后护理不当等,都可导致感染,造成不良后果,甚至毁容。所以,一旦有感染的征兆,必须及时行局部引流,尽早拆线,并全身应用抗生素。

2. 水肿和血肿

术后眼睑瘀青和水肿是难免的,一般 1 周即消退。偶见球结膜淤血,可用可的松和消炎眼药水交替滴眼治疗。但如手术粗暴、创伤大、术中止血不彻底,或患者有凝血机制障碍而术前未做充分准备,都会造成严重后果。轻者延缓了恢复期,给求美者带来心理压力;重者血肿机化,眼睑皮下有硬结,影响手术效果。如确诊为眶隔内血肿,必须及时清除,否则会导致上睑下垂,严重者甚至压迫视神经。

3. 明显瘢痕

对于瘢痕体质的求美者,美容手术应慎重,一般情况下重睑切口无瘢痕疙瘩生长。增殖期瘢痕较明显者大多数随时间逐渐变平整而不显。

4. 上睑凹陷

对于要求做成"欧式眼"的求美者,常规是将眶隔部眼轮匝肌和眶隔内脂肪大量去除,特别是上睑皮肤薄者凹陷表现较明显。

5. 上睑下垂

上睑下垂可能是因求美者原有轻度上睑下垂,术前疏忽检查,术后表现出来而已;也可能是术中误将上睑提肌腱膜损伤,无论如何,术后还得按上睑下垂来矫正。

6. 睑裂闭合不全

睑裂闭合不全由皮肤切除过多导致,轻者通过上睑按摩和随着时间推移会逐步恢复正常。

7. 重睑线之外的不规整皱褶

这是由患者皮肤弹性不好或术中不规则分离使创面与深部形成异位粘连导致。

8. 重睑皱褶高深

东方人的睑板为 7~9 mm,如果术中去除眼轮匝肌、眶隔及眶隔内脂肪等组织过多,加上缝合固定的位置很高,甚至完全固定在眶隔内的腱膜上,术后睁眼会表现为重睑皱褶过高过深,上睑外形除不自然且怪异外,有的求美者可能会感觉上睑有紧、勒、压、累等不舒适的感觉,甚至睁眼费力,眼球上转时更觉沉重,并表现为轻度上睑下垂。

9. 角膜损伤及眼球贯通伤

这是十分严重且十分罕见的并发症。如果术者操作不细致,可致眼球贯通伤。

10. 上睑皱褶消失或变浅

如在拆线后即刻出现,多是由于术前就存在较明显的上睑下垂而没有矫正。如数周或数月后消失或变浅,可能与睑板前脂肪和筋膜组织去除不够或睑板前皮肤/眼轮匝肌和睑板与含上睑提肌的组织瓣未能牢固固定等因素有关。

11. 睫毛位置、方向失常

这与切口线皮肤和重睑固定点高低密切相关,太高易导致睫毛上翘明显。

12. 重睑皱褶宽度不对称

这与术前画线设计、术中手术操作剥离、最后固定位置是否对称有关。但由于手术创伤、血肿、术后水肿等情况,在早期出现不对称可能也是正常的,对于不明显的不对称,一般等术后 3~6 个月恢复稳定后再判断是否需要通过再次手术来改善。

七、埋线法重睑成形术

埋线法重睑成形术是通过用缝合线(如尼龙线)将上睑皱褶处的真皮和睑板上缘或上睑

提肌腱膜结扎固定的方式来产生粘连,替代切开法重睑成形术的直视下固定,睁眼形成重睑。主要适用于皮肤弹性好、睑裂大、眼睑薄、无臃肿、上睑皮肤无松弛者。

(一)优缺点

该术式的优点为操作简单,便于初学者掌握;不做切口,术后无明显瘢痕,容易为求美者接受;术后组织反应小,不影响工作,易于被求美者接受。

该术式的缺点为非直视下操作,一旦线结松脱,重睑皱褶容易变浅甚至消失;线结埋入过浅,易外露或形成小囊肿;手术不能切除松弛的上睑皮肤和眶隔内脂肪;如果埋线缝扎的位置过高,可能会限制上睑提肌和米勒肌的活动度而导致上睑下垂、睁眼费力、眼睛易疲劳。

埋线法重睑成形术式有一点、三点、四点间断埋线法和连续埋线法,临床上多用连续埋线法(图 15-31),故下面仅介绍连续埋线法重睑成形术。

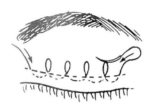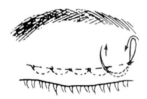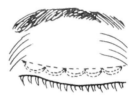

图 15-31 连续埋线法重睑成形术

(二)具体操作

埋线法重睑成形术具体操作:①设计画线:与切开法重睑成形术一样,用牙签模拟出一条求美者满意的重睑线,用亚甲蓝标记并固定。②用含肾上腺素的1%利多卡因在标记线下做局部浸润麻醉,注意药液不宜过多,以免术区臃肿,影响手术操作。③用带针 6-0 或 7-0 尼龙线,从设计线的外眦或内眦起端垂直进针,然后转向一定角度,针尖触及睑板前组织或深层组织后出针,再由出针孔进入,依此方法缝合第二针,以此类推缝合到设计线末端,再依此方法在重睑标记线上不同的进针点反转缝合至外眦。④边缝合边嘱求美者睁眼观察重睑形态,两侧缝合完毕后观察形态对称后,将两端缝线同穿一针孔打结,绷紧皮肤将此线结埋入针孔内。⑤双眼涂少许眼膏,可盖纱布或暴露。

(三)术后并发症及处理

1. 水肿

术后水肿明显,一旦拆线,水肿很快消退。

2. 感染

多为线结感染,一旦发现,应尽早拆线。

3. 上睑皱褶变浅或消失

上睑皱褶变浅或消失由线结变松或完全脱落所致,可考虑采用切开法再次行重睑成形术。

4. 线结小囊肿

线结小囊肿由线结埋入过浅所致,不能自行恢复时需要进行切开处理。

(潘贰)

第三节　上睑下垂

正常人在平视前方时,上眼睑遮盖角膜上方 1～2 mm,如上眼睑覆盖角膜上方超过 2 mm,低于其正常解剖的位置,睑裂较正常情况变小,可诊断为上睑下垂。

上睑下垂原因纷繁复杂,并不总是由上睑提肌病变引起,它可以是先天性的或后天性的,可以是真性的或假性的,可以是单独的一个疾病或是综合征中的一个表现,甚至会是中枢神经系统或全身严重疾病的最初眼部表现,容易误诊误治。

上睑下垂在临床上最多见的一类是婴幼儿先天性上睑下垂,国内文献报道其发病率为 0.56%,居先天性眼病发病率的第 2 位,国外有报道发病率为 0.12%,目前认为其是一种常染色体显性或隐性遗传病,多为常染色体显性遗传。

由于上眼睑遮盖部分或全部瞳孔,患眼视野受限,患儿往往养成视物时仰头、蹙额、扬眉等习惯,可影响颈部肌肉和颈椎的正常发育,长期视力受损可以引起废用性弱视、近视、散光等,给患儿的身体和心理发育造成严重影响,危害较大,需要尽早治疗。

上睑下垂矫正术后上睑提升力量得到加强,眼睑恢复到正常位置,但术后早期会出现睑裂闭合不全等情况,往往需要比较长的时间来重新建立睁眼与闭眼力量的平衡,在这期间如不注意患眼的护理,可能会导致暴露性角膜炎等严重并发症,因此需要重视上睑下垂矫正术后的护理和宣教。

一、诊断

(一)诊断和分度

在正常情况下,睁眼平视时上眼睑遮盖角膜上方 1～2 mm,在排除额肌作用下,遮盖超过 2 mm 即可诊断为上睑下垂。

单侧上睑下垂者可与正常侧进行对比估计下垂量:双眼平视时,两侧睑裂高度差即为下垂量。双侧上睑下垂者则需观察上眼睑遮盖角膜的程度,根据遮盖程度进行分度:①轻度:遮盖量≤4 mm,此时下垂量≤2 mm。②中度:4 mm<遮盖量≤6 mm,2 mm<下垂量≤4 mm。③重度:遮盖量>6 mm,遮盖达到瞳孔中央,此时下垂量>4 mm。

(二)分类

根据病因,上睑下垂主要分为以下五类。

1.肌源性上睑下垂

肌源性上睑下垂可以是先天性的,也可以是后天性的。先天性者多因上睑提肌发育不良所致,也可由支配上睑提肌的中枢性和周围性神经发育障碍所致,其病理表现为上睑提肌肌纤维横纹消失,数量减少,走行紊乱,被纤维组织和脂肪组织取代,并且该病理表现缺陷程度与上睑下垂严重程度呈正比。临床上此类患者不仅表现为上睑提肌收缩功能减弱,同时也存在舒张功能的下降,即上睑迟滞。后天性者主要是由局部或弥漫的肌肉疾病所致,如肌强直综合征、进行性肌营养不良及重症肌无力等,还有少部分患者是因服用药物所致(如类固醇和替诺福韦)。

2.腱膜性上睑下垂

腱膜性上睑下垂由各种原因引起上睑提肌腱膜裂孔或者断裂所致,多见于自发性或退

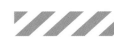

行性变,如老年性上睑下垂,也可见于外伤、内眼手术或佩戴硬性角膜接触镜。此时上睑提肌肌力良好(肌力评估量多大于 8 mm,上睑提肌肌力评估量具体测量方法:用拇指向后压住患侧眶上缘眉弓处,阻断额肌对上睑的牵引作用。嘱患者尽量向下注视,用直尺刻度对准上睑缘,然后嘱患者尽量向上看,上睑缘从下向上提高的幅度即为上睑提肌肌力评估量),上直肌功能正常。

3. 神经源性上睑下垂

神经源性上睑下垂多由动眼神经或动眼神经分支麻痹所致,可伴一条或多条动眼神经支配的眼外肌功能障碍,多数表现为上睑下垂伴上直肌功能障碍。当颈部及脑干交感神经病变,导致米勒肌收缩功能障碍时,睑裂变小,最常见于 Horner 综合征。Marcus-Gunn 综合征又称下颌瞬目综合征,典型症状为张口或使下颌移向对侧、做咀嚼等动作时,单侧眼睑上提、瞬目、睑裂扩大。其发病机制可能是翼外肌和上睑提肌的神经支配发生中枢性或神经核下性神经纤维连接异常,或者三叉神经与动眼神经之间在周围运动上发生了异常联系。Marcus-Gunn 综合征目前尚缺乏理想的治疗方法。治疗时需对术前睑裂大小、瞬目值进行检测,并与患者充分沟通,了解患者的治疗意愿并充分交代术后的问题。若术前瞬目值< 2 mm,可按上睑下垂治疗;若瞬目值较大,则需先解决瞬目再进行治疗。目前眼眶周围肌肉注射肉毒素导致上睑下垂的报道逐年增多,但是所有的报道均显示症状会在短时间内自发消失,国外有应用阿可乐定等肾上腺素能药物来缓解上睑下垂症状的报道。

4. 机械性上睑下垂

机械性上睑下垂是指由上睑增厚及重量增加而引起的上睑下垂,由眼睑本身病变所致,如感染、肿瘤及炎症。其机制不仅包括上睑组织重量的增加,还可通过直接破坏上睑提肌引起上睑下垂,治疗方法以手术去除原发病灶为主。

5. 假性上睑下垂

假性上睑下垂主要由皮肤松弛、对侧眼睑退缩、对侧突眼、眼球内陷等一系列原因引起,皮肤松弛在老年人中常见,单纯矫正上睑下垂会使皮肤松弛更加严重。对侧眼睑退缩是由于赫林现象的存在,导致患侧上睑的下垂,这时患者的患侧眼睑其实是正常的,当对侧眼睑退缩被纠正后,下垂侧的患眼会回到正常位置,这种情况常见于甲状腺眼病。眼球的内陷最常见于眼眶的骨折,也可见于隐匿性鼻窦综合征、乳腺癌的眼眶转移、眼眶脂肪提肌减少及眼眶内容物的纤维化,由于眼球的内陷导致上睑支撑欠佳从而使睑裂减小,因此在诊断上睑下垂时,评估眼球的位置可以让外科医生避免错误的诊断及不必要的手术治疗。单侧的高度近视、眼球痨会导致两侧眼球不对称,也会有导致假性上睑下垂的可能,斜视的患者向下凝视时,上睑提肌松弛,使上睑边缘随着眼球的位置下降,也会出现假性上睑下垂。

二、术前评估

术前正确评估对上睑下垂的治疗至关重要,首先需要掌握患者上睑下垂的详细病史,包括有无明显诱因、上睑下垂出现时间及发作时间、有无其他相关症状(比如视物模糊、复视等)等,尤其在出现时间方面,可以通过询问患者家属或者借助患者之前的旧照片进行判断,因为有些患者可能之前没有意识到上睑下垂,最近才注意到,从患者的病史中可以初步判断出患者可能的病因,再进行进一步的体格检查及影像学检查等。

(一)体格检查

体格检查包括 MRD 值、睑裂大小、上睑提肌肌力、上睑上提量、Bell 征、额肌肌力检查,及眼位检测、眼球运动检测、视野测试、赫林实验及其他鉴别神经源性病因的临床试验等。

1. MRD 值

MRD 值是目前国际通用的评价上睑下垂程度的指标,包括上睑缘角膜映光距离(MRD1)和下睑缘角膜映光距离(MRD2)。该指标将上睑下垂度量化,为后期的随访分析提供了更为客观的依据。在国际交流时,通常需要使用 MRD 值来对上睑下垂的治疗进行评价。检测方法:检查者用拇指沿被检查者眉毛长轴方向按压其额肌,同时将一光源置于被检查者眼前,此时角膜中央反光处到上睑缘的距离即为 MRD1。当患者肌力较差,睁眼无法暴露角膜中央反光处时,检查者用手上提其睑缘,上提的量计作负数,则为该眼的 MRD1。MRD2 检查方法同 MRD1,测量下睑缘到角膜中央反光处距离。

2. 睑裂大小

睑裂大小可作为评价上睑下垂程度的补充指标。检测方法:检查者用拇指沿被检查者眉毛长轴方向按压其额肌,嘱被检查者睁眼平视,此时在瞳孔中央处测量上、下睑的距离,即为睑裂大小。另外还应检查被检查者上视、下视时的睑裂大小作为补充。

3. 上睑提肌肌力

该项指标主要用于评价患者上睑提肌的肌力情况,主要用于根据肌力情况选择合适的手术治疗方案。检测方法:检查者用拇指沿被检查者眉毛长轴方向按压其额肌后,先嘱被检查者向下看,再嘱被检查者向上看,此时上睑移动的距离即为上睑提肌肌力评估量。通常上睑提肌肌力评估量<4 mm 为肌力差,4～<7 mm 为肌力中度,7～10 mm 为肌力良好,>10 mm 为肌力正常。

4. 上睑上提量

该项指标是全身麻醉手术时,制订术中睑裂闭合不全值(兔眼值)的计算基础。检测方法:检查者用拇指沿被检查者眉毛长轴方向按压其额肌,先嘱被检查者闭眼,再嘱被检查者平视,此时上睑移动的距离为上睑上提量。

5. Bell 征

Bell 征指闭眼时眼球上转的功能。由于上睑下垂矫正术后早期会存在睑裂闭合不全的情况,Bell 征反映了被检查者是否有眼球上转的保护动作,若 Bell 征阴性或可疑阳性,则术中矫正值应偏小来保护眼球。检测方法:嘱被检查者轻松闭眼,在此状态下检查者轻轻掀起被检查者上睑观察其眼球位置,若眼球上转良好则为 Bell 征阳性,若眼球无上转则为 Bell 征阴性,上转不佳计作可疑阳性。

6. 额肌肌力

该指标可在进行额肌相关手术时提供参考值。检查方法:嘱被检查者下视,在眉弓下缘中央部做一标记,然后嘱被检查者上视,测量标记点的活动距离即为额肌肌力。

7. 眼位检测

术前测定,用于在术中和术后对比,避免因上睑下垂矫正术造成眼位的变化。检测方法:令被检查者注视眼前 33 cm 目标,观察被检查者眼位是否居中对称。继而检查者遮盖被检查者一眼,观察未遮盖的另一眼是否转动;然后去掉遮盖,观察去遮盖眼是否转动,检查是否存在斜视。

8. 眼球运动检测

术前检测,用于术中和术后对比。重点检查上直肌功能,若眼球上转时,角膜下缘低于

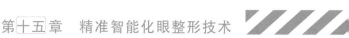

内、外眦连线水平,则提示上直肌功能减弱,手术矫正量宜保守一点。检测方法:检查者手持光源位于被检查者前约 33 cm,引导被检查者双眼分别向 6 个诊断眼位运动,观察被检查者双眼的转动情况并记录角膜缘与睑缘或内、外眦的距离。注意检查时被检者头部不能跟随目标转动。

9. 赫林实验

通过上提、遮挡试验或者去氧肾上腺素滴眼试验来检查,看对侧上睑的高度变化。如果试验对侧眼睑下降超过 1 mm,则诊断为赫林现象阳性。手术方案要考虑到赫林现象对双眼大小变化的影响。

10. 瞳孔大小

双侧正常瞳孔大小为 2.5~4 mm,当患者瞳孔不等大时可能提示某些神经源性上睑下垂,一侧瞳孔缩小提示 Horner 综合征的可能,而一侧瞳孔较前增大则提示动眼神经麻痹的可能,当然瞳孔的不等大也可能是由眼科手术导致的虹膜括约肌受损引起的。

11. 视野测试

当患者视功能受到影响时,需完善视野测试。

12. 其他鉴别神经源性病因的临床试验

其他鉴别神经源性病因的临床试验包括疲劳试验、新斯的明试验、冰试验等。

（二）影像学检查

在神经源性上睑下垂中,影像学检查是必要的,当考虑重度肌无力时,需完善胸部 CT,识别是否有胸腺增生或胸腺瘤,动眼神经麻痹导致的上睑下垂患者,需完善神经影像学检查,明确是否存在动脉瘤或其他可能压迫神经的肿瘤。肌源性上睑下垂患者,需完善眶部的 MRI,进行性眼外肌麻痹患者的 MRI 往往提示神经的增厚和眼外肌的萎缩,眼睑部位的肿块需要完善眶周 CT 或者 B 超,这有助于提前判断肿块的性质,为手术提供更好的方案。

（三）其他相关检查

成纤维细胞生长因子 21 和生长分化因子 15 已被认为是线粒体疾病的独特血清生物标志物,当考虑进行性眼外肌麻痹时,需要进行相关检测,同时还应进行骨骼肌的活检,病理切片可以看到参差不齐的红色纤维和细胞色素氧化酶阴性纤维,上睑下垂患者怀疑为重度肌无力时,AChR-Ab 血清阳性被认为是泛化的危险因素。遗传因素导致的上睑下垂,进行基因的鉴定也是必要的。

只有准确诊断患者上睑下垂的病因,精准评估出患者的术前指标,才能选择合适的手术方案,因此严格掌握上睑下垂的术前评估和鉴别诊断对整形外科医生是非常有必要的。

三、治疗方法

上睑下垂的治疗包括非手术方法和手术方法,非手术方法主要包括观察、机械干预及应用拟交感神经类药物,但由于适用的患者有限,此处就不进行详细展开,下面主要介绍手术方法对上睑下垂的治疗。

（一）手术时机的选择

(1)对于轻度单侧或双侧上睑下垂患儿,由于下垂量小,视物不受影响,仅表现为外观的轻度异常,可以在青春期或者成年后进行手术矫正。

(2)中度患者,向下注视时(如视近物),视轴不会受下垂的上睑干扰,对于不伴有斜视、屈光不正或屈光参差的患者,较少发生弱视,以 3～5 岁进行手术为宜。

(3)严重的双侧或单侧上睑下垂者,可提早在 2 岁左右进行手术,预防发生形觉剥夺性弱视,避免头向后仰伸、脊柱后弯等畸形。

(4)睑裂狭小综合征患者最好分期手术,先做内、外眦成形术,半年后再行上睑下垂矫正术。因前者属水平向的睑裂开大,而后者属垂直向矫正,两个互相垂直方向的手术若一次完成,则会互相干扰,影响手术效果。

(5)对于 Marcus-Gunn 综合征,大部分患者随年龄增长,症状会逐渐减轻或消失,若至青春期后下垂仍明显,则需考虑手术治疗,主要选择利用额肌的悬吊手术。

(6)动眼神经麻痹患者,经治疗确无恢复可能且病情稳定 6 个月以上者,才考虑手术,如伴有其他眼外肌麻痹,应先矫正复视,再考虑矫正上睑下垂。

(7)外伤性上睑提肌腱膜离断急诊状况下,如患者全身和局部情况允许,可进行急诊手术修复。否则需在创伤愈合后半年至一年,创伤局部水肿完全消退、瘢痕软化后再考虑手术。

(8)重症肌无力所致的上睑下垂经神经科药物治疗后病情稳定,上睑下垂程度固定 1 年后可考虑手术。

(二)手术方案的选择

矫正上睑下垂手术式,包括各种改良术式,花样繁多,但从原理分析,目前常用手术方案根据术后的力量是否来自上睑提肌,主要分为以下两类:①依赖上睑提肌力量的手术,包括利用上睑提肌的术式、利用米勒肌的术式和联合鞘筋膜(CFS)手术;②不依赖上睑提肌力量的手术,包括额肌悬吊术和 Whitnall's 韧带悬吊术等。曾发展过利用上直肌力量的手术,但由于手术效果差,术后易出现斜视、复视等并发症,目前临床上已不再使用。

1. 利用上睑提肌的手术

利用上睑提肌的手术是根据上睑提肌的功能来选择不同的手术方法,既往认为上睑提肌肌力中等到良好的患者可以选择增强上睑提肌力量的手术,而上睑提肌肌力差者(肌力评估量＜4 mm)则需要选择利用额肌的术式,但近年的较多文献报道,上睑提肌肌力较差者利用 CFS＋LM 术式亦可取得较好效果,该术式也为越来越多的专家所接受和采用。

(1)分类:①上睑提肌(腱膜)松解术:此术式主要针对部分轻度上睑下垂患者,当把限制上睑提肌收缩的一些因素解除,比如限制韧带、腱膜前脂肪包膜的卡压等,不需要再做任何的上睑提肌腱膜的操作和处理,上睑下垂即得到矫正。②上睑提肌(腱膜)折叠:该术式不切断上睑提肌腱膜的止点,只是把腱膜固定到睑板上缘或者睑板中上 1/3 处,达到缩短腱膜总体长度的目的。该方法仅适合轻至中度上睑下垂的患者,以轻度上睑下垂为主。③上睑提肌(腱膜)前徙术:切断上睑提肌腱膜在睑板上缘的附着,把止点前移到睑板中上 1/3 处,但是不做上睑提肌腱膜的切除。该术式适应证主要为轻度上睑下垂。与上睑提肌腱膜折叠术相比,该术式做的是上睑提肌腱膜和睑板的固定,减少了上睑提肌腱膜折叠时两个光滑面粘连不牢固,容易复发的情况,被认为是较上睑提肌(腱膜)折叠术更适合轻度上睑下垂的矫正。④上睑提肌(腱膜)缩短术:应用最广的传统术式,通过缩短上睑提肌腱膜甚至部分肌腹、前徙上睑提肌腱膜在睑板的附着点达到矫正上睑下垂的目的,下面将对此术式进行展开叙述。

(2)上睑提肌(腱膜)缩短术适应证:先天性肌源性、腱膜性、机械性等类型的上睑下垂,传统认为适合于上睑提肌肌力评估量为 4～9 mm 的患者。如前所述,近年来一些学者提

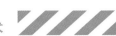

出：成年患者即使重度上睑下垂，术前测量上睑提肌肌力评估量在 2 mm 或以下者，也可考虑行上睑提肌(腱膜)缩短术，大多数病例可达到满意效果。上睑提肌(腱膜)缩短量的确定是这个手术的重点，特别是儿童，因在全麻下手术，需在术前估算可能需要的缩短量。上睑提肌(腱膜)缩短量主要取决于上睑提肌的肌力，并参考下垂量，一般认为每矫正 1 mm 下垂量需缩短 4~6 mm，肌力越弱需要缩短的量越大。一般上睑提肌先天性发育不良患者缩短的量大于腱膜性患者，前者当肌力评估量在 4 mm 时可缩短 20 mm 以上。术中还要检查上睑提肌的弹性，弹性好者可以减少缩短量，但具体缩短量因人而异，以实际手术效果达到满意或预期目标为准。

(3)上睑提肌(腱膜)缩短术路径：主要包括外路法(经皮肤)和内路法(经结膜)两种主要术式，经皮肤切口的上睑提肌(腱膜)缩短前徙术的优点是暴露清楚，解剖标志明确，缩短量易于调整。手术时如发现上睑弧度不满意、内翻倒睫等，处理起来均较为方便。经结膜切口的上睑提肌(腱膜)缩短前徙术的术野暴露不如经皮肤切口的好，上睑提肌的暴露受到限制，因而上睑提肌(腱膜)的缩短量较少。主要适用于上睑提肌肌力较好(肌力评估量在 6 mm 以上)、下垂较轻并且不希望皮肤有切口瘢痕的患者。上睑提肌(腱膜)缩短前徙联合睑板、睑结膜部分切除术是近年来在上睑提肌(腱膜)缩短前徙术基础上发展起来的一个综合性术式，适应证与上睑提肌(腱膜)缩短前徙术类似，但更适合下垂较重的患者。

(4)联合筋膜鞘(CFS)技术：此技术是近二十年应用逐渐广泛起来的一种新术式，该技术采用联合筋膜鞘悬吊来达到矫正上睑下垂的目的，绝大多数时候联合上睑提肌腱膜复合体(LM)缩短技术。很多文献报道该术式在矫正重度上睑下垂时取得了较好的疗效，相对额肌瓣而言，美容效果更好，并发症更少。对于其动力来源，目前尚有争议，有认为来源于上睑提肌，也有专家认为主要来自上直肌。但笔者认为其动力主要来源于上睑提肌，故将其归入利用上睑提肌的手术行列。

2.利用额肌矫正上睑下垂的手术

此类手术直接或者间接利用额肌的力量来上提上睑，主要适用于肌力极差或者动眼神经麻痹导致的重度上睑下垂患者。但是，利用额肌矫正上睑下垂的手术方法是将上睑垂直向上提升，而不是正常地向后上旋转，并不符合正常的生理，手术容易产生睑球分离、睑内翻倒睫等并发症，上睑形态也不够自然，效果往往不是十分理想，加上近年来在重度上睑下垂患者使用上睑提肌矫正术(包括 CFS 悬吊手术)的临床研究取得了进展，利用额肌矫正方法的使用已有逐渐减少的趋势。利用额肌矫正上睑下垂的手术主要包括以下几种。

(1)额肌间接悬吊术：利用中间物将额肌与上睑联系，将下垂的上睑拉起达到矫正目的。中间物包括自体组织和组织代用品。自体组织以阔筋膜悬吊术为代表术式。组织代用品包括丝线、硅胶线、聚四氟乙烯(PTFE)等材料。中间物可能出现拉伸变形、固定松脱、与周围组织粘连、异物排斥等不良反应，手术效果往往不可靠，目前主要在部分婴幼儿患者中采用，作为暂时性矫正，有逐渐被额肌直接悬吊术取代的趋势。

(2)额肌直接悬吊术：包括额肌瓣悬吊术和额肌筋膜瓣悬吊术，代表术式是额肌瓣悬吊术，此术式为我国宋儒耀教授首创，该术式直接将额肌固定于睑板上缘，手术效果比较确定，目前为利用额肌矫正重度上睑下垂治疗中最常采用的术式。

四、并发症及预防

1.矫正不足

术眼睑缘矫正后遮盖角膜上方超过 2 mm，仍表现为下垂外观。

发生原因:如上睑提肌肌力差而选择利用上睑提肌的手术,术后缝线松脱等。

处理原则:术后如有明显矫正不足,可在1～2周进行修复。但需注意上睑提肌在术后有早期休克现象,表现为肌力下降。晚期修复则建议在术后3～6个月,待皮肤及组织瘢痕软化后再考虑修复。

2. 矫正过度

术眼睑缘超过角膜上缘,或明显高于对侧,表现出不对称外观。

发生原因:术中上睑提肌缩短量过大,或额肌瓣处理位置过高,或术前赫林现象存在,术中未注意调整。

处理原则:若术后发现严重矫正过度,为防止角膜损害,尽早进行处理,手术消除矫正过度。无明显矫正过度,可术后观察恢复情况,待半年后观察上睑位置,酌情处理。

3. 术后远期睑裂闭合不全

术后远期仍有闭眼时睑裂闭合不全现象存在,眼球角膜或巩膜暴露。

发生原因:额肌瓣悬吊过紧和上睑提肌缩短量过多。

处理原则:单纯巩膜暴露常无需特殊处理,角膜若有暴露需再次手术修复。

4. 暴露性角膜炎

暴露性角膜炎是上睑下垂矫正术严重的并发症之一,症状表现为术眼异物感、疼痛、畏光、流泪,体征表现为睫状充血、角膜点状浸润、角膜上皮水肿剥脱或继发角膜溃疡。

发生原因:睑裂闭合不全、泪液分泌减少、眨眼受限、术后倒睫等。

处理原则:及时处理最为关键。下睑做Frost缝合,涂抗生素眼膏,绑带包扎或戴绷带镜。如已发生了角膜溃疡,则需将上睑放回原位,必要时加行睑缘缝合。

5. 眼睑内翻倒睫

术后眼睑缘内翻,睫毛接触眼球。

发生原因:多由于上睑提肌或额肌与睑板缝合位置过低,牵拉致眼睑内翻;或重睑下唇皮肤过多,松弛下垂并推挤睫毛形成倒睫。

处理原则:需重新打开切口,调整上睑提肌或额肌与睑板缝合固定位置;缝合皮肤切口时,缝线穿过上睑提肌或额肌深层,增加重睑下唇外翻力量;或切除重睑下唇部分皮肤以缩窄重睑下唇宽度,减少皮肤堆积。

6. 上睑迟滞

手术后上睑在下视时移动度降低,造成两眼下视时不对称的外观。

发生原因:无论利用额肌手术还是上睑提肌手术,都会出现或轻或重的上睑迟滞现象。

处理原则:随着术后时间推移,该现象会有所缓解,但不会消失。嘱患者避免向下注视,可以掩盖这一现象。该现象属于正常并发症,无法完全避免,术前告知很重要。

7. 结膜脱垂

通常为睑结膜臃肿脱垂,下垂暴露至上睑缘下。

发生原因:术中上睑提肌分离过高或术后结膜组织水肿。

处理原则:预防为主,术中发现结膜脱垂迹象可用5-0丝线做贯穿结膜穹窿和皮肤的2-3对褥式缝合,垫油钉结扎于皮肤;术后早期发现可还纳后加压包扎或同时做贯穿结膜穹窿和皮肤的2-3对褥式缝合;如术后脱垂时间较长,则可剪除部分脱垂结膜组织,但应注意避免破坏结膜穹窿颞侧泪腺导管开口。

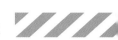

8.眼睑外翻

眼睑脱离眼球,表现为睑球分离,睫毛极度上翘。

发生原因:最常发生于眼睑水平张力过低的情况,如各种外眦成形术后外眦韧带离断。其他如穹窿结膜水肿、缝合过程深部组织缝挂过高等亦可造成眼睑外翻。

处理原则:轻度外翻可观察恢复情况,如比较严重则需重新打开切口调整。

9.双眼形态不对称

发生原因:术前设计、术中操作、术后恢复过程中多种因素均可造成双眼不对称。

处理原则:根据不对称发生原因择期修复。

10.睑缘弧度不流畅或成角畸形

发生原因:术前设计、术中手术操作不当等因素。

处理原则:轻微弧度问题可先观察,如果非常明显,则需二次手术调整。

(杨锋)

第四节　下睑成形术

下睑松弛是由于下睑皮肤、眼轮匝肌、眶隔和内眦韧带等结构随着年龄增长而老化、薄弱、松弛及张力减退导致下睑在外观上呈现异常畸形。临床表现为下睑皮肤松弛、堆积,眶内脂肪脱出,外眦位置下移,下泪点外移等。

矫正下睑松弛的手术称为下睑成形术。依据临床表现和解剖学特点,眼袋可以分为皮肤松弛型、眶内脂肪膨出型、眼轮匝肌肥厚型和混合型。

一、眼袋形成的原因

原发性眼袋往往有家族遗传史,多见于年轻人,眶内脂肪膨隆为其主要原因;继发性眼袋多见于40岁以上的中老年人,是下睑支持结构薄弱松弛引起的继发性改变。

还有一种为假性眼袋,表现为近下睑缘处睑板前隆起,是由下睑局部眼轮匝肌肥厚所致。

二、眼袋的应用解剖

下睑眶隔内有内侧、中央、外侧三个脂肪垫,中央与内侧两脂肪垫之间由下斜肌隔开。中央和外侧两脂肪垫与内侧脂肪垫在组织学上略有差别。内侧脂肪垫质地较紧密,呈淡黄色或白色。而外侧及中央脂肪垫颗粒较大,结构松软,色鲜黄发亮。

眼袋要与因眼轮匝肌肥厚所致的紧贴下睑缘的臃肿膨隆(即假性眼袋)相鉴别。眼袋在笑态时,眶下缘的臃肿减轻;假性眼袋在笑态时,紧贴下睑缘处的臃肿会加重。

三、术前准备

(一)常规检查

对于中老年人,详细询问老年病病史,并在术前1周禁用类固醇激素、扩血管药和抗凝血药。

（二）眼部检查

检查下睑皮肤、眼轮匝肌松弛程度及脂肪突出的位置。

四、手术方法

手术的目的都是使松弛的各层组织得以修复和加强。根据以皮肤肌肉松弛为主要特征的下睑垂挂畸形，或以眶内脂肪突出为主要特征的下睑水肿的具体情况，采用不同的手术方法。

（一）经结膜切口入路

适应证：无下睑皮肤和肌肉松弛的原发性眼袋的年轻人。

优点：皮肤无切口，无显露性瘢痕。下睑结膜切口小，组织损伤少，不缝合或做结膜下连续缝合，拆线简易。无睑外翻、睑球分离、溢泪、睑裂闭合不全等后遗症。

缺点：不能同时进行皮肤和眼轮匝肌的整形。

1. 手术步骤

（1）下睑缘皮肤、下睑穹窿结膜局部浸润麻醉。

（2）于睑板下缘做横形结膜切口，深达结膜下，长度约为睑板长度的3/4。

（3）用睑裂拉钩牵开创缘，向眶下缘方向钝性分离。

（4）剪开眶隔，轻压眼球，眶隔内的中央脂肪垫会从切口中自行膨出，分离其包膜，提出脂肪垫，用电刀切除脂肪的量以轻压眼球膨出眶隔创缘的量为度，仔细止血。

（5）结膜切口用7-0可吸收线连续缝合，结膜切口不缝合也可以。眼内涂眼膏，加压包扎24 h。

2. 术后并发症及处理

（1）凹陷畸形：由于眶脂肪去除过多，眶下缘区由原来的臃肿畸形转为凹陷。如凹陷严重，需做自体脂肪颗粒充填。

（2）出血或血肿：由手术粗暴、止血不彻底所致，尤其是切取内侧脂肪垫时，必要时应结扎。否则眶隔内出血，血液渗入球后形成血肿，可压迫视神经而导致失明。

（3）复视是因切取内侧脂肪垫时分离过深损伤下斜肌所致，一旦发生较难处理。

（二）经皮肤切口入路

适应证：适用于中老年眼袋伴有皮肤松弛、眶脂肪膨隆者，或年轻人眶脂肪膨隆且伴有皮肤松弛者。

优点：可同时处理眼袋皮肤、眼轮匝肌、眶隔膜和眶脂肪，适应证广，术后效果可靠。

缺点：要求设计准确，皮肤切除量要适度，术后皮肤遗留瘢痕，如操作不当易发生并发症。

1. 手术步骤

（1）切口设计：于下睑缘下1～1.5 mm画一条切口线，自下泪点下方开始，平行于下睑缘达外眦角，切口线在外眦部向外延伸的长度根据下睑皮肤松弛的程度而定。令受术者看向足部方向，此时下睑皮肤处于最松弛状态，根据下睑皮肤松弛的皱褶，画出第二条线，两线之间的皮肤为切除松弛皮肤之宽度。

（2）下睑标志线皮下浸润麻醉，一般一侧不超过3 ml。

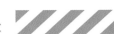

（3）沿画线切开皮肤，沿眼轮匝肌深面与眶隔之间向眶下缘处分离，直到眶下缘下 1 cm。

（4）在近下眶缘处横向切开眶隔，长度要使下眶隔内侧、中央、外侧三个脂肪垫都暴露。眶脂肪暴露后用血管钳沿着脂肪表面向深部略做分离。将眼球向下方轻压，促使眶脂肪脱出。在脱出的眶脂肪的基部钳一把弯血管钳，沿着血管钳表面将眶脂肪剪除。血管钳表面电灼或烧灼止血。眶隔可不缝合，也可用 5-0 丝线缝合 2~3 针。注意不要损伤下斜肌。对于眶下区和眼鼻沟区凹陷者，于眶隔底部打开眶隔，中央、内侧两脂肪垫下垂脱出，将中央脂肪垫充填于眶下缘凹陷区骨膜上，约眶下缘下 5 mm 处，内侧脂肪垫充填于眼鼻沟凹陷区上颌骨额突的骨膜上。

（5）向外上方适度牵拉皮瓣，同时嘱受术者眼球尽量向上注视，然后画出皮瓣于睑缘切口上唇重叠处的投影线，超过投影线以上的多余皮肤即为切除量。沿画线剪除多余的皮肤及肌肉，修剪外眦部三角区。向上注视的目的是控制切除量。

（6）肌肉创面用 7-0 尼龙线缝合数针，眼轮匝肌瓣可不向外上提紧或固定于眶外侧缘骨膜上。近外眦角处先缝合一针固定，皮肤切口用 7-0 尼龙线间断或连续缝合。

（7）切口处涂抗生素眼膏，纱布加压包扎。术后 1 周拆除皮肤切口缝线。

2. 术后并发症及处理

（1）眼睛干燥：由下睑缘伤口瘢痕收缩，下睑轻度退缩，睑裂轻度闭合不全所致。一般数月后随着瘢痕松解，症状会逐渐好转和消退。在这段时间内，白天应滴眼药水，睡前涂眼膏。

（2）溢泪：由伤口水肿和收缩，对泪液排流产生机械性干扰所致，一般发生在术后数天，症状随局部水肿消退而消失。

（3）血肿：可以发生在皮下、肌肉下和眶隔内。当受术者术后有眼球胀痛、局部肿胀淤血严重，下睑穹窿结膜有淤血、上抬等情况时，要警惕眶隔内出血，必须及时打开眶隔清除血凝块和制止出血点，否则血液渗入球后可能会因血肿压迫视神经而导致失明。皮下和肌肉下血肿也会因机化形成硬结，影响手术效果，所以术中仔细止血是关键。

（4）下睑外翻：最常见的并发症，容易发生在巨大型眼袋者或老年性眼袋者。其原因多为皮肤眼轮匝肌切除量过多或术前存在水平向的眼睑松弛等。所以在下睑松弛切除量的测定时必须细致、慎重。一旦发生，轻微者可局部按摩以促使下睑皮肤松解，一般数月后即可复原。对于重度不可逆性睑外翻和睑球分离，保守治疗 3~6 个月可依情况适当手术矫正。中度者可做下睑灰线劈开，前层和后层各切除一块三角形组织后创口行镶嵌缝合，收紧下睑；或将眼轮匝肌瓣向外上眶缘提吊固定；或利用上睑旋转皮瓣、鼻侧皮瓣、额部皮瓣矫正外翻，严重者需游离植皮矫正。

（5）下眶区塌陷：主要是由眶脂肪去除过多引起，或组织损伤严重致术后眶脂肪部分吸收引起。重者术后 3 个月后采取自体脂肪移植。

（6）结膜水肿：一种源自结膜的浸润性水肿。由于炎症反应使液体聚集增加，淋巴回流受阻。结膜水肿一般 3~4 周内可自愈，轻度者在 1 周内可使用激素类滴眼液。严重者可加压包扎 2 天。

（7）下睑退缩：由眶隔修剪过度和缝合过紧，睑缘向后方牵拉的角度过大所致。正常人在原位注视时，下方角膜恰与下睑缘平齐，下睑退缩时下方巩膜部分暴露，如退缩明显应将眶隔缝合松解。早期下睑退缩可嘱患者按摩，多可自行恢复，观察至术后半年左右，如仍存在严重的下睑退缩，可考虑手术矫正。

（8）双眼不对称、切口偏低、瘢痕显露、手术效果不佳：这些都是由手术切口设计不对称、设计不当、缝合粗糙和脂肪垫切除过多或不足,或对松弛皮肤的切除量估计不足、下睑前壁提紧不足等导致。可于术后 6 个月视局部情况进行修复。

(杨丽)

第五节　内眦与内眦赘皮

一、内眦定义

目前关于内眦的定义比较广泛,没有特别统一的、确切的说法。徐乃江认为,上、下睑缘之间的空隙称为睑裂,内、外两个融合点分别为内眦和外眦,这是睑裂融合点命名法。内眦角较圆钝,略呈马蹄形,与新月形的黏膜-半月皱襞之间形成泪湖,泪湖中央可见丘状肉样隆起及泪阜。张明昌等认为,上睑内侧与鼻根部相延续并与下睑汇合成内眦,内眦角圆钝。朱秀安认为,睑裂在鼻侧联合处名为内眦,呈马蹄状。相关的解剖学著作除了对内眦韧带、泪道、局部眼轮匝肌进行解剖和描述,没有对内眦给出良好的界定和针对性解剖。

目前,人们对内眦的认知还普遍属于粗放型,大多处于形态上局限于内眦顶点(内眦角)层面,解剖上聚焦于内眦韧带,对内眦功能也仅局限于对泪道的认知。内眦定义的不确切,不利于指导当前的具体临床工作,随着眼部整形美容手术和治疗的广泛开展,需要对内眦进行较为全面的、全新的认知。

结合临床实践和深入观察,笔者认为,内眦是一个区域,从正面观察,内眦是由上、下、内、外 4 个界线围成的一个区域。内眦的表观边界大致如下。内侧(鼻侧)与鼻背相延续,以鼻背与面部交界为界,对应深部的眶缘。外侧(颞侧)以上、下泪点纵向连线为界,包含上睑和下睑的泪点鼻侧部分,睑裂的鼻侧部分(以泪点为界),可称为内眦裂,其间包含半月皱襞、泪阜,并容纳泪液,形成泪湖。上界,可以内上眶缘为界。下界,可以内下眶缘为界。

由内眦部上、下睑缘和内眦顶点,共同构成内眦角,内眦角是以顶点为核心的一种内眦裂观察方法。内眦角圆钝,由于此处上、下睑缘并非平直,所以平视时,内眦角常呈马蹄状。

内眦部外侧分界时要注意,平视时,上泪点通常在下泪点稍内侧,可简化为以容易显露的下泪点为界。

内眦部上界、下界和内侧界的确定,也可参考眼轮匝肌的分布,以及相关表情肌(皱眉肌、降眉肌、鼻肌、提上唇鼻翼肌等)的分布。

二、内眦部解剖

内眦部的解剖主要从表面解剖、深部解剖进行阐述,表面解剖帮助我们了解内眦部的范围和结构,并由表知里,帮助认知深层结构。深部解剖主要帮助我们了解当前对内眦深部结构的解剖认知,帮助全面了解内眦。

(一)内眦部表面解剖

图 15-32 是一例伴有内眦赘皮的内眦,因此内眦顶点不能明确显露。内眦的内侧界为鼻面交界处;内眦的外侧界为经泪点的垂线,下泪点容易显露,通常以下泪点为简化外侧界;

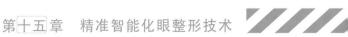

上界和下界分别对应深部的眶缘。由上、下泪点内侧的上、下睑与内眦角顶点，一起围成内眦裂，裂内可见半月皱襞和泪阜，泪液积聚时可见泪湖。内眦顶点和鼻背之间，通常可见凹窝，称为内眦窝，内眦窝是重要的眼部美学标志。

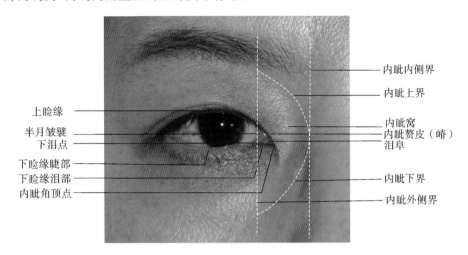

图 15-32　内眦部表面解剖（右眼前面观）

（二）内眦部深部解剖（图 15-33）

内眦部的构成，目前主要理解为参与内眦韧带形成的各部眼轮匝肌、内眦韧带及泪道系统的部分（泪点、泪小管、泪总管和泪囊），学者们对泪囊的虹吸和排空也进行了一定的研究。在泪小管离断、泪囊疾病、内眦韧带断裂等疾病的治疗上，有较好的指导意义。

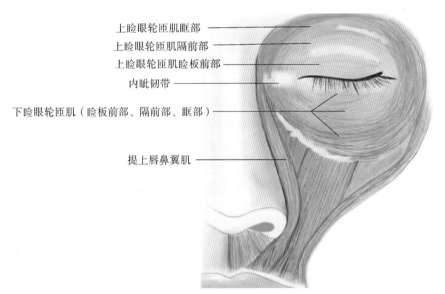

图 15-33　内眦部深部解剖

在当前的整形美容实践中，既往的内眦解剖不足以满足日新月异的眼部美容手术和治疗的需求，尤其是内眦部的解剖不够明晰和细致。

从提上唇鼻翼肌和皱眉肌解剖看，它们不同程度地参与了内眦部的构成，本节予以初步提及，以期得到更深入的研究。

眼轮匝肌上睑和下睑各部向内眦汇聚,参与形成内眦韧带。提上唇鼻翼肌起自上颌骨额突,一部分向下附着于鼻翼,一部分向下与口轮匝肌融合。提上唇鼻翼肌上端参与内眦部的构成。

三、内眦部生理功能

内眦主要为泪液的排出端,汇集、积聚泪液和异物等,通过泪道(泪点、泪小管、泪总管、泪囊、鼻泪管)向鼻腔排泄,部分通过睑裂内端向外(皮肤面)排出。

泪囊部有眼轮匝肌包绕,称为泪囊肌或 Horner 肌,其深部纤维起始于泪后嵴后方的骨面,经泪囊后方到达睑板前面,可使眼睑接触眼球前面。与起自泪前嵴浅部的眼轮匝肌纤维共同包绕泪囊。

泪囊部肌纤维还延续包绕泪小管。

这些肌纤维在泪液排出功能上有重要意义。眼轮匝肌的收缩与弛缓,可使泪囊规律收缩与扩张,从而自泪湖吸入泪液,驱使泪液自泪囊经鼻泪管到达鼻腔。

从这里我们可以看出,内眦部的主要功能是完成泪液的良好排泄,相关的结构基本都是为泪液的导流、积聚、吸入、排除、防蒸发等功能服务的。同时,内眦要完成对上、下眼睑的鼻侧固定,并良好配合眼睑运动,配合睑裂的开闭。

内眦部的形态、结构变化都会影响眼睑运动、睑裂闭合,以及泪液的存留和排出,从而产生相应的症状和体征,并有可能在恶性循环下进一步发展。内眦部的手术和治疗不能以牺牲内眦的生理功能为代价,我们更需要通过对内眦部的异常进行治疗,来改善内眦部的形态和功能。

四、内眦部常见异常及其处理

(一)内眦部常见异常

内眦部常见异常主要包括以下几个方面:①先天性异常:面裂(例如 3、4、10、11 号面裂)、泪点缺如、瘘或窦道、小眼症等。②肿物:泪囊脓肿、色素痣、神经纤维瘤、睑黄瘤、血管瘤、基底细胞上皮瘤、鳞状细胞癌、恶性黑色素瘤等。③炎症:泪囊炎、局部软组织炎症、过敏性疾病、泪小管堵塞等。④外伤:鼻骨骨折、眶骨骨折、局部软组织切割伤、顿挫伤、组织缺损、泪小管断裂、瘢痕增生和继发畸形等。⑤内眦大小和形态异常:内眦裂扩大或缩小,眼球的影响(包括眼球大小、突出度、斜视、眼球缺失、义眼等),周围组织对内眦部的牵拉和限制,内眦韧带的障碍导致眼睑位置异常和眼球贴合度异常、退缩、外翻、内翻等,内眦韧带的缩短导致内眦角尖锐、朝向变化、眼睑运动障碍等。

(二)内眦部常见的手术

对应内眦部的各种异常有相应的手术和治疗方法,目前比较常见的手术如下:①内眦韧带断裂修复手术;②泪道探通和扩张;③泪小管再通、泪小管吻合术;④泪囊摘除术、泪囊鼻腔吻合术;⑤局部组织结构修复重建,如先天畸形、外伤损害和畸形、局部肿物、术后畸形等;⑥内眦部整形美容手术和治疗。

整形外科常见的手术包括内眦赘皮的处理、各型面裂的内眦处理、内眦韧带断裂的处理、内眦韧带的折叠和松解、内眦部术后下睑缘泪部垮塌的处理等。

(三)内眦韧带断裂的处理

内眦韧带有牵拉睑板向内、向后的力量。一旦内眦韧带离断或移位,通常会发生内眦角

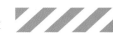

圆钝,睑裂内端变圆,内眦角向颞侧移位,内眦向前移位,泪囊区隆起,泪液引流障碍,睑裂内泪液积聚成泪汪汪状态,伴有溢泪等。

内眦韧带断裂(图 15-34)常见于鼻部、内眦部的创伤,多有开放性伤口,可因骨折移位造成内眦韧带附着点脱位。常有泪道损伤。可伴有鼻骨、上颌骨额突、筛骨的骨折和移位。

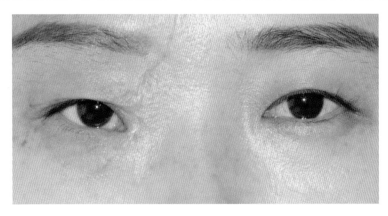

图 15-34　内眦韧带断裂

图 15-34 可见自额部向下斜跨右眼内眦部的外伤瘢痕,内眦向外、向下移位,内眦角变钝圆,内眦下移后影响上睑位置。

1. 内眦韧带断端缝合复位术

此术式适用于单纯内眦韧带断裂,不伴有邻近骨折者。具体操作步骤如下:①于内眦部设计弧形切口。②局部浸润麻醉起效后,切开皮肤,钝性分离皮下软组织,清除瘢痕组织,暴露泪前嵴。③寻找内眦韧带断端,标记。④用 3-0 尼龙线将游离断端缝合在内眦韧带残余部分上,或缝合固定于泪前嵴骨膜及其软组织上。⑤有泪小管断裂者,同期行泪小管断裂吻合术。⑥用 7-0 或 8-0 尼龙线缝合皮肤切口。⑦术毕包扎伤口:露出泪点的泪小管支撑物平置于下睑,胶布固定,防止脱落,一般留置 2~3 个月,一般 7~9 天拆除切口缝线。

2. 钛钉固定内眦韧带复位术

此术式适用于内眦韧带断裂不伴骨折或仅有小片骨折者。此术式主要是利用钛钉旋入骨壁,拉动和固定内眦韧带游离端,代替缝合线在骨膜或内眦韧带残端的固定。其他各手术步骤基本同内眦韧带断端缝合复位术。

3. 不锈钢丝固定复位内眦韧带术

此术式主要适用于内眦韧带断裂或移位,伴或不伴眶内侧壁骨折者。大致有以下几种类型:①内眦韧带单纯撕裂,或伴有小片泪骨移位,将内眦韧带解剖复位后,用不锈钢丝将其游离断端固定在同侧泪前嵴上。②眶内侧壁有粉碎性骨折,内眦韧带与附着的骨片共同向颞侧移位。修复中主要是将移位的内眦韧带和骨片复合体复位,然后用不锈钢丝将其固定于对侧眶内侧壁。③两侧眶内侧壁粉碎性骨折,致内眦韧带移位。修复中将两侧内眦韧带用不锈钢丝同时牵拉、固定到原来位置。

内眦韧带断裂的整复手术,不要仅仅着眼于内眦韧带的重新复位和固定,要注意泪道异常和修复、相应部位骨折的整复以及修复后内眦的形态和功能应尽量正常。内眦韧带断裂修复后常常会复发,复发与局部受损组织结构细小而各个结构间又存在持续的张力有很大关系,希望在以后的医疗实践中能够有更好的治疗方式。

（四）内眦韧带的折叠与松解

内眦赘皮手术中，有部分术者会对内眦韧带进行折叠缝合，或将内眦韧带的某一部分向鼻背筋膜方向缝合，以缩短内眦韧带，使得内眦顶点向内侧移位，达到睑裂横向增大的目的。在实际操作中，缝合中可能会进针过深，影响深部的泪囊。术后效果的不确定性，导致可能会很快复位，并不能达到很好的收紧内眦韧带的目的。

这里需要明确一些关系，赘皮手术和内眦手术是两个概念，不要在赘皮手术中干扰和破坏内眦的固有结构，从而引起不必要的内眦形态变化及功能改变。

有些术者希望用内眦韧带折叠和收紧的方法，来代替皮下缝合，达到减小皮肤愈合张力的目的。这是一种错误的想法。

内眦韧带折叠缩短后，出现内眦角过度向内移位、内眦角指向改变、内眦角过于尖锐、眼睑与眼球贴合度改变、泪液积聚改变，以及眼睑运动受限等情况时，则需要对收紧的韧带进行松解、释放和复位。

当眼睑松弛或外眦成形术后，出现下泪点过度外移（图 15-35）时，可以选择性地收缩内眦韧带。

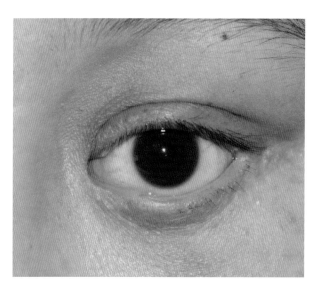

图 15-35　内眦下睑缘松弛

（五）下睑缘泪部垮塌的处理

因为外伤造成组织缺失、瘢痕挛缩、内眦部手术去除组织过多等，常常会出现内眦下缘（即下睑缘泪部）退缩、外翻，严重者呈垮塌、溃坝形态，内眦失去正常结构形态，导致内眦闭合不良，泪湖形成受到影响。此时需要对其进行修复。当前这种情况主要见于不良内眦赘皮矫正术后。

下睑缘泪部的垮塌情况，主要取决于下睑缘下纵向组织量的缺失情况，从轻度缺失到重度缺失，采用不同的手术方法进行矫正：①轻度缺失者，可以通过较小的 V-Y 成形，向上推举睑缘复位；②皮肤软组织缺失较多者（图 15-36），则需要局部转移皮瓣，增加内眦下方的纵向组织量；③组织缺失严重者，则需要动员更多的组织，需要组合皮瓣或较大皮瓣，甚至需要植皮修复。

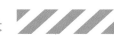

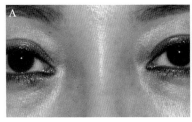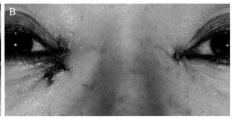

图 15-36　内眦赘皮矫正术后下睑缘泪部垮塌的手术修复

A. 可见双侧下睑缘泪部均有垮塌,右侧较重。B. 左侧采用沿内眦韧带的横向 V-Y 皮瓣,收紧、提升下睑缘;右侧采用下睑缘泪部纵向 V-Y 皮瓣向上推顶睑缘,加下睑横向交叉皮瓣,增加内眦下方的组织量,达到修复下睑缘泪部垮塌的目的

下睑缘泪部垮塌修复的注意事项如下:①下睑缘泪部修复手术,既要考虑内眦的形态、功能,也要兼顾患者对内眦的美学诉求;②下睑缘泪部的修复,涉及内眦赘皮是否同期调整,而内眦赘皮的形态又涉及重睑的形态;③大多数患者的内眦手术是为了求美,在手术的设计,刀口的延长,组织的分离、移位、去除上,都需要更加小心谨慎;④眼部组织的修复,涉及静态美和动态美,既要关注静态修复效果,也要关注动态修复效果。

与整形外科关系较大的主要是内眦韧带断裂的整复、内眦部畸形的整复、内眦赘皮手术、内眦部术后畸形的整复。

内眦部的任何手术,包括当前手术量很大的内眦赘皮矫正术,除了美观上的考虑,最主要的是要考虑内眦部手术对内眦功能的影响,以及继发的功能障碍。这样才能让内眦部的手术和治疗达到安全、有效,达到美上加美的效果。

(杨诚)

▶▶ 参考文献

[1] Flowers R S. Periorbital aesthetic surgery for men. Eyelids and related structures[J]. Clin Plast Surg,1991,18(4):689-729.

[2] Flowers R S. Tear trough implants for correction of tear trough deformity[J]. Clin Plast Surg,1993,20(2):403-415.

[3] 张培培,杨超,邢新,等.上海市 15～94 岁汉族人泪槽与睑颊沟发生率的抽样调查[J].中国美容医学,2010,19(9):1294-1297.

[4] 杨超,张培培,李军辉,等.衰老所致泪槽畸形和睑颊沟畸形发生机制的解剖学研究[J].中华整形外科杂志,2010,26(2):139-142.

[5] 杨超,张培培,邢新,等.衰老所致泪槽和睑颊沟出现的断层解剖学研究[J].中华医学美学美容杂志 2012,18(3):186-189.

[6] 张培培,杨超,邢新.泪槽与睑颊沟的定义、形成机制及治疗方法[J].中华医学美学美容杂志,2012,18(6):470-472.

[7] Lipham W J,Tawfik H A,Dutton J J. A histologic analysis and three-dimensional reconstruction of the muscle of Riolan[J]. Ophthal Plast Reconstr Surg,2002,18(2):93-98.

［8］　Inoue K，Rogers J D. Botulinum toxin injection into Riolan's muscle：somatosensory 'trick'［J］. Eur Neurol,2007,58(3):138-141.

［9］　Sadick N S,Bosniak S L,Cantisano-Zilkha M,et al. Definition of the tear trough and the tear trough rating scale［J］. J Cosmet Dermatol,2007,6(4):218-222.

［10］　Goldberg R A,McCann J D,Fiaschetti D,et al. What causes eyelid bags? Analysis of 114 consecutive patients［J］. Plast Reconstr Surg, 2005, 115 (5): 1395-1402; discussion 403-404.

［11］　Barton F E Jr,Ha R,Awada M. Fat extrusion and septal reset in patients with the tear trough triad：a critical appraisal［J］. Plast Reconstr Surg,2004,113(7):2115-2121; discussion 2122-2123.

［12］　Hamra S T. The zygorbicular dissection in composite rhytidectomy：an ideal midface plane［J］. Plast Reconstr Surg, 1998,102(5):1646-1657.

［13］　Lambros V. Observations on periorbital and midface aging［J］. Plast Reconstr Surg, 2007,120(5):1367-1376.

［14］　Haddock N T,Saadeh P B,Boutros S,et al. The tear trough and lid/cheek junction：anatomy and implications for surgical correction［J］. Plast Reconstr Surg, 2009,123 (4):1332-1340.

［15］　Wong C H,Hsieh M K H,Mendelson B. The tear trough ligament：anatomical basis for the tear trough deformity［J］. Plast Reconstr Surg, 2012,129(6):1392-1402.

［16］　Oh C S,Chung I H,Kim Y S,et al. Anatomic variations of the infraorbital fat compartment［J］. J Plast Reconstr Aesthet Surg,2006,59(4):376-379.

［17］　Hwang K, Choi H G, Nam Y S, et al. Anatomy of arcuate expansion of capsulopalpebral fascia［J］. J Craniofac Surg, 2010,21(1):239-242.

［18］　Manson P N,Clifford C M,Su C T,et al. Mechanisms of global support and posttraumatic enophthalmos：Ⅰ. The anatomy of the ligament sling and its relation to intramuscular cone orbital fat［J］. Plast Reconstr Surg, 1986,77(2):193-202.

［19］　Bartley G B,Gerber T C. Eisler and his pocket［J］. Am J Ophthalmol,2006,141(2): 417-418.

［20］　Flowers R S,Nassif J M,Rubin P A,et al. A key to canthopexy：the tarsal strap. A fresh cadaveric study［J］. Plast Reconstr Surg, 2005,116(6):1752-1758; discussion 1759-1760.

［21］　Nagasao T,Shimizu Y,Ding W,et al. Morphological analysis of the upper eyelid tarsus in Asians［J］. Ann Plast Surg, 2011,66(2):196-201.

［22］　Patel V,Salam A,Malhotra R. Posterior approach white line advancement ptosis repair：the evolving posterior approach to ptosis surgery［J］. Br J Ophthalmol,2010, 94(11):1513-1518.

［23］　Sachs M E,Bosniak S L. Correction of true periorbital fat herniation in cosmetic lower lid blepharoplasty［J］. Aesthetic Plast Surg, 1986,10(2):111-114.

［24］　Kakizaki H,Ikeda H,Nakano T,et al. Junctional variations of the levator palpebrae superioris muscle,the levator aponeurosis,and Müller muscle in Asian upper eyelid

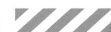

[J]. Ophthal Plast Reconstr Surg,2011,27(5):380-383.

[25] Kakizaki H,Zako M,Nakano T,et al. The levator aponeurosis consists of two layers that include smooth muscle[J]. Ophthal Plast Reconstr Surg,2005,21(5):379-382.

[26] Camirand A,Doucet J, Harris J. Eyelid aging: the historical evolution of its management[J]. Aesthetic Plast Surg,2005,29(2):65-73.

[27] Camirand A. Preserving the orbital fat in lower eyelidplasty[J]. Plast Reconstr Surg, 1999,103(2):737-739.

[28] Camirand A,Doucet J,Harris J. Anatomy,pathophysiology,and prevention of senile enophthalmia and associated herniated lower eyelid fat pads[J]. Plast Reconstr Surg, 1997,100(6):1535-1546.

[29] Bartley G B,Waller R R. Retroaponeurotic fat[J]. Am J Ophthalmol,1989,107 (3):301.

[30] Kakizaki H,Chan W,Madge S N,et al. Lower eyelid retractors in Caucasians[J]. Ophthalmology, 2009,116(7):1402-1404.

[31] Kakizaki H,Takahashi Y,Nakano T,et al. The posterior limb in the medial canthal tendon in asians: does it exist? [J]. Am J Ophthalmol,2010,150(5):741-743. e1.

[32] Holmstrom H, Bernström-Lundberg C, Oldfors A. Anatomical study of the structures at the roof of the orbit with special reference to the check ligament of the superior fornix[J]. Scand J Plast Reconstr Surg Hand Surg,2002,36(3):157-159.

[33] Hwang K,Shin Y H,Kim D J. Conjoint fascial sheath of the levator and superior rectus attached to the conjunctival fornix [J]. J Craniofac Surg, 2008, 19 (1): 241-245.

[34] Kakizaki H,Zako M,Nakano T,et al. Three ligaments reinforce the lower eyelid[J]. Okajimas Folia Anat Jpn,2004,81(5):97-100.

[35] Kakizaki H,Takahashi Y,Nakano T,et al. Anatomy of Tenons capsule[J]. Clin Exp Ophthalmol,2012,40(6):611-616.

[36] Wolfram-Gabel R,Kahn J L. Adipose body of the orbit[J]. Clin Anat,2002,15(3): 186-192.

[37] Rohrich R J,Ahmad J,Hamawy A H,et al. Is intraorbital fat extraorbital? Results of cross-sectional anatomy of the lower eyelid fat pads[J]. Aesthet Surg J, 2009,29 (3):189-193.

[38] Nam Y S,Hwang K,Han S H. Do upper and lower orbital fat have a connection? [J]. J Craniofac Surg, 2012,23(6):1875-1877.

[39] Seifert P,Spitznas M. Demonstration of nerve fibers in human accessory lacrimal glands[J]. Graefes Arch Clin Exp Ophthalmol, 1994,232(2):107-114.

[40] Erdogmus S, Govsa F. The arterial anatomy of the eyelid: importance for reconstructive and aesthetic surgery[J]. J Plast Reconstr Aesthet Surg,2007,60(3): 241-245.

[41] Kawai K,Imanishi N,Nakajima H,et al. Arterial anatomical features of the upper palpebra[J]. Plast Reconstr Surg,2004,113(2):479-484.

［42］ Yang C，Zhang P，Xing X. Tear trough and palpebromalar groove in young versus elderly adults：a sectional anatomy study［J］. Plast Reconstr Surg，2013，132（4）：796-808.

［43］ Sayoc B T. Absence of superior palpebral fold in slit eye：an anatomic physiologic explanation［J］. Am J Ophthalmol，1956，42（2）：298-300.

［44］ Cheng J，Xu F Z. Anatomic microstructure of the upper eyelid in the Oriental double eyelid［J］. Plast Reconstr Surg，2001，107（7）：1665-1668.

［45］ Park J I. Orbicularis-levator fixation in double-eyelid operation［J］. Arch Facial Plast Surg，1999，1（2）：90-95.

［46］ Choi Y，Eo S. A new crease fixation technique for double eyelidplasty using mini-flaps derived from pretarsal levator tissues［J］. Plast Reconstr Surg，2010，126（3）：1048-1057.

［47］ Kim H S，Hwang K，Kim C K，et al. Double-eyelid surgery using septoaponeurosis junctional thickening results in dynamic fold in asians［J］. Plast Reconstr Surg Glob Open，2013，1（2）：1-9.

［48］ Wu L W，Ye Z，Xu Y，et al. Orbicularis-levator-tarsus composite suture technique in double-eyelid operation［J］. J Plast Reconstr Aesthet Surg，2015，68（8）：1079-1084.

［49］ Lu L，Zhu M，Luo X，et al. Using levator aponeurosis to create physiologically natural double eyelid：a new reconstruction technique based on three key factors in double eyelid formation［J］. Ann Plast Surg，2017，78（5）：487-491.

［50］ Sun W，Wang Y，Song T，et al. Orbicularis-tarsus fixation approach in double-eyelid blepharoplasty：a modification of park's technique［J］. Aesthetic Plast Surg，2018，42（6）：1582-1590.

［51］ Li G，Ding W，Tan J，et al. A new method for double-eyelid blepharoplasty using orbital septum［J］. Ann Plast Surg，2018，81（6）：633-636.

［52］ Pan L，Sun Y，Yan S，et al. A flexible suspension technique of blepharoplasty：clinical application and comparison with traditional technique［J］. Aesthetic Plast Surg，2019，43（2）：404-411.

［53］ Zhou X，Wang H. Orbicularis-white line fixation in Asian blepharoplasty：kiss technique［J］. Aesthetic Plast Surg，2019，43（6）：1553-1560.

［54］ Jin R，Shen Y，Yu W，et al. Tarsal-fixation with aponeurotic flap linkage in blepharoplasty：bridge technique［J］. Aesthet Surg J，2020，40（12）：NP648-NP654.

［55］ Thakker M M，Rubin P A D. Mechanisms of acquired blepharoptosis［J］. Ophthalmol Clin North Am，2002，15（1）：101-111.

［56］ Fea A，Damato D，Actis A G，et al. Blepharoplastic：essential review［J］. Minerva Chir，2013，68（6 Suppl 1）：49-56.

［57］ Gomez J，Laquis S J. Blepharoptosis：clinical presentation，diagnosis，and treatment［J］. Insight，2015，40（2）：5-9.

［58］ Harvey D J，Iamphongsai S，Gosain A K. Unilateral congenital blepharoptosis repair by anterior levator advancement and resection：an educational review［J］. Plast

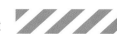
Reconstr Surg,2010,126(4):1325-1331.

[59] Liu H P,Shao Y,Li B,et al. Frontalis muscle transfer technique for correction of severe congenital blepharoptosis in Chinese patients:an analysis of surgical outcomes related to frontalis muscle function[J]. J Plast Reconstr Aesthet Surg, 2015,68(12):1667-1674.

[60] Shimizu Y,Nagasao T,Shido H,et al. Intra-eyebrow frontalis suspension using inverted Y-shaped short autogenous fascia lata for blepharoptosis with poor levator function[J]. J Plast Reconstr Aesthet Surg,2015,68(1):49-55.

[61] SooHoo J R,Davies B W,Allard F D,et al. Congenital ptosis[J]. Surv Ophthalmol, 2014,59(5):483-492.

[62] Ng J,Hauck M J. Ptosis repair[J]. Facial Plast Surg,2013,29(1):22-25.

[63] Shields M,Putterman A. Blepharoptosis correction[J]. Curr Opin Otolaryngol Head Neck Surg,2003,11(4):261-266.

[64] 郑金满,刘菲,杨群,等.睑板上睑提肌联合切除术治疗重度上睑下垂[J].中华整形外科杂志,2014,30(3):228-229.

[65] 沈海燕,杨军,杨群,等.改良上睑提肌缩短术治疗中度和重度上睑下垂[J].中华医学美学美容杂志,2008,14(3):145-147.

[66] 欧阳天祥,邢新,李军辉,等.上睑提肌内限制韧带松解在治疗先天性上睑下垂中的意义[J].中华整形外科杂志,2003,19(3):186-187.

[67] Patel S M,Linberg J V,Sivak-Callcott J A,et al. Modified tarsal resection operation for congenital ptosis with fair levator function[J]. Ophthal Plast Reconstr Surg, 2008,24(1):1-6.

[68] Santanelli F,Paolini G,Renzi L F,et al. Correction of myopathic blepharoptosis by check ligament suspension:clinical evaluation of 89 eyelids[J]. J Plast Surg Hand Surg,2011,45(4-5):194-199.

[69] Hwang K,Shin Y H,Kim D J. Conjoint fascial sheath of the levator and superior rectus attached to the conjunctival fornix[J]. J Craniofac Surg,2008,19(1): 241-245.

[70] Kim W J,Park D H,Han D G. Ten years of results of modified frontalis muscle transfer for the correction of blepharoptosis[J]. Arch Plast Surg,2016,43(2): 172-180.

[71] Chung S,Ahn B,Yang W,et al. Borderline to moderate blepharoptosis correction using retrotarsal tucking of Müller muscle:levator aponeurosis in Asian eyelids[J]. Aesthetic Plast Surg,2015,39(1):17-24.

[72] Wu S Y,Ma L,Huang H H,et al. Analysis of visual outcomes and complications following levator resection for unilateral congenital blepharoptosis without strabismus[J]. Biomed J,2013,36(4):179-187.

[73] Mete A,Cagatay H H,Pamukcu C,et al. Maximal levator muscle resection for primary congenital blepharoptosis with poor levator function [J]. Semin Ophthalmol,2017,32(3):270-275.

[74] Gutman J,Pointdujour R,Shinder R. Complications of blepharoptosis surgery[J]. Arch Ophthalmol,2012,130(5)：666.

[75] McInnes C W,Lee-Wing M. Eyelid ptosis[J]. CMAJ,2015,187(14)：1074.

[76] 毛海燕,张开颜. 上睑下垂术后并发角膜溃疡的经验教训[J]. 中华整形外科杂志, 2003,19(1)：50.

[77] Baldwin H C,Manners R M. Congenital blepharoptosis：a literature review of the histology of levator palpebrae superioris muscle[J]. Ophthal Plast Reconstr Surg, 2002,18(4)：301-307.

[78] Nuhoglu F,Ozdemir F E,Karademir Z,et al. Levator function in blepharoptosis surgery[J]. Facial Plast Surg,2013,29(1)：71-75.

[79] Chang S,Lehrman C,Itani K,et al. A systematic review of comparison of upper eyelid involutional ptosis repair techniques：efficacy and complication rates[J]. Plast Reconstr Surg,2012,129(1)：149-157.

[80] Nair A G. Intraoperative adjustment of eyelid level in aponeurotic blepharoptosis surgery[J]. Ann Plast Surg,2016,76(2)：259.

[81] 郭晓光,王晓平. 腱膜性上睑下垂的治疗[J]. 中华医学美学美容杂志,2001,7(4)： 213-214.

[82] 李月芝,朱惠敏,杨云东,等. 老年腱膜性上睑下垂手术治疗[J]. 中华眼外伤职业眼病 杂志,2010,32(1)：70-71.

[83] Wada Y,Hashimoto T,Kakizaki H,et al. What is the best way to handle the involutional blepharoptosis repair？[J]. J Craniofac Surg,2015,26(5)：e377-e380.

[84] O'donnell B,Codère F,Dortzbach R,et al. Clinical controversy：congenital unilateral and jaw-winking ptosis[J]. Orbit,2006,25(1)：11-17.

[85] 李冬梅,郝磊,侯志嘉. 提上睑肌腱膜切断联合额肌腱膜瓣悬吊术矫正中重度下颌瞬 目综合征手术简介[J]. 中华眼科医学杂志(电子版),2012,2(1)：58-60.

[86] Maegawa J,Kobayashi S,Yabuki Y,et al. Blepharoplasty in senile blepharoptosis： preoperative measurements and design for skin excision[J]. Aesthet Surg J,2012,32 (4)：441-446.

[87] Nemet A Y. Accuracy of marginal reflex distance measurements in eyelid surgery [J]. J Craniofac Surg,2015,26(7)：e569-e571.

[88] Putterman A M. Eyelid finger manipulation in the treatment of overcorrected blepharoptosis and postblepharoplasty ectropion-retraction [J]. Plast Reconst Surg, 2015,135(6)：1073e-1074e.

[89] Byard S D,Sood V,Jones C A. Long-term refractive changes in children following ptosis surgery：a case series and a review of the literature[J]. Int Ophthalmol,2014, 34(6)：1303-1307.

[90] 程新德,熊世文,展望,等. 小儿先天性上睑下垂治疗体会[J]. 中华烧伤杂志,1993,9 (2)：153-153.

[91] Bernardini F P,Cetinkaya A,Zambelli A. Treatment of unilateral congenital ptosis：

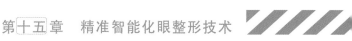

putting the debate to rest [J]. Curr Opin Ophthalmol,2013,24(5):484-487.

[92] Small R G. The surgical treatment of unilateral severe congenital blepharoptosis: the controversy continues [J]. Ophthal Plast Reconstr Surg,2000,16(2):81-82.

[93] 方严,陈敬毅,张晓萍. Müller 氏肌缩短术治疗麻痹性上睑下垂[J]. 中华整形烧伤外科杂志,1996,12(4):246-247.

[94] Watanabe A,Selva D,Kakizaki H,et al. Long-term tear volume changes after blepharoptosis surgery and blepharoplasty[J]. Invest Ophthalmol Vis Sci,2015,56(1):54-58.

[95] Moesen I,van den Bosch W,Wubbels R,et al. Is dry eye associated with acquired aponeurogenic blepharoptosis? [J]. Orbit,2014,33(3):173-177.

[96] Baik B S,Ha W,Lee J W,et al. Adjunctive techniques to traditional advancement procedures for treating severe blepharoptosis[J]. Plast Reconstr Surg,2014,133(4):887-896.

[97] Lai C S,Chang K P,Lee S S,et al. The role of frontalis orbicularis oculi muscle flap for correction of blepharoptosis with poor levator function[J]. Ann Plast Surg,2013,71 Suppl 1:S29-S36.

[98] 黄发明,陈钧,魏湛云. 额肌筋膜瓣矫正上睑下垂并发症的统计[J]. 中华整形外科杂志,1999,15(1):19-22.

[99] Tu L C,Wu M C,Chiang Y P,et al. What's new in the treatment of poor levator function with severe blepharoptosis [J]. Plast Reconstr Surg,2015,136(4 Suppl):100.

[100] Park D D,Ramadhan A,Han D G,et al. Comparison of blepharoptosis correction using Müller-aponeurosis composite flap advancement and frontalis muscle transfer [J]. Plast Reconstr Surg Glob Open,2014,2(8):e200.

[101] 徐乃江,朱惠敏,杨丽. 实用眼整形美容手术学[M]. 郑州:郑州大学出版社,2003.

[102] 刘祖国,颜建华. 眼科临床解剖学[M]. 济南:山东科学技术出版社,2009.

[103] 刘家琦,李凤鸣. 实用眼科学[M]. 北京:人民卫生出版社,2010.

[104] 张诚,田怡. 我所放弃的重睑修复[M]. 沈阳:辽宁科学技术出版社,2019.

[105] Fratila A,Zubcov-Iwantscheff A,Coleman W P. 眼睑与眶周整形美容手术图解[M]. 张诚,韩雪峰,田怡,译. 北京:北京大学医学出版社,2018.

（杨锋）

第十六章
精准年轻化技术

第一节　精准年轻化光电技术

一、面部衰老的病理学及解剖学基础

衰老是人们随时间推移而自然发生的不可避免的过程,面部衰老的表现随着年龄增长而逐渐变得明显。从皮肤、皮下脂肪、SMAS层、肌层到骨骼,由浅层到深层,逐渐出现衰老相关的病理学及解剖学改变。面部衰老的原因有内源性因素和外源性因素两个方面。内源性衰老是指组织随着年龄的增长而自然老化,外源性衰老主要是由日晒、重力作用、环境污染等引起的老化。面部的皮肤老化主要表现为色斑、面部潮红、皮肤粗糙和皱纹,病理改变有表皮、真皮变薄,真表皮连接处皮突变平,弹性纤维和胶原纤维变性、减少,色素增加或减少,毛细血管扩张等;皮下脂肪层出现脂肪室的移位、区域性的脂肪萎缩或堆积;SMAS层、面部韧带逐渐出现松弛下垂;肌层和面部骨骼出现退行性改变。衰老从细微的病理学改变最终发展到肉眼可见的解剖结构上的变化。

随着医学技术的发展,多种技术被应用于面部年轻化治疗,包括除皱手术、填充物注射、肉毒毒素注射及光电技术等。而光电技术作为一类创伤小、耐受性高、停工期短的新兴疗法,能改善皱纹及皮肤松弛症状、减轻脂肪堆积、调节色素异常、减轻血管扩张,并且受众广泛,可重复应用,已逐渐成为面部年轻化治疗的重要手段。

二、常见的光电设备及其基本原理

目前临床应用的光电治疗手段主要包括强脉冲光(intensive pulsed light,IPL)、激光、射频和超声等技术。光电类年轻化治疗设备的工作原理大多是将设备产生的能量传递至需要治疗的皮肤或皮下组织并转化成热能,对治疗区域的组织进行加热,造成有限的热损伤。热损伤带来的组织即刻收缩以及损伤后启动的组织再生与重塑,共同实现了面部年轻化的治疗目的。

(一)IPL 与激光

IPL 和激光的基本作用机制遵循选择性光热作用原理。选择性光热作用是由 Anderson 提出的一种理论,是一种在不破坏周围结构的情况下选择性地破坏组织内靶目标的过程。

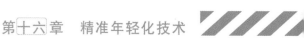

靶组织中的内源性色基(水、黑色素和血红蛋白)各自具有特定的吸收曲线并决定光吸收的程度。不同波长的光将以不同的吸收率被各靶基吸收,具有选择性,实现针对色斑、毛细血管扩张、皮肤松弛和皱纹的精准治疗。可见光散射的程度与光的波长成反比,因此光能穿透的深度随波长的增大而增加。为了既能靶向破坏目标组织,又能最大限度减少对周围组织的损伤,所用光的波长应与靶基的吸收曲线和照射时间相匹配,能量必须足以破坏靶组织,而脉冲时间应小于靶组织的热弛豫时间。

IPL与激光不同,具有多种波长、非单色性等特点。但其工作原理依然遵循选择性光热作用。临床上常用于治疗毛孔粗大、皮肤细纹、色斑和血管病变,治疗时的波长区间、脉宽、能量等参数需根据具体的病种和靶组织进行选择以达到精准治疗、降低副损伤的目的。体内试验证实,IPL治疗可以恢复光老化和内源性老化患者皮肤的基因表达模式,从而达到治疗效果。

局灶性光热作用(fractional photothermolysis,FP)理论于21世纪初被提出,一系列点阵激光设备应运而生,这些设备在很大程度上解决了传统全剥脱性激光术后严重的不良反应问题。点阵激光局灶性地作用于皮肤,精确地将单一治疗区域的损伤控制在直径500 μm 之内,即微热损伤区(microscopic treatment zone,MTZ),这样既产生了所需的光热效应,使皮肤在受到轻微热损伤后激活再生修复程序,产生新的胶原蛋白、弹性蛋白和透明质酸,又保留了周围正常组织,使创伤快速愈合,不遗留瘢痕。点阵激光分为剥脱性及非剥脱性两种,剥脱性点阵激光(ablative fractional laser,AFL)可使组织气化剥脱,而非剥脱性点阵激光(non-ablative fractional laser,NAFL)治疗能量未达到组织气化剥脱阈值,作用于组织后则形成热凝固带,即刻损伤较小。剥脱性点阵激光主要有波长为10600 nm的点阵二氧化碳激光和波长为2940 nm的点阵铒激光。点阵模式的二氧化碳激光或铒激光被皮肤组织中的水靶基吸收后,形成多个柱状微热损伤区,微热损伤区由中央的组织气化后空腔和周围的热凝固带组成,治疗损伤促进皮肤成纤维细胞增殖并合成新的胶原蛋白及弹性蛋白,并促进色素的代谢,达到收紧皮肤、改善色素不均、减轻皱纹和痤疮瘢痕等年轻化效果。2940 nm的点阵铒激光更易被组织的水靶基吸收,因此对浅层组织的气化剥脱作用明显,热凝固效应相对较弱,热损伤较轻,术后延迟性红斑、炎症后色素沉着等风险更低。常用的非剥脱性点阵激光有波长为1064 nm、1320 nm、1450 nm、1550 nm、1565 nm等的红外光,同样是水靶基,但与剥脱性点阵激光相比,它们被水吸收的能力较低,并且部分波段表现出血红蛋白和黑色素的少量吸收。因此,非剥脱性点阵激光可以选择性地治疗真皮而使上覆表皮不被气化剥脱。非剥脱性点阵激光的适应证与剥脱性点阵激光类似,单次疗效及不良反应弱于剥脱性点阵激光,临床上多作为剥脱性点阵激光的温和替代。近年来,皮秒激光设备也配备了点阵模式,波长为755 nm和1064/532 nm,也属于非剥脱性点阵激光,可用于嫩肤、年轻化治疗。皮秒激光具有峰值能量高、脉宽短的特点,作用于皮肤组织后会产生激光诱导的光击穿(laser induced optical breakdown,LIOB)效应,在表皮或真皮内产生小的空泡,利用这样的微小损伤,刺激细胞活性和胶原蛋白再生,实现改善肤色、减轻皱纹和痤疮瘢痕、收紧皮肤、缩小毛孔等年轻化效果。

应用于面部年轻化治疗的激光除了上述常用的脉宽为纳秒和皮秒级的点阵激光外,近来脉宽为秒级或毫秒级的激光也大量用于年轻化治疗,应用大光斑、较低的能量,温和地加热组织,通过多次治疗,可以实现面部减脂塑形、改善肤质的年轻化效果。

（二）射频

射频（radio frequency，RF）是一种高频交流变化的电磁波，其工作原理与激光和 IPL 不同。在组织中，射频将电能转换成热能而发挥治疗作用。射频以极性水分子或带电粒子为靶基，对黑色素和血红蛋白没有选择性。皮肤和皮下组织中含有大量水分子，水分子的 O—H键有大小相等的偶极子，但它们不会相互抵消，因此水分子有一个净偶极矩。在高频电流作用下，以水分子为代表的介电极性分子内的分子偶极旋转，极性分子的振荡产生摩擦，加热组织，最终在电磁场中对相邻组织产生热效应。由于射频电流不会被黑色素选择性吸收，因此在所有 Fitzpatrick 皮肤类型的患者中使用都相对安全，没有肤色的选择性。

在组织受到热刺激后的早期，胶原蛋白部分或完全变性收缩，真皮组织因胶原蛋白损伤而肿胀。组织热损伤后胶原蛋白和弹性蛋白的新生和重塑最终可增加真、表皮组织厚度，达到收紧皮肤、减轻皱纹的年轻化效果。需要注意的是，皮下脂肪在热损伤后，会出现脂滴释放、脂肪细胞凋亡，呈现减脂的临床效果。因此，射频治疗可以在改善皮肤松弛的同时减少局部脂肪堆积。

临床应用的射频设备根据工作方式不同分为单极射频、双极（多极）射频、点阵射频和微针射频。不同设备均有特定的电极配置，并输出不同频率和作用时间的射频。临床应用的无创性射频频率通常为 0.3～10 MHz，治疗深度可随参数调整而改变，频率越低，波长越长，治疗深度越深。微针射频借鉴了局灶性光热作用的原理，使用点阵排列的绝缘或非绝缘金属微针，刺入皮肤和皮下组织进行局灶性加热，其治疗深度可调，并可通过温度传感器实时监测治疗区温度，实现精准可控的年轻化治疗。聚焦射频技术可以将射频能量可控地作用于表皮下 1.5 mm、2.5 mm、3.5 mm、4.5 mm 处，实现不同深度的组织加热。聚焦射频技术通过相位控制，提高外部调制频率，压缩射频正弦波波形，使靶组织温度达到 55～65 ℃，并通过控制射频发射时间的长短和功率大小对靶组织进行定深度定点的精准加热。面部进行射频治疗后，患者鼻唇沟变浅，下颌轮廓收紧，皮肤质地变细腻（图 16-1）。

（三）超声

超声类设备的工作原理是将声能（机械能）转化为热能进而对治疗区域组织产生热损伤。超声波将能量传递到皮肤和皮下不同深度的软组织，产生热凝固或坏死，由此产生的炎症级联反应诱导真皮胶原蛋白和弹性纤维的新生。超声类设备可将聚焦超声技术和超声成像技术结合，操作者在治疗过程中可实现治疗深度的可视化，实现精准的定位治疗。应用于年轻化的超声技术包括微聚焦超声（microfocused ultrasound，MFU）和高强度聚焦超声（high intensity focused ultrasound，HIFU）。MFU 可以向深层网状真皮和皮下组织传递较低的能量脉冲，已被证明是紧致皮肤的有效手段，HIFU 多用于局部无创减脂塑形。因超声能量不被黑色素和血红蛋白发色团吸收，且治疗深度位于真皮和皮下组织层，超声治疗可保持表皮组织完整，不易出现色素沉着。

三、面部年轻化治疗的光电策略

光电类设备的适应证是轻、中度的面部软组织松弛和皮肤老化，没有明显的解剖结构性异常，伴或不伴色素增加、毛细血管扩张的患者。临床上使用光电技术进行面部年轻化治疗时，需要全面评估患者的衰老程度、软组织的病理学及解剖学改变，明显达到手术指征的患者，不可强行施用光电治疗。选择光电治疗策略时，要充分考虑靶基的选择、光生物学效应、

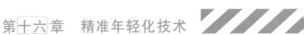

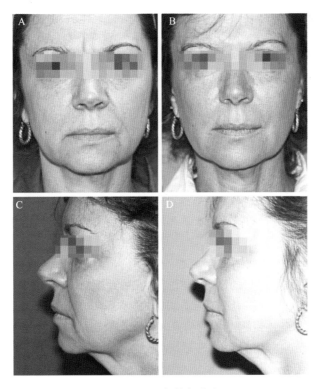

图 16-1　面部射频治疗

A. 治疗前正位；B. 治疗后正位；C. 治疗前侧位；D. 治疗后侧位

治疗深度的控制、温度与时间的匹配以及患者的需求，最终达到精准年轻化治疗的目标。

对于病变位于皮肤层的色素类疾病、毛细血管扩张、毛孔粗大、皱纹、痤疮及痤疮瘢痕等，可选择以黑色素、血红蛋白为靶基的激光、IPL 波段，精准治疗色素加深、毛细血管扩张；选择以水为靶基的激光、IPL 波段、射频或超声，通过点阵或非点阵模式，进行剥脱或非剥脱治疗，可以实现表皮更新增厚、真皮胶原蛋白新生和重塑。常见的并发症多与高能量治疗相关，包括红斑、疼痛、水肿、炎症后色素沉着。为防止热损伤导致的炎症反应过重，必要时应给予及时、足够时长的冷敷，并给予保湿、防晒护理以避免延迟性红斑、严重色素沉着。剥脱性治疗还需创面避水 3～7 天，以防感染。

针对皮下脂肪移位、局部容量过多的轮廓塑形和皮下 SMAS 层的松弛下垂，常选用聚焦射频和超声类设备，不仅保证了足够的治疗深度，还获得了逆向温度梯度，降低了表皮烫伤风险。如果选择长脉宽激光从表皮向深层组织逐步加热，采用适当的制冷保护是必要的，以避免表皮烫伤。聚焦于皮下组织的射频和超声设备对减少皮下脂肪堆积的效果优于对相同区域皮肤松弛改善的效果，皮肤松弛可能需要进一步的真皮层光电治疗。深层组织治疗的并发症出现较晚，不同于皮肤层，水疱、红斑等往往在治疗时就被发现，皮下深层治疗可能出现迟发性水疱，脂肪萎缩也可能被早期组织水肿掩盖。皮下过高的温度可能导致脂肪坏死，甚至下颌边缘、口角外侧暂时性神经损伤，虽较少出现，且多为自限性，但仍需引起治疗医生重视，避免出现不可逆的严重损伤。

与手术和注射填充相比，光电技术对严重的皮肤皱纹、眶脂肪脱垂、SMAS 层和韧带松弛的疗效有限，应给予适当的建议。对容量不足或伴有骨性支持不足的患者应建议进行填充治疗或假体植入。

四、精准医学与面部年轻化治疗

得益于科技的进步,面部年轻化治疗光电技术在过去的 20 年里得到了迅速的发展,伴随大数据和人工智能的迅猛发展,面部年轻化治疗光电技术将向更高效、安全、精准并个性化的治疗方向发展。

精准医学应用于面部年轻化光电治疗主要包括精准诊断和精准治疗两个方面。通过临床大数据库的建立、人工智能(artificial intelligence,AI)、3D 成像技术的应用,可根据性别和人种建立面部衰老评价标准。在治疗前准确评估患者面部衰老程度,计算各解剖部位的容积大小、皱纹深浅、轮廓弧度、色素参数、血管粗细及数量、脂肪体积、骨骼退行性改变程度等,结合患者需求和审美倾向,进而精确地选择治疗方法。根据光电治疗策略的大数据结果,可以模拟光电治疗的效果,标记需要联合注射或手术治疗的区域及建议,制订个性化的疗程及随访周期。

AI 在年轻化光电治疗领域的应用尚处于起步阶段,但发展迅速且充满希望。3D 成像技术和 AI 的结合为皮肤类疾病的精准诊断提供了巨大帮助,现已出现的基于大数据深度学习识别训练的 AI 系统可以区分良、恶性皮肤病,其准确率高于皮肤科医生。建立集中式的大数据库可以整理世界各地医生上传的信息,应用计算机图像分析技术、数据库管理技术和计算机编程技术建立光电数字资料管理系统、容貌定量诊断评价系统、色素定量评价系统、求美者心理定量测评系统,采用计算机图像测量分析技术,对患者照片进行图像测量分析,总结不同民族、性别和年龄的美学标准,进行美学评价,实现容貌缺陷的数字化诊断,使 AI 准确预测患者皮肤状态所处的生理年龄,并计算患者各部位解剖数据与治疗目标年龄的差距,根据目标年龄的形态特征给予精准的治疗建议,例如确定光电技术年轻化治疗的最佳解剖位点、能量参数、终点反应、术后护理指导等。

治疗过程中,根据诊断结果和治疗方案,结合皮肤 CT、超声定位、温度监控等技术,将设备能量准确传递至治疗区域组织,尽量降低对非治疗区域组织的损伤,做到年轻化的"靶向精准治疗"。通过使用机器人手术系统对大量的手术过程进行摄像和深度学习后,术中决策、识别解剖结构、确定治疗进程等工作均可由 AI 完成,AI 甚至可以在医生监督的情况下独立执行基本治疗操作,这些已经应用于整形手术中的技术,未来将逐渐拓展至光电领域。电子信息系统、通信系统与 AI 的结合会在未来帮助整形外科医生监测光电治疗后的创面状态、愈合进展和生理参数,并自动给予患者正确、恰当的护理指导,让患者轻松地在家中进行自我护理,节省医疗资源,提高随访效率。

目前,现有的法律、医学伦理要求大数据库和 AI 在医学领域的应用必须由医疗专业人员掌控,为科技公司提供用于训练算法的大数据的安全性必须得到保证。相关从业人员需具备高道德标准并依法保护患者个人信息,临床医生需要掌握更多知识和技能,在临床实践中应利用 AI 而不依赖 AI、不受限于 AI。未来,相关法律和伦理的发展也需紧跟科学技术进步的脚步。虽然有人担心精准数字医学和 AI 的发展会使一部分相关从业者失业,但必须强调具有丰富临床经验的医生在个性化年轻化治疗领域工作的重要性,强调医生在医疗过程中倾听沟通及人文关怀的重要性,强调审美和价值观的多样性,避免美学标准和治疗终点的单一化。

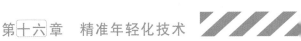

参考文献

[1] Sieber D A, Kenkel J M. Noninvasive methods for lower facial rejuvenation[J]. Clin Plast Surg, 2018, 45(4)：571-584.

[2] Yan D, Huang Z, Zhang A, et al. Application effect of lattice laser in facial rejuvenation：a protocol for systematic review and meta-analysis [J]. Medicine (Baltimore), 2020, 99(34)：e21814.

[3] Chang A L, Bitter P H Jr, Qu K, et al. Rejuvenation of gene expression pattern of aged human skin by broadband light treatment：a pilot study[J]. J Invest Dermatol, 2013, 133(2)：394-402.

[4] Gentile R D, Kinney B M, Sadick N S. Radiofrequency technology in face and neck rejuvenation[J]. Facial Plast Surg Clin North Am, 2018, 26(2)：123-134.

[5] Juhász M, Korta D, Mesinkovska N A. A review of the use of ultrasound for skin tightening, body contouring, and cellulite reduction in dermatology[J]. Dermatol Surg, 2018, 44(7)：949-963.

[6] Kim Y J, Kelley B P, Nasser J S, et al. Implementing precision medicine and artificial intelligence in plastic surgery：concepts and future prospects[J]. Plast Reconstr Surg Glob Open, 2019, 7(3)：e2113.

[7] Kanevsky J, Corban J, Gaster R, et al. Big data and machine learning in plastic surgery：a new frontier in surgical innovation[J]. Plast Reconstr Surg, 2016, 137(5)：890e-897e.

[8] Murphy D C, Saleh D B. Artificial intelligence in plastic surgery：what is it? where are we now? what is on the horizon? [J]. Ann R Coll Surg Engl, 2020, 102(8)：577-580.

[9] 王棽, 米晶, 董继英. 聚焦射频技术在面部年轻化中的应用[J]. 组织工程与重建外科杂志, 2016, 12(3)：183-185.

（董继英）

第二节　精准实时三维高频超声引导面部埋线提升

一、精准实时三维高频超声引导面部埋线提升的相关概念

（一）面部埋线提升的定义

面部埋线提升（facial embedded wire ascension）指通过在体表组织的不同层次内埋置线材，以达到松垂组织的提升收紧、凹陷组织的填充、肤质改善以及体表轮廓塑形等美学效果的美容外科技术。

面部埋线提升理论基于面部松垂提升手术金标准——面部年轻化浅表肌腱膜系统（superficial musculoaponeurotic system, SMAS）层紧缩、折叠术理论发展而来, 该概念最早

由 Sulamanidze 医生提出。面部埋线提升操作中,医生通过在体表组织的不同层次内埋置线材,以达到松垂组织的提升收紧、凹陷组织的填充、肤质改善以及体表轮廓塑形等美学效果。面部埋线提升时,操作者通过导引针将可吸收锯齿悬吊线埋置于 SMAS 浅层,利用倒刺钩抓组织的特性将松垂的软组织向上悬吊提升、收紧、复位,从而实现面部年轻化效果,其作为整形外科的新型微创手术之一,以创伤小、出血少、恢复快、并发症少等诸多特点,被越来越多地应用于面部年轻化的临床治疗,并取得了较好的效果。

(二)面部衰老的解剖学基础

衰老对人体的所有组织都会产生影响。然而,目前的研究主要集中在面部区域的衰老过程以及应用内外科美容治疗以达到年轻化效果等方向。颜面部的老化过程并不是均匀进行的,是不同动态组分共同作用,从而导致人脸的老化。面部老化引起的变化包括骨骼、皮肤、软组织、支撑韧带和间隔复杂的相互作用。我们必须考虑以上所有多样的衰老现象,并进行适度的干预。

面部衰老是一个多因素的过程。内在衰老包括由细胞凋亡和其他遗传因素决定的过程引起的组织学和生理学变化。外在衰老是由于长期暴露于环境侵害而引起的,如吸烟、饮酒、紫外线照射、脱水、营养不良、极端温度、创伤性损伤、化疗或放射治疗。面部衰老的临床表现与各结构层(皮肤、脂肪、肌肉、骨骼)的变化有关。

目前公认的是面部老化重力理论。这一理论认为,面部软组织的垂直下降继发于韧带的弱化,导致面部老化并出现下垂,面部表情肌的重复运动被认为是韧带弱化的原因。在展开了多项关于面部脂肪分区的研究后,面部衰老的理论研究取得了很大的进展。目前,被广泛接受的面部软组织老化的理论是体积变化理论。这个理论提出,面部形态的变化,特别是面中部形态的变化,是由于某些脂肪垫的相对萎缩而不是重力下降导致的,部分间隔倾向于比其他间隔更早地萎缩。这两种理论并不相互矛盾,面部老化可能反映了复杂的形态变化,涉及重力性上睑下垂和体积缩小的因素。目前已有研究表明,随着年龄的增长,浅表脂肪层(特别是鼻唇脂肪的下部)相对肥大,深部脂肪层(特别是面颊深部内侧脂肪室和颊脂肪垫)明显萎缩。体积变化理论认为,随着年龄的增长,深层脂肪垫的选择性萎缩导致支撑丧失和表层脂肪下降,从而导致衰老面部呈现出下垂外观。根据上述理论,研究人员提出了"假斜视"的概念,也就是说,一个面部区域的体积损失可能导致邻近区域产生皱褶。颊部脂肪萎缩导致幼年时面中部第三部分的凸起缺失,引起老年化的进展。这种老年化的进展意味着颧骨的最大投影点在角膜的切线后面。深部眶脂肪的萎缩导致泪槽畸形和鼻颊沟。颞部脂肪室萎缩导致颞区凹陷。随着年龄的增长,鼻唇间隔的下部几乎不会发生萎缩。

根据 Hamra(1992 年)提出的分类,面部可分为面上部和面中部。其中面中部包含中、下面部。从功能角度可将面部分为正面部和侧面部。侧面部是相对"静止"的部位,正面部主要用于做面部表情和交流。眼周和口周的筋膜层为表情肌分布处,因此也是最容易出现组织松弛和老化的部位。

众所周知,面部的衰老集中表现在中、下面部。虽然这里的皱纹表现不是很明显,但中下面部的组织松弛和脂肪堆积导致下面部增宽,中年女性表现更为突出,临床上较多求美者因此前来要求治疗。中面部组织结构主要包括皮肤、皮下脂肪、颧颊纤维脂肪垫、SMAS 层、骨膜。皮下组织由脂肪和纤维韧带组成。脂肪主要提供组织容积,纤维韧带用于连接真皮和深层的 SMAS 层。SMAS 层下为网状组织层,该层结构疏松,使 SMAS 层和深层的组织之间可以滑动,故面部提升手术在此层进行剥离,将 SMAS 层及以上层次组织提升。因此,

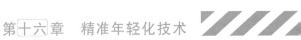

埋线提升通过导引针将可吸收锯齿悬吊线埋置于 SMAS 浅层,利用倒刺钩抓组织的特性对 SMAS 层进行提紧,将下垂的软组织向上悬吊提升、收紧、复位。

(三)可吸收锯齿悬吊线面部埋线提升术的原理

松弛下垂是面部老化最主要的因素,表现为眼周、睑颊结构及颧、颊 2 个脂肪垫松弛和下垂、鼻唇沟加深等。因此,将下垂的组织上提复位及补充丢失的容量,是面部年轻化治疗的重要措施。

可吸收锯齿悬吊线面部埋线提升术是一项复杂的、多平面的手术,尽管经过不断改良,传统除皱手术仍需深层、广泛的剥离,虽然术后效果不错,但有可能导致神经损伤和感染恢复期延长等并发症,很多求美者不能接受。在推广上仍有困难。解决该问题需要寻找更小范围的手术方法,面部埋线提升术在此背景下应运而生。1999 年,俄罗斯医生 Sulamanidze 首先提出"埋线提升"这一概念,这一革命性技术很快得到了整形医生及求美者的肯定,并得以蓬勃发展。

可吸收锯齿悬吊线面部埋线提升术通过运用特制的导引针,将生物膜性可吸收材料——可吸收锯齿悬吊线导入浅层软组织内,利用其锯齿倒刺良好的提拉和力学平均分配作用,将松弛的面部皮肤软组织提升复位,以对抗、矫正松弛下垂的软组织,同时,随着时间的推移,埋在皮肤底层的线会刺激皮下胶原蛋白再生、被动吸收,形成新生的支持韧带和弹性纤维,让皮肤变厚并维持张力不变,可以预防皮肤的老化。可吸收锯齿悬吊线面部埋线提升术具有创伤微小、恢复快、出血少、避免切口瘢痕、并发症少等优势,求美者容易接受。

(四)可吸收锯齿悬吊线面部埋线提升术的适应证及禁忌证

1. 适应证

(1)轻、中度皮肤软组织松弛,包括但不限于眉下垂、眼睑皮肤松弛、面颊部皮肤松弛、下颌缘皮肤松弛、颈部皮肤松弛、上臂皮肤松弛、乳房下垂、腹部皮肤松弛和臀部下垂等。

(2)皮肤软组织凹陷,包括但不限于额部皱纹、眉间皱纹、颞区凹陷、泪沟凹陷、鼻唇沟凹陷、颊部凹陷、木偶纹、下颌前沟和颈部皱纹等。

(3)面部或躯体轮廓塑形,包括但不限于额部轮廓塑形、面颊部轮廓塑形、鼻部轮廓塑形(隆鼻、鼻尖塑形、鼻翼缩窄、鼻孔缩小)、唇部轮廓塑形(口角上提、唇线塑形)、下颌缘轮廓塑形、颏部轮廓塑形、颈部轮廓塑形、肩背部轮廓塑形、乳房轮廓塑形、腰腹部轮廓塑形、臀部轮廓塑形、上肢轮廓塑形和下肢轮廓塑形等。

(4)脂肪堆积,包括但不限于眼袋、颊部脂肪堆积、颏下脂肪堆积、肩背部脂肪堆积、腹部脂肪堆积、上肢脂肪堆积和下肢脂肪堆积等。

(5)肤质改善,包括但不限于黑眼圈、肤色暗沉、毛孔粗大和面部细纹等。

(6)会阴部功能性治疗,包括但不限于阴道松弛和肛门括约肌松弛等。

随着线材工艺的改进和埋线美容外科技术的不断发展,更多适应证有待进一步探索。

2. 禁忌证

(1)患有高血压、冠心病、糖尿病等全身系统性疾病且未得到良好控制者。

(2)患有精神及心理疾病者。

(3)对手术效果期望值过高或不切实际者。

(4)手术部位存在炎症、感染、破溃或患有严重痤疮等皮肤病者。

(5)患有凝血功能障碍性疾病或正在接受抗凝治疗者。

（6）既往有瘢痕增生或瘢痕疙瘩病史者。

（7）月经期、妊娠期或哺乳期女性。

（8）经术者评估的其他不宜手术的情况。

（五）精准实时三维高频超声引导面部埋线提升概念的提出

面部埋线提升术快速发展的同时，诸多并发症（包括出血、腮腺损伤、面神经损伤、局部凹陷等）被广泛关注。有经验的医生徒手可以较准确地将线材置入安全有效的层次，但是对于不熟练的医生可能并不容易。故寻找一种能精准、有效提高埋线精准度的方法，显得尤为重要。

笔者在初步探索精准实时三维面部埋线提升技术的过程中，尝试使用辅助引导设备——实时三维高频超声来引导面部埋线手术（图 16-2），高频超声是指平均频率在 10 MHz以上的超声，10～100 MHz 的高频超声分辨率能达到 16～158 μm。笔者采用飞利浦 EPIQ5型超声诊断仪，所配备的三维容积高频探头 VL 13-5 的最高频率可达 13 MHz，纵向及横向分辨率分别可达 1 mm、2 mm，能清楚观察面部皮肤、皮下脂肪、SMAS 层、肌肉等的立体结构和空间变化。高频超声检查显影，皮肤呈线形高回声，皮下脂肪呈低回声，SMAS 层呈稍高回声，肌肉呈羽毛状低回声（图 16-3）。故可以实时精确测量受术者面部 SMAS 层的深度、颊脂肪垫下移情况以及面部各区域脂肪厚度。由于面中部 SMAS 层位于皮下脂肪层的下方，覆盖腮腺、表情肌、面神经分支，在颞区与颞浅筋膜相延续，在实时高频超声中 SMAS层容易被定位，而导引针在超声中呈现强回声后伴声影，也很容易被探测到，故很方便应用于介入引导。

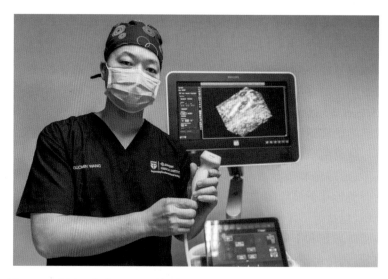

图 16-2　采用飞利浦 EPIQ5 型超声诊断仪，配备三维容积高频探头 VL 13-5

二、精准实时三维高频超声引导面部埋线提升术的实施

（一）精准实时三维高频超声引导面部埋线提升术术前准备

（1）术前评估：评估手术部位局部表面轮廓、皮肤色泽、皮肤质地、有无凹陷或隆起、有无皮肤软组织松垂、有无皮肤细纹、有无皮肤破溃和感染等。

（2）术前沟通：埋线美容外科的特点是线材置入后难以取出，不易修复。因此，术前应和

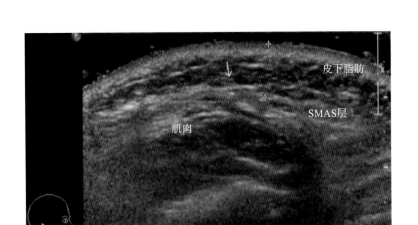

图 16-3　面部软组织高频超声检查显影

注:通过对成人面部软组织进行高频超声检查,可见皮肤呈线形高回声,
皮下脂肪呈低回声,SMAS 层呈稍高回声,肌肉呈羽毛状低回声。

受术者充分沟通手术预期与手术效果,了解受术者的期望值,确定具体手术方法,并向受术者交代可能达到的手术效果和存在的手术风险,受术者签署手术同意书。

(3)辅助检查:建议受术者术前完善血常规、凝血功能、生化、血糖等常规检查和肝炎病毒、HIV、梅毒螺旋体等病原体免疫学检查,排除贫血、感染、凝血功能障碍、肝肾功能障碍、糖尿病等手术禁忌证。年龄大于 45 岁者完善心电图检查。

(4)术前标记:标记需要提升的松垂部位,标记需要填充的凹陷部位,标记组织突出部位,标记埋线的进针点、行针路径、提升方向和行针止点,必要时标记脂肪垫、支持韧带等体表投影。

(5)术前拍照:术前应留取影像资料,需在专业的摄影间拍照,注意光线、背景,避免曝光过度,采用多角度拍照(正前位、左右侧 45°位、左右侧 90°位、仰头位等),标记前、标记后均应拍照留存。

(6)术前注意事项:术前 2 周戒烟,并停止使用影响凝血功能的药物,埋线手术应避开月经期。

(二)麻醉及注意事项

(1)建议应用区域神经阻滞麻醉或局部浸润麻醉。

(2)建议在局部麻醉药中加入适当比例的肾上腺素(1∶20 万),使局部血管收缩,延长麻醉效果持续时间,降低术中出血和术后淤血的风险。

(3)为提高手术舒适度,减轻注射浸润麻醉的痛苦,术前可行皮肤表面麻醉。

(4)对于疼痛敏感和精神紧张的受术者,可选择局部麻醉＋镇静或静脉全身麻醉。

(三)受术者手术路径规划

受术者手术路径规划前进行面部 SMAS 层显示,手术路径规划过程中,受术者取坐位,选取颞部发际线前 1 cm、耳轮脚前 1 cm、耳垂前 1 cm 作为进针点,向鼻唇沟外侧、口角外侧及下颌下缘区域标记,预测行针路径,行针路径呈扇形分布。根据每个患者不同部位脂肪垫的下移情况,个性化设计行针路径,向鼻唇沟外侧、口角外侧及下颌下缘区域标记,行针路径呈扇形网状接力分布(图 16-4)。术前三维超声评估受术者面部解剖层次,使用高频超声探头沿预设计的行针路径进行矢状面扫描,测量每条路径上脂肪厚度、SMAS 层的深度以及颧脂肪垫下移情况(图 16-5)。避开血管、腮腺以及腮腺导管等,并记录数据。根据上述数据,再进一步调整埋线路径及止点,制订并标记好最终网状行针路径。

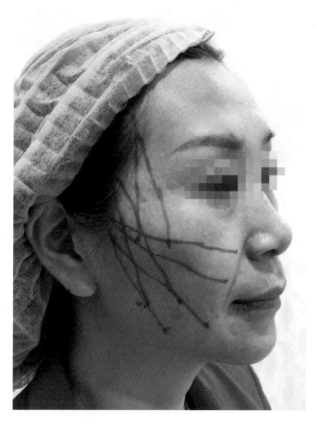

图 16-4　个性化设计行针路径

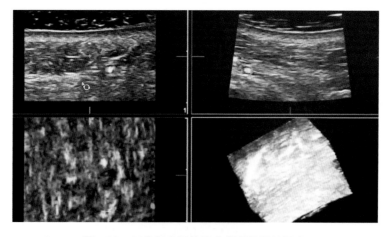

图 16-5　三维超声评估受术者面部解剖层次

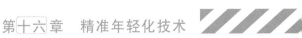

三、精准实时三维高频超声在术中引导面部埋线提升的操作过程

（一）手术操作

常规消毒铺巾，以 1% 利多卡因（含 1∶20 万肾上腺素）在进针点浸润麻醉。麻醉满意后，使用 18 G 锐针头于进针点穿刺皮肤，使用眼科剪钝性分离、扩大进针口（图 16-6），再将可吸收锯齿悬吊线的埋线导引针自穿刺点进针，同时在高频超声实时动态引导下沿标记好的行针路径于 SMAS 浅层穿行至行针止点，避免进针过深或过浅。到达指定行针止点后用左手按压远端，保证埋线挂住组织后缓慢退针，防止退针时将线材带出。一次性无菌探头套包住涂有耦合剂的超声探头（图 16-7），术者用超声探头引导，导引针沿设计线于 SMAS 浅层穿行或穿越目标脂肪垫至行针止点，避免进针过深或过浅（图 16-8）。埋线与组织确切贴合后，向进针点提升埋线，注意提线时由轻到重用力，达到预期提升程度即可，仔细检查是否存在凹陷与不平。按上述操作步骤于双侧面部各埋置 5~8 根可吸收锯齿悬吊线，于坐位观察双侧面颊部提升效果及是否对称，并进行微调。仔细检查是否存在凹陷与不平，达到预期提升程度即打结，将线结推入皮下，紧贴皮肤下压剪断外露的埋线。术毕用超声再次检查线材植入的层次（图 16-9）及埋线固定情况，以及是否有血肿等异常情况发生。线材准确位于 SMAS 层能达到最大限度提升 SMAS 层的效果，受术者面颊部皮肤软组织获得明显提升，皮肤紧致，鼻唇沟凹陷得到改善。术后进针点局部涂抹抗生素软膏。术后即刻和 48 h 内可间断冰敷，每次 15 min，4~6 次/天。必要时口服广谱抗生素 3 天以预防感染，可口服消肿及活血化瘀药物。可戴弹力头套或颌颈套进行局部塑形。如出现线头外露，不要强行拔出，应在消毒后沿根部剪除。

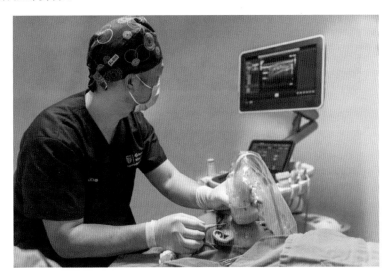

图 16-6　术中照片

（二）疗效及并发症发生情况观察

术后随访时观察面颊部提升效果，同时了解受术者有无麻木、疼痛、异物感等主诉，观察有无局部感染、凹凸不平、线材外露、血管损伤、面神经损伤、腮腺或腮腺导管损伤、双侧明显不对称等并发症发生。

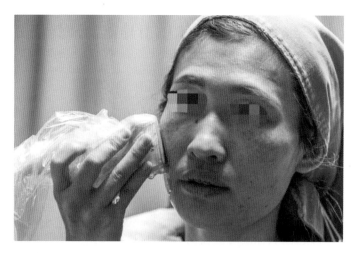

图 16-7　采用一次性无菌探头套包住涂有耦合剂的超声探头

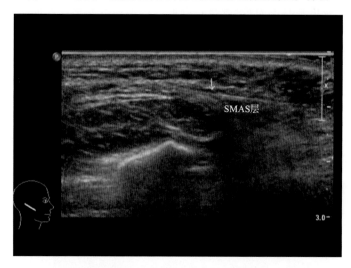

图 16-8　术中超声引导定位示意图

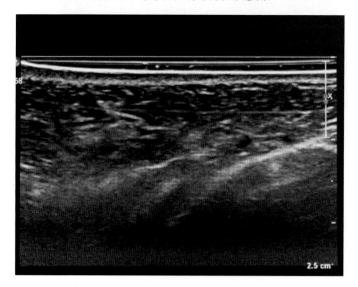

图 16-9　术毕用超声再次检查线材植入的层次

（三）效果评价标准

　　留存术前正面平视照以及术后正面平视照,术前、术后照片拍摄距离、位置、背景以及曝光度均一致,保证照片可比性。术前、术后对比照打印出来后(图 16-10 至图 16-12),采用自制问卷对医生和受术者进行效果满意度调查,根据满意度调查结果进行效果评价。非常满意的满意度为 85%~100%,满意的满意度为 60%~84%,效果较差的满意度为 30%~59%,不满意的满意度低于 30%。总有效率=(显效例数+有效例数)/总例数×100%。根据疗效及并发症的情况自制问卷(图 16-13),问卷内容包括术中是否恐惧、疼痛,术后是否有疼痛、红肿、淤青、面部无力、麻木,术后即刻、1 个月、3 个月、6 个月受术者的客观表现(泪沟、鼻唇沟、法令纹)是否消失或明显改善,主观感受(是否更满意术后的面容)。

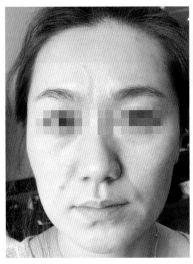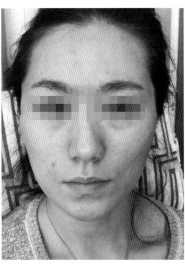

图 16-10　效果对比图 1

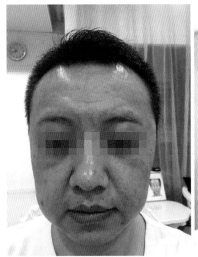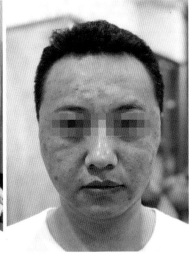

图 16-11　效果对比图 2

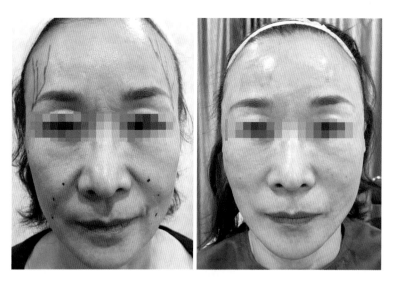

图 16-12　效果对比图 3

病人编号	***	姓名	***			相片 (请贴术前正面 照)	相片 (请贴术后正面 照)
性别	*	出生年月	**年**月**日	年龄	**		
手术部位	**	手术日期	**年**月**日	术者	**		
并发症	疼痛【有】【无】 肿胀【有】【无】 出血【有】【无】 嘴眼歪斜或麻木【有】【无】 面部凹陷或勒痕【有】【无】						
客观表现	泪沟【消失】【明显改善】【改善不明显】 鼻唇沟【消失】【明显改善】【改善不明显】 法令纹【消失】【明显改善】【改善不明显】						
主观感受	是否更满意术后的面容【满意】【不满意】						
受术者承诺	本人承诺本表所填写内容真实准确。 申请人签名(手写) 联系电话：***** ****年**月**日						

图 16-13　自制问卷调查表

四、精准实时三维高频超声引导面部埋线提升术的发展阶段及应用前景

(一)有创手术治疗阶段

在 20 世纪初期,有整形外科医生开始尝试单纯做皮肤梭形切除来除皱,此为第一代除皱术。随后,Skoog 于 1974 年提出了 SMAS 概念,开创了第二代除皱术。传统的 SMAS 除皱术在消除额、颈部皱纹方面疗效显著,但消除中面部,尤其是鼻唇沟皱纹效果并不理想。

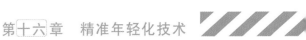

在这期间,Hamra 先后提出深层除皱术和复合除皱术的概念。深层除皱术是在进行了限制性的皮下分离后,在下面部行 SMAS 下分离,利用清楚的解剖层次,安全可靠地到达鼻唇沟区,术后效果自然、持久,并发症少;复合除皱术在进行皮下、SMAS-颈阔肌下分离后,提升复位了包括颈阔肌、颧脂肪和眼轮匝肌的复合型肌皮瓣,该技术在进一步获得效果更佳的年轻化睑-颊形态的同时,可保持组织之间的正常解剖关系。1982 年,Paul Tessier 提出了面上 1/3 骨膜下除皱术的概念;1988 年,Psillakism 等将 Tessier 原则应用到面中 1/3 处,建立了中面部骨膜下除皱术的理论,整形外科称其为第三代除皱术。

(二)微创手术治疗阶段

近年来,随着对面部解剖结构的不断深入研究,除皱术不断得到改进、发展,出现了小切口、微切口及内窥镜除皱术等式。Daniel 将微创的内窥镜技术应用于额部除皱和眉上提;1994 年,Ranirez 将其应用于面上 2/3 骨膜下除皱术,使中面部组织上提效果更可靠;Bisaccia 等通过耳前小切口的微创方法进行颧脂肪垫悬吊,明显减轻了鼻唇沟纹,使颊部组织复位,再现年轻化的面容;Chia 等进行了一项颧脂肪垫悬吊研究,随访观察 2 年发现,除术后有一过性短暂疼痛外,无其他并发症发生,所有求美者均获得良好的美容效果,无复发病例。

(三)埋线悬吊年轻化治疗阶段

1999 年,俄罗斯整形外科医生 Sulamanidze 提出"埋线提升"的概念,并申请专利。2002 年此项研究成果发表于美国 *Dermatol Surgery* 杂志上,至此,这项技术在整形美容界得到了普遍认可和广泛发展。与传统手术相比,埋线提升术为微创治疗,其侵入性更小,伤口只有针孔大小,无须缝合,手术时间短,术中出血少,并发症少且恢复时间短。埋线提升术由于其微创、不良反应小而备受求美者的青睐,增加了面部年轻化治疗的新路径。笔者认为,该手术可以使松弛的组织复位,萎缩、凹陷部位变得饱满,沟槽得以基本舒平,肤质得以改善,但由于其为闭合性手术提升,在动态皱纹去除、大的凹陷及全面部萎缩的矫正、严重沟槽(鼻唇沟)的彻底改善等方面仍有不足。

(四)精准实时三维高频超声引导面部埋线提升治疗阶段

应用实时三维高频超声能清晰定位面部组织层次,可实时有效避开血管及重要器官,使埋线过程可视化,风险变得更可控,使手术创伤微小、恢复快、出血少,能避免切口瘢痕,最大限度减少并发症,对于埋线提升的疗效评估也变得更加客观化。在面部年轻化治疗过程中,对于不同需求的求美者,掌握好适应证,面部埋线提升可以作为单独的治疗方式应用于轻中度面颈部松弛的求美者,也可作为辅助治疗方式与开放性手术及各类微创治疗手段联合应用,达到更好、更和谐的效果。对于以软组织容积缺失为主要表现的面部老化患者,通过联合自体脂肪移植或透明质酸注射填充可起到一定的提升效果。透明质酸注射填充操作便捷、创伤小,但维持时间较短,需要反复注射。自体脂肪移植存活后可以获得永久的填充效果,但手术过程较复杂,创伤相对较大,且脂肪移植存在一定的吸收及脂肪细胞的坏死,可能需要多次手术。颈阔肌是面部的一组降肌,通过颈阔肌多点注射微剂量肉毒毒素,可以弱化颈阔肌的肌力,获得一定程度的面部提升效果,亦可以作为面部埋线提升方式的辅助治疗。不管是单独应用还是联合应用,精准实时三维高频超声引导面部埋线提升在整形外科临床以及临床教学中都具有广阔的发展前景。

参考文献

[1] Sulamanidze M A, Fournier P F, Paikidze T G, et al. Removal of facial soft tissue ptosis with special threads[J]. Dermatol Surg, 2002, 28(5): 367-371.

[2] Karimi K, Reivitis A. Lifting the lower face with an absorbable polydioxanone (PDO) thread [J]. J Drugs Dermatol, 2017, 16 (9): 932-934.

[3] 闫迎军, 黄渭清, 方柏荣, 等. 从解剖学角度探讨应用锯齿线行面部提升术的可行性 [J]. 中国美容医学, 2006, 15(8): 900-902.

[4] 黄威, 刘晓燕, 王飚, 等. 颞脂肪垫的解剖结构[J]. 第四军医大学学报, 2006, 27(15): 1411-1414.

[5] 刘小鹏, 吴然, 冯志丹. 锯齿状可吸收线中下面部提升术的临床应用研究[J]. 中国美容 医学, 2015, 24(23): 10-13.

[6] Lopez L P. Clinical dermatology [M]. 7th ed. New York: McGraw-Hill Companies, 2008.

[7] 马文熙, 谭谦, 邵立. 锯齿状缝线皮下埋置面部提升术——附168例临床应用观察[J]. 中国美容医学, 2004, 13(6): 681-683.

[8] Sulamanidze M, Sulamanidze G, Vozdvizhensky I, et al. Avoiding complications with aptos sutures [J]. Aesthet Surg J, 2011, 31 (8): 863-873.

[9] Suh D H, Jang H W, Lee S J, et al. Outcomes of polydioxanone knotless thread lifting for facial rejuvenation [J]. Dermatol Surg, 2015, 41(6): 720-725.

[10] Han S E, Go J Y, Pyon J K, et al. A prospective evaluation of outcomes for midface rejuvenation with mesh suspension thread: "REEBORN lift" [J]. J Cosmet Dermatol, 2016, 15(3): 254-259.

[11] Paul M D. Barbed sutures in aesthetic plastic surgery: evolution ofthought and process[J]. Aesthet Surg J, 2013, 33(3 Suppl): 17S-31S.

[12] Gamboa G M, Vasconez L O. Suture suspension technique for midfaceand neck rejuvenation[J]. Ann Plast Surg, 2009, 62(5): 478-481.

[13] Kim J, Zheng Z, Kim H, et al. Investigation on the cutaneous change induced by face-lifting monodirectional barbed polydioxanone thread[J]. Dermatol Surg, 2017, 43(1): 74-80.

[14] Nkengne A, Bertin C. Aging and facial changes—documenting clinical signs, part 1: clinical changes of the aging face [J]. Skinmed, 2012, 10(5): 284-289.

[15] Villa M T, White L E, Alam M, et al. Barbed sutures: a review of theliterature[J]. Plast Reconstr Surg, 2008, 121(3): 102e-108e.

[16] Rosen A D. New and emerging uses of barbed suture technology inplastic surgery [J]. Aesthet Surg J, 2013, 33(3 Suppl): 90S-95S.

[17] Bogdan Allemann I, Baumann L. Antioxidants used in skin care formulations[J]. Skin Therapy Lett, 2008, 13(7): 5-9.

[18] 范巨峰, 杨蓉娅, 李勤. 埋线美容外科学[M]. 北京: 人民卫生出版社, 2017.

[19] Ivy E J, Lorene Z P, Aston S J. Is there a difference? A prospective study comparing lateral and standard SMAS facelifts with extended SMAS and composite

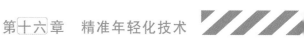

rhytidectomies［J］. Plast Reconstr Surg,1996,98(7):1135-1143.

[20] Bisaccia E,Kadry R,Rogachefsky A,et al. Midface life using a minimally invasive technique and a novel absorbable suture［J］. Dermatol Surg, 2009, 35 (7): 1073-1078.

[21] Chia C Y,Almeida M W,Ritter P D,et al. Malar fat pad repositioning in facelifting: a simple techninque of suspension and fixation[J]. Aesthet Surg J,2010,30(6):790-797.

[22] Sulamanidze M A,Fournier P F,Paikidze T G,et al. Removal of facial soft tissue ptosis with special threads[J]. Dermatol Surg,2002,28(5):367-371.

[23] 姜向海,杨磊,苏春英,等.锯齿线面部皮肤微创美容提紧术[J]. 中国美容整形外科杂志,2007,18(5):335-336.

[24] Sulamanidze M,Sulamanidze G,Vozdbizhensky I,et al. Avoiding complications with aptos sutures[J]. Aesthet Surg J,2011,31 (8):863-873.

[25] Delorenzi C L. Barbed sutures: rationale and technique[J]. Aesthet Surg J,2006,26 (2):223-229.

[26] Paul M D. Using barbed sutures in open/subperiosteal midface lifting[J]. Aesthet Surg J,2006,26(6):725-732.

（王国民　张玲利）